Como aumentar a capacidade do seu CÉREBRO

Título original: *Evolve your brain*

Como aumentar a capacidade do seu cérebro
1ª edição: Julho 2023

Autor:
Joe Dispenza

Tradução:
Marcia Men

Preparação de texto:
Iracy Borges

Revisão:
3GB Consulting
Daniela Georgeto

Projeto gráfico e capa:
Jéssica Wendy

DADOS INTERNACIONAIS DE CATALOGAÇÃO NA PUBLICAÇÃO (CIP)

Dispenza, Joe.
Como aumentar a capacidade do seu cérebro : a ciência de transformar sua mente / Joe Dispenza ; tradução de Marcia Men. — Porto Alegre : Citadel, 2023.
576 p.

Bibliografia
ISBN 978-65-5047-241-2
Título original: Evolve Your Brain

1. Cérebro – Evolução – Obras populares 2. Estimulação cerebral – Obras populares
3. Neuropsicologia – Obras populares I. Título II. Men, Marcia

23-3576 CDD - 152

Angélica Ilacqua - Bibliotecária - CRB-8/7057

Produção editorial e distribuição:

CITADEL Grupo Editorial
contato@citadel.com.br
www.citadel.com.br

Dr. Joe Dispenza

Autor best-seller do New York Times

Como aumentar a capacidade do seu CÉREBRO

A ciência de transformar sua mente

Tradução:
Marcia Men

CITADEL
Grupo Editorial

2023

COMO AUMENTAR A CAPACIDADE DO SEU CÉREBRO

A ciência de transformar sua mente

JOE DISPENZA

SOBRE *COMO AUMENTAR A CAPACIDADE DO SEU CÉREBRO*

"O Dr. Joe Dispenza mergulha profundamente no potencial extraordinário da mente. Leia este livro e inspire-se para mudar sua vida para sempre."

— LYNNE MCTAGGART, autora de *The Field* e *The Intention Experiment*

"Um livro de escrita belíssima que oferece uma forte base científica sobre como o poder do espírito humano pode curar nossos corpos e nossas vidas."

— HOWARD MARTIN, vice-presidente executivo de HeartMath e coautor de *The HeartMath Solution*

"Joe Dispenza dá a você as ferramentas para fazer mudanças reais em sua vida."

— WILLIAM ARNTZ, diretor e produtor do filme *What the bleep do we know!? (Quem somos nós?)*

"Uma obra inovadora a respeito do que eu chamo de 'ioga da mente'. Uma perspectiva perspicaz e elucidativa sobre como nossos corpos mentais e emocionais funcionam e como podemos criar uma vida mais sadia e cheia de propósito."

— BIKRAM CHOUDHURY, autor de *Bikram Yoga*

"Por meio da integração da experiência pessoal, ciência ocidental e pensamento oriental, o Dr. Joe traz uma história lúcida e inspiradora que mudará a sua vida."

— MICHAEL T. LARDON, MD, psiquiatra no San Diego Olympic Training Center e na PGA Tour

"*Como aumentar a capacidade do seu cérebro* não é apenas um livro; é uma oportunidade para qualquer um que leve a sério tornar-se melhor e ter mais ferramentas para aprender, precisamente, como fazer isso de dentro para fora."

— JOHN ASSARAF, autor de *The Street Kids Guide to Having It All* e fundador da Onecoach

"Acessível, de fácil abordagem e empoderador, Joe Dispenza ajuda a encontrar sentido neste mundo excêntrico que chamamos de realidade."

— BETSY CHASSE, roteirista, diretora e produtora de *What the bleep do we know!? (Quem somos nós?)*

Para Jace, Gianna e Shenara

SUMÁRIO

AGRADECIMENTOS

A criação é um fenômeno muito interessante. O processo é repleto de uma paisagem com picos e vales com vistas indeterminadas. Há momentos em que nos sentimos verdadeiramente inspirados e elevados, porque fizemos algum progresso na escalada para um novo nível e obtivemos uma visão melhor. No instante seguinte, quando vemos que existem obstáculos maiores a superar, nos perguntamos se fazemos alguma diferença de fato e se nossos esforços valem a pena. Assim como o processo de parto, a criação vem com dores, complicações, náusea, fadiga, noites insones e até momentos de aflição quando pensamos no futuro. Dúvidas nos espreitam sobre nossas habilidades pessoais, o que sabemos, o que não sabemos, quem são nossos críticos, para quem estamos fazendo tudo isso, afinal, e por quê. Tive esses momentos enquanto escrevia este livro.

E, no entanto, é quase natural que nos agitemos com tais embaraços, porque, em algum lugar dentro de nós, sabemos que o único terreno que estamos vencendo é nossa visão limitada de nós mesmos. É um processo, e certamente existem obstáculos pelo caminho. Devo dizer que este livro foi um professor maravilhoso e excelente para mim. Hoje sou diferente porque segui adiante, a despeito das muitas razões para parar. Compreendo melhor agora o motivo pelo qual escrevi este livro. Meu único propósito e minha intenção mais esperançosa é contribuir para ajudar as pessoas a mudarem suas vidas. Se este livro fizer diferença na vida de pelo menos uma pessoa, então todo o processo já valeu a pena. *Como aumentar a capacidade do seu cérebro* não foi escrito principalmente para os cientistas, pesquisadores ou estudiosos, mas sim para a pessoa comum que deseja entender que a ciência apoia nossa capacidade para mudar e que nós, como seres humanos, temos um grande potencial.

Decerto não sei tudo que se pode saber sobre o cérebro. O que vim a descobrir, vivenciar, pesquisar e, pessoalmente, concluir são apenas passagens para compreensões mais elevadas. Alguns podem me dizer: por que você não discutiu este ou aquele tópico no livro? Simples: escolhi manter nesta obra o foco na ciência de transformar a nossa mente e nas implicações que isso traz para nossa saúde e bem-estar. Existem muitos outros assuntos que eu poderia ter discutido sobre energia, mente, física quântica e nossas habilidades maiores que teriam deixado este livro amplo demais para ser útil. Meu epílogo sugere aplicações mais amplas.

Eu gostaria de agradecer a várias pessoas que me apoiaram, influenciaram e inspiraram a completar este livro. Primeiro, quero agradecer a meus editores na HCI, Peter Vegso e Tom Sand, que acreditaram em mim. Um agradecimento especial a minha editora, Michele Matrisciani. Também quero expressar minha gratidão a Carol Rosenberg, por ser uma editora-chefe tão minuciosa, e a Dawn Von Strolley Grove e Lawna Patterson Oldfield, pelo conhecimento em produção.

A Tere Stouffer, minha revisora, que me ajudou a ganhar perspectiva. Também a Sara Steinberg, minha editora/revisora de conteúdo, que me ensinou sobre a tartaruga e a lebre e demonstrou tanto carinho e amor... sou muito grato. A Gary Brozek, sua contribuição ao meu trabalho é muito apreciada. Minha artista gráfica, Larissa Hise Henoch, mostrou seu talento de verdade neste livro.

Também gostaria de agradecer à minha equipe por acompanhar meu ritmo. Muito obrigado a Bill Harrell, Jackie Hobbs, Diane Baker, Patty Kerr, Charlie Davidson e Brenda Surerus. Sua sinceridade é inestimável para mim. Uma gratidão especial a Gabrielle Sagona por sua assistência, encorajamento e energia fabulosa. Obrigado por tudo. A Joanne Twining, PhD, me sinto engrandecido por suas habilidades, seu conhecimento e sua paciência. A Will Arntz, James Capezio e Rebecca Capezio, por seu importante feedback sobre o manuscrito. A Marjorie Layden, Henry Schimberg, Linda Evans, Anne Marie Bennstrom, Ken Weiss, Betsy Chasse e Gordon J. Grobelny, pelo apoio e incentivo verdadeiros. Minha imensa gratidão a Paul Burns, que me ajudou de inúmeras maneiras.

Também quero agradecer a JZ Knight, por dar sua vida para ajudar a humanidade. A Ramtha, que me inspirou a escrever este livro e com quem aprendi o suficiente para meditar a respeito por uma centena de vidas. Aos alunos da RSE, que levam suas vidas com paixão pela aventura e amor a Deus. Sou sempre inspirado por sua dedicação à grande obra.

Minha gratidão a Amit Goswami, PhD, por sua brilhante mente intelectual, sua compaixão verdadeira e sua disposição para ser singular. Você é um inconformista. Muito obrigado também a Nick Pappas, Margie Pappas e John Kucharczyk, PhD, que desempenharam papéis importantes ao me informarem sobre o cérebro, a mente e o corpo.

Desejo agradecer pessoalmente a John e Katina Dispenza, bem como a minha mãe, Fran Dispenza, por ter ombros fortes para me apoiar. E, finalmente, um profundo agradecimento deveria ser escrito no céu para minha adorável esposa, Roberta Brittingham, por ser e viver naturalmente tudo o que tentei explicar neste livro. Sou sempre inspirado por sua humildade e sua grandeza.

PREFÁCIO

Já que você está com este livro na mão, talvez esteja ciente da mudança de paradigma que está ocorrendo na ciência. No paradigma antigo, sua consciência – você – é considerada um epifenômeno de seu cérebro. No novo paradigma, sua consciência é a base do ser, e seu cérebro é o epifenômeno. Sente-se melhor? Então você está preparado para colher os benefícios deste livro.

Se a consciência é a base primária e o cérebro é secundário, então é natural perguntar como utilizar o cérebro de maneira otimizada para realizar o propósito da consciência e sua evolução. As pesquisas sobre o novo paradigma vêm ocorrendo há algum tempo, mas este é o primeiro livro que aborda essa questão e guia você brilhantemente nessa direção. Na verdade, o Dr. Joe Dispenza escreveu um manual do usuário por excelência para o cérebro, a partir da nova perspectiva da primazia da consciência.

O Dr. Dispenza, não sendo físico quântico, mantém a primazia da consciência implícita, não explícita, até o finalzinho do livro. Como é necessária a física quântica para enxergar explicitamente a primazia da consciência, pode ser útil para você, caro leitor, receber algumas informações básicas de um físico quântico; daí este prefácio.

Para retornar ao início da revolução do novo paradigma, a física quântica tem um problema fundamental de interpretação. Ela descreve objetos não como "coisas" determinadas, mas como ondas de possibilidade. Como essas possibilidades se tornam "coisas" reais da nossa vivência quando as observamos ou "medimos"? Se você pensa que nosso cérebro

– sendo o local onde o eu, ou nossa consciência, reside – tem a capacidade de transformar a possibilidade em realidade, pode pensar outra vez. De acordo com a física quântica, o cérebro em si consiste em possibilidades quânticas antes que o mensuremos, antes que o observemos utilizando-a. Se nós, nossa consciência, fôssemos um produto do cérebro, também seríamos possibilidades, e nosso "pareamento" com o objeto não transformaria nem o objeto, nem nós (nosso cérebro), de possibilidade para realidade. Encare isso! A possibilidade pareada com outra possibilidade forma apenas uma possibilidade maior.

O paradoxo apenas se complica quando você pensa em si mesmo de forma dualista – você como uma entidade dual não material, livre das leis quânticas e à parte de seu cérebro. Entretanto, se você é não material, então como interage com seu cérebro, com o qual você não tem absolutamente nada em comum? Isso é o dualismo, uma filosofia intratável como ciência.

Há uma terceira linha de pensamento, e esta leva a uma mudança de paradigma. Sua consciência é o tecido primordial da realidade, e a matéria (inclusive o cérebro e o objeto que você está observando) existe dentro desse tecido como possibilidade quântica. Sua observação consiste em escolher, entre as possibilidades, a faceta que se torna a realidade de sua experiência. Os físicos chamam esse processo de *o colapso da onda de possibilidade quântica.*

Quando você reconhece que sua consciência não é seu cérebro, mas que o transcende, quando você reconhece que tem o poder de escolher entre possibilidades, então você está pronto para agir com base nas ideias e sugestões de Joe Dispenza. Adicionalmente, ajuda saber que o "você" que escolhe é um você cósmico, um estado de consciência disponível para você em situações fora do comum. Você alcança esses estados quando tem um insight criativo. Nesses momentos, você está preparado para fazer alterações nos circuitos de seu cérebro. O Dr. Dispenza lhe mostra como fazê-lo.

Existe outro motivo pelo qual acho que o livro do Dr. Joe Dispenza é um acréscimo bem-vindo à crescente literatura do novo paradigma da ciência: ele enfatiza a importância de prestar atenção às emoções. Você pode já ter ouvido a expressão *inteligência emocional*. O que isso significa? Em primeiro lugar, significa que você não tem que ser vítima de suas emoções. Isso só ocorre porque você é apegado a elas; ou, como Joe Dispenza diria: "Você é apegado aos circuitos cerebrais conectados a essas emoções".

Conta-se uma história de que, quando Albert Einstein estava deixando a Alemanha nazista pelos Estados Unidos, sua esposa ficou muito preocupada por ter de deixar para trás tanta mobília e outros itens domésticos. "Eu sou apegada a eles", ela reclamou para uma amiga. Ao ouvir isso, Einstein gracejou: "Mas, meu bem, eles não estão apegados a você".

Pois é disso que se trata. As emoções não estão apegadas a você; como você não é seu cérebro, não precisa se identificar com seus circuitos cerebrais existentes.

A respeito do conceito de inteligência emocional, alguns escritores estão um tanto confusos. Eles falam sobre inteligência emocional e como você pode desenvolvê-la, mas também insistem que você não é nada mais do que o cérebro. O problema em pensar dessa maneira é que o cérebro já está estabelecido em uma relação hierárquica com as emoções. A inteligência emocional somente é possível se você mudar essa hierarquia preexistente, e somente se você não fizer parte dessa hierarquia. Joe Dispenza reconhece a sua primazia, ou seja, sua consciência sobre o cérebro, e, ao fazer isso, ele lhe dá alguns conselhos muito úteis sobre a inteligência emocional e como alterar seus circuitos cerebrais e hierarquias já existentes.

Certa vez, um jornalista perguntou à esposa de Gandhi como ele conseguia realizar tantas coisas. "Simples", disse ela. "Gandhi é coerente na fala, no pensamento e na ação."

Todos nós queremos ser bons realizadores; queremos cumprir o sentido e o propósito de nossas vidas. O desafio crucial é como atingir a sincronia entre fala, pensamento e ação. Em outras palavras: o desafio é integrar pensamento e emoção. Acredito que a evolução da consciência demande isso de nós agora mesmo. Reconhecendo isso, Joe Dispenza forneceu conhecimentos indispensáveis para que você possa integrar seus sentimentos e pensamentos.

Conheci o Dr. Joe em uma conferência do *What the Bleep Do We Know!? (Quem somos nós?)*. Esse filme, como você deve saber, é sobre uma jovem que está lutando para mudar seu comportamento emocional. Em uma cena de catarse (interpretada lindamente pela atriz Marlee Matlin), ela olha para sua imagem no espelho e diz: "Eu te odeio". Naquele momento, ela se liberta para escolher entre possibilidades quânticas de mudança. Ela acaba transformando seus circuitos cerebrais, criando um novo estado de ser e uma nova vida.

Você também pode mudar seus circuitos cerebrais. Você tem esse poder da escolha quântica. Sempre tivemos as ferramentas para fazer isso, mas só agora tomamos consciência de como utilizá-las. O livro do Dr. Joe Dispenza *Como aumentar a capacidade do seu cérebro* o ajudará a usar seu poder para escolher e mudar. Leia este livro, use estas ideias em sua vida e compreenda seu potencial.

—AMIT GOSWAMI, PHD

Professor de Física, University of Oregon,
e autor de *O universo autoconsciente*

CAPÍTULO UM

INÍCIOS

Mas estranho que não me tenham dito
Que o cérebro pode conter
Em uma célula minúscula de marfim
O inferno ou o paraíso divino.

— OSCAR WILDE

Convido você a ter um pensamento, qualquer um. Esteja seu pensamento relacionado a uma sensação de raiva, tristeza, inspiração, alegria ou até excitação sexual, você alterou seu corpo. Mudou a si mesmo. Nossos pensamentos, sejam eles "eu não consigo", "eu consigo", "eu não sou bom o bastante" ou "eu te amo", todos têm os mesmos efeitos mensuráveis. Enquanto você está sentado casualmente lendo esta página, sem levantar um dedo sequer, tenha em mente que seu corpo está passando por uma infinidade de mudanças dinâmicas. Desencadeado por seu pensamento mais recente, você sabia que, de súbito, seu pâncreas e suas glândulas suprarrenais já estão ocupados secretando alguns hormônios novos? Como uma tempestade elétrica repentina, áreas diferentes de seu cérebro acabam de ser inundadas com uma corrente elétrica aumentada, liberando uma série de neurotransmissores numerosos demais para contar. Seu baço e sua glândula timo enviaram um e-mail em massa para seu sistema imunológico, alertando para que ele faça algumas modificações. Diversos sucos gástricos começaram a fluir. Seu fígado começou a processar enzimas que não estavam presentes até momentos atrás. Sua frequência cardíaca flutuou, seus pulmões alteraram o volume sistólico, e o fluxo sanguíneo para os capilares em suas mãos e pés mudou. Tudo isso só por ter um pensamento. Você tem esse poder.

Mas como você é capaz de executar todas essas ações? Todos podemos entender, intelectualmente, que o cérebro pode administrar e regular muitas funções pelo corpo todo, mas qual é a nossa responsabilidade pelo trabalho que nosso cérebro está fazendo como CEO do corpo? Gostemos ou não disso, uma vez que um pensamento ocorre no cérebro, o resto já era. Todas as reações corporais que ocorrem advindas de nosso pensamento tanto intencional quanto não intencional se desdobram nos bastidores de nossa consciência. Quando pensamos bem, é espantoso perceber a influência e a extensão dos efeitos que um ou dois pensamentos, conscientes ou inconscientes, podem ter.

É possível, por exemplo, que os pensamentos aparentemente inconscientes que passam por nossa mente todos os dias e de forma repetida criem uma cascata de reações químicas que produzem não apenas *o que* sentimos, mas também *como* nos sentimos? Podemos aceitar que os efeitos de longo prazo de nosso pensamento habitual talvez sejam a causa para nosso corpo passar a um estado de desequilíbrio, ou doença, como chamamos? Qual a probabilidade, momento a momento, de treinarmos nosso corpo para não ser saudável por meio de nossos pensamentos e reações repetitivos? E se só de pensar já estejamos fazendo com que nossa química interna seja tirada dos padrões normais com tanta frequência que o sistema autorregulatório do corpo acaba redefinindo esses estados anormais como normais, estados regulares? É um processo sutil, mas talvez apenas não tenhamos lhe dado muita atenção até agora. Meu desejo é que este livro ofereça sugestões para que você possa administrar seu próprio universo interno.

Já que estamos no assunto da atenção, agora quero que você fique atento, consciente, e escute. Você consegue ouvir o zumbido da geladeira? O som de um carro passando na frente da sua casa? Um cachorro latindo ao longe? E a ressonância de seu próprio coração batendo? Só de focar a atenção nesses momentos, você causou uma descarga de energia e um fluxo de voltagem elétrica em milhões de células cerebrais dentro de sua própria cabeça. Ao escolher mudar seu estado de consciência, você mudou seu cérebro. Você não apenas mudou como seu cérebro funcionava até momentos atrás, mas também mudou como ele funcionará no momento seguinte, e possivelmente pelo resto da sua vida.

Ao retornar a atenção para as palavras nesta página, você alterou o fluxo sanguíneo para várias partes do seu cérebro. Também disparou uma cascata de impulsos, redirecionando e modificando correntes elétricas para diferentes áreas do cérebro. Em um nível microscópico, uma quantidade imensa de diversas células nervosas se juntou quimicamente para "dar as mãos" e se comunicar, de modo a poder estabelecer relações de longo prazo mais fortes umas com as outras. Por causa de seu desvio de atenção, a resplandecente rede tridimensional de tecidos neurológicos intrincados, que é o seu cérebro, está disparando novas combinações e sequências. Você fez isso por vontade própria, mudando seu foco. Você literalmente transformou sua mente.

Como seres humanos, temos a habilidade natural de focar a consciência em qualquer coisa. Conforme aprenderemos, onde e como colocamos nossa atenção, em que a colocamos e por quanto tempo, em última instância, é o que nos define no nível neurológico. Se nossa consciência é tão móvel, por que é tão difícil manter nossa atenção em pensamentos que nos podem ser úteis? Agora mesmo, enquanto você continua a se concentrar e ler esta página, pode ter se esquecido da dor nas costas, da discussão que teve com seu chefe mais cedo, e até qual é o seu gênero. É onde colocamos nossa atenção e em que colocamos nossa atenção que mapeia a rota de nosso estado de ser.

Por exemplo, podemos, a qualquer momento, pensar em uma memória amarga de nosso passado que está tatuada apenas nas reentrâncias mais íntimas de nossa substância cinzenta, e, como magia, ela ganha vida. Também temos a opção de cuidar de ansiedades e preocupações futuras que não existem até que sejam conjuradas por nossa própria mente. Mas, para nós, elas são reais. Nossa atenção dá vida a tudo e torna real aquilo que anteriormente era despercebido ou irreal.

Acredite se quiser, mas, segundo a neurociência, colocar a atenção na dor física faz a dor existir, porque os circuitos cerebrais que percebem a dor são eletricamente ativados. Portanto, se colocarmos a atenção plena em algo que não seja a dor, os circuitos cerebrais que processam a dor e as sensações corpóreas podem ser literalmente desligados – e pronto, a dor se foi. Porém, quando procuramos ver se a dor se foi de vez, os circuitos cerebrais correspondentes podem se ativar outra vez, fazendo com que sintamos um retorno do desconforto. E se esses circuitos cerebrais dispararem repetidas vezes, as conexões entre eles se fortalecem. Assim, ao prestar atenção à dor todos os dias, estamos nos programando neurologicamente para desenvolver uma consciência mais aguda da percepção dela, porque os circuitos cerebrais relacionados se tornam mais enriquecidos. Sua própria atenção pessoal tem esse efeito sobre você. Essa poderia ser uma explicação de como a dor e até mesmo as lembranças de nosso passado distante nos caracterizam. Aquilo em que pensamos de forma repetida e onde focamos a atenção é aquilo em que neurologicamente nos tornamos. A neurociência finalmente compreende que podemos moldar e esculpir a estrutura neurológica do eu com a atenção repetida que damos a qualquer coisa.

Tudo que nos compõe, "você" e "eu" – nossos pensamentos, sonhos, lembranças, esperanças, sentimentos, fantasias secretas, medos, habilidades, hábitos, dores e alegrias –, está marcado em nossa rede viva de cem bilhões de células cerebrais. Quando você tiver lido este livro até aqui, terá alterado seu cérebro de forma permanente. Se aprendeu uma informação nova sequer, minúsculas células cerebrais terão feito novas conexões entre si, e quem você é foi alterado. As imagens que essas palavras criaram em sua mente deixaram pegadas nos vastos, infinitos campos da paisagem neurológica que é a identidade chamada "você". Isso ocorre porque "você", como ser senciente, está imerso e existe de verdade na rede elétrica interconectada de tecido celular cerebral. Como seus neurônios são arranjados de maneira específica, ou programados neurologicamente, com base naquilo que você aprende, lembra, experimenta e visualiza para si mesmo, o que você faz e o que pensa a seu próprio respeito o definem como indivíduo.

Você é uma obra em andamento. A organização das células cerebrais, que compõem quem você é, está constantemente em fluxo. Esqueça a ideia de que o cérebro é estático, rígido e fixo. Ao contrário, as células do cérebro são continuamente remodeladas e reorganizadas por seus pensamentos e experiências. Do ponto de vista neurológico, somos reiteradamente alterados pelos infindáveis estímulos do mundo. Em vez de imaginar os neurônios como varetas minúsculas, sólidas e inflexíveis que são unidas para compor a substância cinzenta de seu cérebro, convido-o a vê-los como parceiros de dança de fibras elétricas delicadas em uma rede animada, conectando-se e desconectando-se o tempo todo. Isso está muito mais próximo da verdade de quem você é.

O fato de você poder ler e compreender as palavras nesta página se deve às muitas interações que teve ao longo da vida. Várias pessoas o ensinaram, instruíram e, em essência, mudaram seu cérebro microscopicamente. Se aceitar a ideia de que seu cérebro ainda está mudando enquanto você lê as páginas diante de seus olhos, poderá ver com facilidade que seus pais, professores, vizinhos, amigos, família e cultura contribuíram para quem você é atualmente. São nossos sentidos, por meio de nossas experiências diversas, que escrevem a história de quem somos na tábua de nossa mente. Nosso domínio reside em ser o bom maestro dessa notável orquestra de mente e cérebro; e, como acabamos de ver, podemos dirigir as questões da atividade mental.

Agora, vamos alterar seu cérebro um pouco mais. Quero lhe ensinar uma nova habilidade. Aqui estão as instruções: olhe para sua mão direita. Toque no dedo mínimo com o polegar, e então toque no indicador com o polegar. Em seguida, toque no anular com o polegar, depois no dedo médio com o polegar. Repita o processo até que consiga fazê-lo automaticamente. Agora faça mais depressa e faça seus dedos se moverem mais rápido e sem erros. Em poucos minutos prestando atenção, você deverá ser capaz de dominar essa ação.

Para aprender bem os movimentos dos dedos, você precisou sair de seu estado de repouso, de relaxamento e leitura, para um estado elevado de percepção consciente. Voluntariamente, você despertou seu cérebro um pouquinho; aumentou seu nível de consciência por livre e espontânea vontade. Para ser bem-sucedido na memorização dessa habilidade, você também teve que aumentar o nível de energia de seu cérebro. Você aumentou o regulador que controla a lâmpada sempre acesa em seu cérebro e fez com que ela brilhasse mais. Você se tornou motivado, e sua escolha de fazer isso deixou seu cérebro ligado.

Aprender e realizar a atividade exigiu que você ampliasse seu nível de consciência. Ao aumentar o fluxo sanguíneo e a atividade elétrica para áreas diferentes do cérebro, você pôde ficar mais presente com o que estava fazendo. Você impediu que seu cérebro vagasse para outro pensamento a fim de poder aprender uma nova ação, e esse processo consumiu energia. Você mudou a forma como o arranjo de milhões de células cerebrais disparam em padrões diversos. Seu ato intencional precisou de vontade, foco e atenção. O resultado final é que você está, mais uma vez, transformado neurologicamente, não apenas por ter um pensamento, mas também por demonstrar uma ação ou uma nova habilidade.

Daqui a um momento, quero que você feche os olhos. Agora, em vez de demonstrar fisicamente o exercício dos dedos, quero que *ensaie* fazer a mesma ação em sua mente. Ou seja, lembre-se do que você fez alguns instantes atrás e, mentalmente, toque cada dedo na ordem em que pedi antes – mínimo com polegar, indicador com polegar, anelar com polegar e médio com polegar. Ensaie mentalmente a atividade, sem executá-la fisicamente. Faça isso algumas vezes mentalmente e então abra os olhos.

Você reparou que, enquanto praticava mentalmente, o seu cérebro pareceu imaginar a sequência inteira enquanto você a executava de fato? Na verdade, se prestou bastante atenção ao que estava ensaiando em sua visão mental, focando praticar mentalmente aquelas ações com os dedos, você disparou o mesmo grupo de células nervosas na mesma área do cérebro que usaria caso estivesse de fato executando as ações. Em outras palavras, seu cérebro não sabia a diferença entre a realização da ação e a sua lembrança de como realizar a ação. O ato do ensaio mental é uma forma poderosa para cultivar e moldar novos circuitos em seu cérebro.

Estudos neurocientíficos recentes demonstram que podemos alterar nosso cérebro apenas pensando. Portanto, pergunte a si mesmo: o que, exatamente, você passa a maior parte do tempo mentalmente ensaiando, pensando a respeito e, no final das contas, demonstrando? Ao criar seus pensamentos, seja de forma consciente ou inconsciente, você está sempre afirmando e reafirmando seu eu neurológico como "você". Tenha em mente que, seja lá o que for aquilo a que você dedica seu tempo cuidando mentalmente, é isso que você é e o que se tornará. Minha esperança é que este livro o ajude a compreender por que você é como é, como ficou assim e o que é preciso para mudar quem você é por meio de ações e pensamentos intencionais.

A essa altura, você pode perguntar: o que nos permite modificar voluntariamente a forma como o cérebro funciona? Onde existe o "você" e o que lhe permite ligar e desligar diferentes circuitos cerebrais que, por sua vez, o deixam atento ou desatento? O "você" do qual estou falando opera e vive em uma parte do cérebro chamada de lobo frontal; sem o lobo frontal, você não é mais "você". Na evolução, o lobo frontal foi a última parte do cérebro a se desenvolver, logo atrás da testa e acima dos olhos. Você mantém a imagem de si mesmo no lobo frontal, e o que mantém nesse lugar especial determina como você interage com o mundo e percebe a realidade. O lobo frontal controla e regula outras partes do cérebro, mais antigas. O lobo frontal orienta seu futuro, controla seu comportamento, sonha com novas possibilidades e o guia pela vida. É o trono da sua consciência. O lobo frontal é o presente da evolução para você. Essa região do cérebro é mais adaptável a mudanças e é o meio pelo qual você desenvolve seus pensamentos e ações. Meu desejo é que este livro o ajude a utilizar essa parte mais nova e recente da anatomia de seu cérebro para remodelar tanto seu cérebro como o seu destino.

Evolução, mudança e neuroplasticidade

Nós, humanos, temos uma capacidade única para mudar. É por meio do lobo frontal que vamos além dos comportamentos pré-programados, geneticamente compartimentalizados no interior do cérebro humano, o registro histórico do passado de nossa espécie. Em virtude de nosso lobo frontal ser mais evoluído do que o de qualquer outra espécie no mundo, temos uma adaptabilidade tremenda, e dela decorrem escolhas, intenções e a consciência plena. Temos uma biotecnologia avançada que nos permite aprender com nossos erros e defeitos, lembrar e modificar nosso comportamento para podermos nos sair melhor na vida.

É verdade que muito do comportamento humano é predeterminado geneticamente. Todas as formas de vida são predestinadas a ser o que expressam geneticamente, e precisamos concordar que muito do que somos como seres humanos é predeterminado por nossos genes. Entretanto, não estamos condenados a viver toda a nossa existência sem contribuir com algum dom evolucionário para as futuras gerações. Podemos somar ao progresso de nossa espécie aqui na Terra porque, ao contrário de outras espécies, teoricamente, temos o hardware para aprimorar nossas ações em apenas uma vida. Os novos comportamentos que demonstramos fornecerão novas experiências que deverão ser codificadas em nossos genes – tanto hoje quanto para a posteridade. Isso nos leva a considerar: quantas novas experiências tivemos ultimamente?

A ciência da biologia molecular está começando a investigar o conceito de que, recebendo os sinais corretos, nossos genes são tão mutáveis quanto nossas células cerebrais. A questão é: podemos fornecer o tipo certo de estímulo às células de nosso corpo, seja química ou neurologicamente, para destravar sua gigantesca biblioteca de informações genéticas latentes e sem uso? Ou, em outras palavras: ao administrar nossos pensamentos, sentimentos e reações, podemos intencionalmente tomar o elixir químico certo para levar o cérebro e o corpo de um estado constante de estresse para um estado de regeneração e mudança? Podemos escapar dos limites de nossa biologia e nos tornar seres humanos mais evoluídos? É minha intenção demonstrar para você que, tanto na teoria quanto na prática, existe uma biologia verdadeira para transformar – mantendo uma mudança em sua mente.

Seria possível abandonarmos o modelo antigo que sugere que nossos genes criam doenças? Podemos especular para além da crença mais recente, que declara que o ambiente ativa os genes que criam doenças? Seria possível que, ao administrar nosso próprio ambiente interno, independentemente do externo, pudéssemos manter ou transformar nossos genes? Por que ocorre de, entre dois operários, trabalhando lado a lado por vinte anos, expostos à mesma substância química cancerígena, um deles desenvolver câncer e o outro não? Certamente deve haver um elemento de ordem interna em ação nessa situação, algo que se sobreponha à exposição ambiental contínua a substâncias químicas prejudiciais que sabemos alterar os tecidos em nível genético.

Um crescente corpo de conhecimento aponta para os efeitos do estresse sobre nossos corpos. Viver estressado é viver em um estado primitivo de sobrevivência comum à maioria das espécies. Quando vivemos desse modo, limitamos nossa evolução, porque os compostos químicos do estresse sempre levarão nosso cérebro reflexivo a agir da mesma forma que seus substratos químicos. Com efeito, nos tornamos mais animalescos e menos divinos. As substâncias químicas do estresse são as culpadas por começar a alterar nosso estado interno e puxar o gatilho do colapso celular. Neste livro, examinamos esses efeitos sobre o corpo. É a redundância, não do estresse agudo, mas do estresse crônico de longo prazo, que enfraquece nossos corpos. Minha meta é educá-lo sobre os efeitos do estresse sobre o corpo, criando um nível de autoconsciência que fará com que você pare e se pergunte: algo ou alguém vale isso tudo?

Quase sempre parece que não conseguimos afastar esses estados internos de turbilhão emocional. Nossa dependência desses estados químicos nos leva a experimentar confusão, infelicidade, agressividade e até mesmo depressão, para dar apenas alguns exemplos. Por que nos agarramos a relacionamentos e trabalhos que, segundo a lógica, não funcionam mais? Por que realizar mudanças em nós mesmos e em nossa condição de vida parece tão difícil? Existe algo em nós que nos faz agir assim. Como conseguimos suportar, dia após dia? Se são as condições de nossos empregos que nos desagradam tanto, por que simplesmente não procurar outros? Se é algo em nossa vida pessoal que nos faz sofrer, por que não mudar isso?

Existe uma resposta concreta para nós. Escolhemos continuar nas mesmas circunstâncias porque nos tornamos viciados pelo estado emocional que elas produzem e nas substâncias químicas que despertam esse estado de ser. Evidentemente, sei, por experiência própria, que qualquer tipo de mudança é difícil para a maior parte das pessoas. Muitos de nós permanecemos em situações que nos deixam infelizes, sentindo que não temos outra escolha além de sofrer. Também sei que muitos de nós escolhem permanecer em situações que produzem o tipo de estado conturbado da mente que nos atormenta pela vida toda. *O que* escolhemos é uma coisa, mas *por que* escolhemos viver assim é outra. Escolhemos viver presos a uma mentalidade e a uma atitude em particular em parte por causa da genética, e em parte porque uma porção do cérebro (uma porção que se tornou programada por nossos pensamentos e reações repetidos) limita nossa visão daquilo que é possível. Como um refém a bordo de um avião sequestrado, sentimos que estamos presos em um assento com um destino que não escolhemos, e deixamos de ver todas as outras possibilidades que se encontram disponíveis.

Lembro que, quando era pequeno, minha mãe se referia a uma de suas amigas como o tipo de pessoa que só ficava feliz quando estava infeliz. Foi só nos últimos anos, quando estudei intensamente o cérebro e o comportamento, que entendi o que ela queria dizer em um nível fundamental, bioquímico e neurológico. Essa é uma das razões pelas quais escrevi este livro.

O título *Como aumentar a capacidade do seu cérebro* pode ter atraído sua crença no potencial humano, e é provável que você esteja interessado em aprimorar a si mesmo. Outro motivo plausível para ter escolhido este livro é que, em graus variáveis, você está descontente com as circunstâncias de sua vida e quer mudar. Mudança é uma palavra poderosa e completamente viável, se você assim escolher.

No que diz respeito à evolução, a mudança é o único elemento que é universal, ou consistente, para todas as espécies aqui na Terra. Em essência, evoluir é mudar, adaptando-se ao ambiente. Nosso ambiente, como seres humanos, é tudo o que compõe a nossa vida. Todas as circunstâncias complexas que envolvem nossos entes queridos, nosso *status* social, onde moramos, o que fazemos para nos sustentar, como reagimos a nossos pais e nossos filhos, e até os tempos em que vivemos. Porém, como aprenderemos, mudar é ser maior do que o ambiente.

Quando mudamos algo na vida, temos que torná-la diferente do que seria se a deixássemos intocada. Mudar é tornar-se diferente; significa que não somos mais quem éramos antes. Modificamos o modo como pensamos, o que fazemos, o que dizemos, como agimos e quem estamos sendo. Mudança pessoal exige um ato de vontade intencional, e geralmente significa que algo estava nos deixando desconfortáveis o bastante para querer fazer as coisas de outra forma. Evoluir é superar as condições da nossa vida, mudando algo em nós mesmos.

Podemos mudar (e, portanto, aprimorar) nosso cérebro para não cairmos mais naquelas reações repetitivas, habituais e nocivas que são produzidas como resultado de nossa herança genética e nossas experiências passadas. Você provavelmente pegou este livro porque é atraído pela possibilidade de talvez conseguir sair da rotina. Talvez queira aprender a usar a capacidade cerebral natural da *neuroplasticidade* – a habilidade de reprogramar e criar novos circuitos neurais em qualquer idade – para realizar mudanças substanciais na qualidade de sua vida. Evoluir seu cérebro é do que tratamos neste livro.

Nossa capacidade de sermos neuroplásticos é equivalente à capacidade de transformar nossas mentes, transformar a nós mesmos, e de transformar nossa percepção do mundo ao nosso redor; ou seja, nossa realidade. Para realizar essa proeza, temos que mudar o modo como o cérebro funciona de maneira automática e habitual. Tente este exemplo simples da plasticidade do cérebro. Dê uma olhada na Figura 1.1. O que você vê? Para a maioria das pessoas, a primeira coisa que vem à mente é um pato ou um ganso. É bem simples, não é?

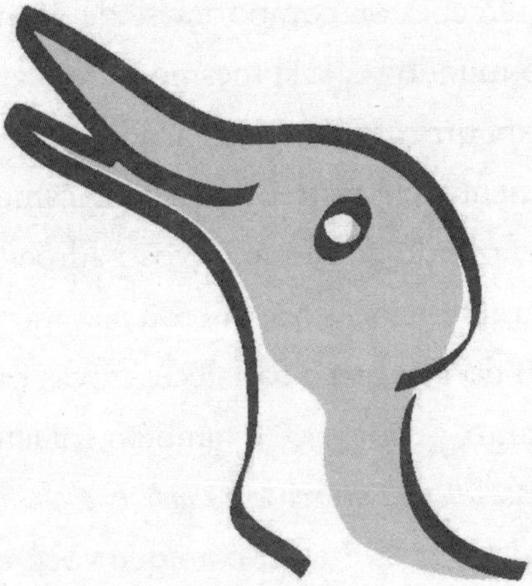

Figura 1.1

Nesse exemplo, o formato familiar da figura à sua frente faz com que seu cérebro reconheça um padrão na silhueta de algum tipo de pássaro. Logo acima de suas orelhas, os lobos temporais (o centro cerebral para decodificar e reconhecer objetos) travam em uma memória. A imagem ativa algumas centenas de milhões de circuitos neurológicos, que disparam uma sequência e padrão únicos por partes específicas de seu cérebro, e você *é lembrado* de um pato ou um ganso. Digamos apenas que a lembrança gravada em suas células cerebrais de como é a aparência de um pato ou ganso combina com a imagem diante de você, e você é capaz de lembrar-se da palavra "ganso" ou "pato". É assim que interpretamos a realidade o tempo todo. É o reconhecimento sensorial de padrões.

Agora, vamos entrar na neuroplasticidade por um instante. E se eu lhe dissesse para não ver mais um pássaro, e sim um coelho, em vez disso? Para realizar essa façanha, seu lobo frontal teria que forçar seu cérebro a "resfriar" os circuitos relacionados a pássaros e reorganizar os circuitos para imaginar um coelho, em vez de uma criatura emplumada com uma afeição eterna pela água. A habilidade de fazer o cérebro abandonar sua programação habitual interna e disparar em novos padrões e combinações é como a neuroplasticidade nos permite mudar.

Exatamente como no exemplo da Figura 1.1, sair de um hábito de pensar, fazer, sentir, perceber ou comportar-se de determinada forma é o que lhe permite ver o mundo – e a si mesmo – de maneira diferente. E a melhor parte desse experimento em plasticidade é que o seu cérebro mudou de forma permanente; ele rastreou neurologicamente um novo jeito de disparar circuitos, fazendo com que novos padrões neurológicos funcionassem de maneira diferente. Você alterou sua mente ao alterar o padrão típico de disparo do cérebro e fortalecer novas cadeias de conexões de neurônios, e, portanto, quem você é também foi alterado. Para nossos propósitos, as palavras *alterar*, *neuroplasticidade* e *evolução* têm significados similares. O objetivo deste livro é fazer com que você veja que mudança e evolução têm tudo a ver com romper o hábito de ser "você".

O que descobri ao estudar o cérebro e seus efeitos sobre o comportamento durante os últimos vinte anos me deixou imensamente esperançoso a respeito dos seres humanos e de nossa habilidade para mudar. Isso é contrário ao que pensávamos há muito tempo. Até recentemente, a literatura científica nos levava a acreditar que estamos condenados pela genética, prejudicados pelo condicionamento, e deveríamos nos resignar a aceitar que o velho ditado sobre cachorros velhos e truques novos tinha validade científica.

Eis o que quero dizer. No processo evolucionário, a maioria das espécies que estão sujeitas a condições ambientais adversas (predadores, clima/temperatura, disponibilidade de alimentos, hierarquias sociais, oportunidades de procriação, e assim por diante) adapta-se ao longo de milhões de anos, superando as mudanças e os desafios em seu ambiente externo. Seja desenvolvendo camuflagem ou pernas mais velozes para escapar do animal carnívoro, as mudanças no comportamento são refletidas na biologia física, genética, por meio da evolução. Nosso histórico evolucionário está codificado dentro de nós de forma inata.

Dessa forma, a exposição a condições diversas e mutáveis faz com que certas criaturas, mais adaptáveis, comecem a se aclimatar a seu ambiente; transformando a si mesmas em um nível inato, elas garantem sua continuidade como espécie. Ao longo de gerações de tentativa e erro, a exposição repetida a condições difíceis faz com que esses organismos biológicos que não se tornam extintos se adaptem devagar, eventualmente mudando, e, por fim, alterando sua genética. Esse é o processo lento e linear da evolução, inerente a todas as espécies. O ambiente muda, os desafios são superados, comportamento e ações são alterados para se adaptar, os genes codificam as mudanças, e a evolução continua registrando a mudança para o futuro da espécie. A linhagem do organismo está agora mais apta a suportar as mudanças em seu mundo. Como resultado de milhares de anos de evolução, a expressão física de um organismo é igual ou maior do que as condições do ambiente. A evolução armazena as memórias perenes de inúmeras gerações. Os genes codificam a sabedoria de uma espécie, mantendo o controle de suas mudanças.

O prêmio por esses esforços estará nos padrões congênitos de comportamento, como instintos, habilidades naturais, habituações, impulsos inatos, comportamentos ritualísticos, temperamento e percepção sensorial ampliada. Tendemos a pensar que o que nos é dado geneticamente se torna um programa automático, o qual não conseguimos deixar de seguir vida afora. Uma vez que nossos genes são ativados, seja pelo momento adequado em algum programa genético, seja pelo condicionamento do ambiente (natureza *versus* criação), somos programados para nos comportar de certas formas distintas. É verdade que nossa genética tem uma influência poderosa sobre quem somos, como se estivéssemos vivendo sob uma mão invisível que nos guia para hábitos previsíveis e propensões inatas. Portanto, superar desafios no ambiente significa que não apenas temos que demonstrar uma força de vontade maior do que nossas circunstâncias, mas que também devemos romper hábitos antigos, libertando as memórias codificadas de experiências prévias que podem estar ultrapassadas e não se aplicar mais a nossas condições atuais. Evoluir, então, é romper os hábitos genéticos aos quais somos propensos e usar o que aprendemos enquanto espécie apenas como uma plataforma de apoio, a partir da qual avançaremos ainda mais.

Mudar e evoluir não é um processo confortável para nenhuma espécie. Superar nossas propensões inatas, alterar nossos programas genéticos e nos adaptar a novas circunstâncias ambientais requer força de vontade e determinação. E convenhamos, mudar é inconveniente para qualquer criatura, a menos que seja visto como uma necessidade. Abrir mão do antigo e abraçar o novo é um grande risco.

O cérebro é estruturado, tanto macro quanto microscopicamente, para absorver e interagir com informações novas e em seguida armazená-las como rotina. Quando paramos de aprender coisas novas ou deixamos de mudar hábitos antigos, resta-nos apenas viver na rotina. Mas o cérebro não é projetado para simplesmente parar de aprender. Quando paramos de atualizar o cérebro com novas informações, ele se torna arraigado, eivado de programas comportamentais automáticos que já não apoiam a evolução.

Adaptabilidade é a habilidade de mudar. Somos muito inteligentes e capazes. Podemos, ao longo de uma vida, aprender coisas novas, romper hábitos antigos, mudar nossas crenças e percepções, superar circunstâncias adversas, dominar habilidades e, misteriosamente, nos tornar seres diferentes. Nossos grandes cérebros são os instrumentos que nos permitem avançar em um ritmo tão enorme. Para nós, como seres humanos, parece que é apenas uma questão de escolha. Se a evolução é a nossa contribuição para o futuro, então nosso livre-arbítrio é como iniciamos o processo.

Entretanto, a evolução deve começar com a mudança do eu individual. Para considerar a ideia de começar consigo mesmo, pense na primeira criatura – digamos, um membro de uma matilha com uma consciência coletiva estruturada – que decidiu romper com o comportamento atual do grupo. Em algum nível, a criatura deve ter intuído que agir de maneira nova e romper com o comportamento normal da espécie poderia garantir sua própria sobrevivência e, possivelmente, o futuro de seus familiares. Quem sabe? Espécies totalmente novas podem ter sido criadas assim.

Deixar para trás o que é considerado normal pelas convenções sociais e criar uma mente nova exige ser singular – e isso vale para qualquer espécie. Ser intransigente com a própria visão de um eu novo e aprimorado e abandonar o seu antigo jeito de ser também pode ser codificado em tecido vivo para novas gerações; a história se lembra de indivíduos por tal elegância. A verdadeira evolução, assim, seria usar a sabedoria genética de experiências passadas como matéria-prima para novos desafios.

O que este livro oferece é uma alternativa com base científica no modelo de pensamento que nos disse que nossos cérebros são essencialmente programados com circuitos imutáveis – que possuímos, ou melhor dizendo, somos possuídos por um tipo de rigidez neural que se reflete no tipo de comportamento habitual e inflexível que vemos sendo exibido com tanta frequência. A verdade é que somos prodígios de flexibilidade, adaptabilidade e uma neuroplasticidade que nos permite reformular e reformar os padrões de nossas conexões neurais, produzindo os tipos de comportamento que desejamos. Temos muito mais poder para alterar nosso próprio cérebro, nosso comportamento, nossa personalidade e, em última instância, nossa realidade do que se pensava anteriormente. Sei disso, de verdade, porque vi por mim mesmo e li a respeito de como certos indivíduos elevaram-se além de suas circunstâncias atuais, resistiram às arremetidas da realidade que se apresentava para eles e fizeram mudanças consideráveis.

O movimento pelos direitos civis, por exemplo, não teria alcançado seus efeitos profundos se um indivíduo verdadeiro como o Dr. Martin Luther King Jr., a despeito de todas as evidências ao seu redor (leis de segregação racial, acordos para tratamento "separados, mas iguais", violentos cães de ataque e mangueiras de alta potência), não tivesse acreditado na possibilidade de outra realidade. Embora o Dr. King tenha usado a expressão "sonho" em seu famoso discurso, o que ele realmente promovia (e vivia) era um mundo melhor, onde todos fossem iguais. Como ele foi capaz de fazer isso? Ele decidiu colocar uma nova ideia em sua mente sobre liberdade para si mesmo e para uma nação, e essa ideia era mais importante para ele do que as condições de seu mundo externo. Ele foi inflexível ao se agarrar a essa visão. O Dr. King não estava disposto a alterar seus pensamentos, ações, comportamento, sua fala e sua mensagem como reação a nada que viesse de fora de si mesmo. Ele nunca mudou sua imagem interna de um novo ambiente, apesar de seu ambiente externo, mesmo que isso significasse injúrias a seu corpo. Foi o poder de sua visão que convenceu milhões da justiça de sua causa. O mundo mudou por causa dele. E ele não está sozinho.

Inúmeros outros alteraram a história por meio de esforços semelhantes. Outros milhões mais alteraram seus destinos pessoais de maneira similar. Todos podemos criar uma vida nova para nós mesmos e compartilhá-la com os outros. Como aprendemos, temos o hardware certo em nossos cérebros, que nos permite alguns privilégios exclusivos. Podemos manter um sonho ou um ideal em nossa mente por períodos prolongados, a despeito das circunstâncias ambientais externas. Também temos a capacidade de reprogramar nosso cérebro, porque somos capazes de tornar um pensamento mais real para nós do que qualquer outra coisa no universo. Essencialmente, esse é objetivo deste livro.

Uma história de transformação pessoal

Quero contar a você um pouquinho sobre uma experiência que tive muitos anos atrás, e que me inspirou a investigar o poder do cérebro para alterar nossa vida. Em 1986, eu tinha 23 anos, havia aberto minha clínica de quiropraxia no sul da Califórnia menos de seis meses antes, e já estava com a agenda superlotada de pacientes, todas as semanas. Minha clínica ficava em La Jolla, um criadouro de esportistas de fim de semana e também atletas de nível mundial que treinavam com afinco e cuidavam de seus corpos com o mesmo fervor. Eu me especializei em tratar deles. Enquanto ainda frequentava a faculdade de quiropraxia, estudei medicina esportiva extensivamente em seminários de educação continuada. Depois de me formar, encontrei um nicho e o preenchi.

Fui bem-sucedido porque tinha muito em comum com esses pacientes motivados. Eu também era motivado e focado. Como eles, sentia que podia enfrentar e superar qualquer desafio. Eu conseguira me formar com notas muito boas um ano e meio antes do previsto. Agora, levava uma vida boa, com uma clínica perto da praia no La Jolla Boulevard e uma BMW. Sabe como é, a imagem da Califórnia.

Minha vida consistia em trabalhar, correr, nadar, pedalar, comer e dormir. As atividades físicas faziam parte de um treinamento para triatlo – comer e dormir eram funções necessárias, mas com frequência negligenciadas. Eu podia ver o futuro se abrir à minha frente como um banquete, com um prato mais delicioso que o outro.

Pelos primeiros três meses daquele ano, fiquei focado em uma meta: um triatlo em Palm Springs no dia 12 de abril.

A corrida não começou bem. Como o número de participantes que compareceu foi o dobro do esperado, os organizadores não podiam deixar todos partirem ao mesmo tempo; em vez disso, dividiram o pessoal em dois grupos. Quando cheguei na área de preparação para fazer o *check-in*, um grupo já estava com água até a canela no lago, colocando toucas e óculos, preparando-se para começar a segunda fase.

Enquanto um dos voluntários usava uma canetinha para colocar um número em minha perna, perguntei a um oficial da corrida qual horário estava marcado para meu grupo começar. "Daqui a uns vinte minutos, talvez", disse ele. Antes sequer que eu tivesse uma chance de agradecer, um tiro de partida disparou do outro lado do lago. Ele olhou para mim e deu de ombros. "Acho que vocês vão começar agora."

Eu não podia acreditar, mas me recuperei no mesmo instante, montei meus equipamentos na área de transição e corri descalço por quase um quilômetro contornando uma extremidade do lago para chegar ao ponto de partida. Embora estivesse poucos minutos atrás do resto do grupo, logo já me encontrava em meio ao batalhão principal e sua massa emaranhada de membros em movimento. Conforme avançava, eu tinha que me relembrar de que a corrida era contra o relógio e que ainda tínhamos um longo percurso a cumprir. Mil e seiscentos metros depois, eu respingava água na parte rasa do lago, todos os músculos retesados e sobrecarregados pela exaustão. Mentalmente, me sentia bem, e a parte de ciclismo da corrida (nesse caso, 42 quilômetros) sempre tinha sido meu ponto forte.

Corri para a área de transição e vesti minha bermuda de ciclismo. Em alguns segundos, disparava com minha bicicleta na direção da estrada. Em poucas centenas de metros, já estava de fato avançando, ultrapassando rapidamente um agrupamento de ciclistas. Abaixei-me no assento para ficar tão aerodinâmico quanto era possível e continuei movimentando as pernas. Meu progresso nos primeiros quinze quilômetros foi rápido e empolgante. Eu tinha visto o mapa do percurso e sabia que uma curva que se aproximava era um tanto traiçoeira – teríamos que nos misturar com o tráfego de veículos. Olhei para o observador do percurso, apertei brevemente os freios algumas vezes para reduzir um pouco a velocidade e, depois que vi um voluntário acenando para que eu prosseguisse, engatei a maior marcha, esperando manter meu ímpeto.

Eu estava a uns seis metros da curva quando algo lampejou na minha visão periférica. Quando dei por mim, estava em pleno ar, separado de minha bicicleta por um utilitário vermelho que trafegava a noventa quilômetros por hora. O Bronco devorou minha bicicleta e, em seguida, tentou me devorar. Aterrissei em cheio com as nádegas no chão e, em seguida, quiquei e rolei, sem controle. Por sorte, a motorista do veículo percebeu que havia algo de errado. Quando ela parou abruptamente e pisou no freio, continuei rolando por quase seis metros no asfalto. Espantosamente, tudo isso aconteceu em cerca de dois segundos.

Enquanto ficava ali deitado de barriga para cima, ouvindo os sons de gente gritando e um zumbido como o de abelhas, mas que eram as bicicletas passando, eu podia sentir o sangue morno formando uma poça dentro da minha caixa torácica. Sabia que a dor aguda que estava sentindo não podia ser por causa de uma lesão nos tecidos moles, como uma entorse ou uma distensão. Algo estava muito errado. Eu também sabia que parte da minha pele tinha trocado de lugar com a superfície do asfalto. A inteligência inata de meu corpo começava a assumir o comando enquanto eu me rendia à dor. Fiquei ali no chão, tentando respirar regularmente e me manter calmo.

Avaliei meu corpo inteiro com a mente, certificando-me de que meus braços e pernas ainda estavam presentes e móveis – e estavam. Depois de vinte minutos que pareceram quatro horas, uma ambulância me levou para o hospital John F. Kennedy para ser avaliado. O que mais me lembro dessa viagem na ambulância foi que três profissionais tentavam em vão encontrar minhas veias para instalar uma entrada intravenosa. Contudo, eu estava em choque. Durante esse processo, a inteligência do corpo movimenta grandes volumes de sangue para os órgãos internos, afastando-o dos membros. Além disso, eu percebia que estava sangrando bastante, internamente – podia sentir o sangue se acumulando ao longo de minha coluna. Havia pouquíssimo sangue em minhas extremidades naquele momento; essencialmente, eu me tornei um alfineteiro para os socorristas.

No hospital, fiz exames de sangue, exames de urina, raios X, tomografias computadorizadas e uma variedade de testes que levaram quase doze horas para se completarem. Depois de três tentativas malsucedidas para retirar o cascalho de meu corpo, os atendentes do hospital desistiram. Frustrado, confuso e com dor, pensei que isso devia ser algum pesadelo que eu havia criado.

Finalmente, o cirurgião ortopédico, o diretor médico do hospital, executou seu exame ortopédico e neurológico. Ele não conseguiu determinar nenhum defeito neurológico. Em seguida, abanou meus raios X, colocando-os no visor. Um, em particular, chamou minha atenção: a visão lateral da caixa torácica, uma visão lateral da área central da minha coluna. Eu vi as vértebras T-8, T-9, T-10, T-11, T-12 e L1 claramente comprimidas, fraturadas e deformadas. Ele me deu seu diagnóstico: "Fraturas múltiplas por compressão da coluna torácica, com a vértebra T-8 colapsada em mais de 60%".

Pensei comigo: *podia ser pior. Eu poderia facilmente ter cortado a medula espinal e terminado morto ou paralisado.* Em seguida, ele expôs minhas tomografias computadorizadas, que mostravam vários fragmentos ósseos na medula espinal em volta da vértebra T-8 fraturada. Eu sabia qual seria sua próxima declaração. Com efeito, poderíamos tê-la dito juntos. "O procedimento normal em casos assim é uma laminectomia torácica completa, com cirurgia para inserção de dispositivo intercorporal."*

Eu já tinha visto várias laminectomias filmadas em ambiente cirúrgico. Sabia que era uma operação radical, na qual todas as partes mais recuadas dos segmentos vertebrais são serradas e retiradas, segmento por segmento. O cirurgião emprega uma caixa de ferramentas recheada de serras de carpintaria e minisserras circulares para cortar o osso e deixar uma superfície de trabalho lisa. Em seguida, insere as varetas metálicas (chamadas varetas de Harrington), que são aparelhos ortopédicos de aço inoxidável. Estas são presas com parafusos e presilhas dos dois lados da coluna vertebral para estabilizar as fraturas espinhais graves ou curvaturas anormais resultantes de um trauma. Finalmente, novos fragmentos ósseos são coletados, raspando-se os ossos do quadril, e embalados sobre as varetas.

Sem reagir, perguntei ao doutor qual teria que ser o tamanho das varetas. "Algo entre vinte e trinta centímetros, desde a base do seu pescoço até a base da sua coluna", disse ele. Em seguida, ele me explicou como achava que o procedimento era, na verdade, muito seguro. Ao se despedir, disse-me para escolher uma data entre os três dias seguintes para fazer a cirurgia. Dei um aceno de despedida e agradeci.

Ainda insatisfeito, pedi que o melhor neurologista da área me visitasse. Depois de sua avaliação e de analisar os raios X, ele me disse francamente que havia mais de 50% de chances de que eu nunca mais fosse andar se decidisse contra a cirurgia. Ele explicou que a vértebra T-8 estava comprimida como uma cunha – menor na frente da coluna e maior na direção posterior. Se eu me levantasse, alertou ele, a coluna não conseguiria sustentar o peso do meu tronco, e minha espinha sofreria um colapso. Aparentemente, o ângulo normal da vértebra T-8 alteraria a capacidade normal de sustentação de peso dos segmentos espinhais. Segundo esse especialista, a deformidade criava um desequilíbrio estrutural que causaria

* Também conhecido como gaiola. (N.T.)

o movimento dos fragmentos ósseos da espinha para dentro da área da medula espinal, causando paralisia instantânea. A paralisia se manifestaria abaixo da fratura da T-8.

Eu ficaria paralisado do peito para baixo. O doutor acrescentou que nunca tinha ouvido falar de um paciente nos Estados Unidos optar por não fazer a cirurgia. Ele mencionou algumas opções que os médicos tinham à disposição na Europa, mas sabia muito pouco sobre elas e não podia recomendá-las.

Na manhã seguinte, em meio a uma neblina de analgésicos e insônia, dei-me conta de que ainda estava no hospital. Conforme abri os olhos, vi o Dr. Paul Burns, meu antigo colega de quarto da faculdade de quiropraxia, sentado bem na minha frente. Paul, que atendia em Honolulu, ficara sabendo da minha condição e deixara seu consultório a fim de voar para San Diego, dirigir até Palm Springs, e estava ali para me ver quando acordei naquela manhã.

Paul e eu decidimos que seria melhor me transferir, por ambulância, de Palm Springs para o Scripps Memorial Hospital, de La Jolla, de modo que eu pudesse ficar próximo da minha casa, em San Diego. A viagem foi longa e dolorosa. Fui deitado e amarrado em uma maca, os pneus da ambulância transferindo cada imperfeição na estrada em um solavanco dolorido em algum ponto do meu corpo. Me senti indefeso. Como é que eu iria passar por isso?

Quando cheguei ao quarto do hospital, fui apresentado de imediato ao principal cirurgião ortopédico no sul da Califórnia em atividade naquela época. Ele era de meia-idade, bem-sucedido, de boa aparência, muito confiável e sincero. Ele apertou minha mão e disse que não havia tempo a perder. Olhou nos meus olhos e disse: "Você tem uma cifose com ângulo de 24 graus (uma curvatura anormal para a frente). As imagens da tomografia computadorizada mostram que a medula espinal está contundida e em contato com os fragmentos ósseos que foram empurrados para trás em razão do volume dos segmentos vertebrais no formato colunar. A massa óssea de cada vértebra tinha que ir para algum lugar quando elas foram comprimidas, e o formato colunar normal de cada vértebra ficou mais parecido com uma pedra revirada. Você pode ficar paralisado a qualquer minuto. Minha recomendação é a cirurgia das varetas de Harrington imediatamente. Se esperarmos mais do que quatro dias, será necessário um procedimento cirúrgico radical, no qual abrimos o corpo começando pela frente, cortando o peito, e cortando também as costas, colocando as varetas nos dois lados, na frente e atrás. A taxa de sucesso para a opção mais radical é em torno de 50%".

Entendi o motivo para essa decisão ter que ser tomada em no máximo quatro dias. A inteligência inata do corpo faz com que cordões de cálcio sejam depositados no osso para começar o processo de cura o mais rápido possível. Se esperássemos mais do que quatro dias, os cirurgiões teriam que atravessar e contornar esse processo natural de cura. O médico me assegurou que, se eu escolhesse fazer a cirurgia em menos de quatro dias, poderia estar de pé dali a um ou dois meses, e de volta à minha clínica, atendendo os pacientes.

De algum jeito, eu simplesmente não conseguia concordar tão depressa e abdicar negligentemente de meu futuro.

A essa altura, eu estava tremendamente em conflito e muito atordoado. Ele estava tão certo, como se não houvesse outras opções. Mas lhe perguntei: "E se eu decidir não fazer a cirurgia?". Ele respondeu, bem calmo: "Não recomendo. Vai levar de três a seis meses para o corpo se curar antes que você possa voltar a andar. O procedimento normal é repouso absolutamente total, em posição pronada, durante todo o período de recuperação. Depois, teríamos que colocá-lo em um colete ortopédico, que você teria que utilizar constantemente por seis meses a um ano. Sem a cirurgia, minha opinião profissional é que, no momento em que você tentar se levantar, a paralisia se instalará. A instabilidade da T-8 fará com que a curvatura para a frente aumente e corte a medula espinal. Se você fosse meu filho, estaria na mesa de operações agora mesmo".

Fiquei ali, acompanhado por oito quiropráticos, todos eles meus amigos próximos, além do meu pai, que havia vindo de avião da Costa Leste.

Ninguém disse uma palavra sequer por um longo tempo. Todos esperaram que eu falasse. Não falei. Por fim, meus amigos sorriram, envolveram meu braço ou deram tapinhas amistosos no ombro antes de, respeitosamente, deixarem o quarto. Quando todo mundo saiu, menos meu pai, fiquei agudamente consciente do alívio unânime que meus amigos sentiram ao saber que não estavam no meu lugar. O silêncio deles era ensurdecedor demais para eu ignorar.

O que se seguiu nos três dias depois disso foi o pior dos sofrimentos humanos: a indecisão. Olhei repetidamente cada uma das imagens dos exames, tornei a me consultar com todo mundo e acabei decidindo que uma terceira opinião não faria mal.

No dia seguinte, aguardei com ansiedade o último cirurgião chegar. De imediato, ele foi praticamente atacado por meus colegas, que tinham 25 perguntas cada um. Eles desapareceram por 45 minutos para consultar o doutor, e depois retornaram com os raios X. Esse último médico disse basicamente a mesma coisa que os outros, mas ofereceu um procedimento cirúrgico diferente: varetas de quinze centímetros a serem colocadas na coluna por um ano. Depois disso, elas seriam removidas e substituídas de maneira permanente por varetas de dez centímetros.

Agora eu tinha a opção adicional de duas cirurgias, em vez de uma só. Fiquei ali em transe observando os lábios dele se mexerem enquanto ele falava, mas minha atenção estava agora em outro lugar. Eu realmente não queria fingir que estava interessado em seu prognóstico, assentindo inconscientemente para diminuir seu desconforto. A voz dele começou a se afastar cada vez mais conforme o tempo passava. Na verdade, não havia mais percepção de tempo a essa altura. Eu estava hipnotizado, e minha mente estava distante daquele quarto de hospital. Eu pensava em viver com uma invalidez permanente e, muito possivelmente, dor contínua. Imagens de pacientes que eu havia atendido durante meus anos de residência e clínica que optaram pela cirurgia de Harrington mais cedo em suas vidas passaram pela minha mente. Eles levaram todos os dias de suas vidas tomando medicamentos viciantes, sempre tentando fugir de uma tortura brutal que nunca os deixaria de fato.

Porém, comecei a imaginar. E se eu tivesse um paciente em meu consultório, sendo atendido por mim, com raios X e resultados semelhantes aos meus? O que eu diria a ele? Provavelmente para escolher a cirurgia, já que era a opção mais segura se ele quisesse voltar a andar. Mas aqui estava eu, e eu jamais poderia imaginar viver com uma deficiência assim e ser parcialmente dependente dos outros. A ideia me deixava doente, bem no fundo das entranhas. Aquela imortalidade natural que vem com a juventude, a boa saúde e uma boa situação na vida começaram a me escapar como uma brisa forte soprando por um corredor aberto. Eu me senti vazio e vulnerável.

Voltei a focar a situação à minha frente. O médico assomava sobre mim, com 1,87 metro de altura e 135 quilos. Perguntei a ele: "Você não acha que colocar varetas de aço na coluna torácica e na maior parte da coluna lombar limitaria o movimento normal das minhas costas?". Sem nem piscar, ele me tranquilizou com um "não se preocupe", porque, segundo ele, normalmente não havia movimento na coluna torácica e, portanto, minha mobilidade normal não seria afetada pelas varetas.

Tudo mudou para mim naquele momento. Estudei e ensinei artes marciais por muitos anos da vida. Minha coluna era muito flexível e supermóvel. Durante parte de meus estudos de graduação e ao longo da maior parte da minha passagem pela faculdade de quiropraxia, me disciplinei a fazer três horas de ioga por dia. Todas as manhãs, eu acordava antes de o sol nascer, às 3h55, e participava de intensas aulas de ioga antes de minhas aulas começarem. Tenho que admitir que, durante a prática de ioga, aprendi mais sobre a coluna e o corpo do que em todas as horas passadas em aulas de anatomia e fisiologia. Eu tinha até um estúdio de ioga onde dava aulas e que era administrado por mim, em San Diego. Na época de minha lesão, a ioga fazia parte de um programa de reabilitação física para meus pacientes. Eu sabia que havia muito mais flexibilidade naquela parte da coluna do que esse último médico pensava.

Também sabia, por vivenciar isso com meu próprio corpo, que eu tinha uma bela mobilidade na coluna torácica. O problema agora se tornava uma questão de relatividade. Conforme o doutor e eu conversávamos, olhei de relance para o Dr. Burns, que havia estudado ioga e artes marciais comigo quando estávamos na faculdade. Meu colega movimentou sua coluna em seis planos serpeantes diferentes enquanto estava de pé atrás do cirurgião. Testemunhando essa demonstração, me dei conta de que já sabia todas as respostas para as perguntas que estava fazendo, porque eu era especialista em coluna vertebral, tanto por minha educação formal quanto por minha experiência pessoal.

O médico interno atuando

Eu também sabia que, em algum nível, confiava que o corpo cura a si mesmo. Essa é a filosofia da quiropraxia, que nossa inteligência inata dá vida ao corpo. Só temos que tirar nossa mente educada do caminho e dar a uma inteligência maior uma chance para que ela faça o que faz de melhor.

Terapeutas holísticos compreendem que essa inteligência inata percorre o sistema nervoso central, desde o mesencéfalo e as outras regiões subcorticais inferiores do cérebro até o corpo. Isso ocorre o dia todo, todos os dias, e esse processo já vinha me curando. De fato, ele estava dando vida a tudo o que eu fazia e mantendo todos os processos em funcionamento, desde a digestão da minha comida até o bombeamento do sangue. Eu nem sempre estava ciente desses processos. A maioria deles ocorria como contexto, em um reino subconsciente, separado da minha percepção consciente. Apesar de eu ter um neocórtex instruído e pensante que achava estar no controle das decisões pelo meu corpo, na verdade, os assim chamados centros inferiores do cérebro já tinham começado o processo de cura. Tive apenas que me render à inteligência que já estava – e sempre está – trabalhando ativamente dentro de mim, para permitir que ela trabalhasse por mim. Entretanto, também relembrei a mim mesmo que meu corpo estava executando essas tarefas em um nível rudimentar – o reino do subconsciente trabalha na cura, mas apenas até o ponto em que nossa programação genética lhe permite. Eu precisava buscar por algo além disso.

Agora eu reconhecia que estava olhando por uma perspectiva diferente daquela dos quatro cirurgiões; eu vivia em um reino totalmente desconhecido para eles. Comecei a me sentir no controle de novo, baseado em princípios.

No dia seguinte, saí do hospital. Um cirurgião muito transtornado disse a meu pai que eu estava mentalmente instável em decorrência do trauma, e o instou a buscar uma avaliação psicológica para mim. Mas algo dentro de mim simplesmente sabia que eu estava fazendo a escolha correta. Quando deixei o hospital, me apeguei a um pensamento: meu conhecimento do poder e da energia imateriais dentro de mim que constantemente dão vida ao meu corpo me curaria se eu conseguisse estabelecer contato com eles e os direcionasse. Como a maioria dos médicos quiropráticos diria: "O poder que fez o corpo cura o corpo".

Transportado em ambulância, cheguei à casa de dois amigos próximos. Durante os três meses seguintes, meu quarto foi um lindo espaço em estrutura modular: cheio de janelas, com iluminação natural, claro e espaçoso, em oposição aos alojamentos sombrios e abafados do hospital. Comecei a relaxar e deixar que minha mente se expandisse sem me arrepender de minha decisão. Tinha que focar apenas em minha cura e não permitir que quaisquer outros pensamentos e emoções enraizadas em temores ou dúvidas me distraíssem de minha recuperação. Minha decisão era final.

Resolvi que precisava de um plano se pretendia me curar por completo dessa lesão. Comeria apenas uma dieta de comidas cruas, e apenas pequenas quantidades. Dessa forma, a energia requerida para digerir grandes refeições cozidas seria preservada para a cura. Ao lado do sexo e do estresse intenso, a digestão usa a maior quantidade da energia do corpo. Além disso, ao consumir as enzimas já misturadas na matriz nutricional de alimentos crus, minha digestão seria acelerada, e o corpo consumiria menos energia no processamento e eliminação.

Em seguida, eu passava três horas por dia – manhã, tarde e noite – em auto-hipnose e meditação. Visualizava, com a alegria de estar totalmente curado, que minha coluna tinha sido reparada por completo. Refiz mentalmente minha espinha, construindo cada segmento. Olhei centenas de fotos de colunas para me ajudar a aperfeiçoar minha imagem mental. Meus pensamentos focados ajudariam a direcionar a inteligência maior que já estava trabalhando para me curar.

Quando eu estava na faculdade de quiropraxia, ainda na graduação, fiquei fascinado com o estudo da hipnose. Esse interesse foi despertado por dois colegas de quarto que com frequência falavam dormindo ou exibiam sonambulismo. Testemunhei vários desses incidentes. Eles avivaram minha curiosidade a respeito dos poderes da mente subconsciente e, no final, sobre a hipnose em si. Li todos os livros disponíveis sobre hipnose. Meus interesses também tinham motivação particular – eu queria ser capaz de ir para a aula, nunca ter que fazer anotações, e me lembrar de tudo. Por dois anos, aos finais de semana e em muitas noites, frequentei uma escola chamada Hypnosis Motivation Institute (Instituto de Motivação e Hipnose), em Norcross, na Geórgia. Quando me formei na faculdade de quiropraxia, já passara mais de quinhentas horas estudando a hipnose clínica desenvolvida pelo "pai da hipnose moderna", John Kappas, PhD.

Ainda na época da faculdade de quiropraxia, me licenciei e obtive o diploma de hipnoterapeuta clínico, e comecei a trabalhar em um centro holístico de cura como hipnoterapeuta particular, em meio período, pertinho de Atlanta, na Geórgia. Embora eu ainda não compreendesse como a mente funciona da mesma forma que compreendo hoje, testemunhei diretamente o poder da mente subconsciente ao trabalhar com inúmeras condições de saúde diferentes. Por exemplo, depois de induzir um estado alterado em meus pacientes, vi uma mulher anorgástica experimentar um orgasmo clínico sem contato físico, um fumante de vinte anos parar completamente em uma sessão, e um paciente com dermatite crônica e erupções cutâneas curar completamente sua pele em uma hora.

Portanto, comecei meu regime de recuperação com a simples ideia de que a cura de minha lesão era totalmente possível porque eu havia testemunhado em pessoa a capacidade da mente subconsciente. Agora era a minha vez de colocá-la à prova.

Também montei uma programação para que as pessoas me visitassem duas vezes por dia, em segmentos de uma hora: uma hora durante a manhã, antes do almoço, e uma hora antes do jantar. Eu pedia que elas colocassem as mãos sobre a parte lesionada de minha coluna. Amigos, pacientes, médicos, família e até gente que eu não conhecia contribuíram, colocando as mãos intencionalmente em minhas costas e compartilhando os efeitos curativos de sua energia.

Finalmente, percebi que, para poder ter as quantias adequadas de cálcio depositadas sobre os ossos quebrados, eu teria que aplicar um pouco de estresse gravitacional nos segmentos danificados. Conforme os ossos se desenvolvem ou se curam, a força natural da gravidade atua como estimulante para mudar a carga elétrica normal da parte externa do osso, de modo que, pela polaridade, a molécula positivamente carregada do cálcio seja atraída para a superfície do osso, que tem carga negativa. Esse conceito fez todo o sentido para mim. No entanto, não consegui encontrar, em nenhuma literatura existente, esse raciocínio aplicado ao tratamento e gerenciamento de fraturas por compressão.

Mas a ausência de pesquisas já publicadas não me impediu de tentar.

Instruí um amigo meu a construir uma tábua de inclinação com uma base para colocar meus pés e me dar sustentação. A cada dia, eu rolava da cama para a tábua, lenta e cuidadosamente, e era levado para o lado de fora. Eu era colocado em um ângulo de dois graus acima da posição horizontal para começar a estressar minha coluna, ainda de maneira conservadora. A cada dia, aumentávamos o ângulo. Na sexta semana, eu estava a sessenta graus e sem dor. Essa façanha foi incrível, considerando-se que eu não deveria estar fora da cama senão dali a três ou seis meses.

Seis semanas se passaram, e eu me sentia forte, confiante e feliz. Contratamos um médico para administrar meu consultório, e eu o gerenciava por telefone.

Decidi, depois de certo ponto, que a mobilidade, e não a imobilidade prescrita pela profissão médica, seria um trunfo na minha recuperação. Havia chegado o momento de começar a nadar. Raciocinei que a água reduziria o peso da gravidade sobre minha coluna e permitiria que eu me movesse livremente. Fui colocado em um traje de mergulho muito justo e carregado em uma espreguiçadeira para a piscina semiaquecida. Meu coração estava tão disparado quanto meu cérebro. Eu não ficava em posição vertical havia muito tempo. No começo, apenas boiei horizontalmente na espreguiçadeira, mas aos poucos passei para a posição vertical pela primeira vez, segurando-me em um balanço construído para me apoiar. Fiquei ali só boiando, rígido, subindo e descendo nas ondulações criadas pelo meu movimento. Ao flutuar de pé na água, em vez de ficar de pé direto, na verdade diminuí o peso que minha coluna sustentava, reduzindo a gravidade. Isso me permitiu ficar na vertical com pressão mínima sobre minha coluna em recuperação.

Dali por diante, nadei diariamente, inicialmente só batendo os pés. Dentro de poucos dias, eu nadava feito um peixe, exercitando todos os músculos. Amava a nova liberdade de nadar, flutuar verticalmente na piscina e até brincar um pouquinho. Se os cirurgiões pudessem ver isso! Meu corpo respondeu de maneira incrível.

Com oito semanas, comecei a engatinhar em piso seco. Eu sentia que, se imitasse os movimentos de um bebê, poderia me desenvolver de maneira semelhante e, no momento certo, ficar de pé. Para reconquistar e manter a mobilidade, praticava ioga diariamente a fim de oferecer alongamento contínuo para meus tecidos conjuntivos. A maioria das posturas era realizada em posição deitada. Com nove semanas, eu estava me sentando, tomando banhos de banheira e, finalmente, usando o banheiro. Ah, as coisas simples!

Isso explica o que fiz com meu corpo. Mas tive outra experiência crucial que influenciou minha mente, e o consequente resultado positivo de minha decisão. Na sexta semana, eu estava ficando um tanto inquieto. Deitar ao sol ou na cama o dia todo parece ótimo, se você faz isso voluntariamente e pode se levantar dessa posição pronada com facilidade no instante que quiser. Obviamente, esse não era meu caso. Eu procurava por qualquer tipo de estímulo mental que pudesse encontrar. Concentrar-me o dia todo na coluna e em seus componentes individuais não era possível – nem desejável. Eu precisava de folgas mentais.

Certo dia, durante essas primeiras seis semanas, vi um livro largado sozinho em uma estante. Fiquei intrigado por sua capa misteriosa, em branco, então pedi a um amigo que estava de visita no momento para que me passasse o livro. Folheei o livro branco várias vezes em busca do título, mas não o encontrei. Seu autor era Ramtha, e ele fora publicado por um grupo associado à Ramtha School of Enlightenment (Escola Ramtha de Iluminação, RSE em inglês). Abri *Ramtha: The White Book*[1] e comecei a ler, sem saber o quanto esse livro seria importante para mim.

Fui criado como católico, mas não era o que se consideraria uma pessoa particularmente religiosa, nem espiritualizada. Eu acreditava na inteligência inata do corpo. Sabia que havia uma força animando cada um de nós, e sabia que essa força/inteligência era muito maior do que qualquer coisa que nós, humanos, tínhamos. Eu sustentava que havia um elemento espiritual no interior de todo mundo, mas não me sentia atraído por uma igreja rígida, hierárquica, nem qualquer dogma. Acreditava que os seres humanos são muito mais capazes do que sabemos. Não saberia dizer se acreditava formalmente em qualquer tipo de prática espiritual. Eu certamente não fazia parte de nenhuma igreja com denominação oficial, mas acreditava em algo tangível, real e que trabalhava ativamente na minha vida.

Assim, eu estava, de certa forma, predisposto a ter a mente mais aberta do que a maioria sobre o que estava prestes a ler em *Ramtha: The White Book*. Comecei a ler por curiosidade, mas depois das primeiras páginas a parte subconsciente de mim mesmo cutucou meu intelecto, dizendo para eu prestar atenção ao que estava lendo. As palavras faziam sentido para mim em vários níveis. Quando cheguei ao trecho do livro que explicava como pensamentos e emoções criam nossa realidade, a ideia da superconsciência, eu estava completamente fisgado. Terminei o livro 36 horas depois. Eu era um homem no meio de uma transformação, e o livro acelerou imensamente o ritmo de minha mudança.

Ramtha: The White Book foi o catalisador perfeito, cristalizando muito do que eu vinha pensando e vivenciando pela maior parte de minha vida adulta. Ele respondia a muitas questões que eu tinha sobre o potencial humano, vida e morte, e a divindade dos seres humanos, para nomear apenas algumas delas. O livro validou várias das decisões que eu havia tomado, particularmente minha opção arriscada por não fazer a cirurgia. Ele desafiou os limites do que eu sabia intelectualmente ser verdade, e me elevou a outro nível de compreensão e consciência sobre a natureza da realidade. Entendi melhor do que nunca que nossos pensamentos afetam não apenas nosso corpo, mas também nossa vida toda. O conceito de superconsciência não era apenas a ciência da mente dominando a matéria, mas também a ideia de que a mente influencia a natureza de toda a realidade. Nada mal para um livro que estava logo ali, largado em uma estante vazia, juntando poeira!

Havia muito tempo eu estava interessado no inconsciente, e minhas experiências com hipnoterapia eram o componente mais óbvio desse interesse. Porém, por meio dos ensinamentos de Ramtha, minha exposição à ideia da superconsciência me ajudou a entender que eu era responsável por tudo o que acontecia em minha vida – até mesmo minha lesão. Meu corpo tinha passado do estado de velocidade em uma via expressa a 160 quilômetros por hora para uma parada súbita. Era inevitável que houvesse alguns efeitos decorrentes disso, mas o mais importante era: comecei a ver a perfeição de minha criação toda. Fui afetado mais profundamente por essa desaceleração do que jamais poderia imaginar – precisei repensar tudo o que sabia. Como resultado, fui enriquecido.

Fiz um trato comigo mesmo. Se meu corpo fosse capaz de ser curado e eu pudesse andar outra vez sem paralisia ou dor, iria passar grande parte da vida estudando o fenômeno da mente sobre a matéria e como a consciência cria a realidade. Tornei-me mais interessado em aprender como controlar meu futuro de maneira consciente e ponderada. Foi quando tomei a decisão de me matricular na Escola Ramtha de Iluminação, para ficar mais envolvido nos ensinamentos.

Com nove semanas e meia, me levantei e reentrei em minha vida, caminhando. Com dez semanas, retornei ao trabalho, recebendo pacientes e desfrutando de minha liberdade. Sem colete ortopédico, sem deformidades, sem paralisia. Com doze semanas, eu já fazia musculação, e continuei a reabilitação. Havia tirado medidas para um colete ortopédico seis semanas após o acidente, mas o usei apenas uma vez, quando comecei a andar, por cerca de uma hora. A essa altura da recuperação, eu não precisava dele.

Agora já se passaram mais de vinte anos desde a lesão. Acho interessante que, embora 80% da população estadunidense reclame de algum tipo de dor nas costas, quase não sofri de dores na coluna após a recuperação.

Com frequência me pergunto: se eu não tivesse optado por minha própria cura natural, como estaria hoje? Alguns de vocês podem perguntar se valeu o risco. Quando olho para trás e imagino as consequências de uma escolha diferente no passado, comemoro em silêncio minha liberdade atual. Durante aquele breve período da vida, acho que fiquei mais inspirado sobre o processo de curar a mente e o corpo do que poderia sequer ter imaginado se tivesse optado pela cirurgia convencional.

Com toda a honestidade, realmente não sei se o que vivenciei foi um milagre. Mas cumpri minha promessa de explorar da forma mais completa possível o fenômeno da cura espontânea. *Cura espontânea* se refere ao corpo reparando a si mesmo, ou livrando-se de doenças sem intervenções médicas tradicionais, como cirurgia ou medicamentos.

Ao longo dos dezessete anos que passei como estudante e dos sete como professor na Escola Ramtha de Iluminação, fui muito além das fronteiras originais daquela investigação. Fui inspirado e enriquecido por essas experiências. Este livro não seria possível sem o aprendizado e as experiências que tive na RSE. *Como aumentar a capacidade do seu cérebro,* então, é uma tentativa de compor um relato preciso de minha própria educação e minhas experiências, alguns dos ensinamentos de Ramtha, bem como minhas próprias pesquisas.

Durante os últimos sete anos, Ramtha às vezes me incentivou levemente na direção de compartilhar essa informação, minhas experiências e minha pesquisa particular; em outras ocasiões, ele me adulou, persuadiu e empurrou nessa direção. Este livro representa minha aceitação das várias influências em minha vida, tendo agora um entendimento mais firme dos conceitos científicos daquilo que fiz sete anos atrás, e tendo me comprometido a retribuir na mesma proporção em que havia tido a bênção de receber. Para dizer a verdade, *Como aumentar a capacidade do seu cérebro* não poderia ter sido escrito sete anos atrás – a pesquisa que é tão fundamental ao escopo deste livro simplesmente não estava pronta. Eu não estava pronto. Hoje estou.

Também sei que minha escolha de não fazer a cirurgia tantos anos atrás me levou aonde estou hoje. Minha pesquisa, meus interesses científicos e meu sustento são centrados em curas de todos os tipos. Passei os últimos sete anos pesquisando como um único pensamento, independentemente das circunstâncias, apela a uma mente maior e leva as pessoas a um futuro imenso e maravilhoso. Quando falo sobre todos os ingredientes necessários para alguém reverter sua condição, me sinto verdadeiramente abençoado por poder contribuir com a compreensão que aquela pessoa leiga tem sobre o cérebro e o poder que nossos pensamentos têm de moldar nossas vidas.

Afora lidar com enfermidades físicas, este livro também pretende tratar de outro tipo de doença além das dores físicas: o vício emocional. Nos últimos anos, conforme eu viajava amplamente, palestrava e conduzia pesquisas independentes sobre as últimas descobertas da neurofisiologia, vim a entender que o que antes era teoria agora tem aplicações práticas para nós na cura de nossas feridas emocionais autoinfligidas. Os métodos que sugiro não são uma cura miraculosa, inalcançável e impossível de autoajuda. Pode ter certeza de que este livro é baseado na ciência mais avançada.

Todos vivenciamos o vício emocional em algum ponto da vida. Entre seus sintomas estão a letargia, a falta de habilidade para se concentrar, um desejo imenso de manter a rotina em nossa vida diária, a incapacidade de completar ciclos de ação, a falta de novas experiências e reações emocionais e a sensação persistente de que um dia é igual ao outro.

Como é possível acabar com esse ciclo de negatividade? A resposta, claro, está em você. E, nesse caso, em uma parte muito específica sua. Por meio da compreensão dos vários temas que exploraremos neste livro e da disposição para aplicar alguns princípios específicos, você pode se curar emocionalmente, alterando as redes neurais em seu cérebro. Por muito tempo, os cientistas acreditaram que o cérebro era *programado*, ou seja, que a mudança é impossível e que o sistema de reações e tendências que você herdou de sua família é o seu destino. Na verdade, porém, o cérebro tem elasticidade, uma capacidade de desligar antigos caminhos de pensamento e formar novos, em qualquer idade, em qualquer momento. E mais, ele pode fazer isso de forma relativamente rápida, em especial quando comparado aos modelos evolucionários usuais em que o tempo é medido em gerações e eras, em vez de semanas.

Como estou começando a aprender e a neurociência está começando a reconhecer:

- Nossos pensamentos importam.
- Nossos pensamentos literalmente se tornam matéria.

CAPÍTULO DOIS

NAS COSTAS DE UM GIGANTE

Devemos nos libertar
com a ajuda de nossas mentes [...]
para aquele que conquistou a mente,
ela é o melhor dos amigos;
mas para aquele que não conquistou,
a mente continua sendo o maior inimigo.

— BHAGAVAD-GITA

Todos já ouvimos a expressão "mente sobre a matéria", usada no contexto de uma pessoa que supera um obstáculo. Alguém poderia facilmente usá-la no contexto de minha recuperação do acidente, discutida no Capítulo 1. Em geral, usamos essa expressão sem pensar muito – ela significa simplesmente que alguém resolveu fazer alguma coisa e não permitiu que o pensamento convencional nem os obstáculos se colocassem no caminho para atingir o objetivo que ele ou ela tinha em mente. Isso verdadeiramente envolve a força de vontade. É provável que você acredite ser capaz, em determinadas circunstâncias, de usar essa força da mente para efetuar mudanças nos reinos físico, mental ou emocional.

Por exemplo: suponhamos que, quando criança, você tinha medo de altura. Você e seus amigos foram acampar e, perto do local onde acamparam, havia um lago com uma formação rochosa na margem. Todo mundo estava se divertindo muito, saltando e mergulhando do penhasco na água. Você ficou contente apenas nadando, desfrutando do frescor da água, até que alguém – provavelmente um de seus amigos mais antigos ou um irmão ou irmã – destacou para todos que você era o único a não ter pulado ainda. Até os menorzinhos já tinham saltado. No final, instigado pela provocação deles e para fugir dos constantes respingos de água na sua cara, você saiu do lago e subiu o penhasco, tremendo.

O sol queimava seus ombros, o vento esfriava sua pele e causava arrepios; você se postou ali, piscando para além da água que gotejava de seus cabelos. Esse tempo todo, sua mente estava em disparada, dizendo "de jeito nenhum". Seus dentes batiam ou rangiam, e você deu um passo hesitante, recuando da borda. Os gritinhos e assobios se intensificaram. Você olhou para baixo, e o principal torturador tinha virado seu líder de torcida; seu "Vamos lá!" não era mais uma provocação, mas um mantra. Movido por uma descarga de adrenalina que agitou sua bexiga e dobrou seus joelhos, você saiu aos tropeços, afastando-se da borda do penhasco e saltando no ar.

Você saiu das profundezas, cuspindo água e gritando em triunfo, sabendo que algo fundamental tinha mudado dentro de você. Todas as dúvidas, medos e incertezas foram deixados para trás. Eles ficaram lá na rocha achatada, evaporando rapidamente como suas pegadas. Todos os horrores imaginados se dissiparam, deixando uma realidade nova e mais positiva em seu lugar.

Uso esse exemplo um tanto comum de propósito. Literal e metaforicamente, muitas pessoas são incapacitadas por algo que as impede de atingir os píncaros de sua existência, algo que as impossibilita de vivenciar a liberdade e o júbilo de uma vida livre de medos e dúvidas.

Tenho certeza de que, em algum ponto de sua vida, você teve sua própria experiência com a mente sobre a matéria. Em minha vida tive várias, mas nenhuma tão provocativa quanto minha cura das lesões que sofri naquele triatlo. Sempre fui interessado em me esforçar, me aprimorar, e sempre fui fascinado pelo potencial da mente e do corpo humanos.

Em especial, eu me interessava pelo que acontecia quando mente e corpo trabalhavam em uníssono de verdade. Obviamente, sabia que a mente e o corpo não estavam separados de fato, mas com frequência me perguntava qual dos dois estava na direção do veículo, digamos assim. Qual estava realmente no controle? Estaríamos predeterminados geneticamente a sofrer de certas doenças e aflições do corpo e da mente? Estaríamos nós totalmente sujeitos aos caprichos do ambiente?

Uma introdução à mudança

Assim que experimentei por mim mesmo o poder da mente e do corpo trabalhando juntos, me perguntei se outros já haviam vivenciado algo semelhante. Eu sabia que muitas pessoas tinham desafiado a sabedoria médica convencional antes de mim, e quis investigar o conceito de cura mais a fundo. Não tive que esperar muito até encontrar sujeitos adequados para meu estudo informal do fenômeno.

Dean: para bom entendedor...

Quando vi Dean na minha sala de espera pela primeira vez, ele sorriu e me deu uma piscadela. No rosto ele tinha dois tumores do tamanho de limões sicilianos grandes. Um se encontrava abaixo do queixo, do lado direito; e o outro na testa, do lado esquerdo. Durante meu exame, Dean explicou que tinha leucemia. Perguntei-lhe que medicamentos e terapias ele usava para manter a doença sob controle. "Nenhum, nunca", respondeu. Prossegui meu exame, tentando me concentrar no que estava fazendo, mas querendo lhe fazer dúzias de perguntas. Eu havia me curado de um ferimento, mas aquilo ali era claramente diferente. Leucemia, especialmente a leucemia mieloide aguda não tratada, era uma doença debilitante e dolorosa. Não era um ferimento que o corpo pudesse simplesmente curar ao longo do tempo, como um osso fraturado.

Os médicos que diagnosticaram Dean lhe deram seis meses de expectativa de vida. Na mesma hora, Dean disse, ele prometeu a si mesmo que veria seu filho se formar no ensino médio. Aquele momento decisivo ocorrera 25 anos antes. Agora, sorrindo amplamente para mim no outro lado da mesa de atendimento, Dean anunciava que, dali a poucos meses, iria para a colação de grau de ensino médio do neto mais jovem. Eu estava pasmo.

Depois de nosso primeiro encontro, Dean voltou ao meu consultório para mais algumas visitas de acompanhamento. Um dia, depois de tratá-lo, finalmente tive que perguntar: "Como é que você consegue? Era para você ter morrido há 24 anos, mas, sem nenhum remédio, sem cirurgia, sem tratamento, você ainda está vivo. Qual é o segredo?". Dean abriu um sorriso enorme, debruçou-se sobre a mesa de exames de modo a trazer o rosto para perto do meu, apontou para a testa e disse: "Você só tem que meter na cabeça o que vai fazer!". Ele apertou minha mão com firmeza, virou-se para sair e me deu outra piscadela.

Sheila: o passado como precursor e como maldição

Sheila sofria com uma profusão de sintomas debilitantes, entre eles náusea, febres, constipação e dor abdominal severa. O diagnóstico de seu médico foi de diverticulite crônica – uma inflamação ou infecção dolorosa em pequenas bolsas que se desenvolvem no intestino. Embora Sheila recebesse tratamento médico, continuou a experimentar episódios cada vez mais frequentes e agudos.

Certo dia, Sheila descobriu sobre a conexão entre emoções nocivas e doenças físicas, e isso a incentivou a olhar para sua vida de uma nova forma. Mesmo já adulta, na casa dos trinta anos, Sheila se considerava vítima de sua infância. Seus pais se divorciaram quando ela era jovem. Ela foi criada pela mãe, que trabalhava muito e a deixava sozinha boa parte do tempo. Tendo crescido sem a maioria das posses materiais e experiências sociais de que outras crianças desfrutavam, ela se sentia passada para trás.

Quando Sheila decidiu prestar atenção em suas emoções, teve que admitir que elas se qualificavam como nocivas. Todos os dias, durante vinte anos, ela vinha pensando e dizendo que, por sua infância ter sido dura, ela jamais poderia fazer nada digno ou pessoalmente satisfatório. Lembrava a si mesma, constantemente, que sua existência era fútil, que ela nunca poderia mudar, e que seus pais eram os culpados por toda a má sorte em sua vida. Agora ela tinha a compreensão de que, ao longo da maior parte de suas horas acordadas, por todos esses anos, seus pensamentos tinham sido uma ladainha repetitiva de transferência de culpa, desculpas e reclamações. Como a intervenção médica não oferecera uma cura permanente, Sheila começou a explorar a possibilidade de que a mágoa que ela carregava contra os pais poderia ter relação direta com sua doença. Ela tomou consciência de todas as pessoas e situações em sua vida que lhe permitiram pensar em si mesma e se comportar como vítima, e reconheceu que vinha usando essas pessoas e circunstâncias como desculpa para sua própria falta de vontade para mudar.

Gradualmente, exercitando a consciência e a força de vontade de modo consistente, Sheila abandonou os padrões de pensamento antigos e os sentimentos conectados àqueles pensamentos repetitivos e vitimizantes. Ela ensinou a si mesma como abrir mão da parte de sua identidade relacionada com pensamentos negativos sobre sua infância e perdoou seus pais. Sheila não tinha mais nenhum motivo para sofrer e, como resultado, tornou-se feliz.

Seus sintomas começaram a melhorar. Em pouco tempo, todos os sintomas físicos associados à sua doença desapareceram. Sheila havia se curado de uma doença debilitante. Mais importante: ela também havia se libertado das correntes do autoaprisionamento.

Uma busca por similaridades

Nos últimos sete anos, tenho investigado casos de pessoas que passaram por remissões e curas espontâneas de doenças graves. As informações que coletei e as histórias que esses indivíduos compartilharam durante nossas entrevistas são realmente espantosas. Elas mostram alterações clínicas substanciais em condições de saúde como tumores malignos e benignos, doenças cardíacas, diabetes, problemas respiratórios, pressão alta, colesterol elevado, varicosidades, problemas na tireoide, problemas dentários e doenças nas gengivas, visão ruim, dor musculoesquelética e distúrbios genéticos raros para os quais a ciência médica não oferece solução, para nomear apenas algumas.

Esses homens e mulheres se recuperaram quando nenhum tratamento convencional ou alternativo foi eficaz em reverter suas condições. Cada indivíduo curou seu próprio corpo. Quando examinei esses casos a partir de uma perspectiva terapêutica, não consegui encontrar nenhum fator comportamental consistente em comum que pudesse explicar suas recuperações.

Várias terapias tentadas por eles haviam alterado suas condições, até certo ponto, mas não as levaram embora por completo. Por exemplo, alguns se submeteram a radioterapia e/ou quimioterapia, mas o câncer persistiu ou voltou rapidamente. Outros passaram por cirurgias de rotina ou experimentais que ofereceram algum alívio dos sintomas, mas não resolveram seus problemas. Muitos tomaram medicamentos por anos para tratar condições como pressão alta, sem experimentar mudanças consideráveis ou duradouras. Alguns pacientes fizeram parte de testes clínicos em medicamentos experimentais, mas isso não produziu cura alguma. Vitaminas ou dietas especiais não restauraram sua saúde. Alguns relataram que o jejum aliviou um pouco seus sintomas, mas não resultou em recuperação permanente. Terapias alternativas também haviam fracassado. Em certos casos, a terapia ajudou a reduzir um pouco o estresse, mas não gerou cura.

Muitos dos participantes haviam descontinuado quaisquer terapias que estivessem usando quando estas se provaram ineficazes. Alguns nunca procuraram intervenção médica ou alternativa. O que essas pessoas anteriormente doentes fizeram que resultou na restauração de sua saúde?

Após analisar as informações de minhas entrevistas, eu suspeitava que, de um ponto de vista científico, essas curas espontâneas eram mais do que um golpe de sorte. Se algo acontece uma vez, chamamos isso de incidente. Se o mesmo tipo de evento ocorre uma segunda vez sem nenhum motivo aparente, poderíamos chamá-lo de coincidente (segundo incidente) ou *coincidência* – uma ocorrência surpreendente de dois eventos que parecem ter ocorrido por puro acaso, mas que dá a eles a aparência de terem uma relação causal.

Porém, se o mesmo tipo de evento acontece uma terceira, quarta ou até uma quinta vez, devemos excluir a possibilidade de coincidência. Algo deve estar acontecendo consistentemente para produzir essas novas ocorrências. À luz dessa repetição, podemos argumentar que para todo efeito deve haver uma causa. Presumindo que deva existir uma relação de causa e efeito em ação aqui, me perguntei: se o efeito de que estamos falando é a restauração espontânea da saúde, o que *causou* as mudanças físicas em todos esses indivíduos?

Comecei a especular que, já que esses sujeitos não podiam atribuir suas recuperações a qualquer terapia voltada a afetar o corpo, talvez algum processo interno na mente e no cérebro tivesse produzido suas alterações clínicas. Será que a mente podia ser realmente tão poderosa? A maioria dos médicos reconhece que a atitude do paciente afeta sua capacidade de se beneficiar do tratamento médico. Seria o caso de, para essas pessoas, a cura de suas doenças ser somente uma questão de fazê-las mudar sua mente?

Também contemplei se existia uma relação cientificamente verificável entre o que estava ocorrendo consistentemente nesses casos e a mente humana. Se aplicássemos o método científico a evidências encontradas em casos como esses, talvez descobríssemos algum processo que havia ocorrido na mente – e, portanto, nos próprios tecidos do cérebro – para produzir tais curas? Será que poderíamos repetir esse processo para gerar o mesmo efeito? Será que estudar curas espontâneas nos ajudaria a descobrir leis científicas que explicassem a conexão entre corpo e mente?

Intrigado por minha exposição à Escola Ramtha de Iluminação (RSE, ver Capítulo 1), com o conceito de mente sobre a matéria sendo sua crença, usei essa linha de investigação como ponto de partida em meus esforços para estudar remissões e curas espontâneas e sua possível relação com a função da mente. Eu estava predisposto a acreditar que as duas coisas estavam relacionadas, uma vez que entendia que era realmente muito possível que a mente pudesse curar o corpo de qualquer condição. E, na verdade, algumas das pessoas que entrevistei ao longo dos anos eram estudantes da RSE que aprenderam a curar seus próprios corpos.

A natureza dos milagres

Às vezes, eu achava difícil aceitar as curas. Entretanto, esse tipo de incidência/coincidência vinha ocorrendo desde sempre nos registros históricos. Quando esses eventos aconteciam antigamente, as explicações eram geralmente baseadas em crenças religiosas culturais. Se olharmos para as escrituras cristãs, os textos budistas, as escritas sagradas islâmicas, as inscrições egípcias ou os pergaminhos judaicos, veremos que muitas culturas civilizadas acreditavam e relatavam a restituição espontânea da saúde.

Por séculos, quando acontecia algo que estava fora do reino da compreensão científica daquela sociedade, as pessoas com frequência nomeavam o evento como um "milagre". *Milagre,* segundo o Dicionário Internacional Webster, é um "evento ou efeito extraordinário no mundo físico que ultrapassa todos os poderes humanos ou naturais conhecidos, sendo atribuído a uma causa sobrenatural".

Se examinarmos os registros históricos, veremos que os eventos eram descritos como milagres quando ocorriam fora dos limites das crenças seculares de uma cultura e iam além das convenções políticas, científicas e sociais. Imagine que um homem salte de um avião, seu paraquedas se abra e ele aterrisse a salvo em um campo. Isso teria parecido miraculoso há dois séculos. Como quaisquer outros eventos insondáveis da época, teria sido atribuído à ação ou intervenção de um poder sobrenatural – fosse ele uma deidade ou um demônio.

Pulemos para o presente. Uma mulher desenvolve uma doença terminal com prognóstico de seis meses de vida. Após seis meses, ela retorna ao médico para um *checkup*. O doutor a examina e realiza uma série de testes diagnósticos, inclusive exames por imagem dos mais avançados. Para surpresa dele, não persiste nenhum sinal objetivo ou clínico da doença. Segundo todas as medidas objetivas, a pessoa foi curada.

Se rotularmos esse tipo de recuperação como milagre, podemos deixar escapar uma verdade mais profunda. Quando uma sociedade compreende as causas, o funcionamento e os efeitos de um evento, ela deixa de atribuir um contexto sobrenatural a ele. Mitos e folclore sempre serviram a esse propósito – eles oferecem uma explicação para fenômenos naturais. Toda cultura tem seu próprio mito da criação, por exemplo, e muitas culturas, tanto cristãs quanto não cristãs, também contam a história de uma grande inundação. Hoje entendemos que nossa incapacidade de explicar uma ocorrência pode se dever à nossa própria falta de conhecimento, individualmente e como cultura. Muitos eventos que já consideramos milagrosos redefinimos hoje como acontecimentos naturais. Existiria, então, alguma explicação plausível para as curas espontâneas?

Há um componente interessante no que é milagroso. Uma pessoa que busca os assim chamados resultados ou experiências milagrosos, explorando ideias que ultrapassem as crenças atuais da sociedade, pode razoavelmente cogitar atuar no sentido contrário das convenções médicas, sociais ou até religiosas. Imagine que um homem seja diagnosticado com pressão alta e colesterol elevado. Seu médico alopático (convencional) lhe dá um prognóstico e um plano de tratamento, possivelmente incluindo medicamentos, restrições na dieta, um regime de exercícios e uma prescrição de conduta sobre o que fazer e o que evitar fazer. Se o cliente responder com "obrigado, doutor, mas vou cuidar disso por minha conta", o médico provavelmente concluirá que o paciente está arriscando sua saúde por não seguir a rota-padrão. Qualquer um que abrace a esperança por um resultado milagroso em sua vida pode ter que atacar a fortaleza das crenças convencionais e arriscar ser considerado alguém equivocado, irracional, fanático ou até insano.

Mas se existisse um método para compreender como e por que ocorrem os assim chamados milagres de cura, aqueles que buscam vivenciá-los não seriam mais considerados tolos ou instáveis. Se pudéssemos acessar informações a respeito de como realizar essas façanhas e vivenciar esse conhecimento por nós mesmos, praticando a ciência específica envolvida, nossos esforços para gerar resultados milagrosos seriam recebidos não com resistência, mas com apoio.

Os quatro pilares da cura

Tornou-se claro para mim, depois de anos entrevistando pessoas que passaram por remissões e curas espontâneas, que a maioria desses indivíduos tinha quatro qualidades específicas em comum. Eles haviam vivenciado as mesmas coincidências.

Antes que eu descreva as quatro qualidades em comum nesses casos, gostaria de destacar alguns dos fatores que não eram consistentes entre as pessoas que estudei. Nem todas praticavam a mesma religião; várias nem tinham afiliação religiosa. Muitas delas não tiveram experiência como padre, rabino, ministro, freira ou outra profissão espiritual. Esses indivíduos não eram todos adeptos do New Age. Apenas alguns oravam a um ser religioso específico ou líder carismático. Eles variavam em idade, gênero, raça, credo, cultura, *status* educacional, profissão e faixa de renda. Apenas alguns se exercitavam diariamente e nem todos seguiam a mesma dieta. Eles tinham tipos corporais e níveis de condição física bem variados. Seus hábitos em relação a álcool, cigarros, televisão e outras mídias eram bem diversificados. Nem todos eram heterossexuais; nem todos eram sexualmente ativos. Meus entrevistados não tinham nenhuma situação externa em comum que parecesse ter causado as mudanças mensuráveis em sua condição de saúde.

Coincidência #1: uma inteligência inata mais elevada nos dá a vida e pode curar o corpo

As pessoas com quem conversei que tiveram remissão espontânea acreditavam que uma inteligência ou uma ordem superior morava dentro delas. Quer a chamassem de mente subconsciente, divina ou espiritual, elas aceitavam que um poder interno lhes dava vida a todo momento, e que ele sabia mais do que elas poderiam chegar a saber, como seres humanos. Além disso, se elas conseguissem simplesmente fazer contato com essa inteligência, poderiam direcioná-la para começar a trabalhar por elas.

Acabei percebendo que não há nada de místico nessa mente superior. Ela é a mesma inteligência que organiza e regula todas as funções do corpo. Esse poder mantém nosso coração batendo sem interrupções mais de cem mil vezes por dia, sem jamais parar para pensar a respeito. Somando, isso dá mais de quarenta milhões de pulsações por ano, quase três bilhões ao longo de uma vida de setenta a oitenta anos. Tudo isso ocorre automaticamente, sem cuidados ou limpeza, consertos ou substituições. Uma consciência elevada evidencia uma força de vontade muito maior do que a nossa.

Da mesma forma, não prestamos atenção ao que nosso coração está bombeando: 7,5 litros de sangue por minuto, mais de 380 litros por hora, passando por um sistema de canais vasculares com quase cem mil quilômetros de extensão, ou duas vezes a circunferência da Terra. Entretanto, nosso sistema circulatório compõe apenas cerca de 3% da nossa massa corporal.[1] A intervalos de vinte a sessenta segundos, cada célula sanguínea faz um circuito completo pelo corpo, e cada glóbulo vermelho completa algo entre 75 mil e 250 mil viagens de ida e volta ao longo de sua vida. (Aliás, se todos os glóbulos vermelhos de sua circulação sanguínea fossem alinhados um sobre o outro, eles subiriam a quase cinquenta mil quilômetros no ar.) No espaço de um segundo que você leva para inspirar, você perde três milhões de glóbulos vermelhos, e, no segundo seguinte, essa mesma quantia de glóbulos será substituída. Quanto tempo você viveria se precisássemos nos concentrar em fazer com que tudo isso acontecesse? Alguma mente superior (e mais expandida) deve estar orquestrando tudo isso para nós.

Por favor, pare de ler por um segundo. Agora mesmo, cerca de cem mil reações químicas aconteceram em cada uma de suas células. Agora multiplique essas cem mil reações químicas pelos setenta a cem trilhões de células que compõem seu corpo. A resposta tem mais zeros do que a maioria das calculadoras pode exibir; no entanto, *a cada segundo,* esse número alucinante de reações químicas acontece dentro de você. Você tem que pensar para executar qualquer uma dessas reações? Muitos de nós não conseguem nem manter os talões de cheque em ordem ou se lembrar de mais de sete itens da lista de compras, então é uma sorte para nós que alguma inteligência maior do que nossa mente consciente esteja no comando.

Nesse mesmo segundo, dez milhões das suas células morreram; no instante seguinte, quase dez milhões de células novas ocuparam o lugar delas.[2] O pâncreas em si regenera quase todas as suas células em um dia. Contudo, não dedicamos nem um pensamento sequer ao descarte dessas células mortas ou a todas as funções necessárias para a *mitose*, o processo que possibilita a produção de células novas para reparo e crescimento de tecidos. Cálculos recentes estimam que a comunicação entre as células, na verdade, viaja mais depressa que a velocidade da luz.

No momento, você provavelmente está pensando um pouco em seu corpo. Entretanto, algo além da sua mente consciente está causando a secreção de enzimas na quantidade exata para digerir a comida que você consumiu até os nutrientes que a compõem. Algum mecanismo de ordem superior está filtrando litros de sangue através de seus rins a cada hora para produzir a urina e eliminar detritos. (Em uma hora, as máquinas de diálise mais avançadas podem filtrar somente 15 a 20% dos detritos que o corpo lança no sangue.) Essa mente superior mantém com precisão as 66 funções do fígado, embora a maioria das pessoas jamais adivinharia que esse órgão executa tantas tarefas.

A mesma inteligência pode dirigir proteínas minúsculas para lerem a sequência sofisticada da hélice de DNA melhor do que qualquer tecnologia atual. Isso é uma façanha e tanto, considerando que, se pudéssemos desvendar o DNA de todas as células de nosso corpo e estendê-las em uma fila, essa fila chegaria até o Sol e de volta à Terra 150 vezes![3] De alguma forma, nossa mente superior orquestra minúsculas enzimas proteicas que se movem constantemente pelos 3,2 bilhões de sequências de ácido nucleico que são os genes em cada célula, procurando por mutações. Nossa versão interna da Segurança Nacional sabe como combater milhares de bactérias e vírus sem que precisemos jamais perceber que estamos sob ataque. Elas até memorizam os invasores para que, caso eles nos invadam outra vez, o sistema imunológico esteja mais bem preparado.

E o mais maravilhoso de tudo, essa força vital sabe como começar a partir de apenas duas células, um espermatozoide e um óvulo, e criar nossos quase cem trilhões de células especializadas. Tendo nos dado a vida, ela então continua a regenerar essa vida e a regular uma quantidade incrível de processos. Podemos não reparar quando nossa mente superior está em ação, mas, no momento em que morremos, o corpo começa a se decompor, porque esse poder interno se foi.

Assim como as pessoas que entrevistei, tive que reconhecer que há alguma inteligência em ação dentro de nós que excede muito nossas habilidades conscientes. Ela anima nosso corpo a cada momento, e seu funcionamento incrivelmente complexo acontece praticamente sem que saibamos. Somos seres conscientes; no entanto, tipicamente prestamos atenção apenas a eventos que julgamos serem importantes para nós. Essas cem mil reações químicas a cada segundo em nossos cem trilhões de células são uma expressão milagrosa da força vital. Entretanto, o único instante em que elas se tornam importantes para a mente consciente é quando algo dá errado.

Esse aspecto do eu é objetivo e incondicional. Se estamos vivos, essa força vital está se expressando por meio de nós. Todos compartilhamos dessa ordem inata, independentemente de gênero, idade e genética. Essa inteligência transcende raça, cultura, posição social, *status* econômico e crenças religiosas. Ela dá vida a todos, quer pensemos nisso ou não, quer estejamos despertos ou adormecidos, felizes ou tristes. Uma mente mais profunda nos permite acreditar no que quisermos, ter nossas preferências e aversões, ser permissivos ou críticos. Essa fonte de vida empresta seu poder a seja lá o que estivermos sendo; ela nos concede o poder de expressar a vida da forma que desejarmos.[4]

Essa inteligência sabe como manter a ordem entre todas as células, tecidos, órgãos e sistemas do corpo, porque ela *criou* o corpo a partir de duas células individuais. Mais uma vez, o poder que fez o corpo é o poder que mantém e cura o corpo.

As doenças de meus entrevistados significavam que, até certo ponto, eles tinham perdido o contato ou se distanciado de uma parte de sua conexão com esse poder maior. Talvez seu próprio pensamento tenha, de alguma forma, direcionado essa inteligência para a doença, afastando-a da saúde. Mas eles vieram a entender que, se acessassem essa inteligência e usassem seus pensamentos para direcioná-la, ela saberia como curar seus corpos para eles. A mente mais elevada já sabia como resolver o assunto, se eles simplesmente conseguissem fazer contato com ela.

As habilidades dessa inteligência inata, mente subconsciente ou natureza espiritual são muito maiores do que qualquer comprimido, terapia ou tratamento, e ela está apenas esperando pela nossa permissão para agir de maneira decisiva. Estamos montados nas costas de um gigante e recebendo uma carona de graça.

Coincidência #2: pensamentos são reais – os pensamentos afetam diretamente o corpo

A maneira como pensamos afeta nosso corpo, assim como nossa vida. Você pode ter ouvido essa ideia antes, expressa de várias formas – por exemplo, naquela frase da "mente sobre a matéria". As pessoas que entrevistei não apenas partilhavam dessa crença, como também a utilizavam como base para efetuar mudanças conscientes em sua mente, corpo e vida pessoal.

Para entender como elas conseguiram isso, comecei a estudar o corpo cada vez maior de pesquisas sobre a relação entre o pensamento e o corpo físico. Há um campo científico emergente chamado *psiconeuroimunologia*, que tem demonstrado a conexão entre a mente e o corpo. Posso descrever o que aprendi nestes termos simplistas: todo pensamento seu produz uma reação bioquímica no cérebro. O cérebro então libera sinais químicos que são transmitidos ao corpo, no qual agem como mensageiros do pensamento. Os pensamentos que produzem as substâncias químicas no cérebro permitem que seu corpo *sinta* exatamente como você acabou de *pensar*. Portanto, todo pensamento produz uma substância química pareada com uma emoção no corpo. Essencialmente, quando você tem pensamentos felizes, inspiradores ou positivos, seu cérebro produz substâncias químicas que fazem você se sentir alegre, inspirado ou animado. Por exemplo, quando você espera por uma experiência prazerosa, o cérebro imediatamente produz um *neurotransmissor* químico chamado *dopamina,* que ativa o cérebro e o corpo em antecipação daquela experiência e faz com que você comece a se sentir empolgado. Se você tem pensamentos odiosos, raivosos ou autodepreciativos, o cérebro também produz substâncias químicas chamadas de *neuropeptídios*, aos quais o corpo responde de maneira comparável. Você se sente cheio de ódio, nervoso ou indigno. Como você pode ver, seus pensamentos imediatamente se transformam em matéria.

Quando o corpo reage a um pensamento por meio de um sentimento, isso inicia uma resposta no cérebro. O cérebro, que está sempre monitorando e avaliando a situação do corpo, nota que o corpo está se sentindo de determinada forma. Em resposta a essa sensação corporal, o cérebro gera pensamentos que produzem mensageiros químicos correspondentes; você começa a *pensar* da maneira que está *se sentindo.* O pensamento cria sentimento, e aí o sentimento cria pensamento, em um ciclo contínuo.

Esse ciclo acaba criando um estado particular no corpo que determina a natureza geral de como nos sentimos e nos comportamos. Chamaremos a isso de um *estado de ser.* Por exemplo, suponha que alguém viva boa parte da vida em um ciclo repetido de pensamentos e sentimentos relacionados a insegurança. No momento em que ele tem um pensamento sobre não ser bom o bastante, ou inteligente o bastante, ou que não é suficiente em nada, seu cérebro libera substâncias químicas que produzem uma sensação de insegurança. Agora ele está se sentindo do jeito que acabou de pensar. Assim que se sentir inseguro, então começará a pensar da maneira como acaba de se sentir. Em outras palavras, seu corpo agora está fazendo com que ele pense. Esse pensamento leva a mais sentimentos de insegurança, e assim o ciclo se perpetua. Se os pensamentos e emoções dessa pessoa continuarem, ano após ano, a gerar o mesmo ciclo repetitivo de feedback biológico entre o cérebro e o corpo, ela existirá em um estado de ser chamado "inseguro".

Quanto mais temos os mesmos pensamentos, que então produzem as mesmas substâncias químicas, que fazem com que o corpo tenha as mesmas sensações, mais nos tornamos fisicamente modificados por nossos pensamentos. Dessa forma, dependendo do que estamos pensando e sentindo, criamos nosso estado de ser. O que pensamos e a energia ou intensidade desses pensamentos influenciam diretamente nossa saúde, as escolhas que fazemos e, em última instância, nossa qualidade de vida.

Ao aplicar esse raciocínio a suas próprias vidas, vários dos indivíduos entrevistados entenderam que muitos de seus pensamentos não apenas não serviam à sua saúde, como também podiam ser o motivo para que suas condições infelizes ou nocivas tivessem se desenvolvido, em primeiro lugar. Muitos deles tinham passado quase todos os dias, durante décadas, em estados internos de ansiedade, preocupação, tristeza, ciúme, raiva ou alguma outra forma de sofrimento emocional. Pensar e sentir, sentir e pensar assim por tanto tempo, disseram eles, é o que havia manifestado suas condições.

Partindo disso, eles argumentaram que, para transformar sua saúde física, tinham que lidar com suas *atitudes*: grupos de pensamentos que se aglomeram em sequências habituais.[5] As atitudes da pessoa criam um estado de ser que está diretamente conectado ao corpo. Assim, uma pessoa que deseja melhorar a saúde tem que mudar padrões completos de como ela pensa, e esses novos padrões de pensamento ou atitudes terminarão por mudar seu estado de ser. Para fazer isso, a pessoa deve se libertar de ciclos perpétuos de pensamentos e sentimentos prejudiciais, e substituí-los por novos pensamentos e sentimentos benéficos.

Eis um exemplo: desenvolver um distúrbio digestivo após o outro e viver com uma dor constante na coluna finalmente fez com que Tom parasse para examinar sua vida. Com a autorreflexão, ele se deu conta de que vinha suprimindo sentimentos de desespero causados pelo estresse de continuar em um emprego que o deixava agoniado. Ele passara duas décadas com raiva e frustrado com seu empregador, seus colegas de trabalho e sua família. Outras pessoas com frequência experimentavam o pavio curto de Tom, mas, durante todo esse tempo, seus pensamentos secretos giravam em torno de autopiedade e vitimização.

Vivenciar repetidamente esses padrões rígidos de pensar, acreditar, sentir e viver equivalia a atitudes tóxicas que o corpo de Tom simplesmente "não conseguia engolir". A cura dele começou – Tom me contou – quando ele reconheceu que suas atitudes inconscientes eram a base para o seu estado de ser – para a pessoa que ele havia se tornado. A maioria daqueles cujas histórias estudei chegou a uma conclusão parecida com a de Tom.

Para começar a mudar suas atitudes, esses indivíduos começaram a prestar atenção constante a seus pensamentos. Em particular, eles fizeram um esforço consciente para observar seus processos de pensamento automáticos, especialmente os prejudiciais. Para sua surpresa, descobriram que a maioria de suas declarações internas negativas e persistentes não era verdadeira. Em outras palavras, só porque nos ocorre um pensamento, não significa necessariamente que temos de acreditar que ele seja verdade.

De fato, em sua maioria, os pensamentos são ideias que criamos e nas quais depois começamos a acreditar. Acreditar se torna meramente um hábito. Sheila, por exemplo, com todos os seus distúrbios digestivos, notou a frequência com que pensava em si mesma como vítima, desprovida da capacidade de alterar sua vida. Ela viu que esses pensamentos provocavam sentimentos de desamparo. Questionar essa crença lhe permitiu admitir que sua mãe, tão trabalhadora, não havia feito nada para impedir ou dissuadi-la de tentar realizar seus sonhos.

Alguns dos participantes compararam seus pensamentos repetitivos a programas de computador que rodam o dia todo, todos os dias, no contexto de suas vidas. Como essas pessoas eram as mesmas que operavam esses programas, podiam escolher alterá-los ou até mesmo deletá-los.

Essa foi uma descoberta crucial. Em algum ponto, todos os que entrevistei tiveram que lutar contra a noção de que os pensamentos são incontroláveis. Em vez disso, eles precisaram escolher ser livres e assumir o controle de seus pensamentos. Todos resolveram interromper processos de pensamentos habituais negativos antes que eles pudessem gerar reações químicas dolorosas em seus corpos. Esses indivíduos estavam determinados a administrar seus pensamentos e eliminar modos de pensar que não os ajudavam em nada.

Pensamentos conscientes, repetidos com frequência suficiente, tornam-se pensamentos inconscientes. Em um exemplo comum disso, devemos pensar conscientemente sobre cada uma de nossas ações quando estamos aprendendo a dirigir. Depois de muita prática, podemos dirigir 150 quilômetros do ponto A até o ponto B e não nos lembrarmos de nenhuma parte da viagem, porque nossa mente inconsciente é quem está tipicamente no volante. Todos já vivenciamos ficar em um estado distraído durante uma viagem de rotina, para só retomarmos nossa mente consciente em reação a um barulho estranho no motor ou à batida ritmada de um pneu furado. Portanto, se mantivermos continuamente os mesmos pensamentos, eles começarão como pensamentos conscientes, mas no final se tornarão programas de pensamentos automáticos e inconscientes. Há uma explicação sólida em neurociência para a forma como isso acontece. Você entenderá como esse processo ocorre, a partir de uma perspectiva científica, quando finalizar a leitura deste livro.

Essas formas inconscientes de pensar se tornam nossas formas inconscientes de ser. E elas afetam diretamente nossas vidas, do mesmo modo que os pensamentos conscientes. Assim como todos os pensamentos disparam reações bioquímicas que levam a comportamentos, nossos pensamentos repetitivos e inconscientes produzem padrões de comportamentos automáticos e adquiridos que são quase involuntários. Esses padrões comportamentais são hábitos e, por certo, acabam programados neurologicamente no cérebro.

É preciso atenção e empenho para romper o ciclo de um processo de pensamento que se tornou inconsciente. Primeiro, precisamos sair de nossas rotinas para poder observar nossas vidas. Por meio da contemplação e da autorreflexão, podemos nos tornar conscientes de nossos roteiros inconscientes. Em seguida, precisamos observar esses pensamentos sem reagir a eles, de modo que eles deixem de iniciar as reações químicas automáticas que produzem o comportamento habitual. Dentro de todos nós, temos um nível de autoconsciência que pode observar nossos pensamentos. Precisamos aprender a nos separar desses programas e, quando fizermos isso, poderemos deliberadamente ter domínio sobre eles. Em última instância, podemos exercer controle sobre nossos próprios pensamentos. Ao fazer isso, estamos neurologicamente rompendo pensamentos que se tornaram programados em nossos cérebros.

Como sabemos, graças à neurociência, que os pensamentos produzem reações químicas no cérebro, faria sentido então que nossos pensamentos tivessem algum efeito sobre nosso corpo físico ao alterar nosso estado interno. Não apenas nossos pensamentos importam na maneira como levamos nossa vida, como também nossos pensamentos *se tornam* matéria dentro de nossos próprios corpos. Os pensamentos… importam.

Por causa de sua crença de que os pensamentos são reais e que a forma como as pessoas pensam tem impacto direto sobre sua saúde e sua vida, esses indivíduos viram que seus próprios processos de pensamento foram o motivo de seus problemas. Eles começaram a examinar sua vida de maneira analítica. Quando se tornaram inspirados e diligentes sobre mudar seu pensamento, foram capazes de revitalizar sua saúde. Uma nova atitude pode se tornar um novo hábito.

Coincidência #3: nós podemos nos reinventar

Motivadas como estavam por doenças graves, tanto físicas quanto mentais, as pessoas que entrevistei perceberam que, ao ter novos pensamentos, tinham que ir até o final. Para se tornarem pessoas transformadas, elas teriam que repensar a si mesmas até entrar em uma vida nova. Todas aquelas que restauraram sua saúde, voltando ao normal, fizeram isso depois de tomar uma decisão consciente de se reinventarem.

Afastando-se com frequência das rotinas diárias, elas passaram algum tempo sozinhas, pensando e contemplando, examinando e especulando que tipo de pessoa queriam se tornar. Elas fizeram perguntas que desafiaram suas premissas mais arraigadas sobre quem elas eram.

Questões "e se" foram vitais nesse processo: e se eu deixar de ser uma pessoa infeliz, egocêntrica e em sofrimento? E como posso mudar? E se eu não me preocupar mais, nem me sentir culpado, nem guardar rancor? E se eu começar a dizer a verdade para mim mesmo e para os outros?

Esses "e se" as levaram a outras questões: quais pessoas conheço que normalmente estão felizes, e como elas se comportam? Que figuras históricas admiro como nobres e inigualáveis? Como eu poderia ser como elas? O que eu teria que dizer, fazer, pensar, e como agir para me apresentar de outra forma para o mundo? O que desejo mudar em mim mesmo?

Reunir informações foi outro passo importante no caminho para a reinvenção. Aqueles a quem entrevistei tiveram que pegar o que sabiam a respeito de si mesmos e então reformular seu pensamento para desenvolver novas ideias de quem queriam se tornar. Todos começaram com ideias vindas de suas próprias experiências de vida. Eles também mergulharam em livros e filmes sobre pessoas a quem respeitavam. Combinando alguns dos méritos e pontos de vista dessas figuras, além de outras qualidades contempladas por eles, esses indivíduos usaram tudo isso como matéria-prima para começar a construir uma nova representação de como queriam se expressar.

Conforme esses indivíduos exploravam possibilidades para um modo melhor de ser, também aprenderam novos modos de pensar. Eles interromperam o fluxo de pensamentos repetitivos que ocupara a maior parte de seu tempo. Ao abrir mão desses hábitos de pensamento familiares e confortáveis, montaram um novo conceito, mais evoluído, de quem podiam se tornar, substituindo uma ideia antiga de si mesmos por um ideal novo e maior. Eles reservaram algum tempo todos os dias para ensaiar mentalmente como seria essa nova pessoa. Conforme discutido no Capítulo 1, o ensaio mental estimula o cérebro a cultivar novos circuitos neurais e muda a forma como o cérebro e a mente funcionam.

Em 1995, no *Journal of Neurophysiology,* foi publicado um artigo demonstrando os efeitos que o ensaio mental, por si só, tinha sobre o desenvolvimento de redes neurais no cérebro.[6] *Redes neurais* são agrupamentos individuais de neurônios (ou células nervosas) que trabalham juntos e independentemente no cérebro em funcionamento. Redes neurais, como as chamaremos afetuosamente aqui, são o modelo mais recente na neurociência para explicar como aprendemos e como nos lembramos. Elas também podem ser usadas para explicar como o cérebro muda com cada experiência nova, como diferentes tipos de memórias são formados, como as habilidades se desenvolvem, como ações e comportamentos conscientes e inconscientes são demonstrados, e até mesmo como todas as formas de informação sensorial são processadas. Redes neurais são a compreensão vigente em neurociência que explica como mudamos no nível celular.

Nessa pesquisa em particular, pediu-se a quatro grupos de indivíduos para participar em um estudo de cinco dias que envolvia tocar piano para medir as mudanças que poderiam ocorrer no cérebro. O primeiro grupo de voluntários aprendeu e memorizou uma sequência específica tocada com uma mão só, cinco dedos, que ensaiaram todos os dias por duas horas durante aquele período de cinco dias.

Ao segundo grupo de indivíduos foi solicitado que tocassem piano sem nenhuma instrução nem conhecimento de qualquer sequência específica. Eles tocaram de maneira aleatória por duas horas, todos os dias, por cinco dias, sem aprender nenhuma sequência de notas.

O terceiro grupo de pessoas nem chegou a encostar no piano, mas recebeu a oportunidade de observar o que foi ensinado ao primeiro grupo até que o conhecesse de memória em suas mentes. Em seguida, eles ensaiaram mentalmente seus exercícios, imaginando-se na experiência durante a mesma extensão de tempo por dia que os participantes do primeiro grupo.

O quarto grupo era o grupo de controle; eles não fizeram absolutamente nada. Não aprenderam nem ensaiaram nada nesse experimento em particular. Eles nem mesmo apareceram.

No final do estudo de cinco dias, os pesquisadores usaram uma técnica chamada estimulação magnética transcraniana, além de outros dispositivos sofisticados, para poder mensurar qualquer mudança ocorrida no cérebro. Para sua surpresa, o grupo que só ensaiou mentalmente exibiu quase as mesmas mudanças que os participantes que ensaiaram fisicamente as sequências no piano, envolvendo expansão e desenvolvimento de redes neurais na mesma área específica do cérebro. O segundo grupo, que não aprendeu nenhuma sequência no piano, exibiu pouquíssima mudança no cérebro, já que não tocou a mesma série de exercícios repetidas vezes a cada dia. A aleatoriedade de sua atividade não estimulou os mesmos circuitos neurais repetitivamente e, portanto, não fortaleceu nenhuma conexão adicional nas células nervosas. O grupo de controle, aqueles que não chegaram a comparecer, não mostrou mudança nenhuma.

Como o terceiro grupo produziu as mesmas mudanças cerebrais que o primeiro, sem jamais ter encostado nas teclas do piano? Por meio do foco mental, o terceiro grupo de participantes disparou repetidamente redes neurais específicas em áreas particulares do cérebro. Como resultado, eles conectaram aquelas células nervosas em maior grau. Na neurociência, esse conceito é chamado de *aprendizagem hebbiana*.[7] A ideia é simples: *células nervosas que disparam juntas terminam conectadas*. Logo, quando grupos de neurônios são estimulados repetidamente, eles construirão conexões mais fortes e ricas entre si.

Segundo os exames por imagem do cérebro funcional nesse experimento em particular, os indivíduos que ensaiaram mentalmente estavam ativando o cérebro da mesma forma que se estivessem realizando o esforço. O disparo repetitivo dos neurônios moldou e desenvolveu um agrupamento de neurônios em uma parte específica do cérebro, que agora apoiava o padrão da intenção consciente. Segundo sua vontade, seus pensamentos se tornaram mapeados e planejados no cérebro. Curiosamente, os circuitos se fortaleceram e desenvolveram precisamente na mesma área do cérebro utilizada pelo grupo que ensaiou fisicamente. Eles cultivaram e alteraram seus cérebros apenas *pensando*. Com o esforço mental adequado, o cérebro não sabe diferenciar entre o esforço físico e o esforço mental.

A experiência de Sheila ao curar sua doença digestiva ilustra esse processo de reinvenção. Sheila havia resolvido que não revisitaria mais as lembranças de seu passado e as atitudes associadas a ele que a definiam como vítima. Tendo identificado os processos de pensamento habituais dos quais queria se libertar, ela cultivou um nível de consciência no qual tinha controle suficiente para interromper seus pensamentos inconscientes. Dessa forma, ela não disparava mais as mesmas redes neurais associadas diariamente. Assim que Sheila ganhou domínio sobre aqueles padrões de pensamento antigos e deixou de disparar aqueles hábitos de pensamento neurológicos, seu cérebro começou a podar aqueles circuitos sem uso. Esse é outro aspecto relativo à aprendizagem hebbiana que podemos resumir como se segue: *células nervosas que deixam de disparar juntas deixam de se conectar.* Essa é a lei universal do "use ou perca" em ação, e ela pode fazer maravilhas na alteração de antigos paradigmas de pensamento a respeito de nós mesmos. Ao longo do tempo, Sheila abandonou o fardo de pensamentos antigos e limitados que vinham influenciando sua vida.

Agora tinha se tornado mais fácil para Sheila imaginar a pessoa que ela queria ser. Ela explorou possibilidades que jamais considerara antes. Por semanas a fio, se concentrou em como pensaria e agiria essa pessoa nova e desconhecida. Ela revisava constantemente essas novas ideias a seu respeito, para que pudesse se lembrar de quem seria naquele dia. Em dado momento, se transformou em uma pessoa que era saudável, feliz e entusiasmada sobre seu futuro. Ela criou novos circuitos cerebrais, como os tocadores de piano haviam feito.

É interessante destacar aqui que a maioria das pessoas que entrevistei nunca sentiu que precisava disciplinar a si mesma para fazer isso. Pelo contrário, elas adoravam ensaiar mentalmente quem queriam se tornar.

Assim como Sheila, todas as pessoas que compartilharam as histórias de seus casos comigo foram bem-sucedidas em suas reinvenções de si mesmas. Elas persistiram em seu novo ideal até que ele se tornasse seu jeito de ser familiar. Tornaram-se outra pessoa, e essa nova pessoa tinha novos hábitos. Elas romperam o hábito de serem elas mesmas. Como elas conseguiram isso nos leva à quarta crença compartilhada por aqueles que vivenciaram curas físicas.

Coincidência #4: somos capazes de prestar tanta atenção que podemos perder a noção de tempo e espaço relativos

As pessoas que entrevistei sabiam que outras antes delas tinham curado suas próprias doenças, então acreditavam que a cura também era possível para elas. Mas não deixaram sua cura na mão do acaso. Torcer e desejar não daria conta do recado. Simplesmente saber o que elas tinham que fazer não bastava. A cura requeria que esses raros indivíduos mudassem suas mentes de maneira permanente e criassem intencionalmente os resultados que desejavam. Cada pessoa tinha que alcançar um estado de decisão absoluta, força de vontade suprema, paixão interior e foco total. Como disse Dean: "Você simplesmente tem que meter na cabeça o que vai fazer!".

Essa abordagem requer grande esforço. O primeiro passo, para todas elas, foi a decisão de fazer desse processo a coisa mais importante da vida. Isso significava afastar-se de suas agendas costumeiras, suas atividades sociais, seus hábitos para assistir televisão, e assim por diante. Se elas tivessem permanecido com suas rotinas habituais, teriam continuado a ser as mesmas pessoas que manifestaram a doença. Para mudar, para deixar de ser a pessoa que elas tinham sido, não podiam mais fazer as coisas que faziam normalmente.

Em vez disso, esses rebeldes se sentaram todos os dias e começaram a se reinventar. Eles fizeram com que isso fosse mais importante do que fazer qualquer outra coisa, devotando cada momento de seu tempo livre a esse empenho. Todos praticaram tornar-se um observador objetivo de seus pensamentos familiares antigos. Eles se recusaram a permitir que qualquer coisa além de suas intenções ocupasse sua mente. Você pode estar pensando: "Isso é bem fácil de fazer quando enfrentamos uma grave crise de saúde. Afinal, minha própria vida está nas minhas mãos". Ora, a maioria de nós não sofre de alguma aflição – física, emocional ou espiritual – que afeta nossa qualidade de vida? Essas aflições não merecem o mesmo tipo de atenção focada?

Certamente, esse pessoal teve que lutar contra crenças limitantes, insegurança e temores. Eles tiveram que renegar tanto suas vozes internas familiares quanto as vozes externas de outras pessoas, especialmente quando essas vozes os instavam a se preocupar e a se concentrar no resultado clínico previsto para sua condição.

Quase todos comentaram que esse nível mental não foi fácil de atingir. Eles nunca tinham percebido quanto ruído ocupa a mente destreinada. Primeiro, imaginaram o que aconteceria se começassem a recair em seus padrões de pensamento habituais. Será que teriam forças para impedir a si mesmos de regredir aos costumes antigos? Poderiam se manter conscientes de seus pensamentos ao longo do dia? Entretanto, com a experiência, eles descobriram que, sempre que regrediam ao seu eu antigo, podiam detectar isso e interromper aquele programa. Quanto mais praticavam prestar atenção a seus pensamentos, mais fácil o processo se tornava, e melhor se sentiam sobre seu futuro. Sentindo-se em paz e calmos, tranquilizados por um senso de claridade, um novo eu emergia.

Curiosamente, todos os participantes relataram vivenciar um fenômeno que se tornou parte de suas novas vidas. Durante períodos longos de introspecção em sua própria reinvenção, eles se tornaram tão envolvidos em se concentrar no momento presente e em suas intenções que algo extraordinário aconteceu. Eles perderam completamente a noção de seus corpos, do tempo e do espaço. Nada era real para eles, exceto seus pensamentos.

Deixe-me colocar isso em perspectiva. Nossa atenção consciente cotidiana está envolvida tipicamente em três coisas:

- Primeiro, estamos conscientes de estarmos em um corpo. Nosso cérebro recebe feedback sobre o que está acontecendo dentro do corpo e quais estímulos ele está recebendo de nosso ambiente, e nós descrevemos o que o corpo sente em termos de sensações físicas.
- Segundo, estamos conscientes de nosso ambiente. O espaço à nossa volta é nossa conexão com a realidade externa; prestamos atenção às coisas, objetos, pessoas e lugares em nossos arredores.

- Terceiro, temos uma noção do tempo passando; estruturamos nossa vida dentro do conceito de tempo.

Todavia, quando as pessoas se focam internamente por meio de uma séria contemplação autorreflexiva, quando elas estão ensaiando de modo mental novas possibilidades de quem poderiam se tornar, elas são capazes de ficar tão imersas no que estão pensando que, às vezes, sua atenção se desprende por completo de seu corpo e seu ambiente; eles parecem se apagar ou desaparecer. Até o conceito de tempo some. Não é que elas estejam pensando sobre o tempo, mas, depois de períodos assim, quando abrem os olhos, elas esperam descobrir que se passaram apenas um ou dois minutos, e acabam descobrindo que foram horas. Nesses momentos, não nos preocupamos com problemas, tampouco sentimos dor. Nos dissociamos das sensações de nosso corpo e das associações com tudo em nosso ambiente. Podemos ficar tão envoltos no processo criativo que nos esquecemos de nós mesmos.

Quando esse fenômeno ocorre, esses indivíduos não estão cientes de nada além de seus pensamentos. Em outras palavras, a única coisa que é *real* para eles é a percepção daquilo que estão pensando. Quase todos expressaram isso em palavras similares. "Eu ia para outro lugar em minha mente", disse um participante, "onde não havia distrações, não havia tempo, eu não tinha corpo, não existia nada – nada –, exceto meus pensamentos." De fato, eles se tornavam ninguém, nada, perdidos no tempo. Eles deixavam sua associação presente com relação a ser alguém, o "você" ou "si mesmo", e se tornavam ninguém.

Nesse estado, como eu descobriria, esses indivíduos podiam começar a se tornar exatamente aquilo que estavam imaginando. O cérebro humano, por meio do lobo frontal, tem a capacidade de *baixar o volume,* ou até mesmo de calar os estímulos do corpo e do ambiente, assim como a percepção do tempo. As pesquisas mais recentes em tecnologia de exames por imagem do cérebro funcional têm provado que, quando as pessoas estão verdadeiramente focadas e concentradas, os circuitos cerebrais associados com tempo e espaço e as percepções de sentimentos/movimentos/sensações do corpo literalmente se aquietam.[8] Como seres humanos, temos o privilégio de tornar nossos pensamentos mais reais do que tudo o mais, e, quando o fazemos, o cérebro registra essas impressões nas reentrâncias profundas de seus tecidos. Dominar essa habilidade é o que nos permite começar a reprogramar nosso cérebro e mudar nossa vida.

O que é atenção?

Algumas das descobertas mais recentes da neurociência sugerem que, para alterar a arquitetura do cérebro, temos que prestar atenção à experiência em determinado momento. A estimulação passiva de nossos circuitos cerebrais, sem que prestemos atenção ao estímulo e sem nos atentarmos ao que está sendo processado, não causa, por si só, mudanças internas no cérebro. Por exemplo: você pode ouvir alguém de sua família passando aspirador de pó ao fundo enquanto lê este livro. No entanto, se esse estímulo não é importante para você, ele não receberá atenção; em vez disso, você continuará lendo. O que você está lendo, no momento, é mais importante para você; portanto, sua atenção está ativando seletivamente circuitos diferentes no cérebro, enquanto outros dados sem importância são filtrados e ignorados.

O que é a atenção, então? Quando você presta atenção em uma coisa, está dedicando toda a consciência a essa coisa enquanto ignora todas as outras informações que poderiam estar disponíveis para seus sentidos processarem e seu corpo sentir. Você também pode atrapalhar lembranças aleatórias e extraviadas. Você inibe sua mente de vagar para pensamentos sobre o que será o jantar, lembranças do Natal passado, e até fantasias sobre aquele(a) colega de trabalho. Você restringe sua mente de agir ou fazer qualquer coisa além daquilo que você decidiu ser uma intenção importante. Seria impossível sobreviver sem essa habilidade de selecionar determinadas coisas para dedicar a atenção. Sua habilidade de selecionar uma pequena fração de informação à qual dedicar a atenção depende do lobo frontal do cérebro.

Enquanto o lobo frontal lhe permite dedicar atenção sustentada a determinada coisa, como a leitura destas páginas, ele desliga outros circuitos cerebrais que tenham relação com modalidades como a audição, o paladar, o movimento das pernas, a sensação de suas nádegas no sofá, a sensação de dor na cabeça, e até mesmo a percepção de que sua bexiga está cheia. Assim, quanto melhor você é em prestar atenção a suas imagens mentais internas, mais consegue reprogramar seu cérebro, e mais fácil é controlar outros circuitos do cérebro que processam os estímulos sensoriais familiares. Em outras palavras, a atenção é uma habilidade!

Outros pontos em comum

Apesar de não serem tão fundamentalmente importantes quanto os quatro elementos já abordados, vários outros pontos de interseção emergiram entre as experiências de meus entrevistados. Limitarei a discussão aqui a dois deles. O primeiro é que esses indivíduos sabiam, em algum nível mais profundo e com alto grau de certeza, que estavam curados. Eles não precisaram de nenhum tipo de teste diagnóstico para ficar sabendo disso (embora muitos deles tenham passado por exames que provaram que estavam curados).

O segundo ponto em comum é que diversos médicos pensaram que a escolha de seus pacientes de abandonar os métodos convencionais era uma insanidade. Da mesma forma, os médicos dos pacientes curados não acreditaram quando estes revelaram o que sabiam ser verdade. Em certos aspectos, a reação dos médicos é compreensível. Em outros, é profundamente lamentável. Entretanto, a maioria dos médicos, ao revisar as conclusões objetivas alteradas, frequentemente disse: "Não sei o que você está fazendo, mas, seja lá o que for, continue".

A nova fronteira nas pesquisas sobre o cérebro

Investigações sobre cura espontânea acenderam minha intenção de aprender tudo o que eu pudesse sobre o cérebro. Nunca houve um momento mais empolgante do que o atual para prestar atenção ao que os neurocientistas estão descobrindo sobre esse órgão incrível. Algumas das descobertas mais recentes sobre como o cérebro viabiliza o pensamento podem levar a conhecimentos que podemos aplicar para criar novos resultados positivos em nossos corpos e nossas vidas.

A maioria de nós, que passamos pela escola há vinte ou mais anos, foi ensinada que o cérebro é programado, o que significa que já nascemos com conexões de células nervosas no cérebro que nos predestinam a exibir predisposições, traços característicos e hábitos herdados de nossos pais. Naquela época, havia a perspectiva científica prevalente de que o cérebro era imutável, e que nossas predisposições genéticas nos deixavam com poucas escolhas e pouco controle sobre nosso destino. Certamente, todos os humanos têm porções do cérebro programadas de maneiras iguais, de modo que todos compartilhamos das mesmas estruturas físicas e funções.

Todavia, a pesquisa agora começa a verificar que o cérebro não é tão programado quanto se pensava. Agora sabemos que qualquer um de nós, em qualquer idade, pode ganhar novos conhecimentos, processá-los no cérebro e formular novos pensamentos, e que esse processo deixará novos indícios no cérebro – isto é, novas conexões sinápticas se desenvolvem. É disso que se trata a aprendizagem.

Além do conhecimento, o cérebro também registra cada experiência nova. Quando vivenciamos algo, nossas vias sensoriais transmitem imensas quantidades de informação ao cérebro em relação ao que estamos vendo, cheirando, saboreando, ouvindo e sentindo. Em resposta, os neurônios se organizam no cérebro em redes de conexões que refletem a experiência. Esses neurônios também liberam substâncias químicas que disparam sentimentos específicos. Cada nova ocorrência produz um sentimento, e nossos sentimentos nos ajudam a lembrar de uma experiência. O processo de formar memórias é o que sustenta essas novas conexões neurais em longo prazo. A memória, então, é simplesmente um processo de manter novas conexões sinápticas que formamos por meio da aprendizagem.[9]

A ciência está investigando como pensamentos repetitivos fortalecem essas conexões neurológicas e afetam o modo como nosso cérebro funciona. Somando-se ao que já discutimos sobre ensaios mentais, outros estudos intrigantes demonstraram que o processo de ensaio mental – pensar várias vezes em fazer alguma coisa sem envolver fisicamente o corpo – não apenas cria alterações no cérebro, como também pode modificar o corpo. Por exemplo, quando vários participantes visualizaram a si mesmos levantando pesos com um dedo específico ao longo de determinado período de tempo, o dedo que eles imaginaram usar no processo se tornou realmente mais forte.[10]

Contrariamente ao mito do cérebro programado, agora nos damos conta de que o cérebro muda em reação a cada experiência, cada novo pensamento e cada coisa nova que aprendemos. Isso é chamado de *plasticidade*. Pesquisadores estão reunindo evidências de que o cérebro tem potencial para ser moldável e maleável em qualquer idade. Quanto mais eu estudava novas descobertas sobre a plasticidade do cérebro, mais fascinado me tornava ao ver que certas informações e habilidades parecem ser os ingredientes para mudar seletivamente o cérebro.

A plasticidade cerebral é a capacidade desse órgão de se remodelar, reestruturar e reorganizar mesmo na vida adulta. Violinistas especializados exibem uma hipertrofia considerável no córtex somatossensorial – a região do cérebro conectada ao sentido do tato. Mas isso é verdadeiro apenas para os dedos da mão esquerda, que se move no braço do instrumento (comparados aos dedos da mão direita, que seguram o arco). Cientistas compararam as duas metades do cérebro que controlam o senso de tato dos violinistas, vindo dos dois lados do corpo. Tornou-se evidente que o compartimento do cérebro designado para os dedos da mão esquerda ficou de um tamanho maior do que o que cuidava dos dedos da mão direita.[11]

Até os anos 1980, prevaleceu a ideia de que o cérebro era algo fixo e programado em compartimentos organizados e separados; os neurocientistas entendem hoje que o cérebro está se reorganizando constantemente ao longo da vida de cada pessoa.

Também existem evidências interessantes para eliminar um mito antigo sobre as células nervosas. Por décadas, cientistas pensaram que elas eram incapazes de se dividir e se replicar. Ouvimos que o número de neurônios com os quais nascemos é fixo ao longo da vida, e que, uma vez que as células nervosas são danificadas, jamais poderão ser substituídas. Essas crenças estão agora sendo contestadas. De fato, estudos recentes sugerem que o cérebro adulto normal e sadio pode gerar novas células cerebrais. Esse processo é chamado de *neurogênese*. Pesquisas dos últimos anos demonstraram que, quando células nervosas maduras são danificadas em uma área específica do cérebro chamada hipocampo, elas são naturalmente capazes de se reparar e regenerar.[12] Não apenas certas partes danificadas do cérebro podem ser restauradas; novas evidências agora sugerem que um cérebro adulto plenamente maduro pode produzir células nervosas adicionais todos os dias.

Aprender a fazer malabarismo pode, na verdade, fazer com que áreas específicas do cérebro cresçam, segundo um estudo publicado no periódico *Nature* em janeiro de 2004.[13] Sabíamos, por causa dos exames de imagem de cérebros funcionais, que a aprendizagem pode causar mudanças na atividade cerebral, mas esse estudo em particular demonstrou que mudanças *anatômicas* podem ocorrer como resultado de aprender algo novo.

Pesquisadores alemães da University of Regensburg recrutaram 24 pessoas que não sabiam jogar malabares e as dividiram em dois grupos iguais. Um deles tinha que praticar malabares diariamente por três meses. O grupo de controle não praticou. Antes e depois de o primeiro grupo aprender a jogar malabares, os cientistas conduziram exames de imagem no cérebro de todos os voluntários usando ressonância magnética (RM). Além disso, em vez de limitar sua investigação a mudanças na atividade cerebral, os pesquisadores usaram uma técnica sofisticada de análise chamada morfologia baseada em voxel para detectar mudanças estruturais na substância cinzenta do neocórtex. A espessura de nossa substância cinzenta reflete o número total de células nervosas do cérebro.

Os indivíduos que adquiriram a habilidade do malabarismo tiveram aumento mensurável na substância cinzenta em duas áreas separadas do cérebro envolvidas nas atividades motora e visual. Os cientistas documentaram um volume aumentado e maior densidade de substância cinzenta nessas áreas. O estudo sugere que o cérebro adulto pode ter alguma habilidade para cultivar novas células nervosas. Dra. Vanessa Sluming, veterana em exames por imagem da University of Liverpool, na Inglaterra, comentou que "o que fazemos em nossa vida cotidiana pode ter impacto não apenas em como nossos cérebros funcionam, mas também na estrutura, em um nível macroscópico". É interessante destacar que aquelas pessoas que mais tarde deixaram de praticar malabarismo tiveram as áreas que haviam aumentado em seus cérebros de volta ao tamanho normal dentro de três meses.

Até a meditação mostrou resultados promissores, mudando não apenas a forma como o cérebro funciona – alterando os padrões das ondas cerebrais –, mas também gerando novas células cerebrais que são o produto da atenção interior consciente. Estudos publicados em novembro de 2005 no periódico *NeuroReport* demonstraram substância cinzenta aumentada em vinte participantes, todos com treinamento extensivo em meditação de *insight* budista.[14] Eis aqui a melhor parte do estudo: em sua maioria, os participantes eram pessoas normais, comuns, com empregos e família, que meditavam apenas quarenta minutos por dia. Você não tem que ser uma pessoa santa para produzir mais células cerebrais. Pesquisadores do estudo também sugerem que a meditação pode desacelerar a redução do córtex frontal relacionada à idade.

Segundo pesquisa conduzida por Fred Gage, do Salk Institute for Biological Studies, em La Jolla, Califórnia, ratos que moravam em ambientes enriquecidos, onde eles podiam estimular a mente e o corpo, mostraram aumento de 15% no número total de células cerebrais quando comparados com ratos em ambientes convencionais para roedores. E mais, em outubro de 1998, Gage e um grupo de pesquisadores suecos demonstraram pela primeira vez que células cerebrais humanas têm capacidades regenerativas.[15]

Da lesão, a esperança

Pesquisas com pacientes vítimas de acidente vascular cerebral (AVC) estão fornecendo algumas das evidências mais empolgantes sobre o potencial do cérebro para a mudança. Quando um acidente cerebrovascular – um AVC – ocorre no cérebro, a redução súbita no suprimento de sangue oxigenado danifica tecidos neurológicos. Muitas vezes, uma lesão causada por AVC em uma parte específica do cérebro associada a um braço ou uma perna deixa o paciente sem controle motor de seus membros. De acordo com o pensamento tradicional, se um paciente de AVC não demonstrar melhoria nas duas primeiras semanas, sua paralisia será permanente.

Numerosos estudos estão agora derrubando esse mito. Pacientes de AVC que tecnicamente passaram do período de recuperação – até pacientes na casa dos setenta anos, que estiveram paralisados por até vinte anos – foram capazes de recuperar um pouco do controle motor que não tinham desde os seus AVC, e conseguiram manter essas melhorias em longo prazo. Em certos experimentos de pesquisa, no final dos anos 1970, no departamento de neurologia do Bellevue Hospital, na cidade de Nova York, até 75% dos participantes alcançaram restauração total do controle do braço ou perna paralisados. A repetição foi a chave para sua habilidade de reprogramar o cérebro.[16]

Com a instrução adequada, os indivíduos praticaram com diligência, focando a mente enquanto moviam mentalmente o membro paralisado. Eles receberam feedback mental por meio de máquinas sofisticadas de biofeedback. Quando se tornaram capazes de reproduzir os mesmos padrões cerebrais ao pensar em mover os membros afetados que tinham quando moviam os membros em perfeito estado, eles começaram a reverter a paralisia. Uma vez que padrões cerebrais similares foram produzidos quando se iniciava o movimento no membro afetado, os voluntários conseguiram aumentar a força do sinal neurológico para a perna ou o braço paralisados, o que fez com que o membro se movimentasse mais. Independentemente de idade e duração da lesão, o cérebro deles exibiu uma capacidade espantosa de aprender coisas novas e restaurar o corpo em um nível mais elevado de funcionamento, apenas com a aplicação da força de vontade mental.

O cérebro: a questão da mente e o mistério interligado

Os resultados positivos que pacientes de AVC alcançaram pode fazer com que você se pergunte o que a atenção aumentada e o treinamento diário poderiam fazer para aprimorar o cérebro em indivíduos sadios que recebessem o conhecimento e a instrução adequados. Essa é uma daquelas situações em que uma questão leva a outra, que leva a mais uma, mas vamos começar por aqui: se a estrutura física do cérebro é danificada, o que isso diz sobre a condição da mente? Você provavelmente já ouviu falar de pessoas conhecidas como *savants*, que sofrem de algum distúrbio cerebral, mas que têm uma mente capaz de feitos assombrosos. Em última instância, a pergunta que devemos fazer é esta: o que é a mente, e qual é a relação entre o cérebro e a mente?

Como o órgão com o maior número de neurônios reunidos, o cérebro viabiliza impulsos de pensamentos, tanto consciente quanto subconscientemente, e atua controlando e coordenando funções físicas e mentais. Sem o cérebro, nenhum outro sistema do corpo pode funcionar.

Sir Julian Huxley, biólogo britânico durante o começo dos anos 1900 e autor de vários escritos relacionados à evolução, deve ter previsto a pergunta "O cérebro é uma explicação boa o suficiente para descrever a mente?". Sua resposta é primordial na história da biologia. "O cérebro, por si só, não é responsável pela mente", disse ele, "apesar de ser um órgão necessário para sua manifestação. De fato, um cérebro isolado é um absurdo biológico, tão sem sentido quanto um indivíduo isolado."[17] Ele sabia que deveria haver outro componente para a mente.

Desde minha época de calouro na faculdade, sempre achei fascinante estudar a mente. Meu maior dilema como universitário foi que certas áreas da psicologia tentavam usar a mente para conhecer e observar a mente. Isso era um tanto preocupante para mim, porque parecia uma conjectura estudar a mente sem estudar o órgão que produz a mente. É como observar um carro correndo, mas nunca olhar por baixo do capô para ver o que o faz rodar. Estudar o comportamento é essencial para nossas observações, mas eu me perguntava sempre: se pudéssemos de fato observar um cérebro vivo, funcionando, o que descobriríamos sobre o que está acontecendo *de verdade* com a mente?

Afinal, há limites para o que o cérebro de uma pessoa morta pode nos revelar. Estudar a anatomia sem vida do cérebro para poder reunir informações sobre como ele funciona é como tentar aprender como um computador opera sem ligar o aparelho. A única ferramenta de que dispomos para entender realmente a mente tem sido observar o funcionamento do cérebro humano vivo.

Agora que temos tecnologia para observar um cérebro vivo, sabemos, por meio de exames de imagem de cérebros funcionais, que a mente é o cérebro em ação. Essa é a definição mais recente de mente segundo a neurociência. Quando um cérebro está vivo e ativo, ele pode processar pensamentos, demonstrar inteligência, aprender novas informações, dominar habilidades, recuperar memórias, expressar sentimentos, refinar movimentos, inventar novas ideias e manter o funcionamento organizado do corpo. O cérebro animado também pode facilitar comportamentos, sonhos, perceber a realidade, defender crenças, inspirar-se e, mais importante, abraçar a vida. Para que a mente possa existir, então, o cérebro deve estar vivo.

O cérebro, portanto, não é a mente; é o aparato físico por meio do qual a mente é produzida. Um cérebro sadio e funcionando equivale a uma mente sadia. O cérebro é um biocomputador com três estruturas anatômicas individuais, com as quais ele produz aspectos diferentes da mente. A mente é o resultado de um cérebro que está coordenando impulsos de pensamento por suas várias regiões e subestruturas. Existem muitos estados mentais diferentes, porque podemos facilmente fazer o cérebro funcionar de maneiras diferentes.

O cérebro viabiliza a mente como um intrincado sistema de processamento de dados, de forma a termos a habilidade de reunir, processar, armazenar, recuperar e comunicar informações em segundos, caso necessário, assim como a capacidade de prever, formar hipóteses, reagir, comportar-se, planejar e raciocinar. O cérebro é também o centro de controle por meio do qual a mente organiza e coordena todas as funções metabólicas necessárias para a vida e a sobrevivência. Quando seu biocomputador está ligado, ou vivo, e está funcionando, processando informações, a mente é produzida.

De acordo com nossa definição neurocientífica funcional, a mente não é o cérebro; é o produto do cérebro. A mente é o que o cérebro faz. Podemos estar cientes da máquina em operação (a mente) sem ser a máquina (o cérebro). Quando o cérebro está animado de vida, a mente é processada por meio dele. Essencialmente, a mente é o cérebro animado. Sem o cérebro, não existe mente.

AVANÇOS NA TECNOLOGIA DE IMAGEM

Até recentemente, nosso potencial para compreender o cérebro tinha certos limites impostos pela tecnologia de oitenta anos do eletroencefalograma (EEG). O EEG oferecia representações gráficas do desempenho do cérebro, mas nenhuma imagem para ver um cérebro vivo. Hoje, contudo, os cientistas podem medir a atividade cerebral a cada momento. Eles podem ver a estrutura e a atividade do cérebro humano vivo com detalhes inéditos, graças à revolução na neurociência e no EEG ao longo dos últimos trinta anos. Potencializado pela tecnologia dos computadores, o EEG pode agora fornecer uma representação tridimensional de um cérebro funcionando.

Mais importante ainda na revolução do campo da neurociência cognitiva são os avanços mais recentes na imagiologia funcional. Essa tecnologia é baseada em vários princípios da física, desde mudanças nos campos magnéticos locais até a mensuração de emissões radioativas. Inúmeras novas tecnologias imagiológicas estão produzindo, literalmente, um grande volume de informações sobre o cérebro em funcionamento (assim como o resto do corpo). Como resultado, os neurocientistas podem agora estudar as ações fisiológicas imediatas da massa encefálica, observando os padrões específicos e repetíveis de um cérebro em funcionamento.

A primeira das novas tecnologias, introduzida em 1972, foi a tomografia computadorizada (TC), também chamada de imagem CAT (*Computer-Aided Tomography*, em inglês). Uma TC do cérebro tira uma foto ou gera uma imagem da parte interna do cérebro para ver se existe algum tecido anormal dentro de seus componentes estruturais. Esse tipo de exame meramente capta um momento no tempo; portanto, eles só nos dizem que estruturas anatômicas existem, quais estão faltando, que áreas estão lesionadas ou adoecidas, e se existe algum material anatômico adicional que não deveria estar presente no cérebro. Por conseguinte, imagens de TC não nos dizem nada sobre como o cérebro funciona, apenas por que ele pode não estar funcionando normalmente.

Agora sabemos que o cérebro gera inúmeros mecanismos químicos minúsculos demais para serem visualizados e que podem ser medidos apenas por seus efeitos. Apenas visualizando um cérebro em funcionamento, algo que os exames de TC ainda não permitem, podemos ver esses efeitos químicos em ação.

A tomografia por emissão de pósitrons, ou PET scan, é útil para examinar a atividade bioquímica no cérebro em funcionamento. O aparelho PET usa raios gama para construir imagens que indicam a intensidade da atividade metabólica na parte do cérebro, ou de outra parte do corpo, sob observação. Nesse caso, podemos agora observar o funcionamento do cérebro ao longo do tempo.

A ressonância magnética funcional (RMf) é uma técnica radiográfica que também pode captar uma imagem do cérebro vivo e mostrar quais regiões do cérebro estão ativas durante qualquer atividade mental específica. Embora as RMf não mostrem de fato a atividade cerebral, elas fornecem uma pista enorme sobre quais partes do cérebro estão funcionando, por meio da ação metabólica local das células nervosas conforme elas consomem energia e oxigênio em regiões diferentes do cérebro.

A tomografia computadorizada por emissão de fóton único, o SPECT da medicina nuclear, usa múltiplos detectores de raio gama que giram em torno do paciente para medir as funções cerebrais. Imagens do cérebro funcional produzidas pelo SPECT podem apresentar correlação de certos padrões de atividade cerebral com doenças neurológicas ou estados psicológicos. Mais uma vez, assim como as RMf, os exames SPECT são uma ferramenta valiosa para medir como as células nervosas do cérebro consomem energia metabolicamente quando são ativadas.

Essas últimas três técnicas vão muito além da tecnologia de "foto" que demonstra a natureza morta do cérebro, vista em tomografias computadorizadas típicas. Em vez disso, os exames de cérebros funcionais são como um filme de toda a atividade neurológica do cérebro durante um certo período de tempo. Isso é vantajoso, já que um cérebro em funcionamento revelará mais sobre as atividades normais e anormais da mente. Exames de cérebros funcionais nos permitiram examinar e observar o cérebro em ação ou trabalhando. Ao usar tecnologia em cérebros funcionais, estamos estudando a mente de forma mais precisa do que nunca na história da neurociência. Os pesquisadores conseguiram detectar padrões repetidos nos exames cerebrais de indivíduos com doenças ou lesões similares, ajudando, assim, os médicos com o diagnóstico e tratamento mais adequados.

Uma meditação sobre a mente

Vamos dar uma olhada em uma investigação recente sobre a relação entre o cérebro e a mente. Em evento da National Academy of Sciences dos Estados Unidos, em novembro de 2004, um artigo veio à tona para validar que o treinamento mental por meio da meditação e do foco dedicado pode alterar o funcionamento interno do cérebro.[18] Em resumo, o artigo demonstrava que era muito possível mudar a forma como o cérebro funciona, mudando, assim, a mente.

No estudo, solicitou-se a monges budistas com conhecimento considerável em meditação que se concentrassem em estados mentais específicos, como compaixão e amor incondicional. Todos os participantes foram conectados a 256 sensores elétricos para passar por um exame sofisticado a fim de medir a atividade das ondas cerebrais. Durante esse foco unificado, os cérebros deles se tornaram mais coordenados e organizados no processamento de atividades mentais do que os cérebros do grupo de controle, que não conseguiu nem se aproximar de demonstrar padrões de ondas cerebrais comparáveis aos produzidos pelos monges. Alguns dos monges, que já tinham praticado meditação por até cinquenta mil horas, exibiram atividade no lobo frontal e nas ondas cerebrais totais conectada com funcionamento mental mais elevado e consciência ampliada. De fato, eles podiam comandar a mudança da forma como seus cérebros funcionavam.

Os resultados mostraram que a atividade no lobo frontal era drasticamente elevada nos monges em comparação ao grupo de controle. Na verdade, os monges que meditaram por mais tempo exibiram um tipo de impulso elétrico cerebral chamado onda gama, nos níveis mais elevados que os pesquisadores já tinham visto em uma pessoa saudável. Esses estados específicos de ondas cerebrais estão tipicamente presentes quando o cérebro está criando novos circuitos.

O lobo frontal esquerdo é a área do cérebro que está relacionada à alegria. Em um monge budista, essa atividade era tão avançada na região frontal esquerda que os cientistas que realizavam o estudo disseram que ele devia ser o homem mais feliz do mundo.

"O que descobrimos foi que os praticantes antigos exibiam ativação cerebral em uma escala que nunca vimos", declarou Richard Davidson, PhD, da University of Wisconsin, que liderou o experimento. Ele acrescentou: "A prática mental deles tem um efeito sobre o cérebro da mesma forma que a prática de golfe ou de tênis melhoraria o desempenho". Em uma entrevista posterior, o Dr. Davidson disse: "O que descobrimos é que a mente treinada, ou o cérebro, é fisicamente diferente de uma destreinada".[19]

Por esse experimento, vemos que, se alguém pode melhorar o funcionamento do cérebro, estamos essencialmente mudando a mente. Vamos considerar as implicações desse estudo por um momento. Se o cérebro é o instrumento de impulsos de pensamento conscientes e subconscientes, e a mente é o produto final do cérebro, então quem ou o que está executando a mudança do cérebro e da mente? A mente não pode mudar a mente, porque a mente é o resultado do cérebro. A mente não pode mudar o cérebro, porque a mente é o produto do cérebro. E o cérebro não pode mudar o funcionamento da mente, porque o cérebro é apenas o hardware por meio do qual a mente opera. Finalmente, o cérebro não pode mudar o cérebro, porque ele não tem vida sem alguma força em ação que influencie a mente.

Se é possível fazer o cérebro e a mente funcionarem melhor por meio da prática, e é possível desenvolver uma habilidade mental para mudar o funcionamento interno do cérebro, então quem ou o que está efetuando a mudança no cérebro e na mente? A resposta é aquela palavra elusiva, *consciência*. Esse conceito tem confundido cientistas por muitos anos. Entretanto, na última década, os cientistas estão começando a incluir a consciência como um fator em muitas das teorias voltadas a compreender a natureza da realidade.

Sem recair demais no misticismo ou na filosofia, a consciência é o que dá vida ao cérebro – é a essência vital invisível que anima o cérebro. É o aspecto invisível de si mesmo, tanto atento como inadvertido, tanto consciente quanto subconsciente, usando o cérebro para captar pensamentos e em seguida aglutinando-os para criar a mente.[20]

Mente, matéria e mais

Quando cursei neuroanatomia na pós-graduação e na Life University para meu doutorado em quiropraxia, dissequei inúmeros cérebros. Rapidamente vi que, sem vida, o cérebro é apenas um pedaço de matéria, um órgão que, inanimado, não pode pensar, sentir, agir, criar nem mudar. Apesar de o cérebro ser nosso órgão mais importante – ativo e necessário para tudo o que fazemos, como pensamos, como nos comportamos, o que sentimos –, ele precisa de animação. Ele é o órgão da inteligência, mas é apenas um órgão. Em outras palavras, o cérebro não pode mudar a si mesmo sem um operador.

O cérebro é o órgão do sistema nervoso central com o maior número de células nervosas, ou neurônios, reunidas. Quando os neurônios estão em grande número, temos inteligência. Neurônios são extremamente minúsculos; algo entre trinta e cinquenta mil deles caberiam na ponta de um alfinete. Em uma parte do cérebro chamada neocórtex, a casa da nossa percepção consciente, cada célula nervosa tem a possibilidade de se conectar com quarenta a cinquenta mil outras células nervosas. Em outra área conhecida como cerebelo, cada neurônio tem o potencial de se conectar com até um milhão de outros neurônios. Para visualizar esses dois tipos de neurônios, veja a Figura 2.1.

Na realidade, o cérebro consiste em cerca de cem *bilhões* de neurônios conectados em uma miríade de padrões tridimensionais. Como já aprendemos, as diversas combinações desses bilhões de neurônios interconectados e disparando em sequências exclusivas constituem o que os cientistas chamam de *redes neurais.*

Quando aprendemos algo ou quando temos uma experiência, as células nervosas se unem e criam novas conexões, e isso literalmente nos muda. Em virtude de o cérebro humano possibilitar tantas conexões entre os neurônios, e estes poderem se comunicar diretamente uns com os outros, o cérebro é capaz de processar pensamentos, aprender coisas novas, relembrar experiências, desempenhar ações, demonstrar comportamentos e especular possibilidades, para nomear apenas algumas de suas funções. Ele é a unidade central de processamento do corpo. Portanto, o cérebro é o instrumento que usamos fisicamente para aprimorar de forma consciente nossa compreensão na vida e para sustentar, subconscientemente, nossa própria vida.

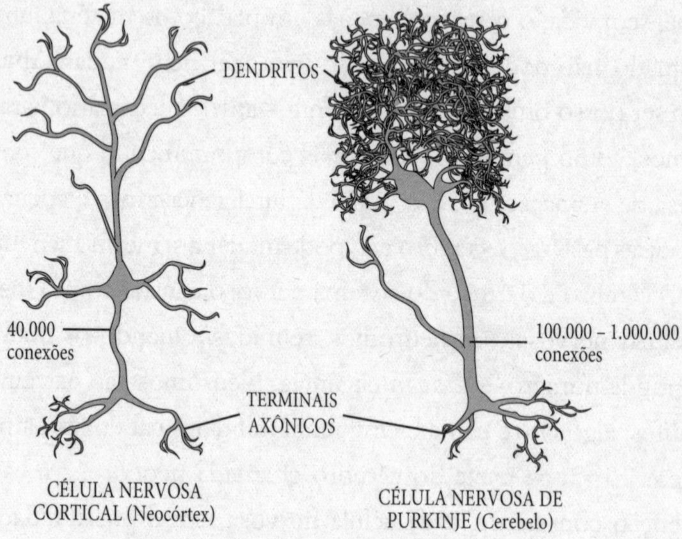

Figura 2.1 Diferença entre o número possível de conexões dendríticas nos neurônios do neocórtex e do cerebelo.

Pense na consciência como aquilo que habita e ocupa esse biocomputador chamado cérebro. Ela é como a corrente elétrica que faz funcionar o computador e todos os seus programas. O cérebro tem sistemas de hardware embutidos e sistemas de software que a consciência está sempre atualizando ou usando rotineiramente.

A consciência nos capacita a pensar e, ao mesmo tempo, a observar nosso processo de pensamento. Tipicamente, pensamos na consciência como nossa percepção de nós mesmos e do mundo ao nosso redor. Entretanto, existe outro tipo de inteligência dentro de nós, uma inteligência que consistentemente nos dá a vida, momento a momento, sem nenhuma necessidade de nossa ajuda. Doutores em quiropraxia chamam isso de *inteligência inata*, e ela reside igualmente em todas as coisas. De fato, essa filosofia afirma que nossa inteligência inata, intermediada pelo cérebro físico, é apenas uma expressão da inteligência universal no corpo.[21]

Dessa forma, segundo o que aprendi tanto como quiroprático quanto como estudante na RSE, parece que existem dois elementos na consciência. Um aspecto, que chamaremos de *consciência subjetiva,* mantém nosso livre-arbítrio individual e possibilita que nos expressemos como indivíduos pensantes, com nossos próprios traços e características. A parte subjetiva e individual de nós, esse elemento de consciência, agrupa nossas qualidades exclusivas, inclusive as habilidades de aprender, lembrar, criar, sonhar, escolher e até a de *não escolher.* Esse é o "você" ou o "eu".

A consciência subjetiva pode existir tanto no corpo quanto independentemente do corpo. Quando as pessoas passam por uma experiência fora do corpo, durante a qual estão completamente conscientes, mas podem ver o corpo deitado na cama, é a consciência subjetiva que está presente na experiência, independente do corpo. Portanto, a consciência subjetiva não é o corpo, mas ela utiliza o corpo. Ela é nossa identidade autoconsciente. Ao longo da vida, em sua maior parte, ela se localiza no interior do corpo físico.

O outro elemento de consciência é a percepção inteligente dentro de nós, que nos dá a vida todos os dias. Chamemos isso de *consciência objetiva* ou de *subconsciente.* Esse é um sistema de percepção separado da mente consciente. Ele é subconsciente, mas incrivelmente inteligente e atento. Ele também existe separadamente do cérebro pensante, mas opera por meio das outras partes do cérebro para manter nosso corpo em ordem. Com a consciência objetiva no comando do espetáculo, o cérebro processa milhões de funções automáticas a cada segundo no nível celular e também em um nível agregado, do qual não estamos a par conscientemente. Esses são os aspectos de nossa vida e nossa saúde que tomamos como certos todos os dias, os sistemas que controlam nosso coração, digerem nossos alimentos, filtram nosso sangue, regeneram as células e até organizam nosso DNA. É preciso uma consciência imensa e ilimitada para ser responsável por todas essas funções.

Essa inteligência objetiva sabe muito mais do que nossa própria personalidade sabe, apesar de pensarmos que sabemos de tudo. Isso é um aspecto universal e fundamental de todos os seres humanos, independentemente de idade, gênero, educação, religião, posição social ou cultura. Poucos param para reconhecer seu poder, força de vontade e inteligência.

Com efeito, esse aspecto da consciência é o que dá vida a *todas as coisas*. É uma inteligência real, com energia ou força mensurável, inata a todas as coisas. É objetiva e constante. Ela já foi chamada de Campo de Ponto Zero, a Fonte, e inteligência universal. É a Fonte que colapsa o campo quântico em todas as formas físicas. Literalmente, é a força vital. A física quântica está apenas começando a mensurar esse campo de potencialidades.

Como seres humanos, temos os dois elementos da consciência. Estamos conscientemente atentos como uma consciência subjetiva, e existimos porque estamos conectados à força vital, que é uma consciência objetiva. Temos o livre-arbítrio para escolher a qualidade de vida que desejamos, e, ao mesmo tempo, uma inteligência superior está nos dando e nos permitindo a animação da vida em cada segundo. De fato, a ciência agora entende que tudo o que é físico (inclusive você e eu) é apenas a ponta de um iceberg imenso. A questão é: qual é o campo que mantém isso tudo junto e como fazemos contato com ele?

O cérebro tem o equipamento, digamos assim, para intermediar esses dois níveis de consciência. O cérebro sem a consciência é inerte e sem vida. Quando a consciência é intermediada pelo cérebro humano, o resultado final é chamado de *mente*.[22] A mente é o cérebro em funcionamento, o cérebro em ação. A mente começa a existir quando um cérebro operante está animado de vida. Não existe mente sem a expressão física da vida por meio de um cérebro em funcionamento.

A mente é, então, o produto da consciência manipulando os tecidos neurais sutis e diversificados do cérebro. Uma vez que ambos os níveis específicos de consciência animam o cérebro para criar a mente, devemos ter dois arranjos diferentes em ação no cérebro. Temos a mente consciente e a mente subconsciente entrelaçadas em dois sistemas cerebrais diferentes.

Por conseguinte, o cérebro tem dois sistemas generalizados distintos, com o hardware apropriado para facilitar dois tipos de consciência. Nossa percepção consciente está baseada no neocórtex. O neocórtex, a "coroa" do nosso cérebro, é onde fica o livre-arbítrio. Ele é o centro do pensamento consciente no cérebro, onde tudo que o indivíduo aprende e vivencia é gravado, e onde as informações são processadas. O arranjo de como as células cerebrais estão conectadas no neocórtex distingue você de outros indivíduos e faz de você alguém único. Se você observar a Figura 2.2, verá o neocórtex.

Você tem a habilidade de estar conscientemente ciente de si mesmo, de suas ações, seus pensamentos, seu comportamento, seus sentimentos, seu ambiente e sua mente, bem como de expressar pensamentos e ideias. As qualidades invisíveis da autorreflexão, da autocontemplação e da auto-observação definem sua experiência subjetiva de si mesmo. Quando falamos em termos de uma pessoa perder a consciência ou voltar à consciência, queremos dizer que ela está deixando ou voltando a um nível de "ser": autoconsciente, desperta e em posse de uma memória conceitual de si mesma. Tudo isso é gerenciado pelo *neocórtex*, o novo cérebro.

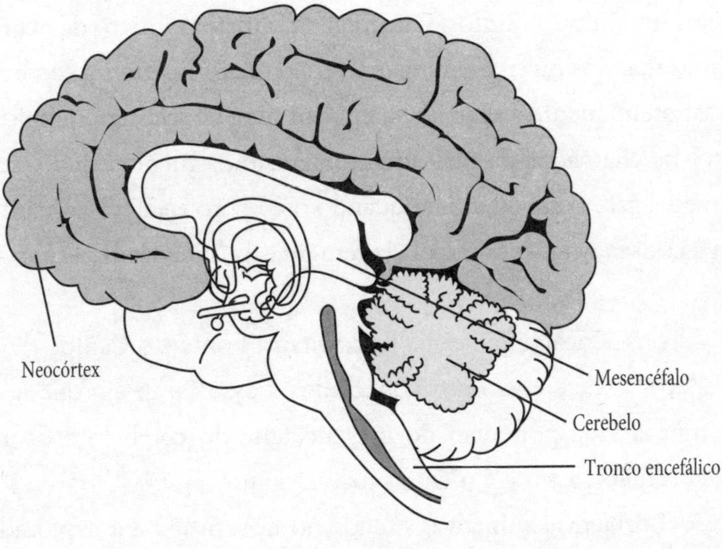

Figura 2.2 Vista dividida: metade do cérebro, mostrando suas principais regiões.

Vamos conversar um pouco mais sobre os aspectos consciente e subconsciente da mente. A mente consciente nos dá a capacidade de processar pensamentos e informações conscientes. Essa mente é autoconhecedora, autoconceitual, autorrealizadora e autoperceptiva. Ela é aquilo a que nos referimos como nós mesmos: o "eu". Usando seu livre-arbítrio, a parte consciente de nós consegue dedicar a atenção a qualquer coisa. Esse é o privilégio de ser humano. Na ciência quiroprática e na filosofia, ela é chamada de mente educada, e é processada na região mais recente de nosso cérebro, o neocórtex.

As partes do cérebro que funcionam sob o controle subconsciente são o mesencéfalo, o cerebelo e o tronco encefálico. Em sua maioria, essas regiões não têm centros conscientes. Todavia, elas operam sob a inteligência superior sobre a qual falei, que não apenas mantém o corpo em ordem, como também cuida de uma lista infinita de afazeres. Essa mente superior sabe como manter a saúde para que possamos desfrutar de todos os outros benefícios da vida. A Figura 2.2 mostra os reinos subconscientes do cérebro humano.

Resumindo, então, o cérebro é o órgão com o maior número de neurônios organizados juntos. Onde existir o maior número de neurônios, existem os maiores níveis de inteligência. A consciência usa o cérebro para processar atentamente a aprendizagem e as experiências em impulsos eletroquímicos chamados de pensamentos. Assim, a mente é o produto do cérebro em ação. A mente opera quando o cérebro está "vivo" e intermediando a consciência. A consciência tem duas qualidades específicas:

- A consciência objetiva é a força vital, a Fonte e o Campo de Ponto Zero. Você e eu somos conectados a esse campo, o que nos permite a vida por meio do mesencéfalo, do cerebelo e do tronco encefálico. Essa é a mente subconsciente.
- A consciência subjetiva, situada no neocórtex, é a exploradora, a identidade que aprende e aprimora sua compreensão para uma expressão maior de vida. Essa é a mente consciente.

Nas Figuras 2.3A e 2.3B, um gráfico simples descreve os dois sistemas operacionais do cérebro.

Uma vez que entendemos como o cérebro funciona para criar a mente, podemos ir além das fronteiras confortáveis daquilo que já sabemos. Quando conseguirmos unir nossa mente consciente à mente infinita com potencial ilimitado, teremos acesso a um mundo de novas possibilidades. A consciência é o único elemento que dá sentido a como podemos mudar o cérebro e a mente. Ela é o aspecto intangível do nosso eu que influencia o cérebro a produzir a mente. Os momentos em que estamos verdadeiramente conscientes, atentos, cientes e presentes são aqueles em que mudamos como nosso cérebro funciona e criamos outro nível mental.

Quando pudermos usar a mente consciente em conjunção com a mente subconsciente, seremos capazes de modificar nosso hardware e atualizar nossos sistemas operacionais. Naquele momento de consciências em fusão, o cérebro pode ser reprogramado.

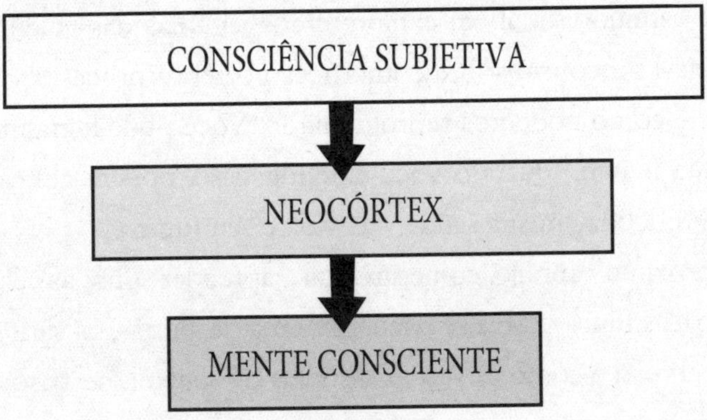

Figura 2.3A

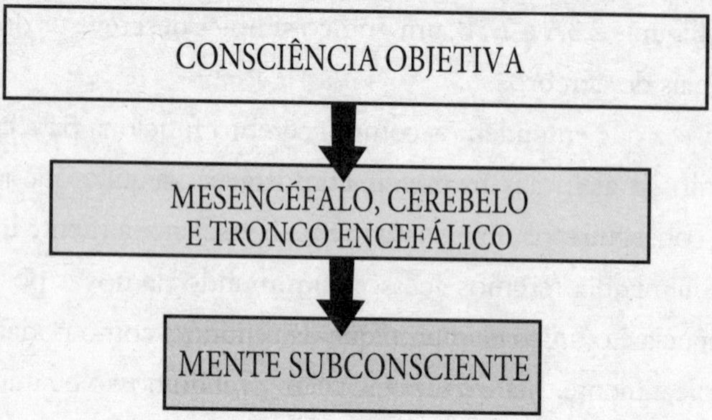

Figura 2.3B Os dois sistemas operacionais do cérebro.

O objetivo deste livro é levantar questões e oferecer informações que possam ajudá-lo a compreender como o cérebro, a mente e a consciência humana interagem para criar sua saúde e sua experiência de vida. Em um passo a passo simples, *Como aumentar a capacidade do seu cérebro* reúne um modelo funcional para entender esse órgão maravilhoso chamado cérebro. Pelo caminho, também exploraremos algumas das evidências que a neurociência descobriu sobre como nosso cérebro processa vários níveis da mente e como podemos reprogramá-lo. Você pode literalmente transformar sua mente. Quando você entender isso, poderá almejar ver essa mudança refletida em sua saúde, sua vida e seu futuro.

No próximo capítulo, começaremos a aprender sobre as células nervosas, como elas funcionam e se conectam umas às outras, os vários ramos do sistema nervoso e como as seções distintas do sistema nervoso funcionam de maneiras diferentes para nos manter vivos e com saúde. Quando compreendemos o básico, podemos começar a expandir nosso entendimento de como somos programados para ser quem somos atualmente. Daí poderemos começar a buscar como mudar nossas mentes.

CAPÍTULO TRÊS

NEURÔNIOS E O SISTEMA NERVOSO: VIAJANDO PELA AUTOESTRADA DA INFORMAÇÃO ORIGINAL

O aluno mais simplório agora é familiarizado com verdades pelas quais Arquimedes sacrificaria a própria vida.

— ERNEST RENAN

Considerando-se que o cérebro é uma parte do corpo e que parte significativa do corpo é composta por água, não deveria ser surpresa que a composição do cérebro tem cerca de 75% de água. Em termos de material sólido, falando estritamente, as células mais numerosas no cérebro são as *células gliais,* um termo que vem do grego *glia,* que quer dizer cola. Em sua maior parte, as células gliais desempenham um papel de suporte no cérebro, tanto estrutural quanto funcionalmente, mas também servem a vários propósitos que os cientistas agora se empenham para compreender.

Tirando a água e as células gliais, nosso cérebro consiste, principalmente, em células nervosas chamadas *neurônios* (até este ponto, vínhamos chamando-os de células cerebrais). Em muitos sentidos, os neurônios são as células mais especializadas e o tecido mais sensível de todos os sistemas biológicos. Eles processam informações e as repassam para outros neurônios, dando início a ações específicas em outras partes do nosso cérebro e do nosso corpo. E, mais importante, os neurônios são as únicas células do corpo que se comunicam diretamente entre si; eles enviam mensagens de um lado a outro em forma de sinais ou impulsos eletroquímicos.

Não apenas os neurônios são as células mais significativas na composição do cérebro, como também são o componente mais fundamental do nosso sistema nervoso: a intrincada rede de estruturas que consiste em cérebro, medula espinal e nervos, que controla e coordena todas as funções do corpo. A maneira única como as células nervosas se comunicam é o que torna o sistema nervoso tão especializado e diferente de qualquer outro sistema corporal.

O cérebro tem o maior agrupamento de neurônios do corpo todo. Um corte minúsculo do cérebro com o tamanho de um grão de areia contém por volta de cem mil neurônios. Eles se compactam tanto que um pedaço de cérebro humano do tamanho de um cascalho contém cerca de três quilômetros de material de neurônios. Seu cérebro todo contém algo em torno de cem *bilhões* de neurônios, cada um com uma fração de milímetro. Para lhe dar uma ideia de quantos neurônios isso é, se você fosse contar até cem bilhões, segundo a segundo, ficaria contando por quase 3.171 anos. Se você pudesse empilhar cem bilhões de folhas de papel, a pilha teria oito mil quilômetros de altura – a distância entre Los Angeles e Londres.

Outros neurônios são muito mais compridos do que as células nervosas no cérebro. Alguns se estendem do cérebro para a medula espinal e chegam a até noventa centímetros de comprimento. Embora o comprimento dos neurônios possa variar, eles funcionam, essencialmente, da mesma maneira.

Para ilustrar alguns dos papéis que os neurônios desempenham em sua vida, imagine que é de manhã e você está planejando o resto do dia. Conforme seu cérebro reúne ideias do que você vai precisar fazer durante partes do seu dia, os neurônios transmitem informações eletroquímicas que vão e vêm de várias partes do cérebro. Neurônios sensoriais enviam informação para o seu cérebro, não apenas sobre seu ambiente externo – por meio da visão, audição, olfato, paladar, tato e pressão –, mas também sobre seu ambiente interno, inclusive sensações de fome, sede, dor, temperatura e assim por diante. Quando você resolve se levantar e entrar em ação, neurônios motores enviam impulsos eletroquímicos do cérebro para o corpo através da medula espinal, combinando seus movimentos com o plano mental que você construiu.

O método geral de comunicação entre neurônios é o mesmo em todos os seres humanos. Entretanto, as células nervosas estão organizadas em redes ou padrões que moldam o comportamento individual e nos dão aquelas diferenças únicas que todos apresentamos.

Componentes da "árvore" de neurônios

Uma célula nervosa típica lembra um carvalho sem folhas no inverno (alguns neurônios são mais parecidos com essa imagem do que outros). Na parte da "árvore" onde os galhos mais grossos convergem na direção do tronco, encontramos o núcleo ou o corpo celular do neurônio.

O núcleo da célula nervosa, assim como os de todas as outras células, contém informação genética chamada *DNA*, que dirige a produção de proteínas necessárias para a estrutura e a função da célula. O DNA em nossas células nervosas é quase o mesmo que o de qualquer outra célula do corpo (exceto pelos glóbulos vermelhos, que não contêm DNA). O que diferencia um tipo de célula do outro é a expressão ativa de apenas alguns genes em particular. Quando uma célula expressa um gene, ela produz uma proteína específica, relacionada a uma função específica. Por exemplo, uma célula muscular criará proteínas específicas do músculo que compõem a estrutura do nosso tecido muscular. Assim, o que faz de uma célula específica uma célula nervosa é o fato de ela expressar uma sequência de DNA que difere levemente daquela expressada por uma célula muscular ou da pele.

O que também diferencia uma célula nervosa de outras células é sua estrutura externa. Um neurônio tem dois tipos de apêndices (também conhecidos como *neuritos*) que se estendem para fora do corpo celular em direções aproximadamente opostas, como ilustrado na Figura 3.1. O tronco da árvore do neurônio é uma fibra longa chamada de *axônio;* todos os neurônios têm apenas um axônio. Os axônios têm comprimento que varia entre um décimo de milímetro e dois metros. Se você olhar a parte de baixo de um tronco de axônio, verá pontas semelhantes a raízes, chamadas de *terminais axônicos.*

Examinemos agora o lado de cima do tronco da árvore do axônio. Imagine que os galhos grandes desse corpo celular semelhante a uma árvore se estendam para fora, tridimensionalmente, em várias direções, estreitando-se em galhos menores que se dividem em ramos menores ainda, como dedos. Esses galhos e ramos são extensões flexíveis como antenas, chamadas de *dendritos.* Assim como os galhos de uma árvore, cada célula nervosa tem vários dendritos. Os dendritos terminam em protuberâncias minúsculas, granulares, nomeadas *espinhas dendríticas.* Essas extensões proeminentes são os receptores de informações específicos dos dendritos, e são importantes no processo de aprendizagem. Mais uma vez, veja a Figura 3.1.

Na verdade, todas as partes das células nervosas são tão flexíveis que parecem mais com espaguete cozinhando na água fervendo do que com os galhos rígidos de uma árvore. Neurônios vivos não são rígidos, mas sim elásticos e amorfos.

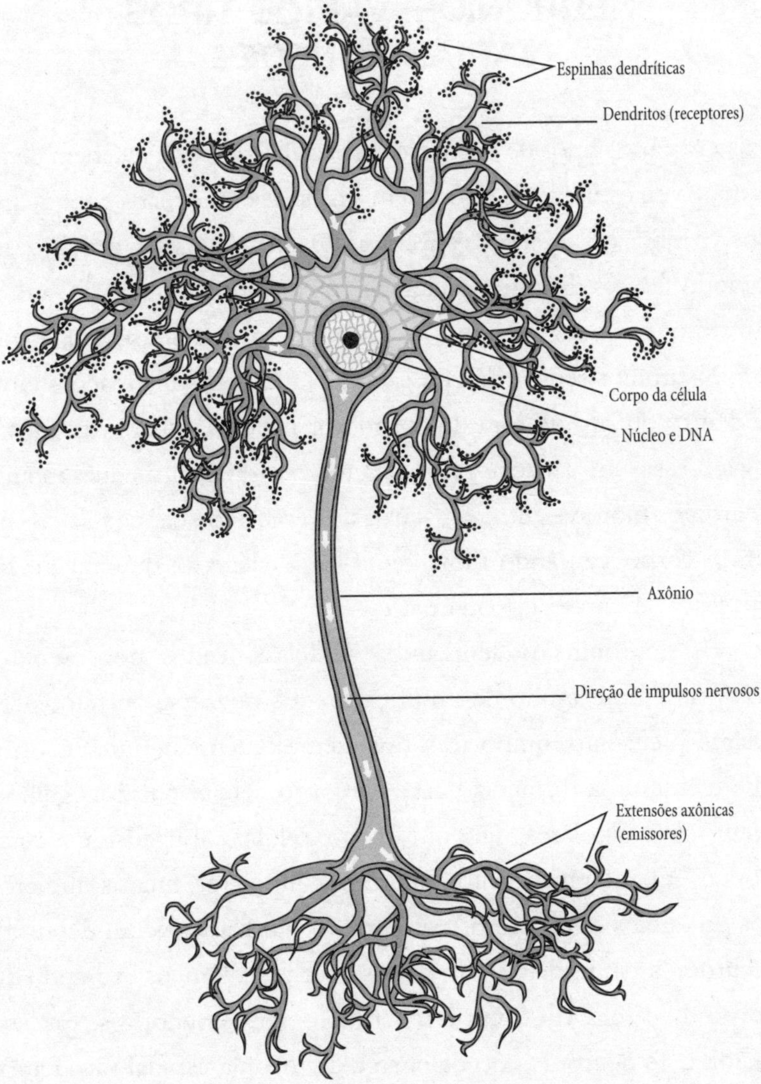

Figura 3.1 Um neurônio.

NEURÔNIOS: VÁRIOS TIPOS, VÁRIAS FUNÇÕES

Existem vários tipos de neurônios especializados, que recebem diversos tipos de estímulos e conduzem sinais eletroquímicos para neurônios vizinhos em direções específicas. Os neurônios são classificados segundo fatores distintos, incluindo sua localização, formato, a direção em que conduzem impulsos e o número de extensões que contêm. Neurônios sensoriais, por exemplo, recebem informações tanto de dentro quanto de fora do corpo por meio de nossos sentidos, e enviam essas informações para o cérebro ou para a medula espinal. Neurônios motores entregam sinais do cérebro ou da medula espinal para o corpo, causando movimento ou a execução de uma função específica em um tecido ou órgão.

Os neurônios podem ainda ser classificados por número, comprimento e modo de ramificação dos neuritos, ou ramos celulares. Neurônios unipolares, por exemplo, têm um único neurito que divide uma distância curta do corpo celular em dois galhos. Neurônios bipolares têm um corpo celular alongado, de cujas pontas emerge um neurito. Neurônios bipolares, menos numerosos do que os outros tipos, têm um axônio e apenas um dendrito. Neurônios multipolares têm vários neuritos axônicos brotando do corpo da célula. Eles têm um axônio e vários dendritos. Em sua maioria, os neurônios do cérebro e da medula espinal são neurônios multipolares. Dê uma olhada na Figura 3.2 para comparar os diversos tipos de células nervosas.

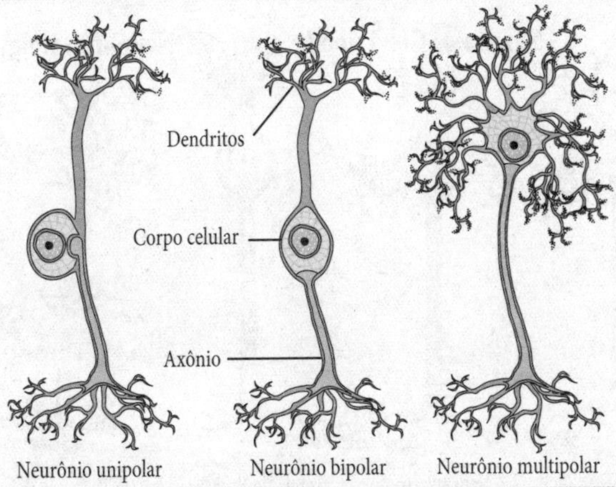

Figura 3.2

Neurônios também são classificados segundo seu tamanho. Neurônios Golgi tipo I têm um axônio longo que chega até a um metro de comprimento. Os axônios desses neurônios são formados de fibras do cérebro e da medula espinal, além dos nervos periféricos que saem da coluna. Se você estiver interessado nos nomes desses neurônios, as células piramidais do córtex cerebral, as células e Purkinje do cerebelo e as células motoras da medula espinal são todos bons exemplos.

Os neurônios multipolares são o tipo mais numeroso de células nervosas de axônio curto, conhecidos como neurônios Golgi tipo II. Seus galhos curtos geralmente terminam próximos do corpo celular, e, em alguns casos, o axônio pode até estar ausente. Os neurônios Golgi tipo II têm a aparência semelhante à de uma estrela. Essas células são as mais comuns no córtex cerebelar e no córtex cerebral – ou seja, as pequenas células nervosas que compõem a substância cinzenta do cérebro. A Figura 3.2 mostra as células nervosas dos tipos Golgi I e Golgi II.

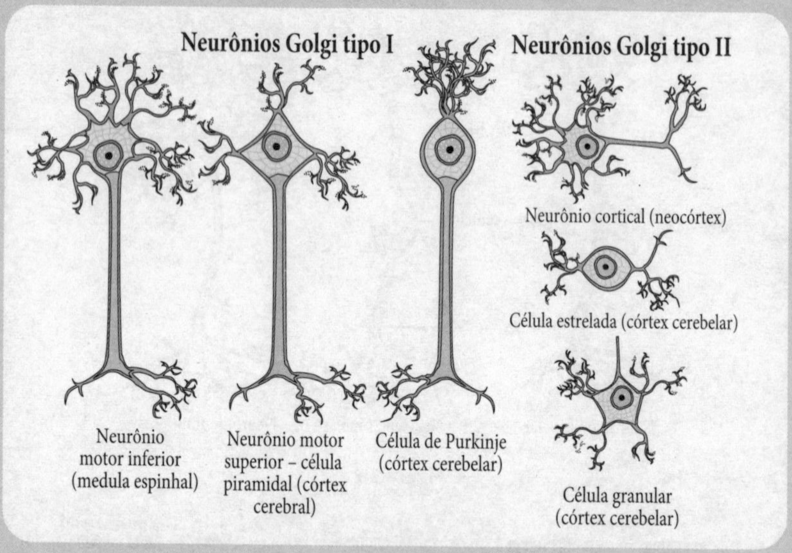

Figura 3.2 (continuação)

Os neurônios se comunicam através de seus axônios e dendritos em uma espécie de sistema intrincado de fiação. Enquanto o axônio envia informações eletroquímicas para outros neurônios, os dendritos recebem mensagens de outras células nervosas. No que se refere à nossa analogia com a árvore, os dendritos (galhos) recebem mensagens dos terminais axônicos (sistema de raízes) de outras árvores com que se conectam e passam essas mensagens pelo axônio (o tronco) para seus próprios terminais axônicos (raízes), que tocam os dendritos (galhos) de outra árvore, e assim por diante.

Essa é uma visão bastante rudimentar de como essa comunicação ocorre. O que quero dizer com rudimentar? Para começar, achamos útil, a essa altura, falar sobre neurônios como se eles se conectassem por meio de contato direto. O incrível é que os neurônios nunca chegam a se tocar de fato. Sempre existe um espaço entre eles de cerca de um milionésimo de centímetro de largura, chamado de *sinapse*. O ponto A na Figura 3.3 ajudará a visualizar o espaço sináptico entre os neurônios.

Também para efeito de simplicidade, embora um neurônio possa se comunicar com milhares de outras células nervosas de maneira tridimensional, começarei descrevendo como uma célula nervosa (neurônio A) repassa uma mensagem para outra célula nervosa (neurônio B). Incidentalmente, apesar de terminais axônicos tipicamente enviarem informações para os dendritos de outro neurônio, de vez em quando uma extensão axônica fará contato direto com o corpo celular de um neurônio próximo.

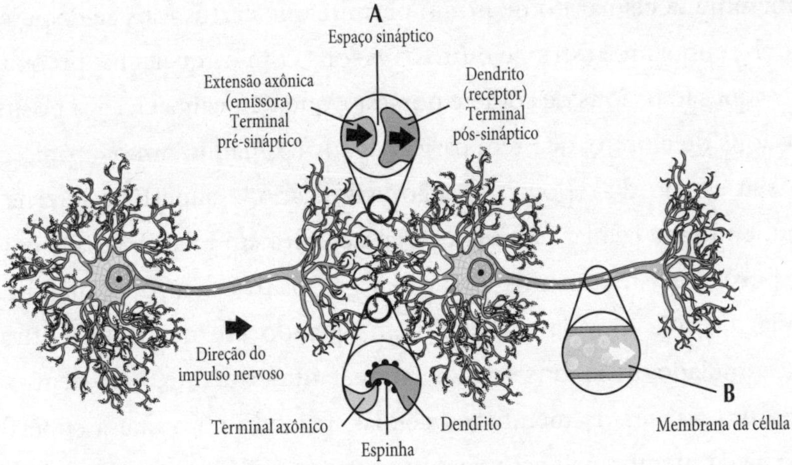

Figura 3.3 Um diagrama do espaço sináptico, espinhas dendríticas e membrana celular.

Impulsos nervosos espalham a mensagem

Imagine que você decidiu pegar um lápis. Como as suas células nervosas transmitiriam esse pensamento e fariam com que sua mão executasse os movimentos necessários para pegar o lápis? Vamos seguir esse processo (muito simplificado, é claro).

Primeiro, você precisa entender onde e como a comunicação entre os nervos ocorre. O local em que essa comunicação é iniciada e conduzida é a *membrana celular* ou *membrana plasmática* do neurônio. Você pode pensar nela como a pele da célula nervosa; esse limite externo contínuo cerca todo o neurônio, inclusive o corpo celular e suas extensões. Essa membrana é tão fina – cerca de oito nanômetros, ou um milionésimo de um metro – que seria impossível vê-la em um microscópio de luz comum. O ponto B na Figura 3.3 mostra a membrana da célula nervosa.

Talvez você se lembre do termo íon de suas aulas de química no ensino médio. Se lembra, um íon é um átomo com uma carga elétrica porque ganhou ou perdeu um elétron em sua camada mais externa. Íons são relevantes para nossa discussão porque esses átomos carregados geram os sinais elétricos pelos quais as células nervosas se comunicam. A membrana celular do neurônio permite que certos íons se dispersem por ela, enquanto restringe outros. Os íons com os quais nos preocupamos aqui são os íons de sódio e potássio, que têm carga elétrica positiva, e os íons de cloreto, que têm carga negativa. Quando um neurônio está em seu estado de repouso ou não estimulado, a superfície interna de sua membrana celular tem uma carga negativa em relação ao seu entorno, porque existem menos íons de carga positiva dentro da membrana celular do que fora da célula. Porém, quando um neurônio é ativado ou estimulado, mais íons se movem, instantaneamente, para dentro do neurônio através da membrana celular, fazendo com que a superfície interna da membrana passe de uma carga negativa para uma positiva.

Esse fluxo de íons dura apenas cinco milissegundos, mas é o suficiente para propagar uma corrente elétrica, chamada de *potencial de ação,* que desce pelo axônio. Para nossos propósitos, tudo o que você precisa saber sobre potenciais de ação é que, quando uma célula nervosa é excitada, ou seja, quando ela alcança certo limiar de carga elétrica, ocorre uma rápida troca de partículas carregadas que flui por toda a membrana até os terminais axônicos. Após essa atividade, as posições dos íons rapidamente retornam ao seu estado de repouso.

Assim que um potencial de ação é disparado, ele é conduzido pela célula nervosa em um efeito cascata chamado *impulso nervoso.* Para visualizar isso, imagine que você está segurando a ponta de uma corda comprida. Se agitá-la como um chicote, gerará uma onda que viajará por toda a extensão da corda. De maneira similar, uma vez que um estímulo é forte o bastante para ativar ou estimular uma célula nervosa, isso gera um impulso elétrico de autopropagação, o que significa que ele não pode parar antes de percorrer o caminho todo até a extremidade do axônio. A corrente elétrica prossegue pelo axônio em um pulso único até que todo o impulso nervoso seja descarregado. Os cientistas chamam isso de *lei do tudo ou nada* ou *lei de Bowditch*. Neste livro, nos referimos a um potencial de ação em qualquer neurônio ou conjunto de neurônios usando afirmações como "quando neurônios disparam", "quando neurônios são ativados" ou "quando neurônios são estimulados ou excitados".

A velocidade dessa transmissão em fibras nervosas é impressionante. Um potencial de ação com um milésimo de segundo de duração pode percorrer um axônio a uma velocidade maior do que quatrocentos quilômetros por hora. Em outras palavras, esse pulso pode se mover até cem metros, ou aproximadamente a extensão de um campo de futebol americano, em um segundo. Quando um impulso nervoso começa, sua intensidade, ou força de transmissão, se mantém constante até essa transmissão acabar. Já que um impulso nervoso viaja por meio de uma corrente elétrica que percorre o axônio, será que podemos mensurar essa corrente?

A troca de íons dentro e fora das células nervosas (um potencial de ação) gera um campo eletromagnético. Durante a atividade cerebral, milhões de neurônios disparam em uníssono, o que produz um campo eletromagnético mensurável. Se você já viu a tecnologia EEG em ação, na qual eletrodos são colocados no couro cabeludo de alguém para fornecer uma leitura da atividade cerebral, você estava observando esses campos de indutância sendo registrados. As células nervosas disparando em conjunto por todo o cérebro podem gerar vários tipos de campos eletromagnéticos que significam vários estados mentais. Utilizando a tecnologia EEG, os cientistas podem até mostrar a correlação entre um aumento na atividade desses campos eletromagnéticos e regiões específicas do cérebro, relacionadas a diversos processos de pensamento.

Geramos impulsos elétricos no cérebro a cada momento, quer estejamos processando informações retiradas de nosso ambiente, ou nos envolvendo em nossos pensamentos pessoais, ou até dormindo. Isso acontece em várias partes do cérebro, em milhões e milhões de neurônios diferentes, todos os segundos. Com efeito, a quantidade de impulsos nervosos que o cérebro humano gera em um dia é maior do que o número de impulsos elétricos de todos os celulares no planeta.

Agora, vamos observar com mais atenção como a informação se move de uma célula nervosa para a outra. Conforme os neurônios transmitem sinais na forma de impulsos elétricos, eles devem se comunicar uns com os outros através do espaço que os separa. Esse espaço, entre o terminal axônico (emissor do sinal) de uma célula nervosa e o dendrito (receptor do sinal) de seu neurônio vizinho, é uma *conexão sináptica* ou *sinapse* (esse termo veio de uma palavra grega que significa "conectar" ou "unir"). Com uma largura de apenas milésimos de milímetro, o espaço sináptico (ou fenda sináptica) permite que impulsos nervosos continuem em sua rota de um neurônio para o outro sem interrupção.

O lado emissor do espaço onde o terminal axônico acaba (ilustrado como o sistema de raízes da árvore no ponto A da Figura 3.3) é nomeado *terminal pré-sináptico,* porque um sinal nesse lado do espaço ainda não cruzou a sinapse. A ponta receptora da sinapse, onde o dendrito aceita a informação, é o *terminal pós-sináptico* (os galhos mais externos na árvore, finos como dedos).

Tenha em mente que neurônios não se conectam em cadeias simples, como vagões de trem enfileirados um após o outro, em sequência. Para começar, um axônio pode enviar informações para mais de uma célula nervosa de cada vez, um processo chamado *divergência.* Quando isso ocorre, uma mensagem de uma célula nervosa diverge ou se espalha para múltiplas células nervosas vizinhas. Potencialmente, um neurônio cria uma cascata de informações que ele pode então enviar para uma selva de milhares de outros neurônios. O processo de divergência neuronal é basicamente o mesmo que jogar um pedrisco na água e observar o impulso se espalhar em todas as direções.

Em outro processo chamado de *convergência,* uma única célula nervosa recebe mensagens vindas de diversas células nervosas por seus dendritos e então converge essas partículas diferentes de informação em um único sinal, que é transmitido pelo axônio. Imagine nosso carvalho com seus galhos (dendritos) se espalhando em todas as direções. Agora visualize milhares de outras árvores flutuando tridimensionalmente em pleno ar, com seus sistemas de raízes (os terminais axônicos) tocando uma parte pequena da copa de nossa árvore original. Todas essas árvores diferentes estão canalizando inúmeras correntes elétricas para aquele carvalho, que está convergindo toda essa informação para um único caminho, ao longo de seu tronco para suas raízes. A convergência ocorre quando a atividade neuronal difundida se encaixa perfeitamente, de modo que todos os impulsos nervosos se encontrem em alguns poucos neurônios. Na Figura 3.4 é possível observar a divergência e a convergência.

Como pegar um lápis

Certo, nosso lápis ainda está esperando. O que precisa acontecer para que você o pegue? Se você estendesse a mão e pegasse o lápis, uma cascata de potenciais de ação dispararia em uma vasta gama de neurônios em diferentes áreas de seu cérebro para causar a ação coordenada de movimentos em seus braços e mãos. A seguir estão alguns dos passos simples desse processo, que não ocorrem, necessariamente, nesta sequência exata.

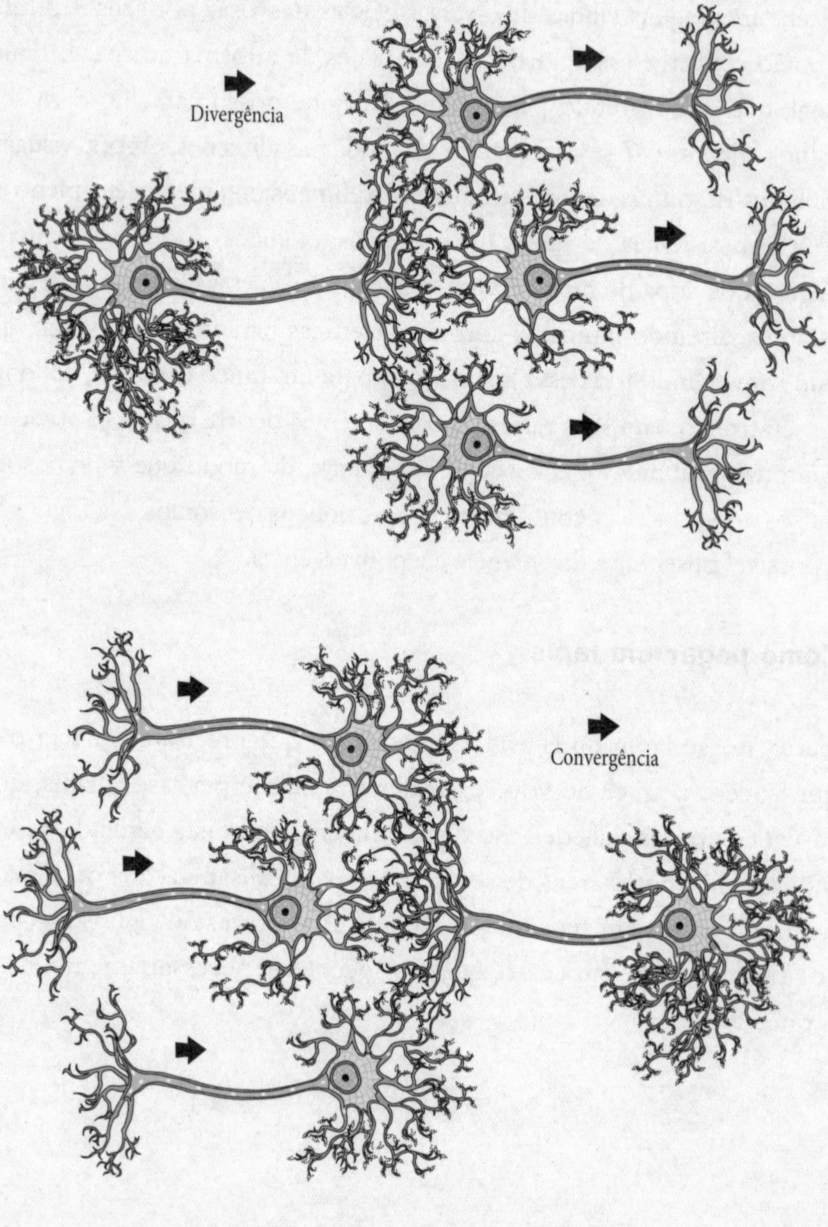

Figura 3.4 Divergência e convergência.

1. Seu pensamento de pegar o lápis cria a primeira série de potenciais de ação em seu cérebro.
2. Seus olhos veem o lápis e iniciam a segunda série de potenciais de ação.
3. Seu *lobo occipital* (a parte do cérebro responsável pela visão) registra a imagem do que você vê.
4. O *lobo temporal* (responsável pela associação em conjunto com armazenagem de memória e aprendizagem) associa a imagem do que você vê com o que ele se lembra sobre lápis, o que então cria outra série de potenciais de ação.
5. O *lobo frontal* (responsável pelas atividades mentais elevadas) lhe permite manter a atenção enquanto você, intencionalmente, estende a mão para o lápis.
6. Quando você começa a formular e integrar o movimento de estender a mão para o lápis, o lobo frontal e o *lobo parietal* (a porção motora do cérebro, também responsável por mecanismos de linguagem e funções sensoriais em geral) o ajudam a iniciar o movimento de braço, mão e dedos, e disparam sua antecipação sensorial de qual é a sensação de um lápis.
7. O *lobo parietal* permite que você sinta que tem o lápis na mão – você pode perceber o formato dele, a superfície mais áspera da madeira exposta pelo apontador, a maciez da borracha.
8. Ao mesmo tempo, o *cerebelo* (responsável por coordenar a atividade muscular voluntária) dirige os movimentos motores finos do corpo para estender a mão e segurar o lápis. Sem o cerebelo, você poderia pegar o lápis na mão, mas fazê-lo sair voando por cima de sua cabeça ou arrastá-lo no chão.

Durante toda essa cascata de potenciais de ação, íons de sódio e potássio entravam e saíam de suas células nervosas, e essa atividade eletroquímica ocorreu sem nenhum ato consciente seu. E graças aos céus por isso!

NERVOSO COMO UMA ÁGUA-VIVA

As primeiras células nervosas evoluíram em criaturas muito semelhantes às águas-vivas de hoje. Há milhões de anos, a sobrevivência desse organismo primitivo dependia de sua habilidade para detectar (função sensorial) e se movimentar (função motora) na direção da comida. Era essencial que a água-viva desenvolvesse células especializadas que pudessem iniciar movimentos por meio da contração de tecidos. Mas esses movimentos tinham que ser mais do que apenas ações aleatórias.

A água-viva precisava de um sistema que pudesse guiar seus movimentos com certo grau de consciência e coordenação, para que ela pudesse interagir de maneira mais eficaz com seu ambiente. Tal sistema demandaria a capacidade de receber mensagens sensoriais do ambiente e de conduzir esses sinais para as células que se tornaram especializadas em produzir movimento. Essencialmente, é isso o que o sistema nervoso faz: ele sente o ambiente e então reage de forma apropriada por meio de movimento e ação, às vezes de forma voluntária e às vezes involuntária.

Em outras palavras, a água-viva precisava de uma consciência ou inteligência rudimentar e um sistema nervoso simples para intermediar um nível básico de consciência. Por conseguinte, essa criatura desenvolveu células nervosas e as funções sensoriais e motoras de um dos primeiros sistemas nervosos.

Os mecanismos neurológicos simples que evoluíram na água-viva e em outros organismos primitivos eram adaptações tão eficazes que se tornaram a norma na evolução. Todas as células nervosas, sejam elas águas-vivas, outros animais ou seres humanos, operam sob os mesmos princípios eletroquímicos básicos para conduzirem informações. Hoje, nós, humanos, nos comportamos e reagimos a nosso ambiente usando os mesmos processos que evoluíram nas águas-vivas milhões de anos atrás.

Como a natureza deu o salto quântico dos sistemas nervosos mais primitivos para o cérebro humano? Para que os organismos desenvolvam comportamentos cada vez mais complicados, sofisticados e adaptados, tudo que eles precisavam era reunir mais dessas células nervosas, de maneiras diversificadas.

Quando neurônios se conectam em redes neurológicas progressivamente mais intrincadas, a comunicação entre neurônios se multiplica de forma exponencial. É uma correlação simples: conforme a comunicação entre neurônios se intensifica, a inteligência se expande e os organismos são capazes de se comportar dentro de seus ambientes de maneiras cada vez mais avançadas e adaptadas. Em essência: podemos aprender, lembrar, criar, inventar e modificar nosso comportamento mais depressa do que qualquer outra espécie, em razão do tamanho de nosso cérebro expandido. Os seres humanos, por causa do imenso número de células nervosas interconectadas que dão ao nosso cérebro seu enorme tamanho e sua complexidade imbatível, estão no topo da cadeia de comando.

Mensageiros químicos fazem a conexão

Vamos observar mais atentamente agora como os impulsos nervosos viajam de um neurônio a outro. Como eles cruzam aquele espaço sináptico?

Quando um impulso nervoso percorre um neurônio até a extremidade do axônio, ele alcança o terminal pré-sináptico do lado emissor do espaço sináptico. No terminal pré-sináptico existem minúsculas vesículas sinápticas que armazenam mensageiros químicos chamados *neurotransmissores*. Os neurotransmissores passam informações importantes para outras células nervosas do outro lado do espaço sináptico e para outras partes do corpo, a fim de orquestrar funções específicas. O ponto A na Figura 3.5 ilustra essas vesículas cheias de neurotransmissores.

Os neurotransmissores (serotonina ou dopamina, por exemplo) também produzem os humores que dão sabor a nossas experiências. Eles são a razão pela qual às vezes fazemos uma atividade e nos sentimos felizes, enquanto outras vezes, ao fazermos a mesma atividade, sentimos uma emoção diferente. Se, como a maioria das pessoas, você passa por muitos humores diferentes ao longo de um dia, desde estar entusiasmado ou com uma perspectiva mental positiva para uma sensação de depressão, irritabilidade ou fadiga, você experimentou os efeitos dos neurotransmissores. A química cerebral que criamos diariamente, por nossos próprios pensamentos, determina como nos sentimos.

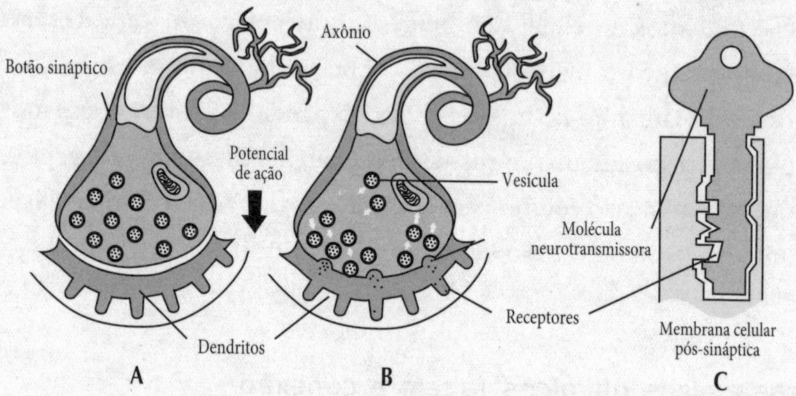

Figura 3.5 A ação dos neurotransmissores no espaço sináptico.

Pense nas vesículas na ponta do terminal axônico como balões de água minúsculos e feitos sob medida, e nos neurotransmissores como o fluido dentro dos balões. Apenas os conjuntos de terminais e neurotransmissores que combinam entre si podem funcionar juntos. Como um raio, a atividade eletroquímica de um impulso nervoso faz com que uma ou mais vesículas estourem, e cada uma que estoura libera milhares de moléculas neurotransmissoras. Com cada impulso nervoso, algumas vesículas se rompem, enquanto outras seguem inalteradas, de modo que certos neurotransmissores são emitidos enquanto outros mensageiros químicos não são liberados.

O que determina quais neurotransmissores são liberados? Os impulsos nervosos não são todos iguais; cada impulso elétrico que percorre o neurônio tem uma frequência (ou magnitude de carga) específica, e cada tipo de neurotransmissor reage a uma frequência diferente. Assim, um impulso eletroquímico específico faz com que uma vesícula particular exploda e descarregue um neurotransmissor correspondente específico àquela frequência.

Se quiser, imagine esses mensageiros químicos como minúsculas barcas atravessando um canal e ancorando do outro lado em seus destinos apropriados. No dendrito receptor, cada neurotransmissor ancora, ou se conecta, a um ponto receptor químico específico, como uma chave se encaixando em sua fechadura correspondente. O formato do neurotransmissor deve combinar com o formato do receptor. Os pontos B e C na Figura 3.5 demonstram esse modelo de chave e fechadura.

No ponto em que os neurotransmissores ancoram do outro lado, liberam seus "passageiros", que então têm deveres específicos. Os indivíduos que deixam as barcas podem viajar pela mesma estrada, mas por motivos diferentes. Alguns podem ir para casa descansar, outros podem ir trabalhar, outros podem estar de férias, e outros ainda podem, inclusive, estar policiando a própria barca.

Com os neurotransmissores ocorre uma situação análoga. Eles atravessam o espaço entre o neurônio que os libera e uma célula nervosa vizinha. Na ponta receptora do espaço, eles causam a liberação de substâncias químicas específicas que influenciam a atividade da célula nervosa vizinha. Isso, por sua vez, influencia o neurônio receptor seguinte, e assim por diante.

A troca elétrica química

Você reparou que os impulsos nervosos começam como elétricos em sua natureza, depois se transformam em substâncias químicas, e então voltam a ser elétricos? Em outras palavras, os impulsos elétricos que os neurônios geram são transmutados em impulsos químicos na sinapse por meio dos neurotransmissores. Essas mensagens químicas estimulam interações moleculares complexas, inclusive fluxos de íons, que disparam impulsos elétricos no neurônio vizinho. Quando certo limiar elétrico é atingido, isso ativa aquele neurônio adjacente e dispara um potencial de ação que continua a mover a mensagem pela célula nervosa receptora.

Nem toda célula nervosa repassa as mensagens que recebe. Para ilustrar esse fato, imagine que você está tentando alegrar um amigo que está muito deprimido por ter perdido um amor. Ele está preso na inércia, revivendo repetidamente seus infortúnios. Percebendo que ele precisa esquecer seu sofrimento, você decide estimulá-lo de várias formas diferentes. Você o leva para um jantar cedo, sai para um passeio e para tomar sorvete no calçadão, o acompanha para ver um filme, e então se encontra com amigos em uma boate, onde assistem a um espetáculo de comédia *stand-up*.

Em algum ponto de toda essa atividade, seu amigo provavelmente atingiu um limiar no qual ficou empolgado o bastante para se esquecer de seu estado de repouso inicial.

As células nervosas mudam de um estado de repouso para um estado de excitação de maneira muito semelhante à que ocorreu com seu amigo. Uma forma de estímulo às vezes pode não ser suficiente, mas, se você puder oferecer estímulo bastante para levá-las ao ponto de excitação, elas se tornarão excitadas e continuarão assim. Quando uma célula nervosa se torna excitada no terminal pós-sináptico, ele se transforma de receptor em transmissor de informações. Agora a célula nervosa espalhará sua excitação.

Quando neurotransmissores são liberados no terminal pré-sináptico (o ponto de envio do neurônio), eles geram uma reação elétrica no terminal pós-sináptico da célula nervosa receptora. Esse impulso elétrico tem que viajar do dendrito (receptor) para o corpo celular, descendo pelo axônio antes que o neurotransmissor faça seu trabalho. Pense nos neurotransmissores como substâncias químicas que conectam a comunicação entre neurônios, de modo que as mensagens viajem pelo cérebro.

Geralmente, deve haver abundância de atividade dos neurotransmissores (estímulo) no terminal pós-sináptico (a ponta receptora do neurônio) para que a próxima célula nervosa se torne excitada a ponto de disparar.

Pequenas quantidades de neurotransmissores vindas de disparos singulares de células nervosas geralmente não atingem o limiar para produzir um potencial de ação no terminal pós-sináptico. É um fenômeno de tudo ou nada, como aquele momento em que seu despertador toca – ou você sai da cama ou não sai, mas não pode fazer as duas coisas. Tipos diferentes de neurotransmissores também têm um papel a desempenhar para determinar se as células nervosas ficam excitadas ou ignoram o despertador.

Tipos de neurotransmissores

Os neurotransmissores são encontrados em concentrações variadas em partes específicas do cérebro, com base na função particular de cada área. Alguns dos neurotransmissores mais importantes são glutamato, GABA, acetilcolina, serotonina, dopamina, melatonina, óxido nítrico e várias endorfinas.

Neurotransmissores podem realizar muitos tipos diferentes de funções. Eles podem estimular, inibir ou alterar a atividade de um neurônio no nível celular. Eles podem dizer a um neurônio para se desacoplar de sua conexão atual ou fazer com que se fixe melhor à sua conexão presente. Os neurotransmissores podem sinalizar aos neurônios vizinhos para que fiquem excitados, ou podem mandar uma mensagem ao neurônio seguinte, que inibirá ou parará completamente um impulso nervoso. Eles podem até alterar a mensagem enquanto ela está sendo enviada a um neurônio, de modo que ele envie uma nova mensagem a todas as células nervosas conectadas a ele. Qualquer uma dessas atividades pode ocorrer em um milissegundo.

Temos dois tipos de neurotransmissores no cérebro e no sistema nervoso. *Neurotransmissores excitatórios* estimulam ou ativam transmissões nervosas; elas alteram o estado elétrico da membrana pós-sináptica, permitindo que o potencial de ação seja iniciado na célula vizinha. Esses tipos de substâncias químicas, nas combinações apropriadas, capacitam nossas funções mentais a ocorrerem em grande velocidade.

O principal neurotransmissor excitatório do cérebro é o *glutamato*. Quando o glutamato é liberado por um terminal pré-sináptico (emissor) de um neurônio, ele se prende ao receptor no terminal pós-sináptico da célula vizinha. Em seguida, ele muda o estado elétrico pós-sináptico da célula para aumentar a probabilidade de disparo de um potencial de ação.

Em contrapartida, os *neurotransmissores inibidores* fazem exatamente o que o nome diz: eles inibem ou interrompem a atividade na célula mais próxima e acabam com a excitação no terminal pós-sináptico da célula nervosa receptora. O maior neurotransmissor inibidor é o *GABA* (ácido gama-aminobutírico). Quando o GABA é liberado na sinapse pré-sináptica, ele também se agarra aos receptores pós-sinápticos correspondentes. Entretanto, o GABA reduz a probabilidade de que um potencial de ação seja gerado. Sem o GABA, as células nervosas disparariam tão repetitivamente que ficariam superestimuladas, causando danos consideráveis e resultando em grandes desequilíbrios no cérebro.

Os neurônios podem facilmente se associar e conectar com muitos neurônios diferentes. Eles também têm a capacidade de prontamente ligar e desligar impulsos à vontade, convergir informação para uma única célula e divergir atividade elétrica em inúmeras direções diferentes. No mesmo instante, os neurônios também se conectam e desconectam uns dos outros em espaços sinápticos diferentes.

Com base em sua complexidade, a ciência biológica começa a compreender quão pouco sabemos de fato sobre o funcionamento interno e as interconexões dos neurônios. É lógico que, em virtude de os neurônios poderem dirigir tantas funções e ler padrões de liga e desliga com tanta facilidade de maneira coletiva, eles exibem pouca semelhança com os desenhos que podemos nos lembrar de ter visto nos livros de escola, ilustrando-os como fios minúsculos que se conectam de forma organizada. Para nossos propósitos, podemos imaginar os neurônios em termos da vasta e em eterna mutação rede de computadores individuais que se comunicam na velocidade da luz pela internet. Se pudermos visualizar neurônios como bilhões de computadores, constantemente conectando-se e desconectando-se entre si, podemos começar a imensa tarefa de explicar a inteligência deles em um nível microscópico. Portanto, quando falo de "fiação de neurônios", compreenda que isso é uma metáfora para nos ajudar a aprender como essas células superiores tendem a fazer contato e trabalhar de forma cooperativa umas com as outras.

A água entre nossos ouvidos

Conforme já mencionamos, entre 75 e 85% do conteúdo do nosso biocomputador maravilhosamente complexo é água. A consistência de um cérebro vivo é similar, em algumas áreas, a um ovo cozido mole, enquanto outras áreas são densas e borrachudas como um ovo bem cozido. Não é de se espantar que a natureza tenha cercado o cérebro com um crânio ossudo para proteger seus tecidos delicados de ferimentos! A água é essencial para o meio elétrico de troca de informações do cérebro. Seu conteúdo aquoso amplifica a condutividade elétrica e permite que as correntes elétricas se propaguem rapidamente por todo o crânio de maneira fácil e contínua. Esse processo de propagação (divergência) é imensamente facilitado pela água.

Para ilustrar por que isso é verdade, considere o que acontece quando um raio atinge um lago. Se você estiver no lago, mesmo que esteja a quase um quilômetro de distância do ponto de contato do raio, pode ser eletrocutado, pois a corrente elétrica viajará a uma velocidade extremamente alta pela água em todas as direções. De forma similar, a água em seu cérebro atua como conduto para facilitar cargas elétricas. A água oferece o meio perfeito para que essas partículas carregadas se difundam rápida e livremente pelos ambientes interno e externo da célula nervosa.

E agora, o sistema nervoso

Outras partes do sistema nervoso, além do cérebro em si, conduzem impulsos que saem do cérebro e chegam até ele. Esses são os *nervos*. Um nervo pode ser um ou mais feixes de fibras de células nervosas que se ramificam para todas as partes do corpo, formando parte de um sistema que transmite impulsos de sensações, movimentos, e assim por diante, entre o cérebro ou a medula espinal e todas as outras partes do corpo. Nervos são extensões do cérebro. O sistema nervoso serve para conectar o ambiente ao corpo, o corpo ao cérebro, e o cérebro ao corpo.

Fundamentalmente, o sistema nervoso como um todo ativa, controla e coordena todas as funções corporais, integrando as amplas complexidades do tecido vivo em ordem e harmonia. Ele regula os sistemas endócrino, musculoesquelético, imunológico, digestório, cardiovascular, reprodutor, respiratório e excretor. Sem o sistema nervoso, não poderia existir vida.

Para monitorar e manter todos esses sistemas, o sistema nervoso se comunica constantemente com o resto do corpo. Por meio de nossos sentidos, que são extensões dos receptores nervosos que nos permitem processar diferentes tipos de informação sobre o nosso ambiente, o sistema nervoso recebe informações e avalia condições tanto dentro quanto fora do corpo. Além de audição, visão, olfato, paladar, tato e pressão, o sistema nervoso processa outros sentidos internos, inclusive fome, sede, dor, temperatura e *propriocepção* (consciência das posições espaciais de partes do corpo). O sistema nervoso armazena toda informação que recebe na forma de memórias.

Componentes do sistema nervoso

O sistema nervoso consiste, na verdade, em diversos subsistemas componentes que se sobrepõem no interior do corpo. O *sistema nervoso central* consiste em cérebro e medula espinal. Pode-se pensar na medula espinal como uma extensão do cérebro, com bilhões de impulsos motores e sensoriais percorrendo a coluna vertebral para cima e para baixo, como se ela fosse um cabo de fibra óptica.

Nosso outro sistema nervoso é o *sistema nervoso periférico,* e ele inclui todos os nervos que estão fora do cérebro e da medula espinal. Nervos que carregam impulsos dos tecidos e órgãos para a medula espinal, e nervos que transmitem sinais da medula espinal para tecidos e órgãos, inclusive nossos órgãos sensoriais, todos se incluem como nervos periféricos. Se a medula espinal é comparável a um cabo de fibra óptica, então os nervos periféricos são como fios que se estendem desse cabo de fibra óptica e realizam a comunicação nos dois sentidos entre a medula espinal e os braços e pernas, os pés e as mãos, e todos os órgãos internos. Nas Figuras 3.6A, 3.6B e 3.6C, você pode comparar o sistema nervoso central e o sistema nervoso periférico.

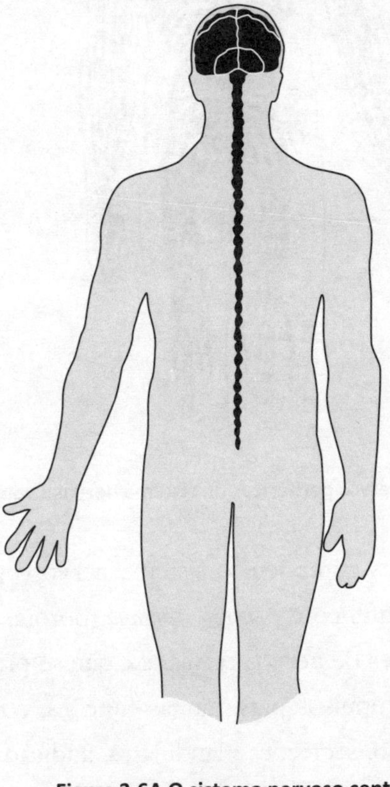

Figura 3.6A O sistema nervoso central.

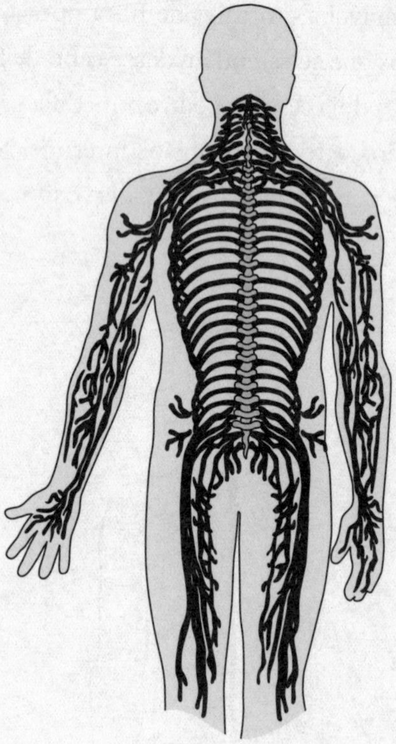

Figura 3.6B Os nervos periféricos do sistema nervoso voluntário.

Dois tipos de nervos compõem o sistema nervoso periférico. O primeiro tipo de nervo periférico é o *nervo craniano* (porque fica perto da cabeça). Existem doze pares de nervos cranianos, que se originam no tronco encefálico. Eles levam impulsos para muitas funções, como olfato, visão, manutenção do equilíbrio, secreções glandulares, audição, deglutição e expressões faciais (ver Figura 3.6C para visualizar alguns dos nervos cranianos). O segundo tipo de nervo periférico é composto pelos 31 pares de *nervos espinhais*, que emergem das vértebras ou do espaço entre elas, dos dois lados da coluna vertebral. Cada nervo espinhal se ramifica e se conecta com uma região específica do pescoço, tronco ou membros, e é responsável por funções, movimentos e sensações. As Figuras 3.6B e 3.6C esclarecem como alguns nervos periféricos saem da coluna e se comunicam com músculos e tendões, enquanto outros nervos periféricos se conectam a diversos órgãos.

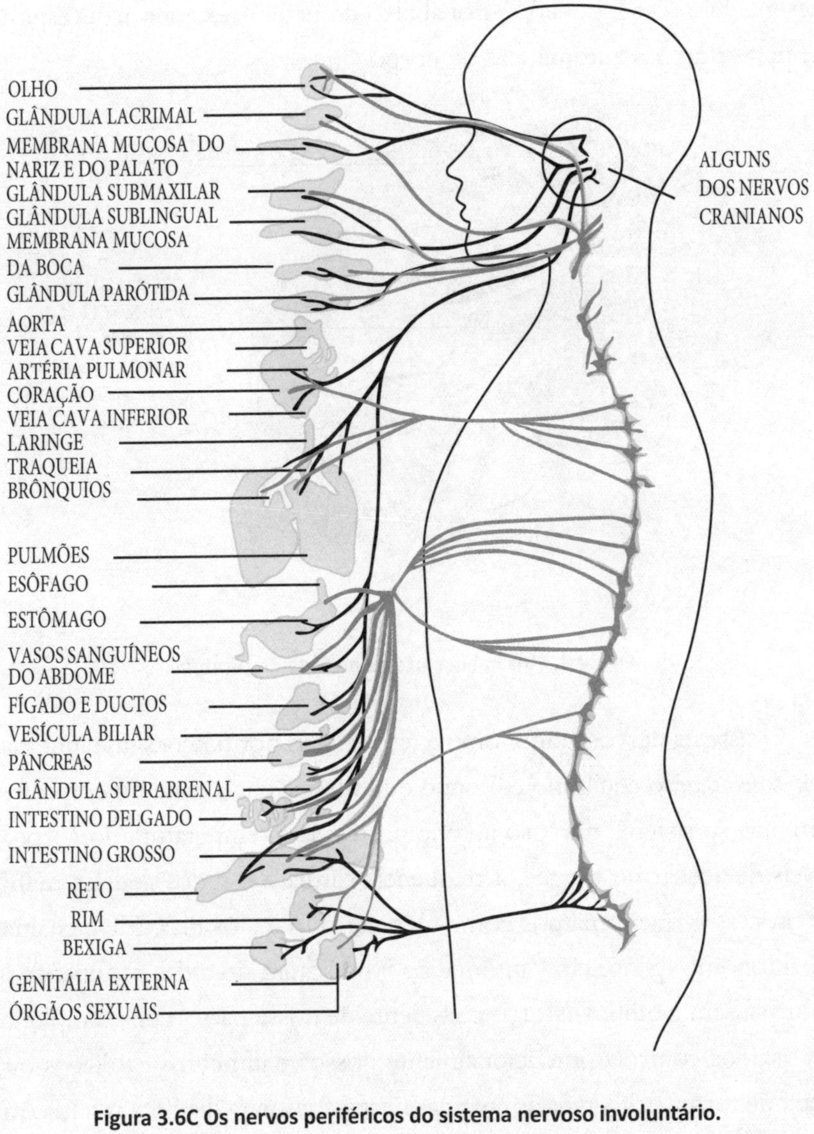

Figura 3.6C Os nervos periféricos do sistema nervoso involuntário.

Nossa inteligência involuntária e subconsciente

No interior do sistema nervoso central e do sistema nervoso periférico, reside o *sistema nervoso autônomo.* Esse é o sistema de controle automático e autorregulado do corpo, e suas origens estão no mesencéfalo, uma área logo abaixo do neocórtex e uma das três principais divisões do cérebro. O mesencéfalo (ver Figura 3.7) fica abaixo do neocórtex e é a área responsável pelas funções automáticas do corpo.

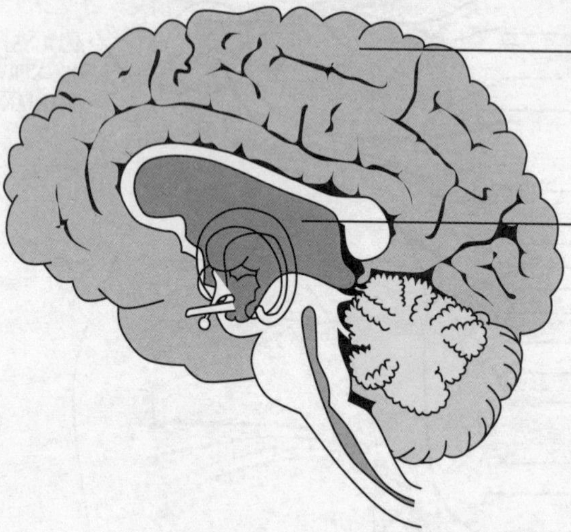

Figura 3.7 Visão em corte de metade do cérebro.

O sistema nervoso autônomo é responsável por funções involuntárias e pela *homeostase,* o equilíbrio contínuo que a inteligência inata do corpo mantém. Nosso sistema nervoso autônomo regula a temperatura do corpo, os níveis de açúcar no sangue, a frequência cardíaca e todos aqueles milhões de processos que tomamos como algo certo todos os dias. Ele é chamado de autônomo (pense em "automático") por causa de todas as funções que controla sem nenhum esforço consciente de nossa parte. Por exemplo: não precisamos controlar intencionalmente nossos batimentos cardíacos ou liberar de forma deliberada as enzimas necessárias para digerir a refeição mais recente. O sistema nervoso autônomo se autorregula de maneira automática para manter o corpo em ordem química interna e assegurar um nível normal de saúde. Podemos dizer que ele opera em um nível subconsciente.

O sistema nervoso autônomo (SNA) tem duas divisões: o sistema nervoso simpático e o parassimpático. A Figura 3.8 ilustra os dois ramos do sistema nervoso autônomo.

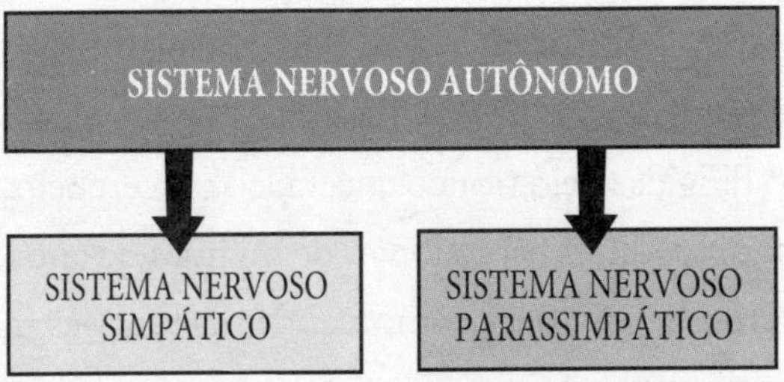

Figura 3.8 Os dois ramos do SNA.

Como o *sistema nervoso simpático* prepara o corpo para emergências, essa parte do sistema nervoso autônomo às vezes é chamada de *sistema nervoso de luta ou fuga.* Quando percebemos uma ameaça vinda do ambiente, esse sistema nervoso automaticamente se ativa a fim de preparar o corpo para lutar ou fugir. A frequência cardíaca se acelera, a pressão arterial aumenta, a respiração se acelera e adrenalina é liberada para ação imediata. Ao mesmo tempo, a energia do corpo é desviada do trato digestivo e enviada para os braços e pernas. O sistema nervoso simpático muda o corpo eletroquimicamente para aumentar suas chances de sobrevivência.

As funções opostas são o domínio do *sistema nervoso parassimpático.* Essa divisão do sistema nervoso autônomo conserva e restaura a energia e os recursos do corpo. Quando não percebemos nenhuma ameaça no ambiente, o sistema nervoso parassimpático desacelera a frequência cardíaca, aumenta a energia direcionada ao sistema digestivo, relaxa o corpo e desvia o fluxo sanguíneo dos músculos esqueléticos localizados nas extremidades para os órgãos internos, de modo a apoiar os processos de crescimento e manutenção. Pense em nosso sistema nervoso parassimpático em relação a como nos sentimos logo após terminar um jantar farto.

Outra parte do sistema nervoso involuntário envolve os vários reflexos que ocorrem em reação a diversos estímulos externos; o corpo pode empregar esses reflexos para propósitos de sobrevivência e ação imediata. Quando o médico bate com um martelinho de borracha em seu joelho logo abaixo da rótula, por exemplo, sua perna reage de imediato, involuntariamente.

Quando você coloca a mão em uma panela quente, ela automaticamente se retrai. Se você entrar em uma sala muito iluminada depois de estar em um local escuro, suas pupilas se contraem. Essas ações musculares rudimentares e automáticas são dirigidas pelo tronco encefálico e o cerebelo. São respostas primitivas que foram codificadas ao longo de milhões de anos de adaptação.

Agora que temos a base para compreender as funções mais instintivas do sistema nervoso involuntário – funções derivadas de nosso sistema nervoso autônomo ou "automático" –, podemos começar a apreciar a importância de todas as suas responsabilidades. Essa é a nossa natureza subconsciente, e ela abriga uma inteligência, ou uma mente, que é capaz de controlar todas as inúmeras funções corporais que acontecem, momento a momento, em nível celular e em larga escala, sem nenhum esforço consciente ou atenção de nossa parte. Esse sistema incrível, brilhantemente projetado, sustenta de forma automática nossa própria vida e, quando não sofre distúrbios, mantém nosso nível de ordem (ou saúde) interna.

Nossa natureza consciente, voluntária

Como seres humanos, somos privilegiados por ter a capacidade de agir de forma voluntária e consciente. Temos livre-arbítrio para tomar decisões e executá-las no que diz respeito ao que queremos pensar, o que queremos lembrar, que habilidades queremos desenvolver e que ações queremos tomar. Usamos o cérebro e o sistema nervoso para exercer controle voluntário sobre nossas decisões – se vamos comer, fazer uma caminhada ou nos sentar e ler um livro – e controlamos nossos músculos para colocar essas escolhas em prática. Nossos desejos e ações derivam de nosso livre-arbítrio. Por essa razão, podemos falar em ter um sistema nervoso voluntário, que abriga nossa mente consciente e o livre-arbítrio para fazer e executar escolhas que estão sob nosso controle voluntário. O centro de nosso livre-arbítrio, o sistema nervoso voluntário, localiza-se na parte do cérebro chamada neocórtex. Você pode rever o neocórtex na Figura 3.7.

O que faz de nós seres humanos, o que fornece a fonte de nossa natureza humana, é a interação entre nosso sistema nervoso involuntário e nosso sistema nervoso voluntário. Por um lado, o sistema nervoso voluntário está sob nosso controle consciente, e nos dá o livre-arbítrio para fazer o que queremos. Ao mesmo tempo, o sistema nervoso autônomo é controlado por nossa inteligência subconsciente, fornecendo e regulando todas aquelas inúmeras reações eletroquímicas que dão vida ao nosso corpo e sustentam seja lá o que estivermos fazendo e sentindo. A Figura 3.9 oferece um panorama do sistema nervoso com as partes que o compõem.

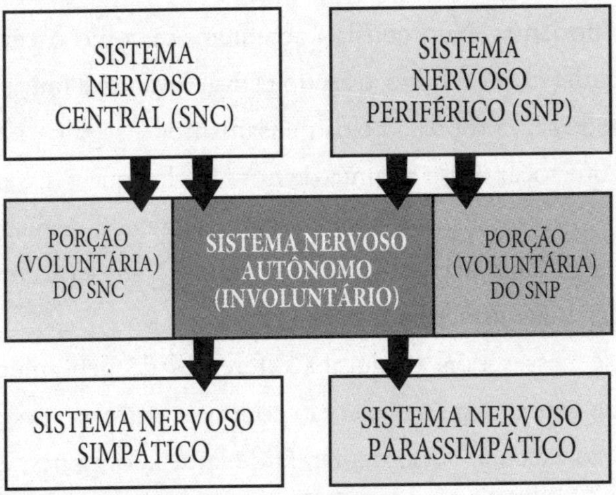

Figura 3.9 O sistema nervoso e todas as suas divisões.

Espero que você esteja começando a entender por que iniciamos nossa exploração do cérebro focando no nível celular. Nossas células nervosas foram projetadas pela natureza para permitir que a comunicação ocorra de maneira exponencial. Podemos usar as mesmas conexões e caminhos neurais no cérebro e produzir neurotransmissores diferentes a cada vez, para criar uma variedade infinita de pensamentos, sensações, ações, humores e percepções. Esse processo pode inspirar ações e reações, evocar emoções, regular funções corporais, manifestar humores e comportamentos, estimular impulsos, liberar hormônios e criar as imagens holográficas chamadas pensamentos e lembranças.

Agora podemos começar a explorar a anatomia da *atitude,* partindo de nossa aula simples sobre neurobiologia e química cerebral. Uma atitude é um agrupamento de pensamentos reunidos, que ativam células nervosas específicas no cérebro que, por sua vez, estimulam determinados neurotransmissores para nos fazer pensar, agir e sentir de certo modo. Digamos, por exemplo, que você acorda de manhã e lava a louça que ficou da noite passada. Sua atitude em relação a essa tarefa depende destes pensamentos: "Eu tive uma ótima noite de sono. Estou muito contente por não ter que trabalhar hoje. Cara, aquele macarrão que comemos ontem à noite estava gostoso e estou feliz por termos passado uma água nessa louça depois do jantar. Não consigo acreditar em como o céu está azul hoje". Mais tarde, naquela noite, quando estiver lavando a louça outra vez, sua atitude pode ser composta pelos pensamentos a seguir: "Não sei por que ela tinha que tocar nesse assunto de novo. Achei que tivéssemos finalmente resolvido essa questão e agora voltamos a falar a respeito. Por que aquela porcaria de lâmpada está zumbindo assim? Não estou com vontade de lavar a louça hoje. Preferiria ir para a cama".

Com base nesses dois conjuntos diferentes de pensamentos, você provavelmente experimentaria um belo contraste entre as atitudes mantidas por você ao executar a mesma tarefa de lavar a louça nessas ocasiões separadas. Com frequência nos referimos ao livre-arbítrio como nossa capacidade de expressar qualquer atitude que escolhermos, e está tudo associado com nosso cérebro e sua química. Por extensão, o livre-arbítrio é o que faz dos seres humanos indivíduos tão diferentes uns dos outros. Da próxima vez que você começar qualquer empreitada, considere como seus pensamentos afetam a dança química que acontece em seu cérebro.

Se nosso cérebro é o motor que nos move adiante na vida cotidiana, é uma boa ideia saber como ele funciona e como podemos controlá-lo para podermos chegar aonde queremos. Esse é o objetivo final deste material. Conhecimento é poder. Poder é controle. Estamos trabalhando para chegar ao ponto em que teremos a habilidade de assumir o controle sobre nosso estado mental/químico, nossa vida e, em última instância, nossa realidade pessoal. O melhor de tudo é que nosso estado mental/químico e nossa vida estão tão emaranhados que efetuar mudanças em um deles significa que o outro também mudará.

No Capítulo 4, explicarei como o cérebro evoluiu até este ponto em nossa história humana. Em seguida, também irei familiarizar o leitor com os diferentes marcos, regiões e subestruturas do cérebro, para que você tenha uma compreensão melhor de como processa tanto seus pensamentos internos quanto suas reações externas. Quando amarrarmos tudo junto, isso o ajudará a entender mais sobre por que você é como é.

NOSSOS TRÊS CÉREBROS, E MAIS

Proporcionalmente à nossa massa corpórea, nosso cérebro tem o triplo do tamanho do de nossos parentes mais próximos. Esse órgão enorme é perigoso e doloroso de parir, caro de construir e, em um humano em repouso, usa cerca de 20% da energia do corpo, apesar de ter apenas 2% do peso do corpo. Deve existir algum motivo para toda essa despesa evolutiva.

— SUSAN BLAKEMORE

O escritor americano Kurt Vonnegut, no livro *Galápagos,* usa um refrão para expressar seu desdém pelos "assim chamados" avanços no progresso humano e evolução social e política. Ele escreve: "Muito obrigado, cérebro enorme".

Embora Vonnegut escreva sobre sua insatisfação com a guerra, pobreza, violência e assim por diante – resultados do que nosso cérebro produz –, muitos de nós não compartilham de seu cinismo. Quando Vonnegut falou do "cérebro enorme", ele não quis dizer isso literalmente. Pesando cerca de um quilo e meio e constituindo algo em torno de 2% do peso de nosso corpo, o cérebro humano é seis vezes maior, em relação ao tamanho do corpo, do que o de qualquer outro mamífero vivo, com exceção dos golfinhos. Os cérebros humanos e de golfinhos têm uma relação muito próxima quanto à proporção com o tamanho do corpo. No entanto, o cérebro do golfinho não se desenvolveu nem mudou de maneira significante nos últimos vinte milhões de anos.

Um mistério da evolução do cérebro humano há muito intriga biólogos e paleontólogos. Conforme as espécies animais evoluíam, sua massa encefálica crescia na mesma taxa que os pulmões, o fígado, o estômago e o resto das estruturas físicas do corpo. Por volta de 250 mil anos atrás, a maioria dos mamíferos atingiu o ápice de sua evolução em complexidade e massa encefálicas. Apenas nos últimos 250 a 300 mil anos, enquanto o cérebro mamífero atingia seu zênite em tamanho e eficiência, a evolução de nossa espécie divergiu da de outros mamíferos de diversas formas imprevisíveis. Para começar, os primeiros humanos deveriam ter atingido um platô no desenvolvimento cerebral, como ocorreu com outros mamíferos durante o mesmo período. Em vez disso, o neocórtex humano passou por um salto imenso na massa e complexidade em geral, em um curto período.

O dilema do crescimento cerebral

Descobertas recentes mostram que, quando o mesencéfalo humano atingiu seu nível atual de complexidade evolucionária (250 a 300 mil anos atrás), nossos ancestrais da época vivenciaram um aumento de 20% na massa real do neocórtex, a área do pensamento e do raciocínio no cérebro humano.[1] Essa aceleração súbita no volume e na densidade da massa encefálica parece ter ocorrido de forma espontânea e inexplicável, ao contrário do curso linear normal da evolução. Nosso crescimento rápido de 20% na substância cinzenta é responsável pela superioridade do cérebro humano. O que causou esse desenvolvimento cerebral explosivo, o que nos deu um neocórtex tão maior e mais denso do que o de qualquer outra espécie, continua um mistério.

Diferentemente também de outros mamíferos, quando a densidade do neocórtex aumentou em 20%, o tamanho do corpo humano aumentou apenas 16%. Colocando de outra forma, o tamanho do corpo humano aumentou em uma proporção de apenas 80% em relação à expansão da massa do cérebro, o que é um belo desvio da razão corpo/cérebro entre os mamíferos.

Outra questão interessante vem à mente. Por que o cérebro se expandiu em um grau tão grande, enquanto o tamanho da cabeça, tanto de modo geral quanto em relação ao crescimento do resto do corpo, não manteve esse ritmo? O volume total do crânio humano aumentou até certo ponto, mas não proporcionalmente, como a evolução animal predizia. Cientistas acreditam que, se a cabeça humana tivesse crescido na mesma proporção em que o cérebro aumentou, a pelve feminina não poderia acomodar a circunferência ampliada da cabeça do bebê durante o parto. Mesmo hoje, o processo de parto humano continua difícil e arriscado em virtude do tamanho da cabeça do feto. Naquela época, um aumento no tamanho da cabeça do feto sem um aumento no tamanho pélvico teria acelerado a mortalidade maternal e infantil, e os humanos teriam sido eliminados como espécie. Uma solução possível que a Mãe Natureza rejeitou foi meramente aumentar o tamanho da pelve feminina para permitir uma circunferência maior da cabeça do feto. Podemos apenas imaginar o formato para o qual as mulheres teriam evoluído se tivesse ocorrido esse aumento no tamanho da cabeça. Com esse aumento na capacidade pélvica, isso provavelmente teria forçado as primeiras humanas a voltar a andar de quatro.

O cérebro como bolinha esponjosa

A solução da natureza para a necessidade de um cérebro maior sem um aumento correspondente no tamanho do crânio foi simples e elegante. O cérebro se dobrou para dentro de si mesmo, de modo que 98% do neocórtex está escondido dentro das dobras. Assim como um leque japonês que, quando dobrado, esconde seus desenhos florais abaixo da superfície, o novo cérebro, dobrado, esconde a maioria de sua substância cinzenta e seus tecidos. Esse design, que lembra muito o de uma noz, é uma forma eficiente de colocar mais material em um espaço menor.

Alguns anos atrás, eu estava ajudando minha filha com um dever escolar sobre o cérebro. Discutíamos como as numerosas dobras do cérebro maximizam a massa e minimizam o uso de espaço. Ela estava com dificuldades para entender a ideia geral. Depois de ir para a escola na manhã seguinte, comprei dez bolinhas de espuma com cerca de dez centímetros de diâmetro. Eu também achei um pote de vidro com 3,8 litros de espaço, com uma abertura grande. Naquela noite, pedi a ela para colocar duas bolas dentro do pote. Elas ocuparam a maior parte do espaço disponível na jarra. "Sem dobras, né?", perguntei. Ela assentiu. "O cérebro teria essa aparência se não tivesse dobras", falei. Em seguida, pedi a ela para que enfiasse todas as dez bolinhas no pote e o tampasse. Enquanto o fazia, ela começou a sorrir, depois a rir. O conteúdo do pote agora lembrava as dobras do cérebro.

Parte vital do salto evolucionário do cérebro há 250 mil anos, as dobras do cérebro aumentaram gradualmente até chegarem ao nível que vemos hoje. Como minha filha agora pode lhe dizer, as dobras do cérebro para dentro de si mesmo foram uma adaptação que deu aos primeiros seres humanos vantagens cruciais sobre outras espécies em seu ambiente. Aumentando o potencial para os primeiros humanos ampliarem sua inteligência e sua habilidade de aprendizado, sem comprometer o corpo de outras formas, as dobras cerebrais nos deram uma vantagem evolutiva que aumentou as chances de sobrevivência da nossa espécie.

As dobras do cérebro e a evolução do novo cérebro também deram à humanidade um potencial para crescimento mental que mal utilizamos, mesmo hoje em dia. Os humanos atuais ainda têm quase a mesma massa encefálica proporcional que tinham entre 250 e 300 mil anos atrás. Quando nos tornamos uma nova espécie de humanos com um novo cérebro aumentado, não mais nos limitávamos a seguir a estrada evolucionária longa e linear que o resto das criaturas deste planeta tinha que percorrer. Claramente, contudo, nossa espécie como um todo não está utilizando a capacidade total do novo cérebro.

O cérebro: a cápsula do tempo da evolução

Se você quiser traçar o desenvolvimento evolucionário da humanidade, um bom lugar para começar é do princípio. O cérebro serve meio que como uma cápsula do tempo que ilustra o desenvolvimento evolucionário da humanidade, e a evolução tem uma longa memória. Guardamos todo o curso de nossa evolução dentro de nosso crânio. Se nosso cérebro fosse diferente hoje, a história de nossa espécie também seria diferente.

Segundo pesquisa iniciada por Paul MacLean, o cérebro humano tem três formações, cada uma com um tamanho, formato, química, estrutura e padrão de funções diferentes que refletem nosso desenvolvimento durante eras distintas. Em essência, o cérebro humano consiste em três subcérebros separados. A pesquisa de MacLean sugere que os três cérebros equivalem a três computadores biológicos interconectados. Cada um tem sua própria inteligência, sua própria subjetividade individual, seu próprio senso de tempo e espaço e sua própria memória, assim como outras funções.[2]

Os nomes originais dados a essas três subestruturas foram *archipallium* (também chamado de cérebro reptiliano, o complexo R ou complexo reptiliano, e o tronco encefálico em conjunto com o cerebelo ou rombencéfalo); *paleopallium* (o mesencéfalo, cérebro mamífero ou cérebro límbico); e *neopallium* (o cérebro novo, neocórtex, córtex cerebral ou prosencéfalo). Para simplificar, vamos nos referir primariamente ao tronco encefálico e o cerebelo juntos como o *primeiro cérebro*; o mesencéfalo como o *segundo cérebro*; e o neocórtex como o *terceiro cérebro* ou *cérebro novo*. Às vezes, uso os nomes diferentes dados a cada um de nossos três sistemas cerebrais de maneira intercambiável ao longo do livro. Observe a Figura 4.1; esse desenho foi tirado do livro de MacLean *The Triune Brain in Evolution* [O cérebro trino em evolução, em tradução livre]. Você pode compará-lo ao cérebro humano atual na Figura 3.7. Embora cada subcérebro trabalhe de maneira independente, nos seres humanos o cérebro todo trabalha junto para fazer a soma maior do que as partes.

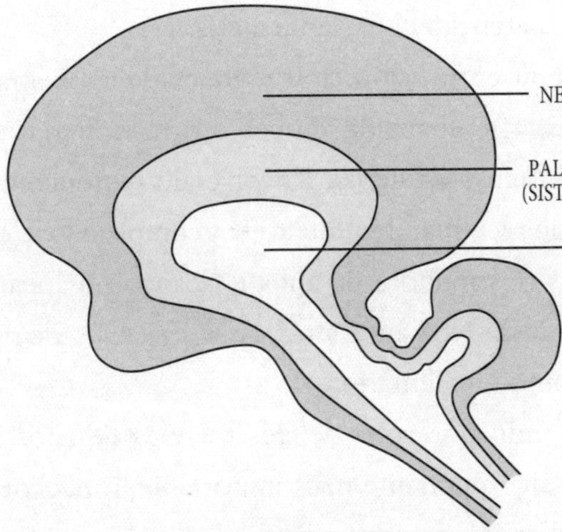

Figura 4.1 O cérebro trino.

A ordem hierárquica desses três cérebros nos dá informações importantes sobre nossa evolução e as funções cerebrais. O primeiro a evoluir, mais de quinhentos milhões de anos atrás, foi o *tronco encefálico,* a junção onde a medula espinal se conecta com a base do cérebro. Área mais primitiva do cérebro, ela compõe a maior parte da massa encefálica em répteis e lagartos. Cientistas de antigamente o chamavam de cérebro reptiliano, porque ele lembra a totalidade do cérebro de um réptil.

Conectado diretamente atrás do tronco encefálico, o *cerebelo* evoluiu há cerca de quinhentos a trezentos milhões de anos. Essa parte do primeiro cérebro é responsável pela coordenação, *propriocepção* (a percepção inconsciente de movimento e orientação espacial) e movimento corporal, tanto grosso quanto fino. Estudos recentes sugerem que o cerebelo desempenha algumas funções adicionais. Por exemplo, o cerebelo está estreitamente conectado ao lobo frontal, a área do neocórtex responsável pelo planejamento intencional.[3] Somando-se a isso, já foi demonstrado que o cerebelo desempenha um papel dinâmico em comportamentos emocionais complexos.[4] Os neurônios no cerebelo são as células nervosas mais densamente conectadas em todo o cérebro. Essa interconectividade ampliada possibilita ao cerebelo controlar muitas funções sem termos que impor nossa atenção consciente a elas.

O mesencéfalo surgiu entre 300 e 150 milhões de anos atrás. Esse segundo cérebro, às vezes, é chamado de cérebro mamífero, porque é mais altamente evoluído em mamíferos. Envolvendo o tronco cerebral, o mesencéfalo passou por seu maior aumento em complexidade e desenvolvimento nos últimos três milhões de anos e alcançou o ápice de seu desenvolvimento cerca de 250 mil anos atrás. Essa área é a sede de nosso sistema nervoso autônomo involuntário.

Finalmente, começando por volta de três milhões de anos atrás, o novo cérebro – com seu componente mais importante, o neocórtex (*neo* significa novo ou modificado) ou córtex cerebral – moldou-se em torno dos dois primeiros cérebros. Isso faz dessa camada externa (que parece a casca de uma laranja) a camada mais recente e a área cerebral mais avançada a evoluir em primatas e humanos. Centro de nossa atenção consciente, o novo cérebro abriga nosso livre-arbítrio, nosso pensamento e nossa capacidade de aprender, raciocinar e racionalizar. A Figura 4.2 é um corte transversal do cérebro (de orelha a orelha) demonstrando a espessura e o tamanho do neocórtex. A substância cinzenta (neurônios) e a substância branca (células gliais) do terceiro cérebro também podem ser vistas.

O primeiro cérebro a se desenvolver: o tronco encefálico e o cerebelo

O tronco encefálico primariamente sustenta as funções vitais básicas, incluindo a manutenção e o controle da frequência cardíaca e da respiração. Essas funções vitais são comuns a todas as espécies de animais. O tronco encefálico também tem a tarefa de regular nossos vários níveis de vigília e sono. Tanto vigília quanto níveis de alerta são controlados pelo tronco encefálico em maior medida do que pelos centros mais elevados do neocórtex.

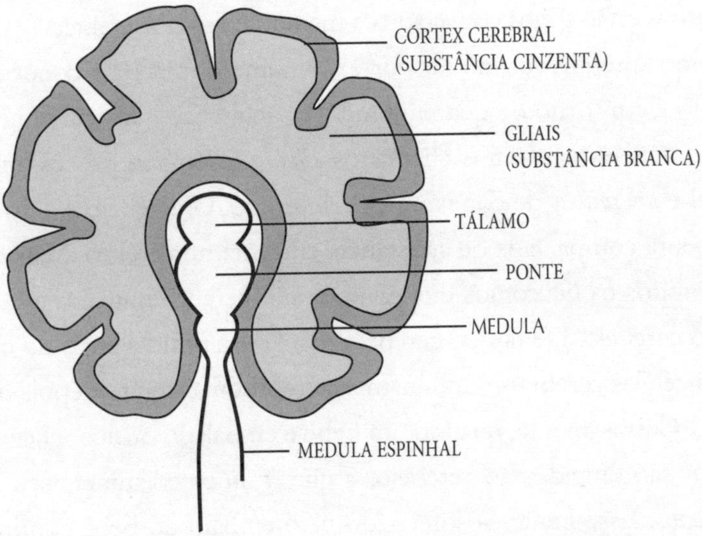

Figura 4.2 Corte transversal do cérebro, orelha a orelha.

O cerebelo, ou *pequeno cérebro,* também faz parte de nosso primeiro cérebro, ou cérebro reptiliano. Suas dobras e pregas lhe dão uma aparência característica. Relativamente grande quando comparado a outras estruturas cerebrais, ele é uma estrutura trilobada presa ao tronco encefálico bem na base do crânio, abaixo da parte mais posterior do neocórtex.

Neuroimagens funcionais recentes revelam que o cerebelo é a área mais ativa do cérebro.[5] Cientistas acreditam que o cerebelo seja responsável pelo equilíbrio, propriocepção e execução de movimentos controlados. Ao coordenar movimentos, o cerebelo desempenha tanto uma função motora (excitatória) quanto uma função de interrupção (inibidora).

Certos tipos de ações e reações simples são aprendidas, coordenadas, memorizadas e armazenadas no cerebelo. Quando alguém aprende, por exemplo, a fazer crochê, ou até a andar de bicicleta, é preciso pouquíssima memória consciente para desempenhar essa ação. Depois que uma habilidade é aprendida e memorizada – programada no cerebelo –, nosso corpo pode executar a ação automaticamente com pouquíssimo pensamento consciente. Atitudes programadas, reações emocionais, ações repetidas, hábitos, comportamentos condicionados, reflexos inconscientes e habilidades que dominamos estão todos conectados e memorizados no cerebelo.

Como aprendemos, no neocórtex, o número médio de conexões por neurônio é em torno de quarenta mil. Por mais que isso seja notável, no cerebelo aqueles neurônios chamados *células de Purkinje* processam entre cem mil e *um milhão* de conexões por neurônio. O cerebelo é a área mais densamente compactada de substância cinzenta no cérebro. Mais da metade de todos os neurônios que compõem o cérebro humano estão contidos no cerebelo. De fato, o cerebelo é uma das poucas áreas do cérebro onde as células cerebrais continuam a se reproduzir muito depois do nascimento. Curiosamente, quando um bebê é embalado ou aconchegado, os impulsos são dirigidos ao cerebelo, o que realmente estimula seu desenvolvimento. Esse benefício oferecido pelo embalo do bebê continua até cerca de dois anos.

O segundo cérebro a se desenvolver: o mesencéfalo

A segunda área cerebral a evoluir é chamada de mesencéfalo, porque as estruturas que compõem essa região em particular estão localizadas diretamente no meio do cérebro. Um dos vários termos para essa área é o sistema límbico; *limbus* significa uma fronteira em torno de uma borda ou um anel e se refere a algo que é marginal ou está em uma junção entre estruturas. O termo cérebro mamífero também se aplica, porque essa região é a mais altamente desenvolvida e especializada em mamíferos. Situado logo acima do tronco encefálico, o mesencéfalo em um humano adulto é mais ou menos do tamanho de um damasco. Como um lembrete, confira a Figura 3.7 para examinar a localização e o tamanho do mesencéfalo. Ver também a Figura 4.3, que ilustra e identifica a maioria das regiões cerebrais relacionadas à nossa discussão neste capítulo.

Funções regulatórias do mesencéfalo

Apesar de o mesencéfalo ocupar apenas um quinto do volume do cérebro, sua influência sobre o comportamento é extensa, e é por isso que ele também é conhecido como *cérebro emocional.* O mesencéfalo também é chamado às vezes de *cérebro químico,* por ser o responsável por regular vários estados internos diferentes.

É o nosso mesencéfalo que executa todas aquelas maravilhas que normalmente tomamos como algo certo, mantendo e controlando de modo automático a temperatura do corpo, os níveis de açúcar no sangue, a pressão arterial, a digestão, os níveis hormonais e inúmeros outros processos. O mesencéfalo também ajusta e mantém nosso estado interno para compensar as mudanças em nosso mundo externo. Sem o mesencéfalo, nosso metabolismo seria como o de um réptil de sangue frio, pois não conseguiríamos manter um estado interno prolongado para responder a mudanças de temperatura no ambiente.

As quatro principais reações do mesencéfalo

Luta ou fuga. Conhecemos os dois principais papéis do mesencéfalo como nossa reação de luta ou fuga. Como você se lembrará do Capítulo 3, o sistema nervoso autônomo se origina no mesencéfalo e inclui o sistema nervoso simpático (luta ou fuga), que é acionado quando você se sente ameaçado ou com medo. Imagine que você está colocando o lixo para fora e vê um urso em meio aos arbustos. No momento em que seu neocórtex (cérebro consciente) percebe a ameaça, esse estímulo externo que produz medo ativa o sistema nervoso autônomo (na verdade, agora sabemos que certas partes do mesencéfalo sentem a ameaça externa antes mesmo que você tenha ciência dela). Por sua vez, seu sistema nervoso autônomo dispara, automaticamente, sua resposta de luta ou fuga a fim de prepará-lo para a atividade. Isso inicia uma sequência de eventos internos automáticos. Uma explosão instantânea de adrenalina prepara seu corpo para fugir. O fluxo sanguíneo é desviado de seus órgãos internos para seus braços e pernas, maximizando sua habilidade de se mover a fim de que você tenha maior probabilidade de escapar.

Em situações ameaçadoras, o mesencéfalo controla suas funções vitais para a preservação da vida. Essas reações por reflexo parecem ser universais entre todos os mamíferos, porque todos compartilhamos essa porção do cérebro chamada cérebro mamífero. Em outras palavras, ao enfrentar situações de medo, os seres humanos respondem fisiológica e bioquimicamente quase da mesma forma que um coelho ou um cachorro fariam. O mesencéfalo também está intrinsecamente envolvido nas reações emocionais relacionadas à sobrevivência do corpo físico.

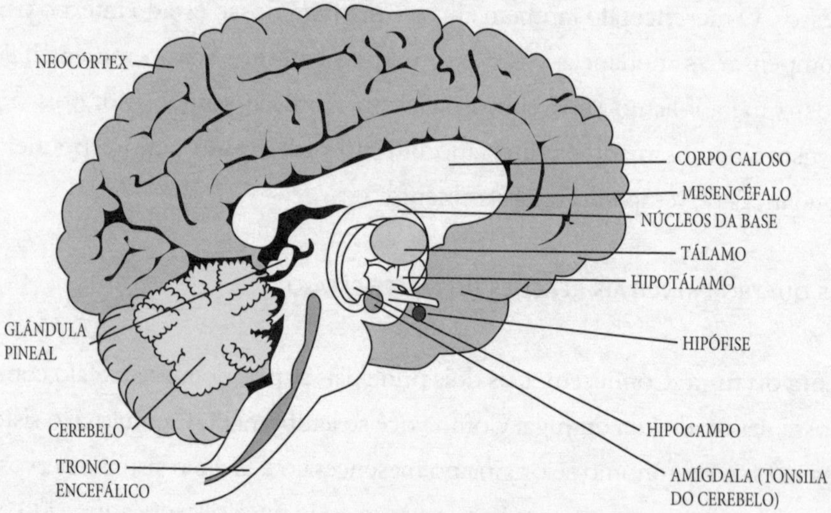

Figura 4.3 Visão geral do cérebro.

A *medula espinal* atua como um cabo de "fibra óptica" que transmite impulsos do cérebro para outras partes do corpo e entrega mensagens do corpo de volta para o cérebro.

O *tronco encefálico* ajuda a regular funções primitivas, como respiração, deglutição, pressão arterial, níveis de vigília e ritmo respiratório.

O *cerebelo* é responsável pelo equilíbrio, pela postura e pela posição do corpo no espaço. Ele também coordena movimentos e viabiliza os comportamentos e lembranças programados automáticos.

O *mesencéfalo* atua como o cérebro químico, no qual ocorre a regulação interna automática e o equilíbrio químico é mantido. Ele também ajuda a organizar sinais do mundo externo com nosso mundo interno.

O *tálamo* age como uma caixa de derivação para integrar todas as informações sensoriais recebidas (exceto o olfato) para várias regiões de nosso cérebro pensante consciente.

O *hipocampo* é responsável por formular experiências com memórias emocionais associadas, por processar informações vitais durante a aprendizagem e por codificar lembrança de longo prazo.

A *amígdala* (tonsila do cerebelo) trabalha com o hipocampo para gerar emoções primárias a partir de percepções externas e pensamentos internos. Ela ajuda a carregar emocionalmente as experiências e a nos alertar sobre informações sensoriais vitais.

O *hipotálamo* regula quimicamente o ambiente interno do corpo para que a homeostase seja mantida. Condições como temperatura corporal, nível de açúcar no sangue, níveis hormonais e reações emocionais também são reguladas aqui.

A *hipófise* recebe ordens do hipotálamo para secretar hormônios na forma de peptídios que circulam pela corrente sanguínea e ativam diversas glândulas, tecidos e órgãos no corpo.

A *glândula pineal* regula quimicamente os níveis do sono, assim como os ritmos cíclicos da procriação e do acasalamento.

O *corpo caloso* é um feixe de fibras que conecta os dois hemisférios do cérebro para que eles possam trocar informações.

O *córtex cerebral* é a sede da nossa atenção consciente e é responsável por desempenhar nossas funções sofisticadas, como aprendizagem, lembrança, criatividade, invenção e comportamento voluntário.

Alimentação. Quando você se senta para uma refeição, o sistema nervoso parassimpático o relaxa, poupa sua energia e prepara seu corpo para a digestão e o metabolismo.

Sexo. Se você estiver interessado, quando se engajar na quarta reação, tanto os componentes simpáticos quanto os parassimpáticos do seu sistema nervoso autônomo entram em ação. O parassimpático ajuda a entrar no clima (você provavelmente não vai se sentir muito excitado sexualmente se aquele urso estiver te perseguindo), e o simpático entra em ação quando você tem um orgasmo.

Para avançar um pouco mais sua compreensão do cérebro límbico, vamos acrescentar algumas reações e ver como todas elas se relacionam com os sistemas nervosos simpático e parassimpático. O sistema simpático tem suas quatro reações: lutar, fugir, temer e fazer sexo (orgasmo). O sistema parassimpático também é responsável por algumas reações: alimentação, consertos (crescimento e reparação) e sexo (entrar no estado mental sexual).

Um sistema utiliza, libera e mobiliza energia, enquanto o outro poupa, constrói e armazena energia.

Estruturas do mesencéfalo

O mesencéfalo é composto primariamente por tálamo, hipotálamo, hipófise, glândula pineal, hipocampo, amígdala e núcleos da base.

Tálamo. O *tálamo* é o ponto de encontro de todos os nervos que ligam uma parte do cérebro à outra, o corpo ao cérebro e o cérebro ao corpo. O tálamo, cujo nome é derivado da palavra grega que significa "câmara interna", é a parte mais antiga e maior do mesencéfalo. Coleção de núcleos de células nervosas que se encontram em um ponto de junção central, é composto por dois centros talâmicos distintos, um de cada lado do mesencéfalo. Pense no tálamo como um painel de comando ou torre de controle de tráfego aéreo que pode conectar qualquer parte do cérebro e do corpo. Não existe nenhum sinal do ambiente que não passe pelo tálamo. Os órgãos sensoriais (ouvidos, olhos, pele, língua, nariz) enviam mensagens ao tálamo, que as transmite ao seu destino final no neocórtex/cérebro consciente.

Ao mesmo tempo, o tálamo pode enviar sinais para outras áreas do cérebro, de modo a alertar ou inibir sistemas cerebrais diferentes. Dessa forma, o tálamo processa informação sensorial do mundo exterior, identifica e organiza os dados na categoria adequada e transmite esses dados para os vários centros conscientes do córtex cerebral. Dependendo da natureza da informação sensorial ou do tipo de estímulo vindo do ambiente, os dados são então passados em muitas direções por todo o cérebro (o mesencéfalo, o tronco encefálico, e assim por diante) e o corpo. O tálamo também é o sistema de retransmissão entre o neocórtex e o tronco encefálico. Portanto, essa parte do mesencéfalo permite que o cérebro todo receba uma enorme quantidade de dados importantes vindos do mundo exterior, tudo ao mesmo tempo, para que o cérebro possa receber informações vitais prontamente.

Hipotálamo. Essa área do mesencéfalo é uma fábrica química que regula o ambiente interno do seu corpo e equilibra seus sistemas com o mundo externo. O *hipotálamo* (que pode ser traduzido literalmente como "sob o tálamo") é a parte mais importante e fascinante do mesencéfalo, porque gera os mensageiros químicos para o corpo todo. Parte mais antiga do sistema límbico, ele pode afetar qualquer órgão ou tecido do corpo.

Ao contrário do tálamo, que monitora os estímulos externos, a principal tarefa do hipotálamo é produzir as substâncias químicas chamadas *neuropeptídios,* que mantêm as questões internas do corpo em equilíbrio com referência ao mundo externo. O hipotálamo regula muitas funções corporais necessárias para a sobrevivência por meio do processo da *homeostase,* o mecanismo automático autocorretor que, como um termostato, regula e mantém o equilíbrio químico do corpo e sua ordem interna. O hipotálamo controla e administra funções corporais como o apetite, a sede, o sono, a vigília, níveis de açúcar no sangue, temperatura do corpo, frequência cardíaca, pressão arterial, equilíbrio químico, equilíbrio hormonal, desejo sexual, reações do sistema imunológico e metabolismo. Ele também desempenha o papel mais importante na sua vivência das emoções. Essa é a parte do cérebro que produz as substâncias químicas que lhe permitem sentir o modo como estava pensando ou como estava reagindo.

Vamos voltar à nossa suposta situação de sobrevivência, um encontro com um urso, para ver como o tálamo e o hipotálamo interviriam. Quando seus órgãos sensoriais captam a visão e o som de um urso se aproximando, essas mensagens importantes são enviadas ao tálamo. O tálamo rapidamente orienta seu cérebro sobre o perigo, garantindo que os sinais sensoriais de alerta cheguem ao cérebro inteiro quase ao mesmo tempo. O tálamo então coordena seu corpo todo para ação imediata. Ele envia informações para os neocórtices (os centros superiores de consciência dentro do neocórtex), que tomam decisões, planejam ações, observam os arredores em busca de saídas rápidas e coisas assim.

O tálamo também sinaliza ao hipotálamo para preparar quimicamente suas reações corporais de luta ou fuga, a fim de que seu corpo tenha a energia e os recursos para reagir à ameaça. Por exemplo, o hipotálamo garante que suas pernas estejam fisiologicamente prontas para correr, pular e se virar rapidamente, baseado na decisão de seu cérebro consciente. Por outro lado, você não precisa de nenhum fluxo sanguíneo para os órgãos digestivos durante essa ameaça iminente, então o hipotálamo administra o estado interno do seu corpo para a ação, em vez da digestão – ou seja, para lutar e fugir, mas não para se alimentar (ou fazer sexo).

Glândula hipófise. A *glândula hipófise* secreta substâncias químicas que ativam os hormônios do seu corpo. Resumidamente, *glândulas* são órgãos ou grupos especializados de células que separam certos elementos do sangue e os secretam de uma forma que o corpo possa utilizar ou eliminar com facilidade. *Hormônios* são substâncias químicas complexas, produzidas em uma parte ou órgão do corpo, que iniciam ou regulam a atividade de um órgão ou um grupo de células em outra parte do corpo. Os diversos tecidos glandulares do corpo que secretam hormônios variados são órgãos como as glândulas suprarrenais, a glândula tireoide e os órgãos reprodutores, para nomear apenas alguns.

A hipófise é, com frequência, chamada de *glândula mestra,* porque governa e controla muitos processos vitais no corpo. Essa glândula em forma de pera, que pende do hipotálamo como uma fruta, ajuda na manufatura da maioria dos sinais hormonais criados pelo hipotálamo para se comunicar com as principais glândulas do corpo. O hipotálamo envia sinais químicos e elétricos para a hipófise para que ela possa produzir certas substâncias químicas que se transformam em vários estados químicos ou hormonais.

Glândula pineal. A *glândula pineal,* uma estrutura minúscula em formato de pinha, fica no fundo do mesencéfalo, acima do cerebelo. (Um equívoco comum é que, nos humanos, a pineal está embutida no cérebro logo acima dos olhos. Por isso ela tem sido denominada como nosso *terceiro olho.*) A pineal regula quimicamente nossos ciclos de sono e vigília. Pense na glândula pineal como o relógio interno do cérebro – ela controla quimicamente padrões de sono e vigília. Fotorreceptores nos olhos sentem os níveis de luz diurna ou escuridão, transmitindo em seguida essa informação ao hipotálamo e, por sua vez, para a glândula pineal. A pineal nos humanos (e em muitos outros mamíferos não noturnos) então secreta vários neurotransmissores diretamente influenciados pela quantidade de luz que os olhos recebem.

Dois neurotransmissores são produzidos em maior quantidade no corpo humano pela glândula pineal. A *serotonina,* como é chamado o neurotransmissor diurno, prepara o cérebro para estar desperto durante as horas do dia. A *melatonina,* o neurotransmissor noturno, prepara o corpo para experimentar o sono restaurador durante as horas de escuridão e desempenha o papel de fazer o cérebro sonhar. Portanto, se você está lendo este livro tarde da noite e experimentando sonolência, a razão (eu espero sinceramente) é biológica. O fato de que os fotorreceptores dos seus olhos não estão mais sentindo a luz diurna leva sua glândula pineal a transmutar a serotonina em melatonina.

ANIMAIS E A GLÂNDULA PINEAL

Ao contrário de sua localização embutida em humanos e outros primatas, a glândula pineal fica próxima da superfície do crânio em muitas formas de vida inferiores, inclusive anfíbios, répteis, peixes, pássaros e certos mamíferos. Essa localização permite que a glândula pineal sinta as alterações nas quantidades de luz solar e escuridão a que esses animais ficam expostos durante as épocas diferentes do ano, bem como nos vários momentos do dia.

Assim, em muitas espécies animais, a pineal influencia diretamente ciclos biológicos que dependem da mudança das estações, como padrões de migração, ritmos circadianos, ciclos reprodutivos, postura sazonal da prole e até rituais de acasalamento.

Como a glândula pineal instiga animais a parirem seus filhotes em determinadas épocas do ano? Considere, como exemplo, animais que hibernam durante o inverno, como os ursos. Durante os meses mais escuros de inverno, a glândula pineal deles secreta mais do neurotransmissor noturno, a melatonina, na corrente sanguínea e no fluido cerebral. Parte dessa melatonina é absorvida pela glândula hipófise. A hipófise reage produzindo neuro-hormônios que suprimem a atividade dos órgãos sexuais, reduzindo o impulso do animal para procriar.

A glândula pineal também altera a melatonina, transformando-a em um neuro-hormônio chamado 5-metoxitriptamina, que elimina o impulso sexual e reduz o apetite em algumas espécies de mamíferos hibernantes. A química cerebral alterada deles também produz uma desaceleração na função metabólica e em outras funções corporais, o que faz com que eles durmam por todo o inverno.

Quando a primavera traz o estímulo de níveis aumentados de luz, isso eleva a produção de serotonina e outros neurotransmissores, incentivando esses animais a, mais uma vez, se tornarem sexualmente ativos e terem o apetite aumentado. Como resultado, eles parem e criam sua prole durante os meses mais quentes, quando o suprimento de comida e outras condições ambientais favorecem sua sobrevivência.

Hipocampo. O *hipocampo* forma as lembranças de longo prazo. Ele recebe seu nome da palavra grega para cavalo-marinho, cuja forma se assemelha a essa região cerebral. Aprendemos com nossas novas experiências e formamos lembranças graças a essa área do mesencéfalo.

Funcionando como algo semelhante a um repositório para a memória, o hipocampo classifica informações recebidas como tendo importância de curto prazo ou longo prazo e as arquiva de acordo. Lembranças que entram no armazenamento de curto prazo dizem respeito a informações de que precisamos imediatamente, mas que podemos esquecer em seguida. Listas de compras, números de telefone que usaremos apenas uma vez e instruções que provavelmente nunca mais precisaremos são bons exemplos de informação armazenada na memória de curto prazo.

Na memória de longo prazo, o hipocampo armazena informações que talvez precisemos acessar repetidamente ou quando quisermos, no futuro. Exemplos óbvios disso são nosso endereço, o nome de nosso cônjuge, que tipo de carro é o nosso, e assim por diante. Em nossa festa anual do escritório, podemos conhecer várias pessoas cujos nomes não precisaremos lembrar amanhã, mas seria sábio guardar o nome do cônjuge de seu patrão na memória de longo prazo. O hipocampo armazena memórias de longo prazo que tenham envolvimento principalmente com nossas experiências, com base nos vários tipos de informação que nossos cinco sentidos fornecem.

O tipo de codificação de memória que ocorre no hipocampo é chamado de *aprendizagem associativa* ou *memória associativa*. Imagine, por exemplo, que uma criança jogue pedras em uma colmeia, e então tenha a experiência inédita de receber múltiplas picadas. No futuro, ela associará comportamento que provoque as abelhas, como o ato de jogar pedras, com a visão das abelhas agitadas saindo em massa da colmeia, o som de seu zumbido zangado, o lugar onde ela estava quando foi repetidamente picada e a sensação daquelas picadas dolorosas. O hipocampo viabilizará o armazenamento dessa informação sensorial como memória de longo prazo por várias regiões do neocórtex, de modo que a experiência possa ser codificada como sabedoria. Com sorte, essa criança não terá que repetir a experiência para que a mensagem fique clara. A evolução do hipocampo permitiu que muitas espécies repetissem comportamentos que melhoram suas chances de sobrevivência e evitam a repetição de ações que ameaçam sua sobrevivência.

Vamos explorar como o hipocampo alcança esse feito. Ele mantém um registro de fatos associados a pessoas, lugares, coisas, tempo e eventos. Os humanos tendem a lembrar melhor de experiências quando elas estão, de alguma forma, conectadas a um desses itens. O hipocampo cria uma memória de eventos pessoais associados com coisas que nos aconteceram em momento e lugar específicos.[6] Nesse exemplo, pessoas podem ser o vizinho cujo *hobby* é apicultura; local pode ser a propriedade do vizinho; coisas podem incluir as pedras que a criança jogou, as abelhas e as colmeias; tempo (momento) poderia ser um dia de verão; e eventos certamente incluiriam o arremesso das pedras, a consequência de ser picado e, talvez, quaisquer primeiros socorros subsequentes.

Sempre que temos uma nova experiência, o hipocampo, por meio da combinação de todos os nossos sentidos (visão, olfato, paladar, tato, audição), permite-nos criar uma lembrança. Ao conectar toda essa informação sensorial recebida, o hipocampo associará uma pessoa com uma coisa, um lugar com um momento, uma pessoa com um evento, e assim por diante. A criança em nosso exemplo arquivará essa experiência na memória de longo prazo associando o vizinho (pessoa) com abelhas (coisas), colmeias (coisas) com a loção de primeiros socorros que a mãe dela aplicou (cheiro), a propriedade do vizinho (lugar) com a experiência de ser picado (evento), a dor das picadas (sensação) com pedras (coisas), e assim por diante. Posteriormente, experimentar um desses elementos outra vez (sentir o cheiro da loção de primeiros socorros, por exemplo) desencadeará uma onda de lembranças daquela experiência. Mas isso acontece apenas após os quatro anos. A razão pela qual não podemos nos lembrar de muitas memórias conscientes de quando éramos bem pequenos é que o hipocampo só se desenvolve por completo depois dos quatro anos.

Memórias associativas nos permitem usar o que já sabemos para compreender ou aprender o que não sabemos; em outras palavras, usar aquilo que nos é familiar para entender algo que não é familiar. Essas memórias são os elementos básicos para chegarmos a uma compreensão maior. Quando pegamos novas informações relativas a pessoas, lugares, coisas, tempo e eventos, e *associamos* essa informação com nosso registro de eventos passados que já vivenciamos por meio de nossos cinco sentidos, construímos uma memória associativa.

Uma das funções primárias do hipocampo está intimamente relacionada à nossa busca por novidades. Essa é a parte do cérebro responsável por transformar incógnitas em algo conhecido. Por exemplo, se o hipocampo é destruído em animais de laboratório, e estes recebem a oportunidade de explorar novos ambientes, eles ignorarão áreas que não sejam familiares e retornarão repetidas vezes às áreas familiares de sua gaiola. De fato, novas pesquisas sugerem que nossas ideias sobre o que motiva a aprendizagem podem não ser muito precisas. Alguns cientistas estão reavaliando seus modelos de longa data envolvendo comportamento condicionado, nos quais a recompensa ou punição (prazer ou dor) pareciam oferecer incentivos para os animais aprenderem. Talvez os animais nesses estudos, em vez de aprender, estivessem sendo treinados. Muitos estudos a respeito do hipocampo sugerem que, para diversas espécies de animais, aprender coisas novas é uma recompensa por si só.[7]

Amígdala (tonsila do cerebelo). A *amígdala,* que quer dizer "em formato de amêndoa", é uma estrutura do mesencéfalo responsável por alertar o corpo em situações de sobrevivência. Ela também armazena as quatro emoções primitivas altamente carregadas: agressividade, alegria, tristeza e medo. A amígdala também ajuda a atribuir diferentes cargas emocionais a nossas lembranças de longo prazo.

Quando existe uma situação com risco de vida, a amígdala faz uma avaliação rápida do ambiente externo, orientada para a ação. Ela é a região geradora de medo mais importante do cérebro. De fato, a amígdala é a parte do mesencéfalo que ativa o corpo para que ele reaja antes mesmo que você esteja conscientemente ciente do perigo, então, às vezes, chamamos isso de *reação precognitiva.* É por isso que a amígdala é tão importante para a sobrevivência de nossa espécie, assim como a de muitos animais. Ela processa informações sensoriais recebidas que são vitais para a sobrevivência em uma situação de crise e alerta instantaneamente o corpo, burlando outros circuitos.

Por exemplo, imagine que você está andando de bicicleta no parque enquanto ouve música, hipnotizado por uma melodia. Em um instante, uma criancinha sai em disparada dos arbustos e começa a cruzar o seu caminho, bem na frente da bicicleta. Sua amígdala recebe informações vitais que não passam por seu neocórtex, fazendo com que você freie antes até de ter consciência de suas ações. Essa reação precognitiva aprimorada pode fazer a diferença entre a vida e a morte. Como o mesencéfalo é uma área mais primitiva que o neocórtex, faz sentido que esse mecanismo tenha provavelmente sido programado em nossa espécie milhões de anos atrás, muito antes do desenvolvimento do nosso mais novo neocórtex pensante e raciocinante.

Quando ativada, a amígdala também cria emoções de fúria e agressão para nos ajudar a nos proteger em situações potencialmente ameaçadoras. Assim, uma mãe agressivamente defenderá sua cria ou arriscará a vida em qualquer situação perigosa, apesar de as chances estarem contra ela.

Estudos recentes também indicam que a amígdala está associada à armazenagem de memórias afetivas e à percepção de certas situações com base nessas memórias. A amígdala marca situações de sobrevivência como emocionalmente assustadoras, para que as lembranças de circunstâncias ameaçadoras possam nos ajudar a evitar situações semelhantes. Em seres humanos, experiências de alta carga emocional envolvendo raiva, medo, tristeza e até alegria são codificadas pela amígdala para a memória de longo prazo. Contudo, a amígdala não designa uma região específica de células nervosas para guardar as memórias desses sentimentos primitivos programados de modo a poder criar ou viabilizar memórias de uma única emoção específica. Pesquisadores não podem apontar para uma região particular do cérebro e declarar que é ali, por exemplo, que fica a tristeza. De forma similar, estudos envolvendo primatas não descobriram nenhuma área específica da amígdala que produza alegria, tristeza, fúria ou medo.

Em um novo estudo intrigante, cientistas da University of Wales trabalharam com um paciente cego que parece ter um sexto sentido que lhe permite reconhecer rostos tristes, zangados ou felizes. O Paciente X, 52 anos, não consegue enxergar depois de ter sofrido dois AVCs que danificaram as áreas cerebrais que processam os sinais visuais. No entanto, neuroimagens revelaram que, quando ele olha para rostos expressando emoções, outra parte de seu cérebro, que não o córtex visual, é ativada: a amígdala. Essa pequena estrutura responde a sinais faciais não verbais (ou memórias) que demonstram raiva e medo.[8]

O Dr. Alan Pegna, da Faculdade de Psicologia na University of Wales, em Bangor, liderou a equipe de pesquisa com colegas no norte de Gales e no Geneva University Hospital. Eles descobriram que o Paciente X era incapaz de identificar formas, como círculos e quadrados. E mais, ele não conseguia identificar o sexo de rostos femininos e masculinos inexpressivos, nem ver diferença entre rostos "normais" e confusos. Porém, quando pediram ao participante que identificasse as emoções de um rosto humano zangado ou feliz, ele o fez com precisão 59% das vezes. (Em sua maioria, os participantes desse tipo de teste, quando vendados, geralmente são bem-sucedidos 50% das vezes, oscilando um ponto percentual para cima ou para baixo.) Essa taxa de sucesso é estatisticamente bem mais alta do que seria de se esperar por acaso, e ela era aplicada consistentemente também quando lhe pediam para distinguir entre rostos tristes e felizes, ou temerosos e felizes.

A partir desse experimento, os pesquisadores concluíram que as emoções exibidas em um rosto humano são registradas não no córtex visual, mas na amígdala direita, que fica bem no fundo do lobo temporal do cérebro. "Essa descoberta é interessante para cientistas comportamentais, já que a amígdala direita foi associada com o processamento subliminar de estímulos emocionais em indivíduos clinicamente saudáveis", disse o Dr. Pegna. "O que o Paciente X nos ajudou a estabelecer é que essa área, sem dúvida, processa sinais visuais da face conectados com todos os tipos de expressões faciais emocionais."[9] Ter memórias armazenadas nessa área do cérebro, que também desencadeia reações instantâneas, poderia explicar muito sobre a sensibilidade de alguns indivíduos.

Núcleos da base. Os *núcleos da base* integram pensamentos e emoções com ações físicas. Núcleos da base são feixes intrincados de redes neurológicas que são interconectados com o neocórtex; eles estão situados em cada hemisfério do mesencéfalo, diretamente abaixo do neocórtex e acima das estruturas mais profundas do mesencéfalo.

Para ilustrar como os núcleos da base funcionam, relembre um momento em que você estava aprendendo uma habilidade que envolvia movimentos musculares, como andar de bicicleta. No começo, você tinha que pensar conscientemente no que estava fazendo. A cada vez que você praticava, reforçava circuitos neurais no cérebro que transmitiam comandos para o corpo relacionados a equilíbrio, coordenação, e assim por diante. Depois de muita repetição, essas redes neurais se tornaram programadas, e seus movimentos ao pedalar a bicicleta e manter seu equilíbrio se tornaram automáticos.

A essa altura, seus núcleos da base, em conjunto com seu cerebelo, assumiram a coordenação desses movimentos automáticos. Enquanto você andava de bicicleta, os núcleos da base recebiam informações sensoriais de seu ambiente através dos neocórtices, além dos comandos de seu neocórtex para movimentar seus músculos e orquestrar suas ações. Os núcleos da base integraram seus pensamentos e sensações com suas ações físicas, suavizaram seus movimentos motores finos e suprimiram a possibilidade de seu corpo fazer movimentos aleatórios e involuntários. Somando-se a esse papel, os núcleos da base nos permitem controlar nossos impulsos, definir nossa marcha lenta para a ansiedade e contribuir para nossas sensações de prazer e êxtase.

Para ter uma imagem mais clara dos importantes papéis que os núcleos da base desempenham, considere o que pode acontecer quando eles funcionam mal. Em pessoas com a síndrome de Tourette, os núcleos da base disparam de maneira inadequada e falham na coordenação de pensamentos e sentimentos com as ações. Essas pessoas com frequência perdem o controle inibidor sobre os impulsos, sentem-se excessivamente ansiosas e exibem comportamentos descontrolados, tais como movimentos erráticos, contrações, piscadas exageradas, sacudidas de cabeça, e assim por diante.

Uma vez ou outra, a maioria de nós já esteve em uma situação em que nossos núcleos da base recebem tanta informação do neocórtex que o limiar de carga eletroquímica é alto demais para os núcleos da base processarem. Quando isso acontece, o estímulo faz com que os núcleos da base atuem como um disjuntor em uma caixa de fusíveis e desliguem o circuito principal, por assim dizer, colocando o corpo em um estado temporário de interrupção. Quando estamos assustados, por exemplo, podemos congelar; quando estamos envergonhados ou intimidados, às vezes ficamos sem fala; quando tentamos falar com alguém que achamos muito atraente, nossa mente ocasionalmente fica em branco (não que eu saiba disso tudo por experiência própria, estou só comentando...).

Assim como alguns carros têm o ponto morto mais acelerado que outros, algumas pessoas têm núcleos da base hiperativos. Essas pessoas estão frequentemente ansiosas ou nervosas. Sem um bom motivo, estão sempre avaliando seus ambientes, prevendo riscos e se preparando para perigos potenciais. Seus núcleos da base operam em um estado elevado – não alto o bastante para acionar o disjuntor do corpo, mas mais elevado do que na maioria das pessoas. Como resultado, essas pessoas tendem a ser facilmente oprimidas por estresses menores em suas vidas.

Por outro lado, segundo neuroimagens funcionais mais recentes, as chamadas pessoas ativas em geral têm núcleos da base que funcionam em um nível *levemente* mais ativo que o da maioria das pessoas. Sua atividade aumentada nos núcleos da base faz o que deveria fazer – ela processa pensamentos e emoções em ação imediata –, mas o *fazer* se torna o meio pelo qual essas pessoas impedem que seus núcleos da base cheguem à sobrecarga. A atividade aumentada de seus núcleos da base produz energia em excesso, que elas liberam entrando em ação. Se pararem de fazer, elas podem experimentar uma sobrecarga de energia, e o subproduto disso é a ansiedade nervosa. Um exemplo simples dessa situação é quando estamos sentados com um grupo de pessoas e alguém não consegue parar de chacoalhar a perna para cima e para baixo – os núcleos da base são levemente hiperativos e estão descarregando energia ansiosa.[10]

O terceiro e mais recente cérebro a evoluir: o neocórtex

O neocórtex é a sede de nossa consciência e de nossa criatividade como espécie. Ele é nosso cérebro pensante e raciocinante que nos permite aprender e lembrar tudo que experimentamos de nosso mundo externo, e então modificar nossas ações para fazer algo melhor, ou diferente, ou para repetir uma ação da próxima vez, se ela teve um resultado positivo.

Quando nosso cérebro está ativamente executando uma das assim chamadas funções superiores – raciocinando, planejando, intelectualizando, aprendendo, lembrando, criando, analisando, comunicando verbalmente, entre várias outras –, nosso neocórtex está trabalhando. Sem o neocórtex, nossos sentidos ainda seriam capazes de nos alertar para o fato de que estamos com frio, mas não teríamos como passar disso. O neocórtex é o que lhe permite interpretar a sensação de estar com frio e escolher entre diversas opções – continuar com frio, fechar a janela, colocar um suéter (e escolher um suéter entre os vários disponíveis) ou aumentar a temperatura no termostato –, e seu neocórtex também se lembraria de um momento em que você acampou no inverno no parque nacional do monte Rainier e quase teve queimaduras pelo frio.

COMO OS CÉREBROS DE HOMENS E MULHERES SÃO, COMPARATIVAMENTE?

Em geral, o cérebro masculino é maior do que o feminino em mais de cem centímetros cúbicos, algo por volta do tamanho de um limão. Essa diferença tem efeitos cognitivos diretos? Não necessariamente. Embora ainda exista diferença no volume do cérebro dos gêneros, depois que os cientistas fazem a compensação pelo tamanho do corpo, estudos atribuem parte da variação às dimensões físicas do indivíduo. Em um estudo de ressonância magnética muito específico, que prestou a mesma atenção aos parâmetros de cérebro e tamanho corporal, Michael Peters e seus associados da University of Guelph, em Ontário, no Canadá, demonstraram que a diferença no volume do cérebro entre os sexos caiu em dois terços depois que se incluiu a altura como uma covariante adicional.[11]

As diferenças no volume cerebral entre os sexos estão distribuídas igualmente pelos principais lobos do cérebro. As proporções dos quatro principais lobos do neocórtex são similares. Nos dois sexos, o lobo frontal compõe cerca de 38% do neocórtex (variando de 36 a 43%); o lobo parietal, 25% (entre 21 e 28%); o lobo temporal, 22% (de 19 a 24%); e o lobo occipital engloba cerca de 9% (indo de 7 a 12%) do neocórtex.

Isso quer dizer que não existe uma região cerebral específica a um sexo que contribua para uma quota adicional no volume total do cérebro, e que será difícil encontrar uma diferença funcional entre os sexos que tenha correlação com as diferenças no volume total do cérebro. Em termos simples, se observássemos os cérebros de dois indivíduos, um homem e uma mulher, não seríamos capazes de identificar qual é qual, tirando a diferença de tamanho, porque os cérebros masculino e feminino têm proporções semelhantes.

Em termos das diferenças entre homens e mulheres, a estrutura cerebral que provavelmente chamou mais atenção ao longo dos anos é o corpo caloso. Essa faixa de substância branca conecta os hemisférios direito e esquerdo, e algumas das pesquisas iniciais sugeriram que ela poderia ser maior em mulheres do que nos homens. Quando isso foi sugerido pela primeira vez, no começo dos anos 1980, muitos cientistas especularam que a faixa maior nas mulheres significava que elas tinham um grau maior de comunicação entre os dois hemisférios. Essa ideia parecia apoiar o mito de que, nas mulheres, o lado direito do cérebro, o emocional, e o lado esquerdo, o analítico, estavam mais conectados e integrados um com o outro.

Agora é sabido que as mulheres não têm um corpo caloso maior que o dos homens. O corpo caloso, na verdade, é 10% maior nos homens do que nas mulheres, provavelmente porque homens têm cérebros maiores, em decorrência do tamanho maior de seus corpos. Não existe nenhuma evidência anatômica substancial a favor de uma maior conectividade funcional entre os hemisférios (como o estereótipo gostaria de fazer crer) em homens ou em mulheres.

A fonte desse mito pode estar no fato de que o corpo caloso realmente responde por uma porcentagem consideravelmente maior da substância branca total nas mulheres (2,4% nas mulheres, contra 2,2% nos homens). Esse fato pode significar apenas que as mulheres conseguem processar os dois tipos de pensamento (emocional e analítico) entre os dois hemisférios do cérebro muito mais rápido do que os homens. Se a distribuição maior de mielina gordurosa, ou substância branca, no corpo caloso feminino de fato responde pela transmissão neurológica mais veloz entre os hemisférios do cérebro, isso pode explicar por que homens ficam com frequência aturdidos ao observar as habilidades femininas para a solução de problemas em ação.

Conquista mais sofisticada da evolução até hoje, como discutimos anteriormente, o novo cérebro apareceu quando mamíferos começaram a escalada na hierarquia da evolução. Altamente desenvolvido nos mamíferos, o novo cérebro atingiu seu maior nível de complexidade nos humanos. Como nosso novo cérebro é proporcionalmente maior e mais complexo que o de qualquer outra espécie – abrangendo dois terços da área total de nosso cérebro –, ele nos dá características únicas que nos distinguem dos répteis, de outros mamíferos e de nossos parentes primatas.

Para simplificar, descreverei o novo cérebro como tendo uma camada *interna,* de apoio, e uma camada *externa.* A camada interna do cérebro é como a polpa de uma laranja, enquanto a camada externa, chamada de córtex, é como a casca. A palavra *córtex* significa, literalmente, "casca de árvore". Conforme discutimos, a maior parte do cérebro é estruturada em dobras convolutas, em vez de camadas simples. Porém, como meu propósito é construir um modelo mental para compreender o cérebro, de vez em quando desconsiderarei algumas das suas complexidades.

Embrulhada em torno do mesencéfalo está aquela porção do novo cérebro chamada de *substância branca,* composta principalmente por fibras nervosas isoladas por bainhas de mielina gordurosa, assim como *células gliais,* que são células neurais que primariamente têm a função de suporte do tecido conjuntivo no sistema nervoso central (ver Capítulo 3). Existem vários tipos de células gliais, que desempenham funções diferentes nos vários componentes do sistema nervoso. O mais importante a se lembrar sobre as células gliais é que elas facilitam a formação das conexões sinápticas; isso pode explicar a grande quantidade delas. Em outras palavras, toda vez que você aprende algo novo e faz uma conexão sináptica nova no cérebro, um tipo específico de célula glial chamado *astrócito* está presente, ajudando no processo. Todo neurônio tem a possibilidade de formar um número incrível de conexões com outros neurônios, e a natureza pode ter fornecido aos humanos uma abundância de células gliais para facilitar tantas conexões sinápticas potenciais. Os pesquisadores encontraram evidências de que as células gliais têm seu próprio sistema de comunicação independente, separado dos neurônios.[12]

A parte do novo cérebro à qual mais nos referiremos é a camada externa, o neocórtex ou *córtex cerebral,* também chamada de substância cinzenta. Embora tenha apenas de três a cinco milímetros de espessura, essa camada é tão rica em neurônios que, à exceção do cerebelo, o neocórtex tem mais células nervosas do que qualquer outra estrutura cerebral.

Como o mesencéfalo, o neocórtex é composto de diversas partes.

O CORPO CALOSO

O *corpo caloso* é uma ponte de "fibra óptica" composta por centenas de milhões de neurônios que conecta os dois hemisférios do novo cérebro.

Como a maioria das pessoas sabe, o novo cérebro é dividido anatomicamente em dois setores distintos que espelham um ao outro em certo grau de simetria anatômica. Se você traçasse uma linha imaginária partindo do meio da testa e subindo pelo topo da cabeça até o centro da base do crânio, dividiria o novo cérebro em duas metades. Elas são conhecidas comumente como os *hemisférios cerebrais* esquerdo e direito. Esses neocórtices gêmeos literalmente encapsulam o mesencéfalo e o tronco encefálico. Cada hemisfério é responsável por controlar o lado oposto do corpo.

Os hemisférios cerebrais não são estruturas completamente separadas. Essa faixa espessa de fibras nervosas chamada *corpo caloso* une as duas partes do novo cérebro. A Figura 4.4 oferece um panorama do corpo caloso. O corpo caloso é o maior caminho fibroso de neurônios no corpo todo, chegando ao total de, aproximadamente, trezentos milhões de fibras nervosas. Essa espessa faixa de substância branca contém o maior número de feixes de nervos em todo o corpo ou cérebro. Cientistas postulam que o corpo caloso evoluiu em conjunto com o novo cérebro, de modo que suas duas sedes separadas pudessem se comunicar uma com a outra por meio dessa ponte. Impulsos nervosos viajam constantemente de um lado para o outro pelo corpo caloso, dando ao novo cérebro a habilidade especializada de observar o mundo a partir de dois pontos de vista diferentes.

Os quatro lobos neocorticais

Os dois hemisférios cerebrais são subdivididos ainda em quatro regiões distintas conhecidas como *lobos*. Portanto, como parte do neocórtex, temos dois lobos frontais, dois lobos parietais, dois lobos temporais e dois lobos occipitais. Cada uma dessas áreas processa diferentes informações sensoriais, habilidades motoras e funções mentais, assim como está designada para desempenhar tarefas diferentes.

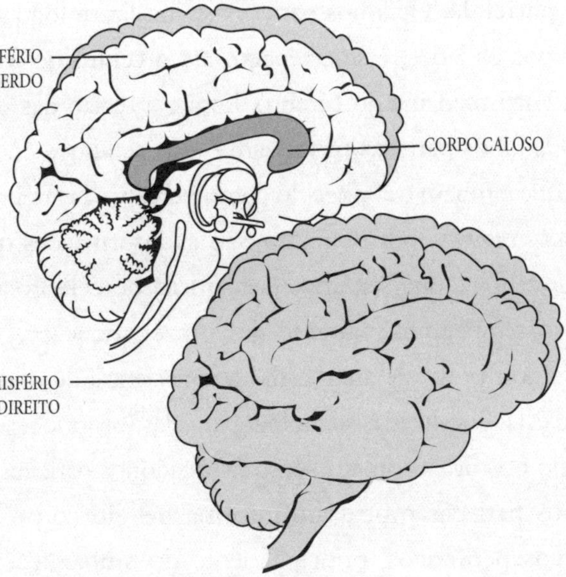

Figura 4.4 O corpo caloso e como ele conecta os dois hemisférios do neocórtex.

Em geral, os *lobos frontais* são responsáveis pela ação intencional, além de focar nossa atenção, e também coordenam quase todas as funções no resto do cérebro (o córtex motor e o centro da linguagem fazem parte do lobo frontal). Os *lobos parietais* lidam com sensações relativas a tato e sensibilidade (percepção sensorial), tarefas visuoespaciais e orientação corporal; eles também coordenam algumas funções de linguagem. Os *lobos temporais* processam sons, percepção, aprendizagem, linguagem e memória, e são os centros que processam cheiros. Esse lobo também inclui uma região que viabiliza nossa habilidade de escolher quais pensamentos expressar. Os *lobos occipitais* administram a informação visual e, com frequência, são chamados de *córtex visual*. Reserve um minuto, se quiser, para examinar os quatro lobos do córtex cerebral na Figura 4.5.

Para construir nossa compreensão de uma maneira lógica, sairei da sequência aqui e descreverei os lobos parietais, temporais e occipitais primeiro, depois concluirei com a conquista mais recente de nossa evolução, os lobos frontais.

Lobos parietais. Os lobos parietais se localizam logo acima das orelhas, em ambos os lados, e se estendem até o centro do topo da cabeça, chegando à linha mediana do cérebro. Essa é a região das *emoções/sensações* do córtex. Os lobos parietais processam o que sentimos com as mãos e o corpo, algo que também é conhecido como percepções táteis e somatossensoriais. *Somatossensoriais,* por definição, são as informações que recebemos do corpo (somato) e que sentimos (sensoriais) no cérebro. Características como pressão, temperatura, vibração, dor, prazer, toque leve, discernimento de toque em dois pontos e até mesmo a consciência de onde as partes do nosso corpo estão localizadas sem olhar para elas (propriocepção), tudo isso está integrado no córtex somatossensorial dos lobos parietais.

Os lobos parietais processam informações do corpo recebidas por nossos nervos periféricos, principalmente do ambiente externo, e, em grau menor, de nosso ambiente interno. Lembre-se, nervos periféricos são aqueles nervos longos que atuam como fios de comunicação, transmitindo informações do cérebro para o corpo e do corpo para o cérebro. Em particular, estamos discutindo os nervos periféricos de natureza sensorial, aqueles que recebem e processam bilhões de informações a cada segundo, de todas as áreas do corpo, e as enviam para o cérebro. Esses nervos periféricos convergem de diversas áreas do corpo (mãos, braços, pernas, dedos dos pés, pés, lábios, língua) e então se conectam à medula espinal, que é o cabo de "fibra óptica" que transmite toda a informação recebida para o cérebro – especificamente, para o córtex somatossensorial.

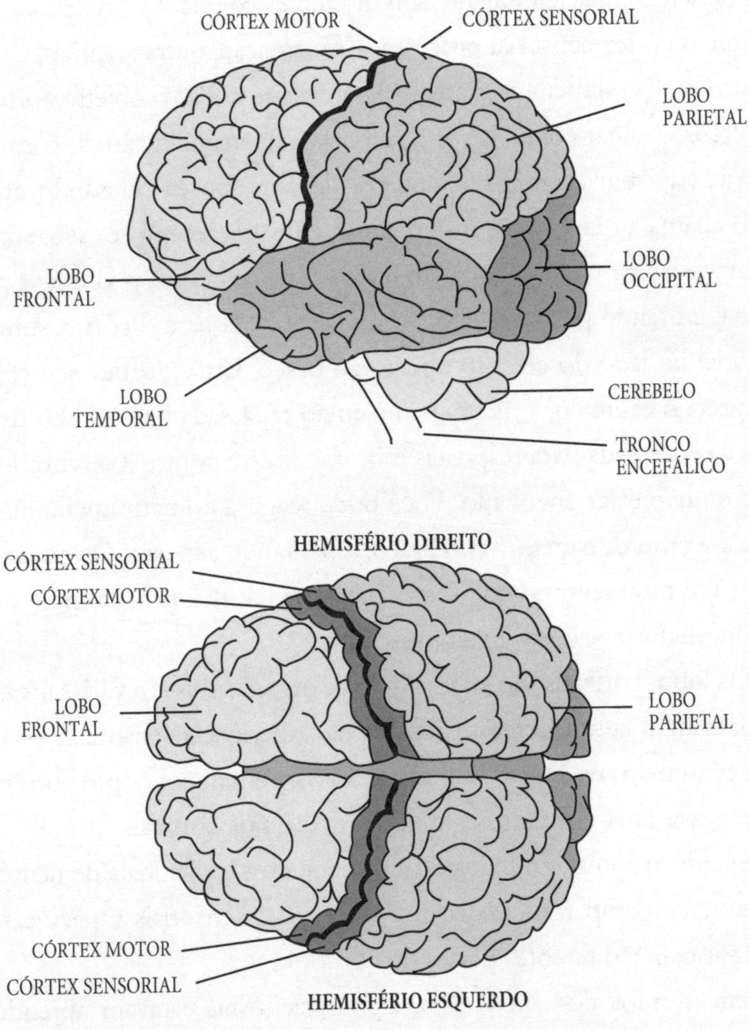

Figura 4.5 Uma visão lateral e superior dos diferentes lobos do neocórtex.

Quando você está com uma pedra no sapato, sente uma brisa morna no rosto, recebe uma massagem relaxante ou tem dor de estômago, é o lobo parietal que reúne toda essa informação sensorial e determina qual é a sensação e o que você deveria fazer a respeito. Primeiro, esse lobo interpreta que tipo de estímulo está recebendo. Em seguida, ele avalia qual a sensação do estímulo – se você gosta ou se ele representa uma ameaça ao corpo. O córtex somatossensorial é a região que mede, sobretudo, como você se sente conscientemente sob diferentes condições ambientais. Uma vez que o córtex sensorial processa a informação, outras regiões, como o lobo frontal, assumem o controle para desempenhar o objetivo principal do cérebro: tomar conta da sobrevivência e da manutenção do corpo.

Eis aqui um exemplo. A sutileza de uma mosca pousando em seu braço chama a sua atenção instantaneamente. Os receptores sensoriais de seu braço enviam uma mensagem imediata pelos nervos periféricos para a coluna, entrando pelas vértebras cervicais e de lá para o córtex somatossensorial no lado do cérebro oposto ao braço. Uma vez que seu cérebro interpreta o estímulo, a mensagem é então repassada para o lobo frontal, onde é processada para respostas motoras. Nesse ponto, o cérebro inteiro pode ou não estar envolvido. Você pode reagir automaticamente usando seu córtex motor para mover o braço, espantando a mosca. Ou talvez pense por um momento no que fazer. Talvez se levante, procure por sorvete no congelador e pegue o mata-moscas.

Os lobos parietais são subdivididos e organizados em várias áreas que se relacionam com diferentes regiões da experiência sensorial no corpo. Cada centímetro da área de superfície do corpo tem um ponto correspondente nessa fatia um tanto estreita de neurônios corticais. A área somatossensorial é como um mapa de agrupamentos individuais de neurônios ligeiramente compartimentalizados em regiões sensoriais específicas que se relacionam a diferentes partes do corpo.

Em meados dos anos 1900, alguns cientistas estavam aprendendo a mapear essas regiões por meio do estudo com animais. Pesquisadores usavam o toque para estimular partes diferentes dos corpos deles, identificando no cérebro os neurônios ativados que correspondiam à região específica do corpo que era tocada. O trabalho inicial usando animais para explorar o córtex sensorial foi realizado em ratos e macacos por Vernon Mountcastle na Johns Hopkins University.

Em seres humanos, essas áreas sensoriais específicas dos lobos parietais são conhecidas classicamente como *zonas de representação,* nomeadas durante esse mesmo período pelo neurocirurgião canadense Wilder

Penfield.[13] Penfield conduziu diversos experimentos usando seres humanos para determinar as correlações sensoriais precisas entre partes específicas do cérebro e áreas específicas do corpo. Enquanto realizava cirurgia cerebral em pacientes humanos conscientes, sob anestesia local, Penfield usava um eletrodo diminuto para estimular regiões diferentes do córtex somatossensorial. Enquanto excitava a superfície exposta do córtex deles, Penfield perguntava aos pacientes o que eles estavam sentindo. Em todos os casos, os pacientes rapidamente relatavam sensações particulares nas mãos, nos dedos, nos pés, nos lábios, no rosto e na língua, assim como em outras partes do corpo. Dessa forma, Penfield foi capaz de explorar e nomear as regiões de aferência sensorial dentro do córtex somatossensorial.

Como Penfield descobriu, toda a superfície do corpo é esboçada ou traçada ao longo do córtex sensorial em humanos e em todos os mamíferos. Existem regiões específicas para os lábios, as mãos, os pés, a língua, a genitália, o rosto, os dedos, e assim por diante. Em seres humanos, essa área tem sido carinhosamente chamada de *homúnculo* ou "pessoinha". A Figura 4.6 mostra o homúnculo e ilustra como as sensações somatossensoriais são mapeadas no cérebro humano.

Curiosamente, contudo, o corpo conforme mapeado no córtex sensorial não se parece em nada com um corpo humano real. Não apenas esse mapa é compartimentalizado de forma muito peculiar, como também não tem uma correlação direta com a disposição e as proporções anatômicas do corpo humano. Um exemplo: a zona de representação para o rosto está localizada perto das mãos e dos dedos. Penfield também descobriu que os pés são vizinhos dos genitais. No córtex, a área da língua existe fora da área da boca, abaixo do queixo. Naquela época, ele não fazia ideia do motivo por que o mapa cortical era tão estruturalmente esquisito.

Atualmente, existem dois modelos de trabalho que, juntos, explicam essa apresentação estranha.[14] O primeiro modelo se refere às localizações das zonas de representação. Durante o crescimento pré-natal, o feto fica com os braços dobrados, de modo que as mãos tocam o rosto, e suas pernas ficam encolhidas, de modo que os pés tocam a genitália. No desenvolvimento, o contato recorrente *in utero* entre essas partes do corpo pode produzir o disparo repetitivo de neurônios sensoriais dentro de regiões diferentes no córtex emergente. Essa ativação sensorial dos neurônios corticais pode induzir o lobo parietal a organizar as regiões sensoriais como se essas partes do corpo ficassem lado a lado, quando elas apenas estão em contato constante. Assim, as primeiras impressões do mapeamento cortical podem fundamentar onde diferentes regiões sensoriais acabarão por existir no interior do modelo somatossensorial.

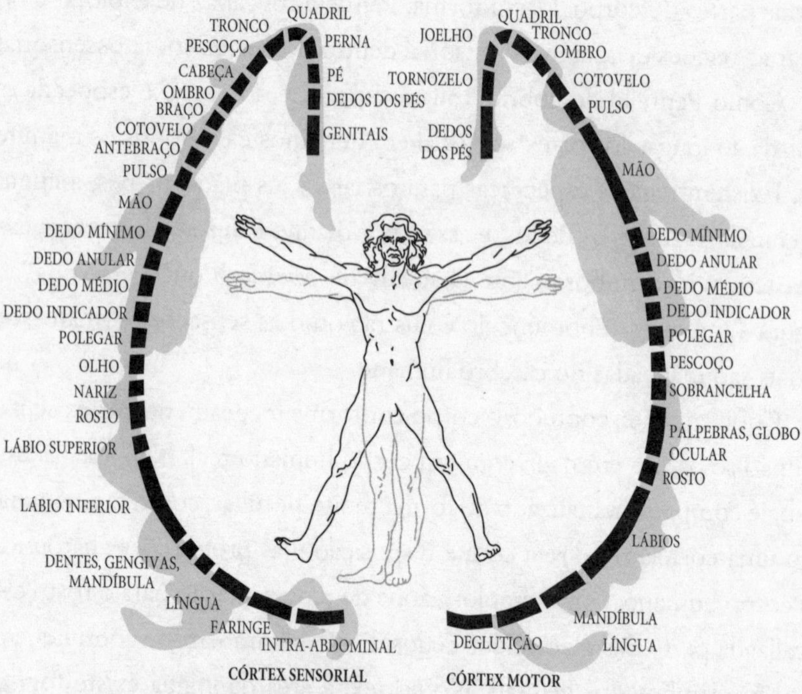

Figura 4.6 Um corte, de orelha a orelha, do neocórtex, demonstrando uma visualização tanto do córtex motor quanto do sensorial. As áreas sombreadas são as zonas de representação que ilustram como o corpo todo está mapeado como um pequeno homem distorcido, chamado de *homúnculo*.

O segundo modelo de trabalho pode explicar distorções no tamanho de áreas sensoriais individuais comparadas à anatomia humana normal.

Segundo o mapa sensorial, a "pessoinha" situada ao longo do córtex sensorial tem um rosto enorme, com lábios grandes, mãos grandes e polegares imensos, além de órgão sexual de tamanho exagerado. Qual é a explicação para isso? Podemos olhar para essas áreas do mapa cortical para obter a resposta. Quando eu era criança e ficava doente, minha mãe media minha temperatura com precisão colocando os lábios na minha testa. Isso faz sentido, uma vez que os lábios humanos são altamente especializados; eles têm inúmeros receptores sensoriais densamente aglomerados. De maneira similar, os neurônios sensíveis ao toque na ponta do dedo indicador são quinze vezes mais densos do que os receptores sensíveis ao toque na perna. Há uma quantidade imensa de receptores sensoriais nos genitais dos seres humanos.

Durante a evolução, a sensibilidade aguda de nossos lábios, língua, mãos e órgãos sexuais tem sido crucial para apoiar a sobrevivência de nossa espécie. Em seres humanos, não apenas existem mais receptores sensoriais localizados nessas partes do corpo, como também há território adicional alocado para eles no cérebro. A quantidade de tecido cortical designado para uma parte corporal específica reflete não o tamanho daquela parte do corpo, mas sim sua sensibilidade. Em termos simples, regiões maiores são mapeadas no córtex sensorial porque sentimos mais com essas partes do corpo. Como resultado, as partes corporais do homúnculo aparecem em ordem hierárquica diretamente proporcional a quão especializada cada área do corpo é no que diz respeito a sensação e quanto usamos essa parte do corpo para sentir.

O mesmo princípio é válido para outros mamíferos. Em gatos, o córtex sensorial é regionalizado de forma diferente dos humanos. Felinos têm uma área cortical imensa mapeada para o nariz e os bigodes, porque esses órgãos estruturais são associados com seus meios primários de processamento de informação. Por isso o gato, que explora o mundo principalmente com o nariz e os bigodes, terá um "gatúnculo" – um mapa diferente do córtex somatossensorial do que o nosso mapa humano.

Logo, as áreas do corpo humano com a quantidade mais densa de nervos sensoriais ocuparão mais espaço no córtex somatossensorial. É por isso que, comparativamente, é designado mais território no córtex sensorial para os lábios do que para as costas, e mais espaço cortical para os dedos do que para a perna toda. Assim, você pode sintonizar melhor seu cérebro nas sensações vindas de suas mãos, lábios e dedos do que nas de outras partes do corpo.

Aqui também temos uma demonstração clara sobre nós, humanos, sermos tão motivados pela sexualidade. O mapa das sensações do corpo no córtex sensorial do cérebro tem mais espaço devotado à genitália do que a toda a superfície do peito, abdome, costas, ombros e braços juntos. Somos literalmente mapeados para a procriação, a fim de garantir a propagação da nossa espécie. Curiosamente, quando convulsões epilépticas se originam nessa área do córtex sensorial, em geral elas são precedidas por sensações sexuais intensas.

O mais importante de lembrar neste ponto é que todo um mapa de como o corpo se sente pode ser traçado no córtex sensorial do cérebro, especificamente nas áreas somatossensoriais localizadas nos lobos parietais.

Lobos temporais. Os lobos temporais estão logo abaixo da superfície e pouco acima das orelhas. Eles são responsáveis pela percepção auditiva – ou seja, como processamos o que ouvimos. Os lobos auditivos estão posicionados principalmente nesse quadrante para processar todos os tipos de sons. Dentro desses lobos, parece haver milhares de colônias de neurônios relacionadas a aspectos específicos de como processamos os sons. Como o que ouvimos está tão intrinsecamente ligado à linguagem, definiremos *linguagem* como uma série de sons específicos que são produzidos para comunicação intencional e então compreendidos de forma abrangente. Em outras palavras, o que chega aos seus ouvidos é um fluxo de sons contínuos que carregam uma intenção ou significado, que se chama linguagem.

O tímpano vibra como resultado de ondas de som que chegam até ele, o que produz sinais elétricos que viajam pelo nervo auditivo até compartimentos individuais nos lobos temporais. Os lobos temporais lidam com a compreensão da linguagem, decodificando sons em significados. Essa característica é atribuída em sua maior parte às regiões diversificadas do lado esquerdo do neocórtex, a menos que estejamos aprendendo uma nova palavra, som ou linguagem; nesse caso, é o lobo temporal direito que assume o comando.

Existem diferentes aglomerados de neurônios no córtex auditivo aplicáveis a cada *fonema* individual, ou a menor unidade de som que usamos para interpretar a linguagem. Por exemplo: quando ouvimos os sons *béé, muu* ou *su,* módulos ou compartimentos individuais no interior do complexo auditivo são designados para processar esses sons especializados. Conforme os bebês humanos se desenvolvem por meio de interações com o ambiente, os diferentes ruídos que ouvimos são armazenados como padrões de sons diversificados mapeados geograficamente, prontos para serem acessados e processados por nós como linguagem. O cérebro dos bebês também se ocupa de podar conexões sinápticas desnecessárias para dar sentido aos sons de seu ambiente.

Nossos cérebros são não lineares o suficiente para que, quando ouvimos uma série de sons, possamos compreender de imediato o que está sendo comunicado verbalmente. É notável que, enquanto sinais elétricos do tímpano ativam múltiplos aglomerados de neurônios nos lobos temporais para que disparem simultaneamente, a combinação e a sequência, além das localizações desses circuitos neurais, permitem-nos obter significado a partir dos estímulos auditivos. Há centenas de aglomerados de neurônios no interior de compartimentos específicos nos lobos temporais que estão fazendo isso enquanto ouvimos música, vemos televisão, temos uma conversa durante o jantar, e até quando conversamos sozinhos, em voz alta ou internamente.

Os lobos temporais estão intrincadamente envolvidos no armazenamento de alguns tipos de memórias e possibilitam a formação de memórias de longo prazo. Como sabemos, isso ocorre por meio do hipocampo. Quando há lesão tanto nos lobos temporais quanto no hipocampo, muitas pessoas não conseguem mais formar novas memórias. Cientistas que fazem experiências com os lobos temporais usando estímulos elétricos de baixa voltagem relataram que seus voluntários vivenciam sensações imediatas de *déjà vu* (uma sensação incomum de familiaridade e memória), *jamais vu* (a sensação de que uma pessoa ou lugar conhecidos lhes são estranhos), emoções espontâneas ampliadas e/ou estranhos devaneios ou *insights* espirituais.

Os lobos temporais também têm um centro de associação visual que conecta o que vemos com nossas emoções e lembranças. Ele é o depósito de muitas das nossas memórias afetivas visuais. Quando vemos algo no mundo externo, nosso cérebro utiliza essa área associativa para processar o que vemos com o que nos lembramos e qual a sensação emocional disso. Em outras palavras, os lobos temporais processam símbolos visuais com sentimentos importantes.

Quando essa parte dos lobos temporais é estimulada eletricamente, os participantes relatam imagens visuais vívidas, tão reais para eles quanto seu ambiente externo. Usamos o banco de dados armazenado nos lobos temporais quando associamos o que sabemos para compreender melhor aquilo que estamos tentando aprender, que é novo e desconhecido. Os lobos temporais também nos ajudam a reconhecer estímulos familiares que já vivenciamos.

Digamos, por exemplo, que eu afirme que um tipo especial de glóbulo branco persegue e ataca agentes estranhos e então os ingere, exatamente como um pequeno Pac-Man (se você se lembra daquele videogame antigo dos anos 1980). O centro de associação visual de seus lobos temporais traria a memória visual do videogame Pac-Man para que você pudesse identificar esse novo conceito com o que já tem armazenado no cérebro como uma memória. Ele mostraria imagens representando suas lembranças acumuladas daquelas criaturinhas do Pac-Man e então produziria uma memória tridimensional para ajudá-lo a entender a nova ideia sobre os glóbulos brancos. A maioria dos milhões de associações aprendidas que você experimentou na vida está armazenada no córtex associativo dos lobos temporais para ser ativada conforme necessário.

Portanto, os lobos temporais são responsáveis pela linguagem, audição (processamento de sons), pensamento conceitual e memórias associativas. Os lobos temporais associam a maioria do que aprendemos e experimentamos por meio de nossos sentidos, ao longo da vida, a pessoas, lugares, coisas, tempo e eventos passados na forma de lembranças. Podemos associar o que ouvimos, vemos, sentimos, saboreamos e cheiramos, e são os lobos temporais que viabilizam essa habilidade.

Lobos occipitais. Os lobos occipitais são os centros da visão. O *córtex visual,* como às vezes é descrito, tem seis regiões distintas que processam dados recebidos do mundo exterior para que possamos enxergar de maneira coerente. Essa complexidade faz sentido, porque a visão é o sentido em que os seres humanos mais confiam para funcionar no mundo.

Se começássemos na parte mais posterior do cérebro, no lobo occipital, e o cortássemos com uma faca em fatias, seis vezes, até o lobo temporal, isso nos daria uma boa ideia de como o córtex visual é organizado. Essas regiões são funcionalmente separadas para poder processar dados sensoriais diferentes sobre o que o cérebro está vendo e de que forma. Seis camadas distintas estão alocadas para interpretar qualidades visuais como luz, movimento, formas, silhueta, profundidade e cor.

O *córtex visual primário* (V1) é a primeira fatia de tecido cerebral, localizada na área mais posterior do cérebro. Essa área do córtex visual encontra informações visuais que nossos olhos veem e que processamos conscientemente. O V1 é organizado de tal forma que as células nervosas são divididas para processar partes diferentes de uma mesma imagem. Por conseguinte, quando apenas uma área pequena do V1 é lesionada, temos um ponto cego visual, porque os neurônios defeituosos não conseguem processar sua parte da imagem. Quando essa área é danificada por completo, a visão normal como a conhecemos é perdida. Incrivelmente, quando cientistas começaram a estudar indivíduos que eram cegos na área V1, esses participantes não apenas percebiam movimento, como também conseguiam perceber o formato de um objeto.

Uma área completamente diferente do córtex visual é organizada para processar apenas o movimento (V5). As células nervosas dessa área não conseguem detectar um objeto estacionário; elas são estimuladas somente quando um objeto se move pelo campo visual da pessoa. Essas células foram descobertas quando se constatou que pessoas cegas conseguiam ver movimentos. Os primeiros indivíduos registrados com essa habilidade de perceber objetos em movimento sem enxergá-los eram soldados da Segunda Guerra Mundial. Alguns soldados que perderam a visão em decorrência de ferimentos em combate ainda conseguiam se desviar de granadas e morteiros, apesar de não poderem enxergá-los conscientemente. Esse fenômeno foi chamado, de forma muito apropriada, de *visão cega*.[15]

Locais geográficos distintos no interior do córtex visual processam outros aspectos da visão. Alguns aglomerados de neurônios percebem apenas cores. Formas e bordas de modo geral são percebidas em uma área, enquanto formas e padrões específicos (como uma forma de mão, por exemplo) são reconhecidos em outra região neural. Outras células nervosas ainda respondem à percepção de profundidade, ângulos e dimensão.

Conforme as informações visuais passam dos olhos para o lobo occipital, elas são processadas em uma cascata de reações nervosas da parte posterior do cérebro para a parte frontal, através dessas seis regiões diferentes. É por isso que uma pessoa com a visão cega ainda conseguia interpretar a realidade por meio de seu campo visual. As informações que chegavam a seu córtex visual primário eram transmitidas para as áreas adjacentes, que então eram ativadas para processamento adicional. Assim, embora a pessoa não pudesse conscientemente enxergar um objeto, ainda conseguia perceber movimento, forma, a direção de onde o objeto vinha e outros aspectos da visão.

Quando os estímulos visuais estão todos integrados, uma imagem aparece como um "holograma" do que estamos vendo. Como isso ocorre? Conforme as informações sensoriais são transmitidas pelas várias regiões do córtex visual, há uma hierarquia no processamento de dados, camada por camada. Quando a informação passou por essas camadas de neurônios especializados que determinam o sentido de luz, movimento, forma, silhueta, profundidade e cor, foi criada uma imagem contínua. Essa imagem é então distribuída para as áreas associadas apropriadas do lobo temporal do cérebro, que participa, com o córtex visual, da composição de sentido dos dados recebidos.

Lobos frontais. Caso lhe perguntem "onde você, como ser consciente, pensa, sonha, sente, foca, concentra-se e imagina?", é muito provável que você aponte para a sua testa, na área logo acima do nariz – o lobo frontal.

O lobo frontal é onde reside a percepção consciente. Quando estamos mais conscientes e perceptivos, nosso lobo frontal está no ápice de sua atividade. Embora o córtex visual, os lobos temporais e os lobos parietais possam servir para criar uma imagem, um conceito ou uma ideia, é o lobo frontal que deliberadamente mantém uma ideia em nossa mente, convocando-a ao palco para uma avaliação extensiva.

O lobo frontal é também onde nasce a autoconsciência. Sendo a área mais altamente evoluída do cérebro, é nele que o eu pode se expressar. Por causa do lobo frontal, rompemos com a visão obsoleta de que o ser humano é meramente o subproduto das experiências sensoriais acumuladas. Em vez disso, o lobo frontal nos permite pegar nossas emoções e definir seu significado. O córtex pré-frontal é o laboratório onde juntamos os pensamentos com suas associações para gerar novos significados a partir daquilo que estamos aprendendo. O lobo frontal nos dá o privilégio de formar significados a partir do mundo exterior.

O livre-arbítrio é um dos principais termos que usamos para descrever o lobo frontal. Como sede de nosso livre-arbítrio e nossa autodeterminação, o lobo frontal nos permite escolher cada pensamento e ato nosso e, com isso, controlar nosso próprio destino. Quando esse lobo está ativo, focamos nossos desejos, criamos ideias, tomamos decisões conscientes, desenvolvemos planos, desempenhamos um curso proposital de ação e regulamos nosso comportamento. A evolução do lobo frontal concedeu aos humanos uma mente focada, intencional, criativa, determinada, decisiva e com propósito, isso se a colocarmos em uso.

Os lobos frontais são divididos regionalmente em subseções responsáveis por inúmeras funções relacionadas. A parte posterior dos lobos frontais é o lar do *córtex motor*, que existe em uma fatia vizinha de tecido cortical, bem na frente do córtex sensorial. O córtex motor e o córtex sensorial ficam na divisa entre o lobo parietal e o lobo frontal. Se você regressar à Figura 4.5, verá a divisão entre as duas regiões corticais, marcada pelos córtices sensorial e motor. (Algumas referências apresentam o córtex sensório-motor como uma região do neocórtex; entretanto, em busca da simplicidade, eu os discuto separadamente.)

O córtex motor ativa todos os músculos voluntários do corpo e participa de todos os nossos movimentos e ações voluntários. Ativamos o córtex motor quando precisamos executar determinadas ações e controlar movimentos intencionais.

Da mesma forma que o córtex sensorial tem áreas alocadas de acordo com a sensibilidade e a função, o córtex motor se divide em territórios de acordo com a estrutura e a função. E, assim como o córtex sensorial, o mapa neurológico do córtex motor apresenta um homúnculo um tanto distorcido. Nesse homúnculo, o rosto tem a mão saindo pelo topo da cabeça, e o braço, o ombro, o tronco, a perna e os pés estão formatados em um *layout* desproporcional, fora de sequência com a anatomia humana normal. A Figura 4.6 exibe as subdivisões diversificadas do córtex motor, parcelado em regiões corporais. O tamanho individual dos compartimentos é baseado na necessidade, de maneira similar ao córtex sensorial.

No córtex motor, por exemplo, o espaço separado para o movimento das mãos é enorme, quando comparado com a área alocada para o movimento do pescoço. Na verdade, a mão e os dedos ocupam mais espaço no córtex motor do que as áreas reservadas para o pulso, o cotovelo, o ombro, a coxa e o joelho juntas. Qual o motivo? Usamos mais nossas mãos e dedos do que essas outras partes do corpo, porque a estrutura especializada deles nos permite ser mais habilidosos funcionalmente em nosso ambiente. O cérebro oferece domínios ampliados para lidar com as consideráveis demandas motoras depositadas sobre nossas mãos e dedos.

O córtex frontal também se estende até os lobos temporais, onde a fala intencional tem início nos centros de linguagem. Portanto, o lobo frontal está intrinsecamente conectado à articulação voluntária da fala, que está perfeitamente codificada na área mais posterior do lobo frontal, na direção do resto do cérebro.

Bem na frente do córtex motor está uma área chamada de *córtex pré-motor* ou *área motora suplementar* (AMS), responsável pelas ações intencionais ensaiadas mentalmente – antes que essas ações sejam, de fato, colocadas em prática. Esse é o centro de planejamento para nossas ações futuras.

O *córtex pré-frontal* é uma região cortical relacionada à maior conquista de nossas habilidades nas áreas de consciência e percepção. Essa é a área cerebral mais ativa durante nossos períodos importantes de concentração consciente e deliberada. É nesse compartimento que nossa verdadeira singularidade como seres humanos existe.

Essa área nos permite suplantar os padrões de estímulo-resposta, ação-reação, causa-efeito com os quais vivemos inconscientemente, dia após dia. Por exemplo, todos os programas automáticos e repetitivos que foram programados no cérebro, como escovar os dentes, dirigir, discar números telefônicos familiares, pentear o cabelo, e assim por diante, não têm interesse algum para o córtex pré-frontal. Esses comportamentos previsíveis, recorrentes, que se originam do que vemos, cheiramos, saboreamos, ouvimos e sentimos constantemente, podem ser executados muito bem sem a aliança do córtex pré-frontal.

Testando o neocórtex novo e melhorado

Com seu tamanho ampliado, o córtex cerebral é o que nos separa das outras espécies, por nossa capacidade de aprender e lembrar conscientemente por meio do processamento de dados decorrentes dos nossos sentidos. O neocórtex é a sede de sua mente executiva, sua identidade, sua personalidade e suas funções cerebrais mais elevadas. Neste exato momento, você compreende a informação nesta página utilizando muitas regiões diferentes do seu neocórtex. Mapeadas dentro do neocórtex estão as capacidades de pensamento racional, raciocínio, resolução de problemas, tomada voluntária de decisões, planejamento, organização, comunicação verbal, processamento de linguagem e computação, para nomear apenas algumas.

Cientistas têm dedicado seus neocórtices coletivamente a fim de trabalhar para entender melhor o neocórtex. Sabemos, de fato, que o desenvolvimento dele possibilitou nosso nível altamente avançado de adaptabilidade no mundo. Os primeiros humanos com o neocórtex novo e expandido teriam aprendido mais rápido do que as outras espécies e tido uma capacidade maior para a invenção, o raciocínio e a engenhosidade para superar predadores ou outras situações perigosas. O neocórtex nos dá o intelecto para criar ideias, desenvolver novos comportamentos e habilidades, e inventar novas ferramentas e tecnologias. Em razão de seu tamanho enorme, ele reúne grandes volumes de informações aprendidas ou memorizadas (ou seja, informação conhecida) e cria naturalmente novos modelos, ideias e arquétipos para explorar ou inventar – tanto no mundo físico quanto em nossa imaginação. Assim, não estamos limitados a evoluir de maneira prolongada e linear. Em vez disso, podemos alterar os rumos de nossa espécie com apenas uma nova teoria ou invenção.

Além disso, os avanços que o neocórtex possibilita não estão limitados à necessidade de garantir nossa sobrevivência diante de ambientes adversos ou em mutação. Por meio do neocórtex, criamos e apreciamos música, arte e literatura, e lutamos para explorar e entender tanto o mundo externo a nós quanto o interno. O neocórtex criativo dá a cada um de seus donos uma personalidade individual e única, bem como capacita os humanos a viverem como grandes pensadores e sonhadores fabulosos.

Como a cabeça humana é capaz de acomodar não apenas o cérebro reptiliano e o cérebro mamífero, mas também o novo cérebro? Reiterando nossa analogia com o computador, quando nosso biocomputador evoluiu, ganhamos o processador mais potente do mundo, o sistema operacional mais moderno, o maior disco rígido e a maior quantidade de memória. Como mencionamos, os neurônios em si jamais deveriam ser pensados apenas como cabos que se conectam um ao outro. Em vez disso, cada neurônio deveria ser visto como um sistema individual de superprocessadores que executam milhões de funções diariamente. Conectando bilhões de neurônios uns aos outros, temos agora bilhões de sistemas de computadores trabalhando como uma rede de computadores incrivelmente imensa, com memória, capacidade de armazenamento e velocidade excepcionais, além de outros recursos incríveis. Lembre-se de que o número de conexões sinápticas potenciais no cérebro humano é, praticamente, ilimitado. Quando o tamanho do novo cérebro se expandiu durante a evolução, conseguimos comprimir toda essa capacidade de processamento em um biocomputador do tamanho de um melão. Temos todo o maquinário para expressar um potencial ilimitado.

Por que os seres humanos, como um todo, parecem usar apenas uma fração minúscula de seu potencial? Em nossa defesa, o *Homo sapiens sapiens* é uma espécie relativamente jovem, e tivemos apenas algumas centenas de milhares de anos para começar a aprender a usar nosso novo cérebro com eficiência. Talvez ainda sejamos novatos e mal tenhamos começado a testar nosso cérebro novo. Espero que, ao ler este livro, você esteja mais habilitado a desafiar os limites do motor da realidade: o seu cérebro.

CAPÍTULO CINCO

PROGRAMADOS PELA NATUREZA, MUTÁVEIS PELA CRIAÇÃO

Aquilo que qualquer homem fizer, primeiro ele deve fazê-lo com sua mente, cujo maquinário é o cérebro.

A mente pode fazer apenas aquilo que o cérebro está equipado para fazer, e, assim, o homem deve descobrir que tipo de cérebro é o seu antes que possa compreender seu próprio comportamento.

— GAY GAER LUCE E JULIUS SEGAL

Comparada a muitas outras disciplinas, a *neurociência* (o estudo do cérebro) está em sua infância, com pouco mais de cem anos de estrada. Isso não equivale a dizer, contudo, que cientistas e filósofos não vinham pensando sobre a natureza do cérebro, da mente e do pensamento há muito mais tempo. Chegando até os gregos antigos, grandes mentes postularam grandes ideias sobre a origem e a natureza da consciência. Foi apenas quando a tecnologia progrediu e pudemos enxergar como e que partes do cérebro funcionam durante tarefas específicas que a neurociência pura floresceu.

Fizemos grandes avanços no estudo da anatomia e das funções do cérebro; entretanto, muitas questões cruciais permanecem. Uma dessas perguntas, "todos nós nascemos como uma folha em branco?", leva-nos de volta até Aristóteles. Segundo o renomado filósofo grego, o cérebro de um bebê recém-nascido era uma folha em branco, ou uma *tábula rasa*. Ele teorizava que humanos começavam com um cérebro sem registro algum de experiência; era apenas uma folha em branco, com a qual iniciávamos nossa jornada na vida. Ele acreditava que começamos a escrever nessa folha – a desenvolver quem somos – usando nossos sentidos para interagir com o ambiente. "Não há nada na mente que não tenha estado primeiro nos sentidos", pregou Aristóteles, e essa ideia prevaleceu na civilização ocidental por quase dois mil anos.

Pelo visto, Aristóteles passou pouco tempo observando recém-nascidos. Apenas alguns minutos depois do parto, os bebês já viram a cabeça na direção do estímulo de um som. O que faz com que eles se comportem como se houvesse algo para olhar, quando ainda não viram o mundo? O fato de recém-nascidos demonstrarem habilidades de percepção incríveis sugere que fatores genéticos e biológicos já estão mapeados como padrões preexistentes de circuitos neurais no interior do cérebro. Em outras palavras, humanos nascem com circuitos funcionais no cérebro que podem predispor a comportamentos específicos, dados os estímulos corretos.

Outro exemplo do hardware neurologicamente mapeado do cérebro está no centro da linguagem, que se localiza no lado esquerdo do cérebro. Quando um bebê ouve a mãe falar repetidas vezes, esse estímulo auditivo ativa tecidos pré-programados em seu centro da linguagem. Essa área universalmente reservada de antemão se desenvolverá para ser o ponto onde a linguagem será armazenada e utilizada.

Para sermos justos com Aristóteles, ele estava correto ao observar que colhemos informação do ambiente por meio de nossos sentidos, e que os sentidos desempenham um papel no desenvolvimento da mente. Porém, em virtude de nossa discussão anterior sobre as partes do cérebro que já estão padronizadas para vários aspectos da consciência, sabemos agora que processamos esses sentidos dentro da estrutura de um cérebro geneticamente pré-padronizado. O tronco encefálico, o cerebelo, o mesencéfalo e até o neocórtex, todos têm trilhões de conexões sinápticas pré-padronizadas que foram codificadas ao longo da história de nossa espécie. Em vez de uma folha em branco, o ponto inicial de nossas vidas como seres humanos inclui traços genéticos universalmente humanos, mais nossa linhagem hereditária individual vinda de nossos pais. E há muito mais no que somos do que nosso potencial genético. O cérebro pode ser pré-programado pela genética, mas ele é então sujeito ao estímulo do ambiente, por meio do qual aprendemos e experimentamos.

Antes de embarcarmos em uma exploração mais profunda de como essas várias influências moldam nosso cérebro, vamos nos voltar para aquela folha não tão em branco assim que é o cérebro de uma criança humana. Como o cérebro se desenvolve e o que isso pode nos ensinar sobre nós mesmos?

Desenvolvimento cerebral

Mais da metade dos genes que expressamos como seres humanos contribui para moldar o complexo órgão chamado cérebro humano. O desenvolvimento do cérebro humano não ocorre em estágios distintos e bem definidos, embora possamos identificar vários períodos de aceleração do crescimento. Por enquanto, tenha em mente que, antes de um bebê nascer, uma das forças primárias na formação do desenvolvimento de seu cérebro é a herança genética desse bebê.

Por outro lado, também sabemos que os ambientes interno e externo da gestante desempenham um papel muito forte no desenvolvimento do cérebro do feto. Por exemplo, quando uma gestante vive sob condições de extremo estresse, no chamado *modo sobrevivência,* seu bebê tem mais probabilidade de ter uma circunferência cranial relativamente menor, menos conexões sinápticas no prosencéfalo do que a média, e até um prosencéfalo relativamente menor e um rombencéfalo relativamente maior.[1]

Considerando-se o que já aprendemos, isso faz sentido. O *rombencéfalo* é a força motriz do cérebro, regulando a sobrevivência; o *prosencéfalo* é o cérebro pensante e raciocinante, criativo. Porém, considerando as circunstâncias normais durante a gravidez, parece que o programa genético influencia mais intensamente o crescimento neurológico e o desenvolvimento antes do nascimento. Após o nascimento, tanto a genética quanto o ambiente interagem enquanto o cérebro do bebê continua a se desenvolver.

Da concepção até o segundo trimestre

Apenas quatro semanas depois da concepção, o embrião humano já produz mais de oito mil células nervosas a cada segundo. Isso é aproximadamente meio milhão de neurônios produzidos a cada minuto durante o primeiro mês de vida. Ao longo das semanas seguintes, os neurônios começam a se encaminhar para o cérebro em desenvolvimento, onde se organizarão em locais específicos. Mais adiante na gravidez, haverá dois estirões de crescimento no cérebro fetal. A primeira aceleração de crescimento se estende do segundo trimestre de gravidez (quarto, quinto e sexto mês) até o começo do terceiro trimestre. Durante essa fase, o cérebro produz cerca de 250 mil neurônios por minuto.

No decorrer do final do primeiro trimestre e começo do segundo, os neurônios fetais começam a desenvolver dendritos, que estabelecem conexões sinápticas com neurônios vizinhos para formar vastas regiões de redes neurais interconectadas. A cada segundo, estima-se que dois milhões de conexões sinápticas se formem durante esse período crítico de desenvolvimento. Se fizermos as contas, o cérebro está ocupado produzindo quase 173 *bilhões* de conexões sinápticas por dia durante esse estirão de crescimento.

Enquanto essas ramificações entre os neurônios começam a se conectar entre si nessa velocidade acelerada, o cérebro está "baixando" tendências e propensões gerais que funcionaram ou foram vivenciadas pelas gerações anteriores. A herança genética do bebê guia a formação do padrão tridimensional de tecido neurológico que se converterá em seus primeiros padrões neurais individuais. (Como discutimos no Capítulo 3, em vez de simplesmente se conectarem em uma cadeia linear, os neurônios formam conexões sinápticas com formato similar ao dos modelos de átomos que você provavelmente já viu.) Uma inteligência inata começa a formar a arquitetura cerebral, que sustentará as funções do cérebro, da mente e da consciência. Considerando-se todas essas sinapses sendo formadas, é difícil acreditar na teoria da folha em branco.

Terceiro trimestre

O segundo estirão de crescimento começa durante o terceiro trimestre da gravidez (sétimo, oitavo e nono mês), e continua após o nascimento e ao longo de aproximadamente seis meses a um ano. Um aumento enorme no número total de células nervosas ocorre durante esse período. Ao longo do terceiro trimestre, o cérebro fetal desenvolve e refina todas as estruturas ou regiões que compõem o cérebro adulto e tornam o cérebro humano tão distinto do das outras espécies, incluindo todas as dobras e vales descritos no Capítulo 4. A programação inicial do cérebro é estabelecida com firmeza durante esse segundo estirão de crescimento neurológico. De fato, nessa fase, o bebê tem mais células cerebrais e conexões sinápticas do que jamais terá ao longo de sua vida adulta normal. Elas são, essencialmente, a matéria-prima com que a criança começará seu processo vitalício de aprendizado e mudança. O número e a saúde das conexões sinápticas são mais importantes do que o número total de células nervosas porque, conforme entendemos agora, a densidade e a complexidade das conexões de dendritos programam o cérebro para um desenvolvimento maior, enriquecimento na aprendizagem intelectual e prática, habilidades aceleradas e memória permanente.

Imagine que o cérebro fetal é como um novo negócio. No começo, essa empresa contrata multidões de trabalhadores sem especialização, e ninguém parece estar no comando para dizer a eles aonde ir e o que fazer. Gradualmente, porém, eles começam a formar conexões com outros funcionários. Essas conexões se integram a redes de funcionários que encontraram tarefas específicas e úteis para executar. A sobrevivência da empresa depende mais da saúde de seus grupos em rede do que do número total de funcionários. Os funcionários que se unem mais depressa para ingressar nessas redes conseguem ficar na empresa. Entretanto, após mais ou menos seis meses, a empresa começa a eliminar os funcionários que não se tornaram parte de uma rede estabelecida. Essa empresa imaginária também continua contratando muita gente nova, mas poda (elimina) qualquer empregado se o serviço prestado por ele se provar desnecessário mais adiante.

Exatamente como nessa analogia, no terceiro trimestre de crescimento cerebral do feto, existem vários padrões aleatórios de tecido nervoso em vigor. O cérebro em desenvolvimento deve se tornar mais organizado em redes de neurônios que serão responsáveis por tarefas específicas. Apenas algumas semanas antes do nascimento, sob o controle genético, os neurônios em maturação do cérebro fetal começam a competir com neurônios vizinhos para formar circuitos de redes neurais que são modificadas para lidar com funções específicas. A ideia é simples: os grupos de neurônios que se unirem mais depressa para formar uma rede neural em determinada área são aqueles que permanecerão e construirão o padrão necessário de conexões sinápticas. Isso significa que alguns neurônios vão morrer. Conforme os neurônios se reúnem para desenvolver esses padrões importantes, os neurônios que não foram rápidos o bastante na disputa morrerão. Essa sobrevivência neurológica do mais apto é chamada de *darwinismo neural*.[2]

Como a organização de redes neurais se inicia durante a gravidez (e o ambiente externo tem pouca relação com esse processo automático), é fácil ver que nossos mecanismos genéticos inerentes estão trabalhando para moldar o cérebro em crescimento.

Do nascimento aos dois anos

Após o bebê nascer, cerca de 67% das calorias consumidas por ele são utilizadas para nutrir seu cérebro em crescimento. Isso faz sentido, uma vez que cinco sextos do desenvolvimento cerebral ocorrem depois do nascimento. De fato, um recém-nascido está em um crescimento tão acelerado que raramente fica acordado mais de seis minutos seguidos. A maior parte de sua energia é reservada para o crescimento e o desenvolvimento. Novos padrões sinápticos genéticos continuam a se desenvolver em um ritmo incrível durante esse estágio do desenvolvimento. Enquanto o darwinismo neural continua, a poda de conexões sinápticas desnecessárias continua também.

Após o parto, o desenvolvimento cerebral é moldado não apenas pela genética, mas também pelos dados recebidos do ambiente. Conforme o bebê começa a ter experiências, seus sentidos coletam informação vital de seus arredores. A estimulação vinda de dados sensoriais que ele recebe repetidamente fará com que seu cérebro desenvolva conexões sinápticas fortes. A criança prestará atenção especial à voz de sua mãe, conectando-a com a familiaridade da voz que ela ouviu por nove meses dentro do útero. Conforme o bebê é exposto repetidas vezes às mesmas informações visuais e auditivas, começará a relacionar o rosto da mãe com a voz dela. Dessa forma, a criança começa a fazer algumas associações vitais para reconhecer seus meios de sobrevivência mais importantes.

As conexões sinápticas recém-despertadas e ainda tenras do bebê começam a construir um registro neurológico de suas experiências do ambiente. Por meio desse processo, as conexões das células nervosas no cérebro da criança começam a formar padrões específicos para compor redes neurais importantes, capacitando o cérebro a organizar suas várias funções e a armazenar, recuperar e processar informações de forma eficiente. Chamamos isso de *aprendizado* – e o cérebro do bebê está aprendendo no ritmo mais rápido que alcançará em sua vida. Por exemplo, desde que nasce, o bebê consegue ouvir todos os sons que um adulto ouve. Entretanto, apenas as palavras que ele ouve a mãe usar repetidamente construirão as fundações da linguagem nativa da criança. Se a mãe fala em inglês continuamente, a linguagem nativa da criança será inglês, mesmo que a criança ouça outras pessoas falando outras línguas de vez em quando.

Estudos científicos recentes demonstraram o papel crucial do feedback dos pais nesse processo. Quando um grupo de bebês fazia sons de murmúrio ou balbucio, seus pais receberam a instrução de lhes dar um feedback imediato na forma de sorrisos e encorajamento. Com um segundo grupo de bebês, seus pais foram instruídos a sorrir para eles em momentos aleatórios, sem relação com as tentativas dos bebês de produzir sons. Os bebês que receberam feedback instantâneo progrediram muito mais depressa em sua habilidade de se comunicar do que os bebês que receberam pouco ou nenhum reforço dos pais. Esses resultados sugerem que o incentivo parental imediato e consistente desempenha papel vital em estimular os bebês a experimentar e criar novos sons, além de ajudá-los a programar neurologicamente (aprender) os elementos da linguagem.[3]

O tempo todo, em um processo chamado de *poda neural*, o cérebro está ocupado, eliminando e modificando conexões sinápticas segundo o que ele começa a saber, lembrar e reconhecer. Sinapses raramente ativadas se atrofiarão; por fim, serão eliminadas ou podadas. As sinapses relativas aos sons que o bebê escuta sem muita frequência, por exemplo, serão removidas. Muitos pais que adotaram crianças com menos de dois anos, vindas de outros países, espantaram-se com a rapidez com que essas crianças aprenderam sua nova linguagem, enquanto, simultaneamente, esqueciam-se da linguagem nativa que não era mais falada na nova família.[4]

Conforme o corpo e o cérebro de uma criança pequena se desenvolvem, estirões de crescimento e mudanças no desenvolvimento ocorrem em determinados estágios críticos, independentemente de seu ambiente. Esses processos automáticos são programados geneticamente para ocorrer ao longo do desenvolvimento da criança. Em seu cérebro em crescimento, esses programas genéticos disparam sinais químicos e hormonais que fazem com que certas redes neurais se desenvolvam e se ativem. Por sua vez, essas redes neurais de desenvolvimento avançado possibilitam que o cérebro esteja preparado para processar toda a estimulação vinda do ambiente da criança. Por conseguinte, quando um bebê muito novo olha para o rosto das pessoas, só consegue enxergar padrões em preto e branco e formas vagas. Enquanto os programas genéticos incentivam o cérebro da criança a se desenvolver ainda mais, seus circuitos neurais se tornam mais refinados, e o resultado natural disso é uma percepção visual aprimorada.

Dito de forma simples, nosso processo natural de desenvolvimento estimula circuitos neurais a se desdobrarem à parte de qualquer estímulo ambiental. Conforme as influências genéticas continuam a refinar nossos sentidos e ampliar nosso cérebro, somos capazes de processar quantidades maiores de informações recebidas de nosso ambiente, aprendendo, assim, mais de nosso mundo. Quando toda criança humana chega ao mundo, seu crescimento começa a tomar forma por meio dessa dança intrincada e quase igualitária entre a genética e o ambiente – natureza e criação, respectivamente.

Primeira infância

Aos dois anos, o cérebro humano se aproxima do número de células nervosas, peso e tamanho de um cérebro adulto. A maioria dos neurônios continua a se multiplicar ao longo do segundo ano de vida. (Em algumas partes do cérebro, como o cerebelo, as células nervosas continuam a se multiplicar e dividir até a idade adulta.) O maior número de sinapses presentes no neocórtex também parece ocorrer aos dois anos. Nessa idade, os circuitos do lobo frontal começam a se desenvolver. (Entretanto, o lobo frontal só termina de se desenvolver sob o programa genético por volta dos 25 anos!) A poda seletiva de sinapses que começou antes dos dois anos continua agora a mudar o cérebro ainda mais, baseada principalmente em experiências repetitivas, além das influências genéticas. Aos três anos, o cérebro da criança formou cerca de mil trilhões de conexões sinápticas, mais ou menos o dobro das de um adulto normal.

Adolescência até por volta dos 25 anos

Outro estirão de crescimento de tecido neural acontece geneticamente na puberdade, quando o cérebro dá outra arrancada necessária que corresponde às mudanças e ao crescimento geneticamente acelerados do corpo. Em sua maior parte, as mudanças químicas e hormonais correspondentes causarão mudanças estruturais no cérebro, independentemente do ambiente. Durante a adolescência, por exemplo, as células nervosas que têm a ver com os centros emocionais do mesencéfalo (especialmente na amígdala) são ativadas e desenvolvidas. Durante esse período tão dinâmico, é comum observar o neocórtex aumentar em espessura geral mais ou menos aos doze anos nos meninos e aos onze nas meninas. Também por volta dos onze anos, o cérebro mais uma vez parece podar circuitos neurais não utilizados em um ritmo acelerado.

Após essa explosão massiva de crescimento de neurônios, o processo de desbaste das conexões de células nervosas continua mais ou menos até os 25 anos. Considerando-se que toda vez que o cérebro muda há um aumento na percepção consciente – ou seja, em nossa capacidade de aprender, lembrar e formular uma noção de nós mesmos –, faz sentido, então, que, durante esse estágio do desenvolvimento cerebral, muitos adolescentes lutem tanto por suas crenças recém-formadas e por suas novas identidades.

Nesse estágio final, uma ordem hierárquica na maturação do cérebro humano se impõe. As primeiras áreas a terminar seu desenvolvimento são os córtices sensorial e motor, cujas áreas estão envolvidas na visão, audição, sensação e movimento. Em seguida, os lobos parietais terminam seu período evolucionário, mapeando alguns dos padrões finais de linguagem e orientação espacial. A última área do cérebro a completar seu desenvolvimento é o córtex pré-frontal, a área responsável por todas as nossas funções executivas, como prestar atenção, formular intenções e implementá-las, planejar o futuro e regular comportamentos. Essa é a parte do cérebro que tem a maior plasticidade, ou seja, a que tem a maior capacidade para formar novas conexões e desprender-se de conexões anteriores.

Essa área, mais recentemente desenvolvida, é a que utilizamos para mudar a nós mesmos.

A conclusão do desenvolvimento do lobo frontal, por volta dos 25 anos, é o último ingrediente necessário para o cérebro atingir a maturidade adulta. Esse estágio da especialização cerebral é o que nos define como adultos. Durante a puberdade, temos impulsos sexuais fortes, emoções poderosas, comportamentos impulsivos, fixações adultas e níveis aumentados de energia. Entretanto, o controle desses elementos só ocorre por volta dos 25 anos ou até depois, porque é o lobo frontal que controla e restringe impulsos e emoções.

Dito de forma simples, pensamos de maneira mais clara e melhor depois dos 25 anos do que éramos capazes de fazer antes disso. Em uma observação sarcástica, Jay Giedd, do National Institute of Mental Health (Instituto Nacional de Saúde Mental), resumiu o dilema da sociedade: "Podemos votar e dirigir aos dezoito anos. Mas não dá para alugar um carro antes dos 25. Em termos de anatomia cerebral, os únicos que entenderam direitinho a coisa foram os locadores de veículos!".[5]

O cérebro nem para por aí em termos de avanço. Até recentemente, muitos cientistas consideravam esse estágio do crescimento por volta dos 25 anos como o fim da habilidade humana de desenvolver o cérebro ainda mais. A verdade é que não somos tão rígidos ou programados quanto a ciência especulava. De fato, o cérebro humano é extremamente *neuroplástico,* o que significa que, ao aprender, ter novas experiências e modificar nosso comportamento de forma persistente, podemos continuar a reconstruir e moldar o cérebro ao longo da vida adulta. Isso contradiz de forma direta as afirmações do passado de que o cérebro é essencialmente algo fixo e completo nesse estágio de vida.

Com essa compreensão básica de como a nossa herança genética e as primeiras experiências moldam o cérebro em desenvolvimento, nós, como indivíduos, podemos agora mergulhar nas duas questões mais importantes na jornada para compreender a capacidade de nosso cérebro: o que meu cérebro tem em comum com os cérebros de todos os outros seres humanos? Como meu cérebro expressa a herança genética de meus pais que me torna um indivíduo singular?

As qualidades que nos tornam humanos

Membros de qualquer espécie de animais compartilham características físicas, comportamentais e mentais semelhantes por causa da estrutura química e anatômica comparáveis de seus sistemas cerebrais. Por exemplo, seja o gato doméstico ou de exibição, o leão ou o lince, todos os felinos compartilham certos traços básicos, inatos. Isso é igualmente verdadeiro em nossa própria espécie, o *Homo sapiens sapiens.* Todos os seres humanos com suas funções normais caminham em pé, são bípedes e têm polegares opositores. Embora muitos animais enxerguem o mundo em preto e branco, os humanos veem o mundo em cores porque compartilham da mesma capacidade neurológica para processar estímulos visuais. Comemos e digerimos alimentos da mesma forma, compartilhamos ciclos do sono e temos alguma forma de linguagem falada. Cada um de nós vivencia emoções e exibe expressões faciais similares quando está triste, zangado ou feliz. Como membros da espécie humana, herdamos o potencial para desempenhar raciocínios complexos. Todos demonstramos traços físicos, comportamentais e mentais similares que são inerentes à nossa espécie, que é o modo como a natureza possibilita que compartilhemos pontos em comum como seres humanos. Esses e outros são os nossos traços genéticos de longo prazo. Em outras palavras, estrutura e função estão relacionadas em todas as espécies.

As qualidades genéticas de longo prazo derivadas de nossa herança humana garantem que todos os indivíduos normais e sadios nasçam com praticamente a mesma química cerebral e sistemas funcionais. Mais uma vez, isso nos fornece um exemplo claro do conceito científico de que a estrutura se aplica à função. Uma vez que todo mundo compartilha uma estrutura cerebral idêntica, compartilhamos as mesmas funções gerais.

Como dividimos a mesma estrutura corporal geral, nosso corpo humano – por meio de diversas experiências em seu ambiente durante a evolução de nossa espécie – moldou a estrutura geral do cérebro. Por partilharmos os mesmos órgãos sensoriais (nossos olhos, ouvidos, nariz, boca e pele são semelhantes); por processarmos as mesmas vias sensoriais, como dor e prazer, de maneira semelhante (todos vivenciamos o fogo como quente); e por interagirmos com nosso ambiente usando partes corporais e funções motoras voluntárias idênticas (todos seguramos um graveto de forma semelhante, por termos polegares opositores), faz todo o sentido que as experiências do corpo ao longo das eras tenham moldado e dado forma ao cérebro, tanto macro quanto microscopicamente. Toda pessoa herda projetos básicos e iguais de expressão física, emocional e mental que nos tornam parte da raça humana. É nosso direito de nascença universal.

Como viemos a adquirir os projetos que nos tornam humanos? O cérebro é verdadeiramente a memória do passado, forjado pela adaptação de nossa espécie a seu ambiente ao longo de milhões de anos. Cada um de nossos três cérebros nos fornece seu conjunto próprio de traços genéticos de longo prazo, desenvolvidos como resposta a pressões ambientais. Por exemplo, como vimos, programado no cérebro de todos os mamíferos há um sistema automático de reação de luta ou fuga para a sobrevivência do corpo físico, com uma estrutura e uma função bastante similares ao que encontramos na maioria dos mamíferos. Esse sistema de resposta evoluiu nos mamíferos como um traço genético de longo prazo porque, ao longo de inúmeras gerações, melhorou nossa capacidade de sobreviver a encontros com predadores.

Durante toda a evolução de nossa espécie, o neocórtex registrou a totalidade de nossas experiências aprendidas ao longo de eras de eventos que estão codificados em sua estrutura neurológica. Por exemplo, já dissemos que dentro do neocórtex existem padrões mapeados de neurônios que estão designados de antemão para nossa habilidade de usar a linguagem verbal. Esse traço genético de longo prazo é comum a todos os seres humanos. Tudo que aprendemos que contribuiu para nossa sobrevivência e força como espécie moldou a estrutura e a função do cérebro atual. Cada ser humano herda memórias genéticas de longo prazo, criptografadas no interior do sistema nervoso, que são, essencialmente, a plataforma de aprendizagem que operamos como indivíduos contemporâneos.

Em nossa discussão de traços genéticos de longo prazo, temos focado as estruturas e características que todos os seres humanos compartilham. Como todos nós, seres humanos, dispomos de duas mãos, por exemplo, existem certas experiências e habilidades que todos temos em comum. Se nossas mãos exemplificam traços genéticos de longo prazo que nos tornam membros da mesma espécie, então nossas impressões digitais são a epítome dos traços genéticos de curto prazo que conferem a cada um de nós a nossa individualidade.[6]

Traços que fazem de nós indivíduos

Quando começamos nossa discussão a respeito de como o cérebro se desenvolve, dissemos que tanto a genética quanto o ambiente nos moldam como seres humanos individuais. Considerando-se que todos os humanos têm uma estrutura cerebral similar e compartilham de certas características mentais, físicas e comportamentais fundamentais, o que faz com que nos comportemos e pensemos como indivíduos singulares desde o comecinho de nossas vidas? Como o "você" se desenvolve? Por que alguém tem os traços comportamentais para ser expansivo e agressivo, enquanto outra pessoa é tímida e ansiosa? Por que algumas pessoas se sobressaem em habilidades verbais, outras exibem aptidão para a matemática, e outras ainda têm talento para a coordenação física? Por que diferimos uns dos outros em como percebemos o mundo, em que acreditamos, que assuntos nos interessam, nossos desejos e objetivos, nossos estados emocionais e como reagimos ao estresse? Que fatores produzem essas variações individuais, às quais nos referiremos como *traços genéticos de curto prazo,* em membros da mesma espécie?

Deixando de lado por enquanto o impacto das experiências e do ambiente de uma pessoa, essas expressões individuais da natureza humana podem resultar parcialmente de quando um macho e uma fêmea combinam suas informações genéticas na forma de DNA. Essa mistura reprodutiva de material genético masculino e feminino cria um indivíduo que herda traços genéticos de curto prazo dos dois doadores de genes parentais. Em outras palavras, no final das contas, vamos nos tornar iguais a nossos pais. Ai!

Na realidade, não nascemos *exatamente* iguais a nossos pais, porque cada um de nós herda uma combinação única do material genético deles (inclusive um pouco de codificação genética dos pais de nossos pais e, possivelmente, de gerações anteriores). Assim, nossa expressão genética de curto prazo faz de cada um de nós alguém único. Diante das vastas complexidades das variáveis genéticas, a probabilidade de que os mesmos pais gerem uma duplicada de qualquer indivíduo (exceto no caso de gêmeos idênticos) é quase impossível. Trata-se do mesmo caso para todas as espécies que trocam seu DNA e acrescentam a composição genética única a cada indivíduo do *pool* genético.

Descrevendo em termos rudimentares como funciona esse processo hereditário de curto prazo, herdamos genes específicos de nossos pais e nossas mães. Os genes manufaturam as proteínas em todas as células do nosso corpo. Células ósseas produzem proteínas ósseas. Células do fígado produzem proteínas do fígado, e assim por diante. Todos os nossos músculos, órgãos internos, tecidos, ossos, dentes e órgãos sensoriais replicam suas células com base na informação genética combinada que herdamos de nossos pais. Por exemplo, estamos familiarizados com características físicas óbvias que os pais repassam para sua prole, como cor de cabelo, altura ou estrutura óssea. Para simplificar, vamos apenas reconhecer que um conjunto complexo de variáveis governa quais traços herdados específicos você exibirá ou expressará.

No entanto, nossa expressão individual não está nas maneiras pelas quais podemos lembrar fisicamente um ou outro de nossos pais, mas sim nos sutis padrões de conexão de nossas células nervosas. O cérebro de cada humano tem um padrão único, segundo as instruções no DNA de nossos progenitores mais próximos. Cada um de nossos pais, tendo tido certas experiências, adquiriu características de personalidade e habilidades particulares, assim como aceitou emoções específicas, armazenando essa informação em seu cérebro em padrões de conexões sinápticas ou *redes neurais*. Parece que nossos pais transmitem um pouco de seus temperamentos e propensões únicos para nós na forma de codificação genética de curto prazo.

De fato, é provável que herdemos certas aptidões e tendências emocionais que nossos pais demonstraram ter de modo geral, independentemente da forma que elas assumirem. Digamos, por exemplo, que sua mãe tenha tendência à atitude de vitimização. Se a sua mãe se apegou repetidas vezes a pensamentos de sofrimento, tanto mental quanto fisicamente; ensaiou suas reclamações; demonstrou culpar os outros por tudo; e dominou a arte de arranjar desculpas, ela tem mais pendor para ser sinapticamente conectada segundo suas intenções mais repetitivas. Seus pensamentos, experiências e ensaios consistentes de vitimização recorrentes reforçaram seu programa neuroquímico. Podemos, assim, especular que a rede neural de vitimização de sua mãe contribuirá para a pessoa que você ou algum irmão seu se tornará. O mesmo pode ser verdade, olhando pelo lado positivo, do pai que tem uma inclinação musical: as redes neurais desse pai podem predispor sua prole a ser naturalmente programada para tocar um instrumento musical. Praticar, demonstrar e ensaiar mentalmente, combinados com pensamentos repetitivos e experiências consistentes, modelarão microscopicamente o cérebro do mesmo jeito. Na verdade, agora se sabe que uma parte da metade esquerda do cérebro, chamada plano temporal, é maior em músicos do que em não músicos.[7]

Aglomerados de neurônios se conectam ou se ligam uns aos outros para formar redes, criando modos possíveis segundo os quais pensamos, nos comportamos, sentimos e reagimos. Dos dois pais herdamos genes que dirigem especificamente a produção de células nervosas em nosso cérebro. Quando essas células nervosas se replicam, elas fabricam as proteínas específicas que compõem a estrutura dos neurônios.

Antes de nascermos, esses genes também começam a dar as ordens para moldar os padrões iniciais segundo os quais nossas células nervosas se conectam. Começando por volta do sexto mês no útero, o cérebro do bebê está seguindo as instruções genéticas singularmente combinadas de seus pais para impor padrões de conexões sinápticas pré-conectadas. Durante esse processo, em uma explicação bem simplista, os neurônios de seu cérebro começam a se unir e se organizar para refletir porções dos projetos genéticos dos dois pais, combinados. Os projetos do mapa genético da criança se tornam uma composição completamente única, permitindo que ela expresse uma combinação distinta de características de curto prazo.

Podemos, portanto, herdar algumas das tendências emocionais e comportamentais de nossos pais. Os padrões mais extensivamente programados de redes neurais são impostos pelos pensamentos e ações mais comuns, que então criarão os circuitos mais utilizados no cérebro. É assim que programas mais fisicamente conectados se manifestam ao longo da vida. Tendemos a ter pensamentos geralmente semelhantes, apresentar comportamentos relacionados e demonstrar estados emocionais comparáveis aos de nossos pais porque podemos ter herdado seus pensamentos, ações e sentimentos mais praticados. Antes de começar a culpar (ou agradecer) seus pais, porém, segure-se. Ainda temos muita informação para abordar.

Essencialmente, parecemos herdar um pouco da conexão neurológica de nossos pais. Se for assim, a soma total das conexões sinápticas engloba apenas traços gerais de personalidade, não informações específicas, e, como cada pessoa recebe uma herança genética exclusiva, nossos genes nos fornecem um cérebro que tem qualidades e características que são diferentes das de todos os outros seres humanos. Os padrões de aglomerados de células nervosas de cada pessoa são únicos, permitindo que cada um pense de maneira diferente de todas as outras pessoas. Essencialmente, o modo como seu cérebro está conectado corresponde a quem você é enquanto indivíduo. Se seus traços genéticos de longo prazo são exemplificados pela mão humana que você herdou, em termos de estrutura geral semelhante de pessoa para pessoa, então agora é fácil ver que o modo como você está conectado individualmente é como uma impressão digital, pessoal e única. Sua própria conexão faz de você algo singular.

A hierarquia da organização cerebral

À primeira vista, o cérebro humano parece amorfo, sem nenhum padrão ou organização específicos. No entanto, uma observação mais atenta revela que a arquitetura do neocórtex tem um padrão definido de dobras, rugas, elevações e vales que são surpreendentemente consistentes em todos os seres humanos. Essas regiões ou territórios estruturais de massa encefálica correspondem às mesmas funções e comportamentos específicos em todos nós. Como discutimos no Capítulo 4, audição, visão, tato, paladar, controle motor, sensações táteis, temperatura e até a apreciação à música, para nomear apenas algumas dessas funções, são todas pré-designadas a regiões específicas idênticas mapeadas dentro dos lobos do neocórtex de todos os seres humanos. Uma observação: essa lei se aplica também ao resto do cérebro. O mesencéfalo e o cérebro reptiliano, incluindo o cerebelo, são notavelmente semelhantes entre uma pessoa e outra.

Como seres humanos, geralmente tendemos a nos comportar, funcionar, pensar, comunicar, mover e até a processar dados sensoriais coletados de nosso ambiente de forma similar. O essencial é isto: por compartilharmos a mesma anatomia neurológica, biológica e estrutural, teremos, então, os vários tipos de dados genéticos codificados exatamente nas mesmas regiões do neocórtex; e compartilhamos, portanto, características relativamente semelhantes, comuns a toda a espécie humana.

Já em 1829, cientistas tentavam correlacionar regiões específicas do cérebro com capacidades funcionais. Seus esforços iniciais envolviam analisar as numerosas protuberâncias na superfície do crânio. Eles associavam uma determinada protuberância a algum impulso inato ou habilidade cognitiva, nomeando as áreas mapeadas segundo características específicas, como o órgão do bom humor ou o órgão da combatividade. Se uma protuberância específica na superfície cranial era maior em um indivíduo do que em outro, esses pesquisadores iniciais atribuíam mais tecido cerebral àquela área. Segundo esse modelo, todo indivíduo tinha seu próprio mapa exclusivo.

Fundado por Franz Gall, esse sistema arcaico de mapeamento foi nomeado *frenologia*. A Figura 5.1 mostra a imagem de uma cabeça humana com muitas regiões cobrindo toda a área da superfície do crânio, uma das primeiras tentativas de *compartimentalização*.

Graças a Deus, a frenologia foi rapidamente derrubada. Em vez dela, as universidades europeias começaram a estudar o cérebro em funcionamento, conduzindo vários experimentos com animais, além de aplicar eletrodos de voltagem baixa a diversas regiões do cérebro humano vivo. Neurologistas progrediram rapidamente, afastando-se do modelo de Gall para determinar quais áreas do cérebro eram responsáveis por quais funções.

Por volta dessa mesma época, o neurologista francês Pierre Paul Broca estudava o cérebro de pessoas mortas que haviam sofrido um tipo particular de perda da fala. Ele apresentou pelo menos oito casos assim para a comunidade científica, apontando o dano exato e reproduzível na mesma área do lobo frontal esquerdo. Essa área ainda é chamada de área de Broca. A ciência verdadeira estava se iniciando, mas não sem a controvérsia de ser chamada de uma forma mais avançada de frenologia. Mas não era.

Podemos caracterizar essas regiões e sub-regiões do novo cérebro como módulos ou compartimentos anatômicos mapeados e pré-conectados. Vamos partir do maior para o menor a fim de que você possa entender como passamos de características de longo prazo para as de curto prazo no cérebro novo: os hemisférios se dividem em lobos; os lobos se dividem em regiões ou faixas; as regiões, por sua vez, são picotadas em sub-regiões chamadas de compartimentos ou módulos; e os compartimentos são compostos por colunas individuais de redes neurais. Conforme vamos descendo para os níveis menores, tendemos a nos tornar individualizados.

Por que o cérebro é organizado em sub-regiões e compartimentos, para começo de conversa? Conforme nossa espécie se desenvolveu ao longo de milhões de anos de experiências diversificadas, certas habilidades universais de longo prazo que se provaram propícias para a sobrevivência foram codificadas no córtex humano em redes de conexões sinápticas. Essas comunidades de neurônios foram designadas para executar funções específicas, comuns a todos os seres humanos. Portanto, partes diferentes geográficas do neocórtex se tornaram especializadas para as funções motoras, mentais, cognitivas e sensoriais. Todos processamos os inúmeros tipos de informações sensoriais coletadas de nosso ambiente, de certa forma, nos mesmos territórios neurais especializados. Por milênios, esses padrões neurais foram transmitidos geneticamente para cada nova geração. Organizadas nas áreas corticais que chamamos de *sub-regiões* e *compartimentos,* essas regiões inatas, mapeadas, servem como ponto em comum da experiência humana e ponto de partida para nossa própria evolução pessoal.

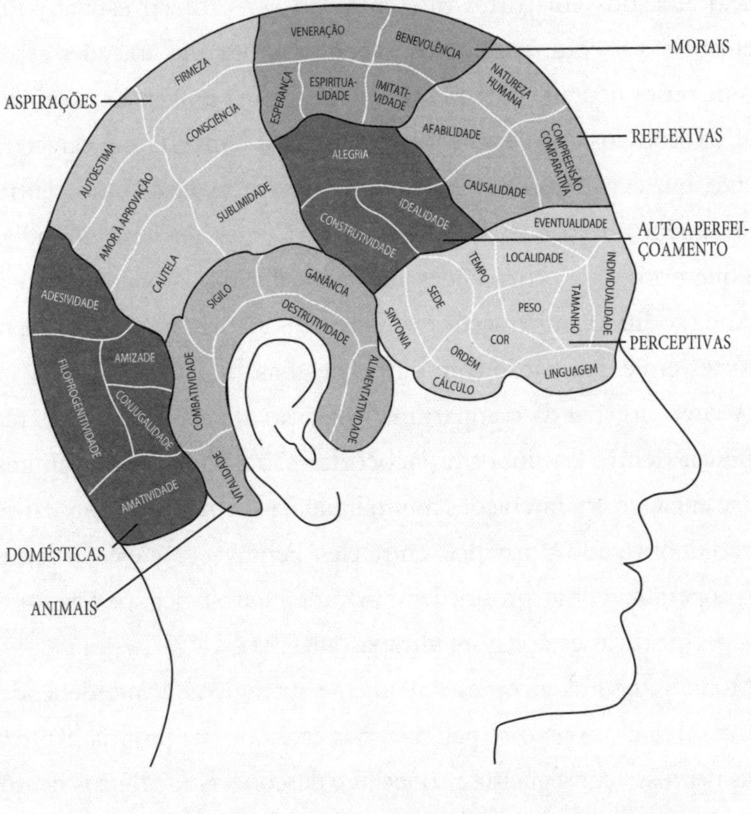

Figura 5.1 Diagrama de frenologia demonstrando a tentativa arcaica de compartimentalizar o cérebro em traços individuais de personalidade, baseado nas elevações externas na superfície do crânio.

Dessa forma, nós, humanos, somos programados para perceber os estímulos ambientais familiares consistentes aos quais estamos expostos como espécie há milhões de anos. Fomos programados para processar certas informações em compartimentos específicos do neocórtex de modo que cada nova geração de nossa espécie em evolução possa vivenciar o que já foi aprendido, armazenado e codificado em nossas sinapses e, finalmente, revelado em nossa expressão genética. Isso explica por que as áreas específicas dos homúnculos sensorial e motor existem como áreas pré-mapeadas que se relacionam com nossas habilidades atuais. Também é por isso que nosso córtex auditivo consegue processar cada fonema, e nossa visão é processada unicamente como uma hierarquia de capacidades visuais.

De um ser humano para outro, até os compartimentos individuais que são alocados em partes diferentes do cérebro são espantosamente semelhantes. Os compartimentos, sabemos agora, são coleções especializadas de redes neurais. Eles são simultaneamente universais e individuais. O que os módulos têm de universal é que todos temos, como característica inerente, quase as mesmas regiões do córtex mapeadas como centros de processamento de dados de informações. O que eles têm de individual é até que ponto nós, como personalidades diversas, podemos processar, refinar e modificar informações variadas nos setores modulares de nosso neocórtex em comparação com outras pessoas.

A visão original da compartimentalização afirmava que essas regiões individuais dentro dos lobos do neocórtex são delineadas por limites claros e se engajam em interações muito limitadas com outros compartimentos, não importando a distância entre eles. Pensava-se que cada compartimento operasse como propriedade privada neurológica, por assim dizer. Essas perspectivas estão agora ultrapassadas.

Módulos neurológicos são altamente interativos e interdependentes, não fixos e rígidos como se pensava; por causa de sua própria natureza, as células nervosas conseguem se conectar e desconectar de outros neurônios. Em razão do fato de que neurônios e redes neurais podem modificar sua geografia, as sub-regiões do córtex cerebral incluem tanto zonas modulares fixas quanto zonas modulares mutáveis. O que faz um módulo alterar suas fronteiras geográficas? A maleabilidade dessas zonas depende, em sua maioria, da nossa capacidade de aprender e de prestar atenção.

Existem outras limitações à ideia da compartimentalização modular rígida. O cérebro é um órgão altamente interativo. Considerando o que aprendemos até aqui sobre a plasticidade sináptica dos neurônios, a habilidade que eles têm para se reorganizar é admirável. Além disso, o cérebro não é tão linear que uma lesão em uma área não afete outras áreas. Quando se observa um dano a módulos específicos de circuitos neurológicos em exames funcionais, os módulos vizinhos produzem deficiências cognitivas semelhantes, mas não idênticas. Isso oferece mais evidências de que os módulos operam não como unidades precisamente definidas e separadas, mas como elementos contínuos e relacionados no interior do córtex.

Em seres humanos saudáveis e normais, o processo de pensamento não ocorre em segmentos desconectados. Vivenciamos transições tranquilas e conectadas de um pensamento ou função cognitiva para a outra, refletindo um movimento contínuo de atividade neurológica pelo córtex. Imagine pegar um lençol solto em uma cama e agitá-lo para criar uma onda tridimensional movendo-se para longe do ponto de propagação. Esse é um modelo melhor de o que acontece no cérebro novo.

Os impulsos das células nervosas convergem ou divergem. Quando divergem, eles se espalham para fora, usando módulos individuais como um meio para viabilizar sua atividade e permitir que eles abranjam um terreno mais amplo. Como as células nervosas têm ramificações capazes de se comunicar simultaneamente com várias outras células nervosas, muitos módulos podem ser ativados de uma vez só. Imagine uma cascata de padrões elétricos piscando que se movem difusamente e se espalham de forma tridimensional.

A compartimentalização descreve como o cérebro é organizado, mas o conceito do módulo pode não ser ordenado por completo. Os módulos certamente existem como unidades distintas dentro do neocórtex; certas funções mentais e físicas estão localizadas em circuitos individuais de conexões sinápticas dentro das sub-regiões do cérebro. Entretanto, essas sub-regiões e módulos são utilizados como elementos individuais que contribuem para todo um fluxo de consciência. Pensar não é algo compartimentalizado; é um processo relativamente harmonioso e contínuo. O pensamento pode ser comparado a um concerto de módulos trabalhando em uníssono.

Agora podemos elaborar uma compreensão maior de como o aprendizado e o processamento cognitivo estão relacionados. Por meio do aprendizado e da experiência, criamos conexões de células nervosas mais integradas, e esses padrões sinápticos aprimorados podem intermediar processos de pensamento maiores e mais diversificados. Codificar novos conhecimentos e experiências nas conexões cerebrais efetuadas é como fazer um *upgrade* no hardware de um computador – só que seres humanos, individualmente, são únicos na maneira como cada pessoa processa informações cognitivas.

Por exemplo, estou no Japão enquanto escrevo estas ideias. Tenho certeza de que, se fosse examinar como meu cérebro processa informações com base em como aprendi ao longo da vida, esse padrão seria diferente do processamento neurológico do habitante típico do Japão, que escreve em caracteres simbólicos, lê sua linguagem da direita para a esquerda e de cima para baixo, e geralmente fala mais de uma língua. O mesmo valeria se a pessoa e eu sofrêssemos uma lesão cerebral idêntica que danificasse o mesmo módulo no córtex cerebral. O modo como disparo padrões neurológicos em meu cérebro pensante é único. Assim, ele seria diferente da forma como qualquer outro ser humano dispara seus padrões sinápticos.

Surgiu uma incerteza após os cientistas terem mapeado sub-regiões como os córtices motor, sensorial, auditivo e visual com todas as suas funções associadas. Seu modelo geográfico não determinou onde nossas maiores capacidades e habilidades estão localizadas. Onde analisamos equações matemáticas complexas? Onde as abstrações não lineares da lógica informal são processadas? Que região é responsável pela inspiração divina? Qual é a base neurológica para habilidades mentais ou intelectuais complexas? Onde, precisamente, existe a identidade? Como aprendemos?

Talvez as respostas para essas questões dependam não de um exame linear dos lobos individuais trabalhando de maneira independente, mas sim do modo holístico como as sub-regiões das redes neurais se coordenam para produzir diferentes níveis mentais. Muitos fatores regem as diversas formas pelas quais as sub-regiões do cérebro mesclam seus esforços; exemplos disso incluem padrões, sequências, combinações e sincronização. A chave para entender como áreas diferentes do cérebro trabalham juntas para produzir a mente é pensar nelas como componentes de uma orquestra sinfônica, em vez de instrumentos individuais.

Agora temos que expandir nossa definição de rede neural. Uma rede neural pode ser ampliada para abranger muitos compartimentos e sub-regiões diferentes por todo o cérebro, disparando em uníssono para produzir um nível específico da mente. Na verdade, a soma das partes é maior do que o todo.

Natureza *versus* criação

Os cientistas têm debatido até que ponto nosso cérebro é esculpido pela nossa herança genética (natureza) ou por nosso ambiente e nossas experiências (criação). Em outras palavras, o que determina nosso destino, a hereditariedade ou o ambiente? Seu cérebro ao nascer, certamente, não é uma folha em branco, esperando ser preenchida pelas experiências de vida. Você também não nasce com uma genética que dita a forma como vai se comportar, agir, reagir, pensar, sentir e criar em um padrão predeterminado e imutável.

Natureza: em resumo

Nossa herança genética é uma combinação de informações genéticas de longo prazo comuns a todos os membros de nossa espécie, mais instruções genéticas de curto prazo vindas de nossos pais e mães. O formato e estrutura gerais do cérebro e suas funções generalizadas constituem traços de longo prazo que nossa espécie desenvolveu como resultado de milhões de anos de evolução. Traços genéticos de curto prazo vindos de nossos pais e dos pais deles, recuando algumas gerações, nos dão a nossa individualidade.

Os dois tipos de traços genéticos, de longo e curto prazos, tornam-se conectados no cérebro conforme ele se desenvolve antes do nascimento e, especialmente, durante o primeiro ano de vida. Quando falamos de certas áreas definitivas no cérebro que são programadas, estamos nos referindo a padrões de conexões nervosas fixos e herdados que nos dão nossa própria personalidade, expressões faciais, habilidades motoras coordenadas, intelecto, propensões emocionais, reflexos, níveis de ansiedade, equilíbrio químico interno, maneirismos, até mesmo a criatividade e a expressão artística.

Tanto os traços genéticos de longo prazo quanto os de curto prazo são o que a natureza nos deu como herança. Podemos afirmar que são a "nossa natureza".

Criação: nosso ambiente individual e experiências de vida

Somando-se à nossa herança genética, o que moldou e esculpiu – em outras palavras, criou – o cérebro ao longo de milhões de anos é aquilo que aprendemos e vivenciamos por meio da interação com nosso ambiente, como armazenamos essa informação, e como o cérebro se adaptou. A criação também diz respeito a nossas experiências de vida individuais, que ficam registradas no cérebro. Estudos recentes demonstraram o impacto da criação e apontaram que somos moldados consideravelmente por nossas experiências durante os primeiros anos de desenvolvimento. Na primeira década de vida, os humanos formam conexões sinápticas a partir das experiências conquistadas por meio do aprendizado e de lições normais de desenvolvimento. Experiências iniciais também moldam a constituição de redes neurais.

Natureza e criação juntas

A forma como o cérebro é conectado, portanto, é uma combinação de traços genéticos e experiências aprendidas ao longo da vida. O cérebro evolui não por meio da natureza ou da criação, mas por uma interação notável entre esses dois processos.

Circunstâncias ambientais também podem prejudicar aspectos do potencial genético de alguém. Se uma criança ainda no útero tem pais que são médicos, ela pode carregar o potencial genético para um desenvolvimento intelectual superior. Entretanto, caso a mãe seja exposta a uma droga nociva durante a gravidez ou vivencie quantidades elevadas de estresse enquanto carrega o feto, os esquemas genéticos da criança podem ser sobrepujados por esse ambiente prejudicial no útero. Ou, se a criança estiver desnutrida durante seus primeiros dois anos de desenvolvimento, ela pode não desenvolver a capacidade intelectual que seus genes predeterminaram inicialmente, porque a nutrição inadequada pode afetar de maneira adversa o modo como o cérebro se desenvolve. Por outro lado, se uma criança for geneticamente predisposta a ter ansiedade e timidez, ela pode ser ajudada a superar suas condições vivenciando um ambiente familiar amoroso ou recebendo acompanhamento.

Alguns pesquisadores afirmam que as conexões sinápticas genéticas que herdamos respondem por cerca de apenas 50% de nossos traços de personalidade.[8] Herdamos de nossos pais conhecimento, padrões de pensamento e sentimentos como fundação para quem nos tornamos. Mas isso é apenas 50% de quem somos. Os circuitos genéticos que herdamos são meramente uma plataforma onde nos posicionamos para começar a vida. Para que o cérebro aprenda coisas novas (tenha em mente que aprender envolve formar novas conexões sinápticas), ele precisa de algumas conexões existentes com as quais formar novas conexões adicionais. Assim, começamos a vida com nossas conexões herdadas existentes e as memórias aprendidas das gerações passadas, e usamos essas conexões como uma fundação para produzir conexões novas.

Considerando-se que humanos nascem com certos comportamentos, propensões, características e talentos que são, na realidade, memórias de gerações passadas (especialmente aquelas transmitidas por nossos pais), faz sentido que venhamos pré-carregados com circuitos de curto e longo prazos que definem quem somos. Se a natureza e a criação estão em troca constante, então o que vivenciamos do ambiente apenas acrescenta à criação do "eu" como uma verdadeira obra em andamento. Toda vez que aprendemos algo novo, forjamos conexões neurais adicionais por conta própria, acrescentamos outro ponto a essa tapeçaria tridimensional do nosso tecido neural, e o eu é transformado.

Esse é o modo como a natureza generosamente dá a cada indivíduo um recomeço verdadeiro, mas com conhecimento pré-programado já embutido. Nascemos com certa quantidade de conhecimento aprendido já conectado e carregado no cérebro, de modo a podermos acompanhar o desenvolvimento evolucionário de nossa espécie. Fica por nossa conta, como indivíduos, acrescentar nossas próprias conexões sinápticas por meio de interações conscientes com nosso ambiente. Podemos acrescentar novos circuitos à nossa própria arquitetura neural; podemos ainda modificar e projetar um novo eu, progressivo. Certamente, segundo essa compreensão, se não estamos aprendendo ou vivenciando nada novo, estamos nos dirigindo para um destino genético limitado, pois ativaremos apenas aqueles circuitos iguais à memória genética de nossos pais.

Nossos primeiros estímulos

É um tanto irônico que os primeiros estímulos ambientais aos quais o recém-nascido é exposto normalmente sejam derivados dos pais dele, que compartilham muito da mesma genética do filho. Desde a primeira infância até a adolescência, a criança moldará comportamentos por meio de interações sociais com pessoas em seu ambiente, com base no que a estimula mais. Isso é possível por causa de *neurônios-espelho*, um tipo de neurônio no cérebro que facilita a imitação de comportamento. Quando uma criança observa certas características, ações, reações emocionais e até maneirismos demonstrados por um ou ambos os pais, esse pode ser o tipo e quantidade certos de informação para ativar os padrões neurais já existentes e pré-conectados da criança, e, ao fazê-lo, estimulam a criança a entrar em um estado mental mais predeterminado que pode persistir pela vida toda dela. Em outras palavras, se você herda dos pais as redes neurais que eles dominaram em suas vidas e então usa esses circuitos para construir os 50% de personalidade baseada em programas genéticos, os outros 50% de personalidade aprendidos a partir do ambiente serão mais influenciados pelas pessoas de quem você herdou esses programas. A sua individualidade tem alguma chance?

Tenho certeza de que é por isso, em algumas escolas de pensamento mais antigas, que as crianças eram retiradas dos pais ainda pequenas para estudar nas montanhas do mundo. Os grandes professores da época, provavelmente, entendiam que essas crianças tinham um potencial genético considerável e que, se pudessem ensinar essas crianças longe das influências familiares, talvez elas tivessem mais chance de grandeza.

Durante o desenvolvimento inicial e mais além, dois processos amplos e simultâneos estão em ação. Primeiro, acrescentamos novas conexões sinápticas, construímos novas redes neurais e podamos quaisquer células nervosas e conexões sinápticas que sejam desnecessárias para nossa sobrevivência e desenvolvimento. A organização neural mediante esse processo de poda ocorre sob programas genéticos que foram implementados pela seleção natural. O ambiente externo desempenha um papel igual, aparando padrões de conexões de células nervosas aos quais faltem significância vital ou que não sirvam a nenhum propósito útil para nos ajudar a funcionar. Tanto nossos programas genéticos quanto as informações vindas de nosso ambiente iniciam esse refinamento. Por meio da natureza e da criação juntas, cultivamos, ajeitamos e retiramos as ervas daninhas de nosso jardim neural para satisfazer nossas necessidades.

O cérebro conectado; o cérebro plástico

As duas coisas, genética e experiências, são codificadas como conexões interligadas no cérebro. Para a maioria das espécies, esse é um critério para a sobrevivência. Se um animal encontra um predador perto de onde bebe água, sua capacidade de se esconder ou de empregar camuflagem pode permitir sua sobrevivência. Da próxima vez, essa criatura pode se lembrar de pegar um caminho diferente até o bebedouro, para poder evitar a ameaça que encarou anteriormente. Ao ter esse nível de flexibilidade mental, uma espécie pode ser menos rígida em seus padrões de comportamento. E mais, ela pode se adaptar e se tornar mais inteligente, codificando seus comportamentos bem-sucedidos em sua estrutura neurológica, de modo a poder transmitir para a geração seguinte tudo o que aprendeu e de que se lembrou. Se gerações suficientes dessa espécie se comportarem de maneira similar quando apresentadas a situações de perigo, ao longo do tempo, por meio da mistura genética, muitos desses animais terão genéticas semelhantes. Eventualmente, o comportamento pode se tornar um traço genético de longo prazo, compartilhado por todos os membros da espécie.

Nos humanos, inclusive, as experiências registradas que chamamos de "memória" ou "aprendizado" se tornam mapeadas como as conexões sinápticas que refletem quem somos. Padrões genéticos de circuitos neurais e sistemas cerebrais estruturados de longo prazo originais de nossa espécie são o resultado de experiências aprendidas e codificadas que são transmitidas individualmente ao longo dos anos.

Os circuitos neurais genéticos que herdamos também carregam as memórias codificadas das experiências aprendidas por nossa linhagem. Nossos pais, avós e até bisavós se tornam colaboradores imediatos para nossa massa encefálica genética pré-conectada pela forma como moldaram e modelaram seus cérebros por meio das experiências de vida. (Isso pode dar credibilidade à prática, vinda desde a antiguidade, de uma família real preservar sua linhagem.) É aqui que a influência da cultura, do credo e até da raça pode crescer especificamente em nossas ligações.

Por isso nossa ligação genética e a ligação de experiências específicas de vida são duas formas de alcançar o mesmo resultado. O aprendizado nos permite mudar; a evolução nos permite transmutar nossos genes. O aprendizado ocorre quando a natureza é cultivada; a evolução ocorre quando o que é cultivado devolve à natureza. Esse é o ciclo da vida.

Toda vez que aprendemos algo novo, o cérebro processa a informação por intermédio dos sentidos e forma novos circuitos que codificam nos neurônios a memória daquilo que aprendeu. Isso é importante porque demonstra enfaticamente que temos a capacidade de nos adaptar a estímulos vindos de influências externas e mudar nosso comportamento de acordo com eles.

A neuroplasticidade dá a nosso cérebro a capacidade de mudar suas ligações sinápticas. Isso é uma característica genética inata, universal e de longo prazo nos humanos. Ela nos dá o privilégio de aprender a partir de experiências em nosso ambiente, de modo a alterarmos nossas ações para produzir resultados mais desejáveis. Meramente aprender informações intelectuais não basta; devemos aplicar o que aprendemos para criar uma experiência diferente. Se não pudéssemos reconectar nosso cérebro no nível sináptico, não poderíamos mudar em resposta às nossas experiências. Sem a capacidade de mudança, não poderíamos evoluir, e seríamos vítimas das predisposições genéticas de nossos ancestrais.

Antes dos últimos quinze anos, os cientistas acreditavam, em geral, que os estímulos ambientais (criação) podiam influenciar comportamentos apenas dentro dos limites dos padrões cerebrais herdados e pré-mapeados (natureza). Agora sabemos que o cérebro humano é plástico o bastante para conseguir se impor a compartimentos ou módulos geneticamente programados, mapeados para visão ou som, e reconectá-los para novas funções, com base nos estímulos externos que eles podem processar. Se uma área do cérebro está perdendo informações ambientais porque um dos órgãos dos sentidos não está funcionando, outra região cerebral compensará essa falta de estímulos, desde que outro órgão sensorial esteja funcionando.

A maioria das pessoas, por exemplo, já ouviu falar que uma pessoa cega pode desenvolver audição aguçada ou percepção tátil aprimorada. O que os não cientistas podem não saber é que, no cérebro de alguém cego, a imensa área normalmente designada como córtex visual agora processará sons e toques.[9] Pesquisadores também já vendaram indivíduos com visão por cinco dias e, em apenas dois dias, imagens de RMF mostraram uma explosão de atividade em seus córtices visuais quando eles desempenhavam tarefas com os dedos, e até quando ouviam tons ou vozes.[10]

Os cientistas também podem executar uma neuroimagem funcional em uma pessoa dotada de visão e focar a área do córtex sensorial designada para sensações nas pontas dos dedos. Quando comparamos resultados de neuroimagens de uma pessoa com visão a resultados de pessoas cegas enquanto ela usa as pontas dos dedos para ler em braille, compartimentos muito maiores do córtex sensorial se acendem no cérebro.[11] Isso significa que, ao prestar atenção conscientemente e aplicar repetição, o cérebro é plástico o bastante para começar a redesignar áreas a fim de compensar pela mudança no tipo de estímulo. O fato de que o cérebro de uma pessoa cega mapeará novas conexões dendríticas no córtex visual para som ou toque desafia o modelo do predeterminismo genético. Esse é um belo exemplo da neuroplasticidade sobrepujando um programa genético.

Segundo a visão limitada e agora obsoleta da organização neural, compartimentos ligados eram vistos como territórios geográficos permanentemente mapeados e organizados. Entretanto, numerosos experimentos com plasticidade modular demonstraram como circuitos neurais que em sua origem eram confinados a uma região podem literalmente expandir suas linhas territoriais para além de suas propriedades neurológicas até invadirem outros módulos neurais. Tipicamente, ocorre uma troca de espaço existente para permitir que tais mudanças aconteçam. Enquanto uma área de colônias neurais cresce para assumir novos territórios funcionais, outras áreas são minimizadas.

Tome por exemplo um leitor de braille que está cego há muito tempo. Quando ele lê, tipicamente usa o indicador de uma das mãos. Enquanto desliza a ponta do dedo sobre protuberâncias na superfície do papel, seus receptores sensoriais detectam informações que seus olhos não conseguem ver. O indicador já é rico em receptores táteis e tem um módulo associado no córtex que é bem grande em comparação com outras áreas. Quando discutimos o córtex sensorial e o homúnculo (ver Capítulo 4), dissemos que a sensibilidade era a principal razão para a criaturinha parecer tão diferente das proporções humanas normais. Alguns módulos no córtex recebem mais espaço porque as partes do corpo correspondentes às áreas designadas são mais sensíveis e carregam uma responsabilidade maior para detectar informações sensoriais no ambiente.

Pesquisadores têm usado neuroimagens funcionais para comparar leitores de braille experientes e sem experiência em termos de quanto do córtex sensorial no cérebro é ativado quando eles usam os indicadores para ler. Com leitores experientes de braille, as neuroimagens observaram que o módulo dedicado ao dedo indicador era, quando ativado, muito maior que o de leitores inexperientes[12] (como seria de se esperar, o módulo do córtex sensorial que havia crescido nos leitores de braille habilidosos era maior apenas no lado do cérebro que correspondia ao indicador que eles usassem mais, direito ou esquerdo). Os estímulos repetidos aplicados a uma área de pele tão pequena na ponta do indicador criaram uma área somatossensorial muito aumentada no neocórtex. Em outras palavras, como a mente de um leitor experiente havia focado repetidamente aquele espaço de um centímetro na ponta de seu dedo, o módulo associado para processamento de dados sensoriais do indicador essencialmente assumiu o controle dos territórios sensoriais vizinhos. Quando isso acontece, já foi demonstrado que os módulos correspondentes às partes do corpo que são usadas de forma menos extensa para colher dados sensoriais, como a palma da mão ou o antebraço, perdem um pouco de sua área.

Redes neurais designadas para um módulo específico podem até assumir o papel de outros módulos pré-designados. Considere os leitores de braille que usam três dedos em vez de um para processar dados sensoriais. Todos os três dedos recebem os mesmos estímulos sensoriais ao mesmo tempo, repetidas vezes. O que acontece com os módulos que tinham sido designados inicialmente pela padronização genética do córtex somatossensorial? O cego que lê braille com três dedos concentra, foca e processa os estímulos repetitivos de três dedos simultaneamente, e o mapa sensorial do corpo no cérebro se adapta, moldando a rede de tecidos neurológicos para viabilizar a demanda. Enquanto cada um dos três dedos normalmente teria seu próprio módulo correspondente de neurônios no córtex sensorial, essas células nervosas se fundem para formar uma área sensorial grande, abrangendo todos os três dedos. Quando leitores de braille que usam os três dedos recebem um estímulo tátil apenas em um dedo, as células nervosas do córtex sensorial alocadas para os outros dois dedos também disparam.[13] O cérebro não consegue identificar qual dedo está sendo tocado porque seus módulos separados estão agora integrados como uma área ampliada na sub-região do córtex sensorial. *Células nervosas que disparam juntas continuamente irão, em última instância, conectar-se umas às outras.*

Os padrões sinápticos de células nervosas designadas para uma característica específica podem se modificar mesmo dentro das áreas modulares existentes. As conexões neurais no interior de um módulo podem se tornar tão refinadas e complexas a ponto de uma pessoa demonstrar sensibilidades ou habilidades aumentadas. Por exemplo, quando um afinador de piano desenvolve seu "ouvido" por meio de aprendizado repetitivo e instrução especializada – o feedback preciso de ouvir os sons adequados vezes sem conta – depois de algum tempo, ele já não precisa mais conferir seu trabalho com instrumentação. A constante repetição de seus esforços lhe permite ouvir com precisão elevada sons dos quais outras pessoas podem nem ter ideia. O afinador de piano que passou por muitos anos de prática acaba refinando os circuitos neurais de seu córtex auditivo em tal grau que eles são ramificados de forma muito mais intrincada quando comparados a circuitos neurais correspondentes na população em geral.

Também vemos a neuroplasticidade em ação quando uma aferência sensorial maior do que o normal estende as fronteiras usuais dos setores geneticamente pré-mapeados do cérebro. Em outras palavras, quanto mais usamos um de nossos sentidos, maior a porção do córtex cerebral designada para processar essa aferência. Em um exemplo típico, resultados de autópsias demonstram que pessoas que trabalharam consertando eletrodomésticos portáteis ou como digitadores ou operadores de máquinas desenvolveram redes neurológicas mais numerosas e refinadas nas áreas motoras neocorticais mapeadas para movimentos da mão e dos dedos do que nas áreas cerebrais relacionadas a outras áreas do corpo.[14] Em estudos posteriores, os mesmos pesquisadores realizaram exames *post mortem* nos cérebros de sujeitos de diversas idades. Essa pesquisa demonstrou que, quanto mais educação a pessoa tinha, maiores eram a complexidade, o intrincamento e o número de conexões sinápticas na área da linguagem no cérebro.[15] O que aprendemos e como nos lembramos do que aprendemos molda quem somos. Como disse Buda: "Tudo o que somos é o resultado daquilo que pensamos".

O mito programado se quebra ainda mais: a plasticidade neural reorganiza compartimentos

Sabemos agora que muito do córtex está organizado e mapeado em compartimentos definidos e específicos para percepções como sentimentos, assim como para todos os outros sentidos e habilidades. Em virtude de a maioria dos neurônios do cérebro ser conectada e formatada quando ainda somos crianças de colo, é razoável supor que, pelo resto de nossas vidas, as redes de neurônios de nosso córtex sensorial e motor deveriam estar seguramente presas em um lugar permanente, dedicadas rigidamente a módulos bem definidos para uma vida de serviço predeterminado. Contudo, isso não é necessariamente verdadeiro.

Existe uma condição congênita conhecida como *sindactilia,* na qual os indivíduos nascem com dedos unidos uns aos outros. Em casos severos, é impossível para essas pessoas mover um dedo sem mover todos os outros como um grupo. Elas precisam usar as mãos sem a destreza de controle digital individual; a maioria do prazer de ter cinco dedos é reduzida a alguns movimentos manuais rudimentares, predominantemente a simples pegada.

Se fôssemos olhar o mapa motor ou sensorial do cérebro de indivíduos com essa condição, será que ele seria o mesmo de alguém normal? Não. Com a sindactilia, como dedos e a mão funcionam como uma unidade única, o cérebro não chega a criar limites de propriedade separados para cada dedo, e, assim, dedica apenas uma área para a mão inteira, inclusive os dedos. Durante uma neuroimagem funcional em uma pessoa portadora de sindactilia, quando a pessoa move um dedo, todos os dedos se movem juntos, e assim se acende uma parcela muito maior do córtex motor cerebral do que veríamos em uma pessoa sem a anomalia. Em outras palavras, quando pessoas com dedos colados movem os dedos e as mãos, as áreas do cérebro reservadas para movimento da mão e dos dedos disparam juntas e, portanto, conectam-se.

Seria o cérebro plástico o bastante para mudar se a condição das mãos pudesse ser alterada nesses indivíduos? Se a organização do cérebro estivesse em vigor apenas em razão de fatores genéticos, então deveria haver pouca alteração caso os dedos pudessem ser separados. Vários anos atrás, os cirurgiões criaram uma técnica para separar os dedos de pessoas nascidas com sindactilia, de forma que seus dedos pudessem se movimentar independentemente. Quando essa cirurgia corretiva foi executada, adivinhe o que aconteceu com o cérebro?

Como se revelou, o cérebro mudou bastante para se adaptar às novas funções dos dedos que a mão agora tinha. Nas semanas que se seguiram à cirurgia, o cérebro designou um trecho individual de terreno neurológico para cada dedo. Conforme as funções da mão e dos dedos eram alteradas, o cérebro da pessoa também mapeava essa mudança.[16] O modelo de compartimentos pré-designados, organizados estritamente e imutáveis no cérebro, foi questionado. Como resultado da habilidade ampliada de cada dedo, novos neurônios disparavam em sequências e padrões diferentes. As células nervosas, que antes disparavam todas juntas em sintonia quando os dedos estavam todos conectados, agora começavam a disparar de maneira independente. Quando cada dedo passou a ter um nível novo de destreza, os neurônios cerebrais relacionados a movimentos gerais das mãos se reorganizaram em compartimentos específicos para cada dedo. As células nervosas designadas para os dedos conectados já não disparavam juntas e, portanto, não estavam mais conectadas.

O que isso significa para nós? Talvez nosso cérebro continue o mesmo ao longo de nossa vida adulta porque tendemos a fazer o mesmo tipo de coisas do mesmo jeito de sempre, de forma rotineira, e isso constantemente envia o mesmo tipo de estímulo ao cérebro. Se mudarmos o modo como fazemos as coisas, o cérebro também mudará.

Programados pela natureza

Com o termo "programados", queremos dizer que as qualidades estão fixadas e em seu lugar quando nascemos, prontas para serem disparadas ou ativadas, seja por nossa genética, seja em resposta a ambiente. Redes neurais programadas são programas automáticos; uma vez que são ligadas, requerem pouco ou nenhum esforço consciente para rodar. Da mesma forma, uma vez que programas já conectados são ativados, requerem imenso esforço consciente e força de vontade para serem desligados, se é que isso sequer é possível.

Além disso, quando dizemos que uma função em particular é programada, isso denota que existe pouquíssima possibilidade de alterar os circuitos preexistentes do cérebro para essa função, ou que será necessário um tremendo esforço para alterá-los. A programação também pode significar que aquela ligação neural específica foi danificada e há pouca esperança de conserto. Se a ligação é danificada, interrompida ou partida, ou se a ligação jamais ocorreu, para começo de conversa, a mudança é muito difícil – em alguns casos, impossível. Porém, embora seja verdade que o cérebro é, em grande parte, programado, e que áreas diferentes do cérebro são mais programadas do que outras, pesquisas já mencionadas em capítulos anteriores comprovaram que, de fato, ao receber as instruções e o feedback corretos, as ligações cerebrais são muito menos fixas do que se pensava.

O tronco encefálico e o cerebelo (o primeiro subcérebro) e o mesencéfalo (segundo subcérebro) são mais programados do que o neocórtex. Como nosso primeiro e segundo subcérebros evoluíram primeiro, eles abrigam memórias mais antigas que, essencialmente, se tornaram circuitos permanentes. Seus agrupamentos neurais têm conexões sinápticas mais fortes, pois esses padrões existem há mais tempo e têm sido usados com mais frequência. Esses circuitos neurais são perpetuados para uso por futuras gerações, por terem funcionado tão bem e por tanto tempo. Considerando-se que o neocórtex é o cérebro mais recente para a maioria das espécies, inclusive a humana, ele tem menos programas preexistentes. O lobo frontal é o menos programado de todos, por ser nosso desenvolvimento neurológico mais recente.

O neocórtex é mais maleável porque serve como palco da percepção consciente, das lembranças e do aprendizado. Ele possibilita nossa capacidade de pensar, agir e escolher de maneira diferente, assim como registra o que aprendemos conscientemente. Essa é a área onde cultivamos novas conexões sinápticas e modificamos redes neurais existentes. Dessa forma, o neocórtex é constantemente reconectado.

Seleção e instrução

Enquanto os neurocientistas exploravam o impacto que a genética (natureza) e o ambiente (criação) têm sobre o cérebro, tem se desdobrado um debate relacionado a como os processos de seleção e instrução interagem de forma similar para afetar como expressamos quem somos.

O termo *seleção* descreve como nos desenvolvemos usando *circuitos neurais* que já existem em nosso cérebro. (Circuitos neurais significam aqueles bilhões de neurônios no neocórtex que estão organizados em centenas de milhares de padrões sinápticos herdados, pré-conectados e mapeados que dirigem a maioria dos comportamentos humanos.) Em outras palavras, selecionamos entre padrões pré-mapeados que já foram aprendidos e registrados por nossos progenitores.

A premissa da seleção é que nos desenvolvemos quando esses padrões neurais preexistentes são ativados, por estímulos genéticos ou ambientais. Por exemplo: quando um bebê normal e saudável atinge certo estágio do desenvolvimento, ele começa a engatinhar. O bebê não precisa de nenhum estímulo de seu ambiente para iniciar esse processo. Um programa genético no cérebro do bebê dispara uma ou mais das redes neurais pré-conectadas, o que impele o bebê de engatinhar. Após algum tempo, o ato de engatinhar ativa outros padrões neurais preexistentes, que incitam o bebê a ficar em pé, dar seus primeiros passos hesitantes e progredir para caminhar.

A seleção e a ativação de circuitos sinápticos pré-conectados também são disparadas por sinais ambientais. Por exemplo, o cérebro de um recém-nascido já está seletivamente conectado para visão, sons, movimentos, sentimentos e outras habilidades sensoriais. Contudo, essas áreas pré-designadas de redes neurais precisam de um sinal do ambiente para serem ativadas. Se você se lembrar de nosso exemplo anterior, quando um recém-nascido escuta um barulho, esse estímulo do ambiente faz com que ele vire a cabeça na direção da fonte do barulho. Ele olha para ver o que está causando o barulho, porque já tem os circuitos neurais para processar a audição e a visão.

Se a seleção tem tudo a ver com usar redes neurais que já se encontram ali, então a *instrução* é o processo pelo qual desenvolvemos novos circuitos ou modificamos circuitos já existentes. A instrução descreve como vivenciamos e aprendemos a partir de nosso mundo exterior, para então organizar as conexões sinápticas de modo a relacioná-las com o que estamos aprendendo. A instrução é nossa capacidade de sermos neuroplásticos o bastante para refinar ainda mais nossa arquitetura neural. Fazemos isso mediante a repetição de comportamentos, habilidades, ações, memórias e pensamentos, novos ou antigos. O que fazemos repetitivamente, como o fazemos, o que aprendemos, como pensamos e o que vivenciamos, tudo isso cria e modifica o tecido neural que compõe quem somos. Uma mente mais nova e mais consciente é criada pela geração de novos circuitos adicionais no cérebro. Nossos pensamentos e ações são sempre refletidos no cérebro sob a forma de circuitos neurais modificados.

Por exemplo, se você foi instruído por anos sobre como tocar violino, aprendendo novas habilidades e então refinando-as, é provável que as redes neurais pré-designadas em seu cérebro, que são responsáveis pela destreza e pelas habilidades motoras, tenham se tornado mais densas e intrincadamente conectadas. A instrução fabrica conexões sinápticas mais densas e intrincadas e pode se expandir para a área ocupada pelas parcelas neurais.

Uma descrição meticulosa de como nos desenvolvemos deve envolver tanto a seleção quanto a instrução. Basicamente, nascemos com padrões neurais pré-mapeados que selecionamos genética ou ambientalmente. Podemos instruir essas áreas selecionadas para se tornarem mais modificadas e refinadas por meio de aprendizado, modificação de comportamentos ou obtenção de novas experiências.

Como você acaba de ver, temos uma área pré-designada já em ação no córtex sensorial para redes neurais que processam os movimentos dos dedos e da mão (seleção), mas podemos aprimorar esses circuitos pelo aprendizado e pela prática repetida (instrução). Começamos a vida com padrões neurais herdados geneticamente e então ativamos e modificamos esses circuitos por meio da instrução ambiental que recebemos sob a forma de novas experiências.

Já nos desenvolvemos por intermédio de seleção e instrução, mas esses processos oferecem algumas implicações intrigantes para nosso crescimento futuro. Entre as redes neurais pré-designadas que herdamos no nascimento, existem áreas *latentes* (ainda não utilizadas) de tecido cerebral. Sabemos disso porque, durante cirurgias cerebrais em pacientes adultos, milhões de neurônios podem ser extirpados sem alterar a personalidade e a função sensorial do paciente. Podemos razoavelmente inferir que, em um paciente adulto, os estímulos genéticos já teriam há muito tempo completado sua tarefa de ativar padrões neurais preexistentes, como observamos no bebê que engatinha. Portanto, os neurônios que os cirurgiões retiram sem nenhuma consequência óbvia podem indicar que todo cérebro humano contém padrões latentes e conectados de células nervosas.

Essas redes neurais latentes representariam regiões inexploradas de potencial humano? Será que a seleção poderia ligar essas áreas latentes? Será que essas áreas neurais poderiam ser ativadas, desenvolvidas e refinadas, considerando o conhecimento e a instrução apropriados? Poderíamos ocupar ou ativar essas áreas para conseguir alcançar um novo nível mental, mais elevado? Em caso positivo, poderíamos estar olhando para nosso futuro evolucionário, e nosso cérebro pode ser um registro desse futuro, não apenas do passado.

NEUROPLASTICIDADE: COMO O CONHECIMENTO E A EXPERIÊNCIA MUDAM E EVOLUEM O CÉREBRO

Cada mutação por meio de uma nova combinação de fatores genéticos, que fornece ao organismo uma nova oportunidade de chegar a um acordo com as condições de seu ambiente, significa apenas que novas informações sobre esse ambiente entraram nesse sistema orgânico. A adaptação é, essencialmente, um processo cognitivo.

— KONRAD LORENZ, PHD, *THE WANING OF HUMANENESS*

Ao longo do tempo, filósofos, psicólogos e neurocientistas têm tentado formular teorias sobre aprendizado, comportamento e desenvolvimento da personalidade. Da *tábula rasa* de Aristóteles até a modificação comportamental de Skinner, passando por pesquisas recentes usando neuroimagens funcionais para analisar um cérebro vivo, nossa compreensão do cérebro e dos processos subjacentes que ajudam em seu desenvolvimento evoluiu bastante.

Recentemente, muitas pessoas tentaram entender melhor como o cérebro opera comparando-o a um microcomputador. Entretanto, esse modelo é insuficiente para refletir a realidade do cérebro em uma dimensão crucial – ele não reflete o quanto o cérebro e suas conexões sinápticas são realmente mutáveis e maleáveis.

Por muitos anos, cientistas trabalharam sob a falsa concepção de que o cérebro estava essencialmente já programado (completo em seu desenvolvimento) quando chegávamos a certa idade. Apesar de ninguém conseguir determinar com precisão uma linha de chegada no desenvolvimento de nossos circuitos neurais, pensava-se de maneira geral que todas as nossas conexões estariam completas entre os 30 e os 35 anos.

Por conseguinte, médicos pensavam que, se os circuitos cerebrais do adulto sofressem danos em um AVC, em outra doença qualquer ou um acidente, os tecidos afetados jamais poderiam ser restaurados ou reparados. Entretanto, se uma pessoa sofresse danos cerebrais ainda jovem, quando o cérebro ainda estivesse se desenvolvendo, os médicos ainda tinham esperança de que o cérebro pudesse restaurar algumas das funções perdidas. Note que se pensava que as funções cerebrais, não as estruturas, eram recuperáveis até certo ponto.

Mesmo hoje em dia, a linguagem que usamos para descrever o cérebro e como ele opera – conexões, circuitos, redes, compartimentos, e assim por diante – reflete essa ideia persistente de que o cérebro é um instrumento um tanto rígido. Em vários sentidos, nossa limitada capacidade para criar analogias e metáforas mais adequadas presta um desserviço ao cérebro e à nossa compreensão atual de quão maleável, mutável, flexível e adaptável o cérebro é na realidade.

Com frequência usamos a expressão "minha cabeça agora é outra". Até recentemente, a ciência não apoiava a alegação de que essa mudança era uma possibilidade literal. Apenas nos últimos trinta anos, mais ou menos, as pesquisas revelaram prova demonstrável de que o cérebro adulto continua a crescer e mudar, formando novas conexões sinápticas e eliminando outras. Sabemos agora que a plasticidade do cérebro está por trás dessa capacidade de formar novas conexões. Nos últimos cinco anos, as pesquisas nessa área de estudo dispararam. Mal começamos a compreender a capacidade do cérebro para mudar funcional e estruturalmente. Sabemos agora que somos capazes de mudar não apenas de ideia, mas também o nosso cérebro. Podemos fazer isso a vida toda, e quando quisermos.

Evidências da neuroplasticidade do cérebro

Em capítulos prévios, apresentamos o conceito de neuroplasticidade e um pouco de sua terminologia. Falamos de células gliais e de um tipo específico de célula glial chamada astrócito. Vamos revisitar essas células por um momento para aprender como a ciência resolveu um mistério a respeito do cérebro – a preponderância da substância branca. Sabemos que as células gliais existem na substância branca do cérebro, mas por que seu número é quase dez vezes maior que o da substância cinzenta? Pesquisas demonstraram que as células gliais não apenas aumentam a velocidade da transmissão neurológica, mas também ajudam a formar circuitos sinápticos. Esse processo é essencial no aprendizado, na alteração de comportamentos e na armazenagem de memórias de longo prazo.[1]

Por esse motivo, os astrócitos estão chamando a atenção de todos na neurociência. Aparentemente, os astrócitos, que compõem quase metade das células cerebrais, aumentam o número de sinapses funcionais entre neurônios por todo o cérebro e o sistema nervoso central.

Em pesquisa publicada na revista *Science* em 2001, Ben Barres, PhD, e seus colegas da Faculdade de Medicina da Stanford University, Califórnia, cultivaram e analisaram neurônios com e sem a presença de células gliais. Os cientistas demonstraram que, sem as células gliais, são feitas menos conexões sinápticas entre neurônios normais. E mais, as conexões que foram feitas pareciam ser funcionalmente imaturas. Além disso, houve aumento de sete vezes no número total de conexões sinápticas funcionais quando astrócitos estavam presentes. A análise deles indicou que os astrócitos eram absolutamente necessários para a manutenção das sinapses e demonstrou que, quando células gliais estão presentes, as conexões sinápticas entre neurônios estão quase garantidas.[2]

Os pesquisadores concluíram que "A glia pode desempenhar papel importante e inesperado na *plasticidade neural adulta* subjacente à aprendizagem e à memória". Essa pesquisa, assim como os estudos conduzidos por outros cientistas, está começando a provar que os astrócitos facilitam as conexões sinápticas durante a aprendizagem. Por existirem tantas outras conexões possíveis entre os neurônios, além da quantidade de neurônios em si, e porque os astrócitos estão sempre presentes quando formamos novos circuitos, faz sentido que a natureza tenha providenciado uma superabundância de astrócitos, de modo a podermos aprender em um ritmo acelerado. Essencialmente, quem somos, em termos de "eu", é apenas o acúmulo de nossas conexões sinápticas totais. Por consequência, quando acrescentamos novos circuitos sinápticos ao "eu" por meio da aprendizagem, quem somos é literalmente mudado.

Enxergando com a língua

O que a neurociência está descobrindo agora sobre a aprendizagem – e como isso se relaciona com a neuroplasticidade – pode parecer coisa de ficção científica. Por exemplo: Paul Bach-y-Rita, neurocientista da University of Wisconsin, em Madison, pode estar provando que o cérebro pode ser totalmente reconectado por compartimentos. O Dr. Bach-y-Rita diz que nossos sentidos são literalmente intercambiáveis. Em seu laboratório de pesquisa em Milwaukee, usando aparelhos que dão feedback de sensibilidade, ele ensina as pessoas a enxergar, de forma bem-sucedida, com a língua. Não vemos com os olhos, vemos com o cérebro, afirma ele. Os sentidos são, portanto, apenas aferências que fornecem informação para o cérebro. Ele acredita que podemos modificar as conexões em nosso cérebro a ponto de conseguir começar a trocar qual órgão sensorial está processando determinada experiência sensorial no cérebro.[3]

A língua tem mais receptores nervosos táteis do que qualquer outra parte do corpo, exceto pelos lábios; por isso, ela às vezes é chamada de *o órgão curioso*. (Nossa experiência com trabalho dental demonstra o quanto a língua gosta de sondar seu território.) Trabalhando com voluntários vendados, o Dr. Bach-y-Rita conecta uma câmera de vídeo à cabeça do participante. Os dados da câmera são desviados para um *notebook*, que reduz as imagens a 144 pixels e envia essa informação através de eletrodos para uma rede que repousa na língua. Conforme as imagens visuais são transferidas para a língua dessa forma, as pessoas vendadas começam a processar os dados recebidos e a oferecer ao cérebro a informação sobre onde os objetos estão localizados em seu ambiente. Com esforço repetido e concentração, por exemplo, a maioria dos participantes consegue pegar com sucesso uma bola rolada pela mesa em sua direção, nove a cada dez vezes. Nada mau.

Quando uma área do cérebro é danificada, relata o Dr. Bach-y-Rita, outras áreas podem ser ensinadas a processar os estímulos do órgão sensorial que está prejudicado. Uma garota participante, de dezesseis anos, cega desde o nascimento, é uma das vozes principais do coral na sua escola de ensino médio. Ela começou a usar o aparelho para poder aprender os movimentos do maestro e acompanhar sua cadência. Ela aprendeu os gestos em meia hora e, finalmente, começou a "ver" os movimentos dele do outro lado da sala. Isso pode não se qualificar como visão verdadeira; mesmo assim, ela começou a perceber ou processar o que era sentido com a língua como imagens visuais/sensações no cérebro.

Em outro experimento, trabalhando com pacientes leprosos que haviam perdido toda a sensação de tato nas extremidades, Bach-y-Rita criou luvas com transmissores em cada dedo, conectando-se com cinco pontos na testa. Quando os participantes tocavam em algo, eles começavam a "sentir" a pressão relativa na testa. Em pouco tempo, os voluntários foram capazes de distinguir entre vários tipos de superfícies, e se esqueceram de que suas testas é que estavam sentindo.

Esteja o cérebro se reconectando para poder reparar caminhos neurais danificados, modificar circuitos existentes ou desenvolver novas redes neurais, as pesquisas continuam revelando sua notável capacidade de ajuste e adaptação. Mais pertinente para nós é isto: não temos que sofrer um AVC, participar de um experimento de compartimentalização da língua, ter dedos colados uns aos outros nem passar dez mil horas meditando para poder empregar a neuroplasticidade do cérebro. De fato, tudo o que precisamos fazer é aprender e experimentar.

É claro que "aprender e experimentar" é apenas o início da descrição do processo. Conforme prosseguimos, vamos examinar o papel que a atenção focada e a prática repetida têm no desenvolvimento de novas conexões neurais que mudam estruturalmente o cérebro. Por enquanto, porém, nosso foco está no modo como usamos o conhecimento e a experiência para evoluir nosso cérebro. A fim de nos preparar para essa exploração, reservaremos um momento para considerar dois outros conceitos necessários ao entendimento de como a aprendizagem acontece: como os neurônios se conectam em nosso cérebro, e o papel da herança genética.

A aprendizagem começa com Hebb

Os cientistas já tentaram várias abordagens para a questão da aprendizagem. Nosso foco principal aqui está nos impulsos eletroquímicos responsáveis por adquirirmos novos conhecimentos e experiências e armazená-los no cérebro. Em resumo, quando armazenamos informações no cérebro para recuperação posterior, criamos uma memória. O modo como esse processo ocorre tem sido objeto de muito debate, mas um teórico nos apresentou a explicação mais plausível até o momento.

Nos anos 1970, Donald Hebb, neuropsicólogo canadense, apresentou uma teoria de aprendizagem e memória baseada na natureza das transmissões sinápticas do sistema nervoso central (ver Capítulo 2). Segundo Hebb, quando aprendemos novas informações, mudamos o relacionamento entre os neurônios.

Pense em dois neurônios vizinhos e inativos (também poderiam ser aglomerados de neurônios) que não estejam conectados de nenhuma outra maneira além da localização. Quando o neurônio A é ativado ou ligado, uma resposta eletroquímica pisca pelo cérebro (pense em uma tempestade elétrica gerando uma forma difusa de raios). Isso afeta o neurônio vizinho B, inativo, e fica muito mais fácil formar uma nova conexão sináptica entre eles. Quando dois neurônios vizinhos são disparados ao mesmo tempo em várias ocasiões, as células e sinapses entre eles mudam quimicamente. Esse estado quimicamente alterado significa que, quando um disparar, será um gatilho mais forte para o outro. Com o tempo, a conexão entre eles fica tão forte que eles disparam de forma simultânea em uma reação compartilhada, em vez de aleatoriamente. Eles tendem a se juntar em um relacionamento mais duradouro e enriquecido, e no futuro dispararão em conjunto muito mais prontamente do que antes. No final, neurônios que disparam juntos se conectarão uns aos outros. A Figura 6.1 exibe o modelo de Hebb.

Para que isso aconteça, precisamos ativar um neurônio ou um grupo de neurônios já conectados sinapticamente no cérebro. Então, se um neurônio estiver sozinho e sem estímulo, será mais fácil para ele fazer uma nova conexão sináptica com o aglomerado de neurônios vizinho, que já está disparando, estimulado.

Imagine que você queira aprender a andar de motocicleta. Se já andou de bicicleta, então tem agrupamentos de neurônios que se conectaram antes em sua vida, quando você aprendeu a se equilibrar sobre duas rodas. Quando você começa a andar de motocicleta, aqueles aglomerados pré-conectados que ainda armazenam sua experiência com equilíbrio começam a disparar, e você se lembra de como se equilibrar e em que direção se inclinar enquanto faz curvas. Embora operar a motocicleta vá demandar que você aprenda novas formas de mudar de velocidade, frear etc., que serão diferentes das de sua época de bicicleta, você descobrirá que é mais fácil dominar a motocicleta do que seria caso você não andasse de bicicleta, porque a parte mais importante da nova experiência já lhe é familiar.

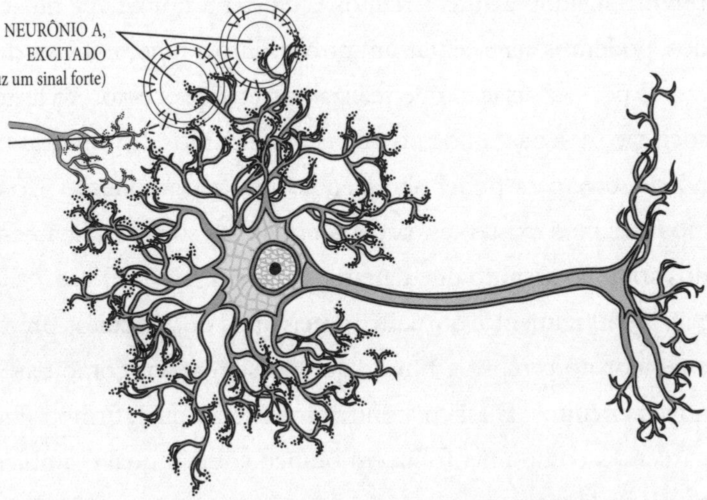

Figura 6.1 Segundo o modelo de Hebb, o mais forte ajuda o mais fraco. Quando o neurônio A dispara (sinal forte) e se torna excitado, o neurônio B (sinal fraco) ficará excitado mais facilmente, e a força da conexão sináptica no neurônio B será melhorada. Uma vez que o neurônio A ajuda a fortalecer a conexão com o neurônio B, da próxima vez que eles dispararem, serão ativados mais prontamente e em conjunto, conectando-se um ao outro com mais força.

O princípio de "disparam juntos, conectam-se uns aos outros" explica como podemos incorporar novos conhecimentos e experiências em nosso cérebro. *Aprender* é o novo relacionamento criado entre neurônios, e *lembrar* é manter esse relacionamento vivo socialmente. Fica mais fácil lembrarmos ou produzirmos o mesmo nível mental a partir do que aprendemos, porque, da próxima vez que a rede neural de sinapses disparar, ela incluirá a nova conexão, e todas elas dispararão juntas com mais força e facilidade. Redes neurais se desenvolvem como resultado de ativação neural contínua.

Se a teoria de Hebb for verdadeira, então precisamos ter algo conhecido (sinal mais forte) já atuando para poder aprender sobre algo desconhecido (sinal fraco). Precisamos usar circuitos existentes que representam aquilo que nos é familiar – que já aprendemos e conectamos no nível sináptico – para aprender sobre algo que não nos é familiar. A aprendizagem hebbiana declara que é mais fácil estabelecer uma nova conexão no cérebro ligando alguns circuitos já existentes; uma vez que eles são ativados, podemos acrescentar um novo ponto à tapeçaria viva de conexões.

É pela associação que realizamos esse processo. Ao aprender por associação, nos baseamos no que já aprendemos, lembramos e conectamos no cérebro, para poder acrescentar uma nova conexão. Conforme ativamos circuitos existentes, aqueles circuitos estarão intimamente relacionados ao novo assunto que tentamos aprender.

No nascimento, portanto, precisamos dos circuitos pré-conectados já em vigor no cérebro a fim de que possam servir como base para formar novos circuitos. E assim, contrariamente ao que afirmou Aristóteles, não nascemos como uma folha em branco sobre a qual o ambiente deixa sua marca. Sabemos agora que as conexões sinápticas estão se formando em um ritmo formidável mesmo enquanto os embriões se desenvolvem no interior do útero. Nascemos com conexões sinápticas pré-carregadas na forma de memórias existentes, que servem como elementos fundamentais a partir dos quais começaremos a construir nossa vida. Mas onde se originam as memórias que nos possibilitam começar a aprender imediatamente após o nascimento?

O fator gene: em resumo

Conforme aprendemos no Capítulo 5, os padrões sinápticos que herdamos geneticamente (ativados por meio da seleção ou da instrução) nos permitem funcionar em nosso ambiente. Sem muitos deles, nossa sobrevivência estaria em risco. Por exemplo, chegamos neste mundo com uma predisposição para chorar quando estamos angustiados – seja a angústia decorrente de fome, sede, frio, calor excessivo ou qualquer outra experiência sensorial pela qual estejamos passando. Todos os membros saudáveis de nossa espécie nascem com compartimentos universais relativamente semelhantes no neocórtex, e nossos cérebros em geral são formatados com traços e comportamentos específicos que compartilhamos como seres humanos. Esses são os *traços genéticos universais de longo prazo,* e eles são comuns a toda a raça humana.

Outra fonte dessas conexões neurais com as quais nascemos é, claro, a herança genética de nossos ancestrais mais próximos – nossos pais e avós. Por conseguinte, nascemos com padrões únicos de conexões sinápticas demonstrados por certas *predisposições genéticas de curto prazo* – não apenas para altura, peso e cor dos cabelos e dos olhos, mas também para comportamentos e atitudes. Carregamos conosco um pouco da bagagem emocional ou das bênçãos de nossos ancestrais. Com frequência, as características que atrapalharam nossos pais são repassadas para a geração seguinte, e dela para a próxima. Isso pode dar novo significado à expressão "ser castigado pelos pecados dos pais".

No entanto, não nos serve pensar em nossa linhagem como um círculo vicioso perpetuando maus hábitos e coisas do tipo. É verdade que "a maçã não cai longe da árvore", mas isso não significa que não seja possível ir se afastando aos poucos do ponto de origem. Essa é a premissa básica deste livro, afinal. É fato que nossas memórias pré-padronizadas geneticamente fornecem uma fundação para começarmos na vida. Sejam elas ativadas pelo ambiente ou por algum programa genético, essas memórias começam a construir a identidade em desenvolvimento da criança; elas servem como a matéria-prima para formar o "eu". Entretanto, a ciência agora entende que nossos genes não são necessariamente nosso destino. Herdamos cerca de 50% de nossas redes neurais; os outros 50% ganhamos por meio de nossos conhecimentos e experiências.

A despeito de nossas comunalidades de longo prazo, então, cada um de nós é um indivíduo, alguém único. Quando tiramos nosso foco do nível geral dos lobos e compartimentos cerebrais e vemos o cérebro em um nível celular, é aí que nossa neuroplasticidade nos ajuda a ter identidades mais individualizadas. O modo como esses aglomerados de redes neurais segregadas é conectado e as conexões sinápticas específicas que os compõem são os fatores que nos fazem únicos. A teoria de Hebb nos diz que o número de conexões, os padrões como elas estão conectadas e até a intensidade dessas conexões dentro das redes neurais explicam como expressaremos a mente como o eu individual no neocórtex.

Nossa individualidade é apenas parcialmente moldada por aqueles que contribuíram com seu DNA para nós. Você não é um clone saindo de uma linha de montagem, nem uma versão combinada de todos que vieram antes na sua linhagem. Embora você possa compartilhar alguns traços com seus primeiros ancestrais, muito do que você herda vem dos seus pais e foi moldado, após o nascimento deles, pelas experiências que eles tiveram na vida. Além disso, tenha em mente que você é uma combinação da genética de duas pessoas. Talvez o pessimismo de seu pai seja compensado pelo otimismo de sua mãe.

É provável que todos já tenhamos nos flagrado vez ou outra fazendo ou dizendo alguma coisa e então nos dado conta: "Estou começando a soar/agir igualzinho à minha mãe/ao meu pai". Não sei você, mas essa percepção me deixou assustado pra caramba. Qual a chance de que você vá, no final, se comportar e agir exatamente igual a seus pais? Essa é uma questão legítima e importante.

Se a percepção consciente somente ativa nossa rede neural geneticamente pré-padronizada de conexões sinápticas, é provável que ainda tenhamos os mesmos pensamentos, os mesmos sentimentos e ajamos da mesma forma que nossos pais em pontos diferentes de nossa vida. Esses circuitos sinápticos herdados se tornarão tão fortemente conectados por seu disparo repetitivo que ficaremos naturalmente predispostos por nossas propensões genéticas a ter a mesma opinião que nossos pais e mães. Se herdamos as conexões para raiva, vitimização ou insegurança do código genético de nossa linhagem (porque nossos pais se lembraram, praticaram e dominaram esses circuitos para produzir as mesmas experiências reproduzíveis), se essas células continuam a disparar juntas, então elas desenvolverão conexões sinápticas mais fortes e mais intrincadamente refinadas.

Nossa consciência tende a viver na parte do cérebro onde aqueles circuitos familiares seguram as rédeas. As pessoas com frequência funcionam como se tivessem apenas uma opção de comportamento. Todos nós já ouvimos alguém dizer: "Ei, isso sou eu. É assim que eu sou". Mais corretamente, considerando-se o que sabemos sobre o papel desempenhado pela genética, elas deveriam dizer: "Ei, esse sou eu escolhendo ativar os circuitos que herdei de minha mãe e meu pai. Como meu cérebro tem qualidades neuroplásticas, desenvolvi algumas redes neurais próprias. Mas, por enquanto, escolhi seguir com o que está presente desde o começo. É assim que eu sou".

Depois de estudar esse fenômeno, comecei a perceber que, teoricamente, se não fizermos nenhuma nova conexão sináptica na vida, podemos contar apenas com nossas conexões sinápticas herdadas, e isso leva a uma mente que expressa apenas nossas predisposições genéticas.

Como podemos, em vez disso, acrescentar àquilo que nos foi dado? Como podemos acrescentar aos trilhões de combinações, sequências e padrões possíveis de conexões sinápticas para melhorar o hardware de nosso cérebro? Matematicamente, com base nas combinações e permutações possíveis, se acrescentarmos apenas algumas conexões sinápticas à matriz existente, somaremos muitas novas direções possíveis nas quais nosso cérebro pode disparar em sequências e padrões novos e sofisticados.

Nossa herança genética não é o ponto final, mas sim o depósito inicial de nosso capital neurológico. Para que possamos evoluir como indivíduos (e espécie), devemos ser capazes de acrescentar e modificar aquilo que nos foi dado inicialmente. Nossa habilidade de expressar um senso de identidade maior resulta da adição de nossas próprias conexões sinápticas em reação ao nosso ambiente, bem como de utilizar a plasticidade de nosso cérebro. As duas coisas desempenham um papel crucial para nos ajudar a formar essas conexões.

A saída da armadilha genética

Se escolhermos depender somente de nossos circuitos herdados, desenvolvemos o hábito de *ser* a nossa genética. Qual é a alternativa? Existem dois modos de formar novas conexões sinápticas no cérebro. A primeira é aprender coisas novas; a segunda é ter novas experiências. Toda vez que adquirimos novos conhecimentos ou informações, nosso cérebro se modifica. Quando aceitamos uma experiência nova, o cérebro também a registra como um novo padrão de circuitos neurológicos.

Portanto, se raramente aprendemos coisas novas e quase não temos nenhuma experiência nova ao longo da vida, geraremos menos conexões sinápticas. Em sua maior parte, nossa percepção consciente estará limitada a usar aquelas redes neurais iniciais vindas de nossa linhagem genética para produzir a mente. Segundo o modelo de Hebb, quando disparamos os mesmos circuitos herdados geneticamente várias vezes, nos programamos para viver apenas nosso destino genético predeterminado. Em outras palavras, se repetirmos a mesma rotina previsível e familiar e os mesmos comportamentos, pensamentos, hábitos e ações, nosso cérebro permanecerá na situação atual. E se aceitarmos o teorema de "disparam juntos, conectam-se uns aos outros", então fará sentido que essas conexões se tornem mais programadas pela ativação repetida das mesmas redes neurais. Não faremos nosso cérebro evoluir em nenhum grau notável.

A saída para escapar de nossas propensões genéticas é aprender continuamente novas informações e ter novas experiências.

Para evoluir, adquira novos conhecimentos

Tipicamente, quando adquirimos novos conhecimentos, dizemos: "Aprendi algo novo hoje". O que queremos dizer de fato quando dizemos que sabemos ou aprendemos alguma coisa? Em geral, isso quer dizer que fomos expostos a dados factuais, guardamos essa informação na memória e podemos recuperá-la quando necessário ou quando solicitado. O que isso significa, neurologicamente, é que organizamos uma série de circuitos sinápticos em uma rede neural que armazena aquele conceito. O mero processo de aprender uma nova ideia e armazená-la como uma memória no cérebro deixa uma marca daquele pensamento em nosso tecido neurológico vivo.

No começo da década de 1970, o psicólogo Endel Tulving chamou o processo de armazenar conhecimento no cérebro dessa forma de *memória semântica*.[4] As memórias semânticas dizem respeito à informação que viemos a conhecer intelectualmente, mas que não vivenciamos. Em outras palavras, podemos entender a nova informação como um conceito, mas ainda não a vivenciamos com nossos sentidos. O que aprendemos recebeu vida apenas em nossa mente, não em nosso corpo. Chamo isso de *método textual* de fazer conexões, porque ele é desprovido de experiência. Memórias semânticas são apenas fatos registrados no cérebro, informação guardada como dado intelectual ou filosófico. O conhecimento existe como uma possibilidade, não como uma realidade.

Dessa forma, pense em aprender novos conhecimentos como acolher filosoficamente as experiências aprendidas de outra pessoa. Isso é uma informação que outra pessoa aprendeu ou da qual se apercebeu, mas que ainda não aplicamos em nossa própria vida. Semântica consiste apenas em fatos dos quais conseguimos nos lembrar ou recuperar.

Podemos, por exemplo, ler sobre um conceito como o *déjà vu*. Podemos entender que é a percepção que as pessoas têm quando acreditam que estão vivenciando um evento prévio ou um fragmento de tempo anterior. Se guardarmos essa definição na memória, formando os circuitos neurais necessários que nos capacitem a captá-lo e lembrar dele, temos uma memória semântica desse conceito. Entretanto, quando nós mesmos vivenciamos as sensações de *déjà vu,* essa definição subitamente parece apática, e não uma representação verdadeira da experiência.

Todos conhecemos alguém que é "*estudado*", ou seja, que tem muitas memórias semânticas armazenadas no neocórtex. Entretanto, nem todas as memórias semânticas envolvem o tipo de informação que poderia ajudar um participante do programa *Jeopardy!*[*] Considere números telefônicos, por exemplo. Se duas pessoas trocam números telefônicos, mas nenhuma das duas tem onde anotar a informação, cada uma teria que guardar na memória semântica o número imediatamente. Não podemos

* N.R.: *Jeopardy!* é um programa de televisão atualmente exibido pela CBS Television Distribuition. É um espetáculo de perguntas e respostas (*quiz*) variadas sobre história, literatura, cultura e ciências.

vivenciar um número telefônico, então o ato de memorizar esse número reside quase totalmente no domínio da memória semântica.

Contudo, depender exclusivamente da memória semântica pode nos colocar em risco. É difícil para muitos de nós reter memórias semânticas por um tempo longo; é por isso que esse tipo de memória é chamado de *memória de curto prazo*. Não vivenciamos essa informação plenamente. Quando alguém nos dá seu número de telefone, usamos nossa audição para ouvir os dígitos que são ditos, mas, se isso for tudo o que fizermos – ouvir e então repetir os números –, estamos dependendo apenas daquele sentido. É frequente falharmos na formação de uma rede neural intrincada o bastante para deixar fácil a lembrança daquele número telefônico dali a poucos minutos, horas ou dias.

A maioria das memórias que aprendemos intelectualmente na forma de conhecimento tem mais probabilidade de ser memória de curto prazo; elas estão disponíveis para nós por algum tempo, depois parecem desaparecer para sempre, a menos que alguém ou algo nos faça lembrar daquela memória aprendida.

Mapeando o que aprendemos

Quando colocamos a atenção em novas ideias e mentalmente mantemos essas informações no lugar por tempo suficiente, no nível sináptico codificamos esse conhecimento no neocórtex. O propósito dessa ação é que possamos aplicar, analisar e compreender novos conceitos.

Quando lemos um livro ou ouvimos uma palestra, aprendemos por associação dos novos dados com informações familiares. Quando integramos esse conhecimento como um novo pensamento, é como se um mapa tridimensional fosse disposto no cérebro. As novas conexões dendríticas que se formam para processar e armazenar o conhecimento que acabamos de aprender funcionam como caminhos abertos por nossa percepção consciente, de modo que possamos nos lembrar daqueles dados em uma ocasião futura. Redes neurais associadas com aquela informação agora se ativarão na sequência, na ordem e na combinação corretas para nos lembrar daquele conhecimento. "Re-lembrar" é "re-memorar", e é a nossa percepção consciente que animará aqueles circuitos recém-formados para produzir o mesmo nível mental. A plasticidade fundamental de nosso cérebro torna tudo isso possível.

Segundo a crença de que "disparam juntos, conectam-se uns aos outros", pode ser preciso rememorar repetidamente para criar uma memória semântica. Para fazer com que qualquer conexão sináptica nova se torne mais duradoura, é preciso ativação repetida. Quando memorizamos a informação, ela tem um lugar designado em nosso cérebro para que a percepção consciente ative e revisite, de modo a podermos usar o que aprendemos intelectualmente. O cérebro está agora geograficamente padronizado para o registro de um pensamento.

Digamos, por exemplo, que nunca tenhamos tido um cachorro, mas estamos considerando adquirir um filhote. Se lermos um livro sobre a criação de cocker spaniels, podemos aprender sobre a raça, seu histórico genético, a personalidade desses cães, sua expectativa de vida, e assim por diante. Enquanto olhamos para as ilustrações no livro, nossos padrões sinápticos também guardarão essas imagens como memórias associadas às nossas novas ideias sobre cocker spaniels.

Desde que tenhamos a intenção de memorizar a informação, cada vez que aprendermos algo sobre cocker spaniels, novos padrões de conexões serão construídos com os neurônios vizinhos. Esses neurônios vizinhos podem ter uma memória associativa limitada sobre cães (porque nunca tivemos um), porém, o cérebro construirá sobre qualquer base de conhecimento relativa a cães e qualquer experiência que tenha em seus padrões sinápticos. Em termos hebbianos, os sinais fortes disparando as conexões sinápticas daquilo que já sabemos sobre cães estão ajudando a disparar os sinais mais fracos dos neurônios vizinhos; estamos tentando estabelecer conexões a respeito do que não sabemos sobre cocker spaniels, mas que estamos aprendendo agora.

Quando pensamos, então, sobre o que acabamos de aprender a respeito de cocker spaniels, realmente disparamos aqueles padrões e reforçamos o que aprendemos. Lembramos, processamos e ensaiamos mentalmente nosso novo conhecimento, reforçando aquelas conexões neurais para nos preparar para a experiência de sermos donos do novo cão. Agora temos um conceito integrado, uma rede neural para cocker spaniels. (Nossas experiências subsequentes com a propriedade factual do cachorro enriquecerão essa rede neural ainda mais.)

Como vemos agora, uma *rede neural* significa, literalmente, milhões de neurônios disparando juntos em diversos compartimentos, módulos, seções e sub-regiões por todo o cérebro. Eles se aliam para formar comunidades de células nervosas que atuam em uníssono como um grupo, aglomerados em relação a um conceito, ideia, memória, habilidade ou hábito em particular. Padrões completos de neurônios por todo o cérebro se tornam conectados por meio do processo de aprendizagem para produzir um nível mental único.

Cultivando o cérebro

Nossa capacidade de educar a nós mesmos, na verdade, cultiva o cérebro, formando conexões sinápticas adicionais. Em um artigo recente no *New York Times,* Anders Ericsson, professor de psicologia na Florida State University, discutiu seu trabalho tentando descobrir quais fatores determinam se uma pessoa é boa em uma tarefa específica. Os primeiros experimentos de Ericsson lidavam com a memória. Ele pedia aos participantes para ouvir uma série de números aleatórios, memorizá-los e então repeti-los na ordem em que foram ouvidos. Após vinte horas de treinamento, um de seus participantes conseguiu melhorar sua memória, de sete para vinte dígitos. Depois de cerca de duzentas horas de treinamento, o participante conseguiu ouvir e relembrar oitenta dígitos![5]

Ericsson ficou surpreso ao descobrir que a memória era mais um exercício cognitivo (pensar) do que intuitivo. Ele presumia que a genética desempenhava um papel importante na eficiência com que alguém podia memorizar, em comparação com outra pessoa. Entretanto, as diferenças iniciais na capacidade de memória que esses participantes demonstraram foram superadas pela eficiência com que cada pessoa codificava a informação. A prática deliberada a que sujeitamos os participantes envolvia estabelecer metas, obter feedback imediato e se concentrar na técnica. Memorizar esses números foi puramente uma empreitada de aprendizagem semântica, e a prática (que resultou no disparo repetido dessas sequências neurais usadas para armazenar números) resultou na melhoria do desempenho dos participantes.

O poder da atenção

O ingrediente-chave para fazer essas conexões neurais a partir de dados semânticos, assim como para relembrar esses dados, é a atenção concentrada. Quando nos atentamos mentalmente ao que estamos aprendendo, o cérebro pode mapear a informação no que estamos nos concentrando. Por outro lado, quando não prestamos atenção total ao que estamos fazendo no momento presente, o cérebro ativa uma infinidade de outras redes sinápticas que podem distraí-lo de sua intenção original. Sem a concentração focada, as conexões cerebrais não são formadas, e a memória não é armazenada. Em outras palavras, não fazemos conexões sinápticas de longa duração.

Além disso, quanto mais intensa a concentração da pessoa, mais fortes os sinais enviados para os neurônios associados no cérebro, o que leva a um nível mais pronunciado de disparos. A atenção cria um estímulo elevado que excede o limiar normal de disparos neurais, portanto, incita novas equipes de neurônios a se unirem.

O professor Michael Merzenich, da University of California, San Francisco, e líder mundial em pesquisas sobre a plasticidade cerebral, observou que a modelagem das conexões neurais do cérebro acontece apenas quando se presta atenção a um estímulo.[6] Todo tipo de estimulação deveria cultivar novos circuitos cerebrais, mas, se não prestarmos atenção ou nos focarmos na estimulação, os neurônios jamais formarão conexões fortes e duradouras. É necessário atenção ao que estamos aprendendo e presença mental para focar o cérebro nos dados desejados, de modo a poder ativar plenamente os circuitos apropriados.

Vamos presumir que, neste momento, enquanto lê este capítulo, sua atenção esteja completamente engajada. Em vez disso, pare por um instante e preste atenção aos sons ao seu redor. Enquanto você lia, sua atenção excluía todos os outros estímulos externos, e você poderia estar inconsciente do som do computador funcionando ou do tique-taque do relógio. Ao não reparar em som nenhum à nossa volta, o cérebro não tem a necessidade de fazer qualquer conexão sináptica além das que sua atenção ativa está fazendo. Por meio de sua atenção, ou do emprego da *concentração focada*, criamos memórias que duram mais. Ao fazê-lo, tornamos a aprendizagem mais eficaz.

Para evoluir, tenha novas experiências

Além de aprender, o segundo modo para formarmos circuitos sinápticos no neocórtex ocorre por meio de nossas experiências. As experiências enriquecem o cérebro e, por esse motivo, formam as conexões sinápticas mais fortes e mais duradouras.

Você provavelmente já ouviu a expressão "a experiência é a melhor professora". Quem cunhou essa frase provavelmente não tinha a mesma compreensão de fisiologia e química cerebrais que temos hoje, mas a afirmação soa verdadeira para além do sentido corriqueiro que a frase recebe. Se o objetivo de qualquer aprendizado é a capacidade de recuperar a informação em um momento posterior, então a experiência – na forma de memórias episódicas associadas a informações conhecidas armazenadas no neocórtex – faz a diferença para nós.

O psicólogo Endel Tulving, da University of Toronto, chamou esse tipo de aprendizagem de *memória episódica* porque essa forma de memória tem tudo a ver com nossas experiências pessoais. Eventos que vivenciamos e que estão associados a pessoas e coisas em lugares e momentos específicos, declarou ele, são mais prováveis de serem armazenados como memórias de longo prazo. Ele argumentou que, ao contrário de fatos ou informações intelectuais, as memórias episódicas envolvem o corpo e os sentidos, assim como a mente. Elas requerem nossa participação total.

É pelas memórias episódicas que aprendemos a partir das experiências. Por exemplo, podemos conscientemente conectar a lembrança de uma época e um lugar a uma pessoa e uma coisa – ou qualquer combinação entre esses itens. Esses padrões de experiência são então bordados na estrutura neurológica do neocórtex. O cérebro armazena essas memórias episódicas de forma distinta, por um processo neurológico diferente daquele usado com memórias semânticas.

Temos muito mais facilidade de armazenar nossas experiências sensoriais em memórias de longo prazo do que para armazenar a aprendizagem semântica. Com o menor gatilho, consigo me lembrar de Brian M. e de seu hábito de se sentar perto de mim na aula de química com a mão revirando um lápis em meio a seus cabelos loiros com permanente, e posso me lembrar de sentir o cheiro sulfuroso persistente de alguma experiência, e de ver os modelos do átomo feitos com palito de dente e bolas de isopor pendurados nas lâmpadas fluorescentes. E como eu poderia me esquecer da vez em que a nota de Bobby O. em uma das provas de Scantron não conseguiu "bater a do macaco" (o número na curva de classificação que nosso professor de química diabolicamente cruel, o Sr. A. atribuiu a um macaco, preenchendo círculos de modo arbitrário). Como eu odiava aqueles momentos agoniantes que passava esperando, sentado naquele banco de metal e madeira, até que o Sr. A., com sua vozinha esganiçada, lia minha nota em voz alta.

Como você pode notar por esse exemplo, apesar de fazer anos desde que estive em uma aula de química do ensino médio, ainda me lembro muito delas (embora tenha disfarçado os nomes para proteger os inocentes e aqueles nem tão inocentes assim). Por que isso ocorre? A chave é o medo angustiante, de travar os maxilares, que eu vivenciava toda vez que o Sr. A. lia aquelas notas. Quando associamos uma memória a uma emoção forte, criamos uma memória de prazo mais longo do que se simplesmente aprendêssemos um fato e o armazenássemos semanticamente. De fato, a química – a bioquímica da função do neurônio – é permanentemente responsável pelo modo como essas memórias são armazenadas e recuperadas em longo prazo.

Por meio de nossos cinco sentidos, registramos todos os dados recebidos de nossas diversas experiências nas conexões sinápticas do cérebro. Os sentidos fornecem os dados brutos que nos permitem formar memórias episódicas. Se o conhecimento alimenta a mente por meio do cérebro, então a experiência alimenta a mente por meio do corpo. Quando estamos no meio de uma nova experiência, todos os nossos sentidos se engajam no evento. O que estamos vendo, cheirando, ouvindo, saboreando e tocando ou sentindo envia um crescendo sincronizado de estímulos sensoriais por cinco caminhos diferentes para o cérebro, tudo de uma vez. Quando esses dados chegam ao cérebro, selvas de neurônios disparam e se reorganizam, e ocorre uma imensa liberação de neurotransmissores químicos no espaço sináptico, além de outras regiões cerebrais. Novos padrões neurológicos sinápticos começam a moldar o cérebro para mapear essa experiência como novas memórias na forma de redes neurais.

A liberação de diferentes substâncias químicas no cérebro produz sentimentos específicos; por conseguinte, o resultado final de toda experiência é um sentimento ou uma emoção. Sentimentos são memórias químicas. Portanto, podemos nos lembrar de experiências melhor porque podemos nos lembrar de como elas nos fizeram sentir. Assim, estejamos nós lembrando-nos da dor de esperar nosso pai voltar do trabalho porque estávamos encrencados na escola, ou do prazer do piquenique em que conhecemos nossa futura parceira, esses sentimentos e emoções associados a um evento passado são o que sela a memória com uma assinatura química particular, chamada de sentimento.

A combinação daquilo que vivenciamos com aquilo que sentimos naturalmente forma memórias duradouras, marcadas dentro de nós. É por isso que a maioria de nós se lembra com precisão de onde estava quando ficou sabendo dos ataques de 11 de setembro a Nova York e ao

Pentágono. Podemos nos lembrar de muita coisa sobre aquele dia porque nos lembramos de como nos sentimos. A experiência trouxe consigo um conjunto impactante de sentimentos amarrados a lembranças de eventos, pessoas, coisas, à época da sua vida e ao lugar específico em que estávamos quando vimos ou ouvimos as notícias.

São os sentimentos que nos permitem registrar nossas experiências sensoriais por meio de nossos circuitos neurais e química cerebral. Quando nos lembramos de uma experiência, sentimos da mesma forma que nos sentimos no momento do evento. Quando, consciente ou inconscientemente, ativamos as redes neurais associadas de qualquer experiência (memória), os circuitos que disparamos criam as mesmas substâncias químicas correspondentes no cérebro. Essas substâncias, então, sinalizam para o corpo. Como resultado, quando recriamos uma memória, reproduzimos no corpo o mesmo sentimento conectado ao evento inicial. O corpo, então, vivenciará o que está registrado neuroquimicamente no cérebro como um sentimento. Memórias episódicas são lembradas como sentimentos, e sentimentos estão sempre relacionados a experiências.

Tulving argumentou que existe apenas um punhado de elementos conhecidos em nosso mundo externo. E como nossas experiências sensoriais envolvem todos os fatores conhecidos (pense em "substantivos" ou "itens", como ele os chamou) que nos são familiares, elas incluem os eventos relacionados a pessoas e coisas, em locais e momentos específicos. Memórias episódicas sempre conectam uma pessoa a um lugar, uma coisa a um evento em um momento específico, ou uma pessoa a uma época na sua vida, para nomear apenas algumas. Tulving notou que essas memórias autobiográficas são baseadas em nossa experiência perceptual e sensorial do ambiente, e elas tendem a ficar armazenadas e ser recuperadas de maneira diferente das memórias semânticas.

Quase tudo o que aprendemos, vivenciamos e nos lembramos está associado a uma vasta gama de trechos de informações e sentimentos associados, armazenados em nosso neocórtex. Veja se a experiência a seguir lhe soa familiar. Você está dirigindo e, quando começa uma música no rádio, lembra-se da letra toda e começa a cantar junto. Talvez então você comece a pensar na ex-namorada com quem morou em certa época da vida. Daí você começa a rir quando se lembra das discussões meio sérias que vocês tinham sobre sua banda preferida ser incrível ou pretensiosa ao extremo. Em seguida vêm lágrimas aos seus olhos, pensando no gato que vocês dois tiraram da rua e como o desaparecimento súbito dele pareceu prever a derrocada da relação. Várias outras emoções e experiências podem começar a passar por sua cabeça, e a lembrança de eventos relacionados a outras pessoas e coisas, em momentos e locais específicos, vem à mente, só de ouvir uma música que dispara uma memória de alguma experiência anterior.

Vamos dar um passo além para ilustrar como as memórias episódicas conseguem formular padrões neurais intrincados. E se você conhecer alguém em um coquetel enquanto visita uma amiga em Nova York? Ela se aproxima de você com lindos cabelos encaracolados, olhos verdes, um sorriso radiante e dentes superbranquinhos. Seu cérebro começa a registrar essa informação visual porque você está prestando atenção a todos os estímulos. Em seguida, você repara que ela parece uma amiga do ensino médio e, imediatamente, associa a lembrança de sua amiga de escola a essa nova conhecida. A seguir, ela diz, com uma voz melodiosa, que seu nome é Diana e que ela é cantora na Broadway.

Como resultado desse simples encontro, seu cérebro associa o que está vendo (a aparência física de Diana) com o que está ouvindo (a linda voz de Diana e o nome dela). Ao mesmo tempo, seu cérebro associa a imagem visual de Diana com sua memória de uma antiga colega de escola. Em seguida, ela estende a mão para você. A pele dela é macia, mas seu aperto é firme e forte. Agora a sensação ou os caminhos sensoriais em seu cérebro ficam ainda mais envolvidos na experiência. O aperto de mão firme se conecta à memória da amiga de ensino médio, que se conecta com o nome Diana, que agora se conecta com o som da voz dela.

Mas o que ocorre agora fixa a experiência como memorável. Enquanto ela sorri e olha nos seus olhos, seu coração começa a acelerar. Você *sente* algo. Conforme ela se inclina e se aproxima para perguntar se você está bem, você nota que ela cheira a jasmim, seu perfume preferido. Quando você tenta se recompor e pigarreia, ela pega uma taça de champanhe em uma bandeja que passa, para ajudá-lo. Ela pega uma taça para si mesma e faz um brinde à sua saúde. Você toma um gole enorme do pior champanhe que já provou. Agora todos os seus sentidos estão envolvidos na experiência.

A nova experiência com essa pessoa está começando a conectar uma rede neural nova e memorável. Todos os seus sentidos reuniram a matéria-prima para associar o que você viu visualmente com o que ouviu verbalmente, com o que tocou fisicamente, com o que sentiu sensualmente, com o que cheirou prazerosamente e com o sabor adverso que você provou. E todos esses estímulos sensoriais agora estão conectados em uma rede neural que já estava conectada na sua rede sináptica – as memórias episódicas de alguém do seu passado. O resultado é que você tem sentimentos memoráveis relacionados a esse evento.

Digamos agora que um ano se passou. Você nunca mais viu Diana depois daquele encontro e não pensou nela desde então. Sua amiga de Nova York liga para você e, durante a conversa, menciona Diana. Você faz uma pausa e pensa, dizendo em voz alta "Diana, Diana...", e sua amiga diz: "Você sabe, a de cabelo encaracolado, sorriso lindo?". E é quando lhe ocorre. "Isso mesmo, um coquetel, Manhattan, 1999, olhos verdes, aperto de mão firme, alta e esguia, cheira a jasmim, voz meiga, champanhe ruim... eu me lembro." Foi preciso apenas alguns estímulos associativos para ativar suas conexões neurológicas passadas, e, uma vez que elas se ativaram, você relembrou a experiência.

Fechando negócio com emoção

Em um experimento, pediu-se a dois grupos de pessoas sem relação entre si que assistissem a diversos filmes. O grupo de controle teve permissão para assistir às exibições sem restrições. O segundo grupo recebeu instruções para observar as exibições sem nenhuma reação emocional ou sensorial. No final da experiência, pediu-se aos dois grupos que respondessem a perguntas projetadas para testar sua memória.

Todos os membros do grupo de controle, que vivenciaram reações emocionais decorrentes dos estímulos dos filmes, lembraram-se dos detalhes de cada filme em um grau muito maior. O outro grupo, que deveria simplesmente observar os filmes de forma desinteressada, demonstrou que suas memórias dos eventos passados estavam reduzidas.

Esses resultados sugerem que, no primeiro grupo, os estímulos sensoriais vindos do ambiente (o filme) reforçaram as conexões nas redes neurais do cérebro, como se as experiências sensoriais ganhassem a atenção total do cérebro. Os neurotransmissores adicionais que o cérebro formou por se tornar envolvido emocionalmente, pelo visto, ativaram-se e estimularam ainda mais essas redes a disparar com mais intensidade. Uma capacidade ampliada de disparar padrões sinápticos resulta em uma memória melhor.[7]

A importância da memória episódica

Nosso sucesso evolucionário se baseia em nossa capacidade para aprender com nossas experiências e então adaptar, mudar ou modificar nossos comportamentos na próxima oportunidade semelhante. O que aprendemos por meio da experiência molda os tecidos moles e neuroplásticos de nosso cérebro. Por exemplo, cientistas isolaram ratos de laboratório em três ambientes diferentes. No primeiro ambiente, um rato foi colocado em confinamento solitário, sem nenhuma interação com outros ratos, com estimulação limitada e pouca comida e água. No segundo ambiente, um rato foi colocado em uma gaiola comunitária, o padrão nos laboratórios, com uma roda de corrida e dois outros ratos. O terceiro ambiente foi montado como um *ambiente enriquecido*. Esses ratos ficaram engaiolados com alguns de seus irmãos e sua prole, e tinham uma coleção de brinquedos com os quais interagir. Todos os três grupos viveram nesses ambientes por meses. No final do experimento, os ratos tiveram seus cérebros removidos cirurgicamente e examinados no microscópio.

Quando os cientistas avaliaram os ratos do ambiente enriquecido, os cérebros deles haviam aumentado consideravelmente de tamanho, o número total de neurônios havia aumentado em comparação aos cérebros dos grupos de controle, e eles exibiam um aumento mensurável nos neurotransmissores cerebrais, que são diretamente proporcionais ao número de conexões sinápticas entre os neurônios.[8] Portanto, o ambiente enriquecido fez exatamente isto: enriqueceu o desenvolvimento dos neurônios e suas conexões no córtex cerebral, aumentando as experiências totais do cérebro. Curiosamente, os ratos no ambiente enriquecido também viveram por mais tempo e tinham menos gordura corporal. Após um exame mais minucioso dos cérebros do grupo enriquecido, os cientistas observaram aumento no número de *espinhas dendríticas,* que são os pontos de acoplagem aos quais outras células nervosas se conectam. A Figura 6.2 ilustra as espinhas dendríticas do neurônio.

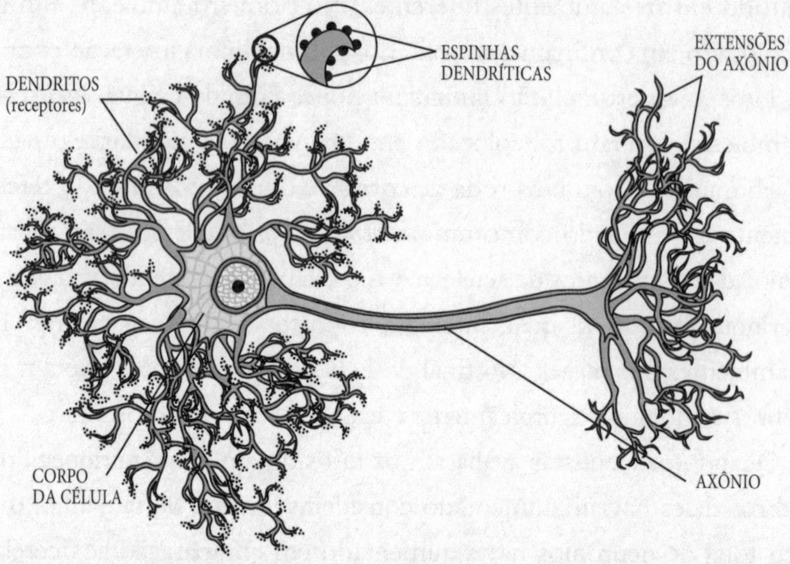

Figura 6.2 Uma célula nervosa com espinhas dendríticas. As protuberâncias, que lembram espinhos de plantas, servem como receptoras para várias conexões sinápticas. O número total de espinhas dendríticas tende a aumentar quando um organismo vivo é exposto a um ambiente enriquecido. Como os ambientes enriquecidos oferecem experiências novasse mais diversificadas, postula-se que novas experiências criem mais conexões sinápticas e, assim, conectividade mais intrincada e enriquecida na substância cinzenta.

Esse mesmo processo também se aplica aos seres humanos; também produzimos conexões sinápticas adicionais em resposta a novos estímulos ambientais. De fato, conforme acolhemos experiências novas e enriquecidas para formar novas conexões sinápticas, nosso potencial para crescimento cerebral se expande exponencialmente, porque começamos com um córtex cerebral ampliado. O volume cerebral maior permite um número maior de neurônios, o que equivale a um número maior de potenciais conexões e uma propensão maior para aprender. Experiências diversificadas deixam novos mapas rodoviários no neocórtex, que serão então acessados como memórias mais fortes e mais duradouras. E quanto mais enriquecida for a nova experiência, ou quanto mais o cérebro se torna experiente em alguma coisa, mais as redes neurais do cérebro se tornam interconectadas, modificadas, enriquecidas e intrincadas.

Conhecimento e experiência unidos

$6{,}022 \times 10^{23}$. Esse é o número de Avogadro. Não tive que procurar por ele. Eu sabia até que o nome, o número de Avogadro, é apenas um título honorário anexado ao valor calculado do número de átomos, moléculas e assim por diante presentes em um mol de qualquer substância química. Além de aprender a respeito dele na aula de química do Sr. A., eu também cruzei com ele nas aulas de química da faculdade e do doutorado. Não uso esse número todos os dias (na verdade, já não o uso mais), mas ele está alojado em uma rede neural junto com o Sr. A., Brian M., Bobby O. E aquela porcaria de macaco que fazia provas. Mas há muito mais coisa nisso do que apenas ter uma emoção conectada àquela informação. Precisei usar $6{,}022 \times 10^{23}$ em algumas ocasiões na minha época de estudante. A combinação da experiência com uma emoção conectada e a repetição foi crucial para prender esse conceito nos tecidos macios de meu cérebro.

Conhecimento e experiência trabalham juntos em outro sentido também. Quando aprendemos um novo conhecimento e memorizamos aquela nova informação, então temos a capacidade de estar mais preparados para uma nova experiência. Sem o conhecimento, entramos em uma experiência sem a compreensão de como interagir no meio da experiência.

Logo, o conhecimento com frequência é o precursor da experiência. Essa é realmente a raiz da educação formal. Amiúde saímos da sala de aula para a experiência de campo, não importando se frequentamos a escola para ser enfermeiros, instaladores de sistemas de aquecimento e resfriamento, técnicos de manutenção ou qualquer uma das outras centenas de carreiras profissionais.

Princípios pedagógicos sólidos sustentam essa ideia da instrução e da prática. Temos que ler e estudar muitas informações para poder transformar todo o novo conhecimento em memórias rotineiras, de modo a sabermos como e por que executaremos certos procedimentos. Como aplicamos esse conhecimento é um ato das memórias semânticas, de modo que podemos nos preparar ainda mais para reforçá-las como memórias episódicas.

Os volumes de dados intelectuais armazenados que aprendemos ao longo do tempo, na forma de centenas de milhares de novas redes neurais, podem ser ativados de outra maneira. Personalizar e testar o que aprendemos filosoficamente reforça esses circuitos semânticos e cria memórias de longo prazo a partir de nossas novas experiências. Os circuitos cerebrais semânticos estão a postos, esperando para serem usados. Podemos confiar em nossa informação neurologicamente mapeada porque já sabemos o que fazer para chegar a um resultado específico. Se não houvesse circuitos presentes em nós para nenhuma das especialidades mencionadas, é mais do que provável que não conseguiríamos saber o que fazer nas situações em questão.

Adquirimos conhecimento para poder demonstrar o que aprendemos. Adquirir novos conhecimentos nos prepara para uma nova experiência, e, quanto mais conhecimento temos, mais preparados estamos para essa experiência. O conhecimento e a experiência trabalham juntos para formar as melhores e mais refinadas conexões neurais em nosso cérebro. No processo, aproveitamos a plasticidade do cérebro. Embora uma atividade externa possa acrescentar novos circuitos a um computador, apenas o cérebro pode criar por conta própria novos padrões de conexões.

Toda essa informação que aprendemos e memorizamos é absolutamente necessária para nos preparar para a experiência de ser um enfermeiro ou um técnico especializado em ar-condicionado. O próximo passo é se engajar em experiências práticas; precisamos aplicar, demonstrar e personalizar a informação para que nosso cérebro consiga processar o que aprendemos a fim de formar conexões mais ricas. É assim que evoluímos nosso entendimento e evoluímos nosso cérebro. Quando envolvemos nosso corpo nessas novas experiências de aplicação prática, os cinco caminhos dos sentidos estão mandando feedback, reforçando os circuitos iniciais do cérebro que foram fabricados memorizando muitos dados intelectuais. Dessa forma, memórias episódicas começam a padronizar a estrutura de novas conexões neurológicas.

As memórias que estamos criando estão associadas com o que vivenciamos por meio de nossos sentidos, interagindo com pessoas e coisas diferentes em lugares e momentos distintos. Conforme nos lembramos de como executar certos procedimentos, podemos executá-los melhor ou até de modo diferente na próxima vez que participarmos de uma situação similar.

Por exemplo, você pode se lembrar de como tratar úlceras duodenais porque se lembra daquele homem (pessoa) com quem fez amizade durante o Natal de 1999 (momento) vindo da Noruega (lugar), e ele parecia sofrer tanto que você nunca se esqueceu de determinado remédio (coisa) que deu a ele muito alívio. Sua experiência, portanto, enriqueceu o que você aprendeu intelectualmente na escola. Conhecimento sem experiência é filosofia, e experiência sem conhecimento é ignorância. A interação entre os dois produz a *sabedoria*.

Ciclismo: apenas aprendendo a respeito

Suponhamos que, no ano passado, você estava em seu sofá beliscando barrinhas de cereais enquanto torcia pelos competidores do Tour de France. É uma corrida extenuante, então, todas aquelas calorias extras pareciam necessárias, mas, no final dos 22 dias, você reparou que suas roupas estavam um pouco justas demais. Você resolveu aderir ao esporte. O problema é que nunca aprendeu a andar de bicicleta. O que fazer?

Você lê um livro sobre ciclismo. Nesse processo, aprende intelectualmente informações semânticas sobre diferentes modelos de bicicletas, técnicas de pedalada, manutenção e reparos. Você pode até aprender sobre esse negócio místico chamado equilíbrio. Se estudar diligentemente as informações, elas ficarão armazenadas como memória filosófica em seu cérebro. Isso criará novas conexões sinápticas na forma de memórias semânticas.

Aí você vê um vídeo de Lance Armstrong. Finalmente, pede dicas a seu irmão. Enquanto o observa demonstrando suas habilidades, seu cérebro está ocupado, prestando atenção para que você se lembre das instruções dele quando for sua vez de tentar. Todos esses dados diferentes estão agora na forma de padrões sinápticos mapeados de ideias entendidas.

A informação que você aprendeu sobre a arte de andar de bicicleta ainda é a sabedoria da experiência de outra pessoa, portanto, tudo o que você aprendeu ainda é filosofia para você. Entretanto, seu cérebro agora está mapeado e preparado para essa nova experiência. Acima de tudo, quanto mais conhecimento você adquiriu, mais preparado estará para a experiência.

A pedalada vivenciada: aplicando o que se aprende

Quando você sobe na bicicleta e de fato sai pedalando, invariavelmente terá novas experiências. Você pode vivenciar quedas, equilíbrio, pedalar, trocar de marcha e até andar sem as mãos no guidão. Você pode ter a sensação de dor quando cai e rala o joelho, ou quando está pedalando para subir uma ladeira íngreme por trinta minutos. Pode vivenciar a sensação de alívio quando alcança o topo da ladeira e começa a acelerar na descida. Durante todas essas experiências, seus sentidos enviam quantidades imensas de informações de seu corpo e do ambiente por meio daqueles cinco caminhos sensoriais para seu cérebro, que registra as novas experiências como memórias episódicas. Todas essas experiências são codificadas neurológica e quimicamente pelos sentidos, e você agora tem novas sensações que estão associadas ao ato de andar de bicicleta. A cascata aumentada de substâncias químicas advindas da experiência sensorial de andar de bicicleta pela primeira vez compõe uma nova emoção, e essa sensação reforça a memória de pedalar.

Em cada situação, quando a oportunidade se apresenta, você confia naquilo que aprendeu semanticamente e mapeou em seu neocórtex durante seu período de estudo, como recurso para situações novas ou não familiares.

O processo de interagir tridimensionalmente com seu corpo no ambiente integra todo o seu conhecimento intelectual textual com uma experiência sensorial-emocional. Quando mais você vivencia a pedalada com o corpo, mais suas conexões sinápticas são reforçadas, porque uma infinidade de neurotransmissores agora padroniza essas conexões com mais firmeza.

Sua percepção consciente agora pode ativar todas as redes neurais de conexões sinápticas associadas a pedalar veículos de duas rodas para produzir a memória e compreensão de como andar de bicicleta. Tudo o que você aprendeu e mapeou como novo conhecimento, além das novas experiências, está prontamente disponível. Você evoluiu seu cérebro.

De experiência e conhecimento para a sabedoria

Intelecto é conhecimento aprendido, e *sabedoria* é conhecimento vivenciado. Quando uma experiência sensorial está conectada a uma memória episódica, podemos finalmente entender o conceito de sabedoria. Sabedoria é ter uma experiência que compreendemos em seu significado total, porque tivemos a experiência e aprendemos por meio da novidade daquela experiência. Essa é uma das maravilhas que aprendi com os ensinamentos de Ramtha (ver Capítulo 1). Ele sempre incentiva seus alunos a aplicar a filosofia à experiência para que se possa ganhar sabedoria com a experiência. Esse conceito é o que podemos atribuir à evolução. A Figura 6.3 mostra a progressão do conhecimento para a evolução.

Logo, o conhecimento pode ser descrito como as experiências conhecidas de outra pessoa e a sabedoria que ela pode comunicar. Quando pegamos compreensões semânticas comunicadas por outra pessoa e as internalizamos por meio de análise, reflexão, contemplação e nossa própria visão crítica, começamos a fazer conexões sinápticas no cérebro. Essas conexões recém-estabelecidas serão uma rede de tecidos neurológicos esperando para ser ativada pela experiência de viver com aquele novo conhecimento. Uma vez que somos capazes de pegar aquela informação intelectual e personalizá-la, demonstrando que aprendemos em nosso ambiente, teremos então um exemplo verdadeiro de uma nova experiência, com novas emoções, gerando nova sabedoria.

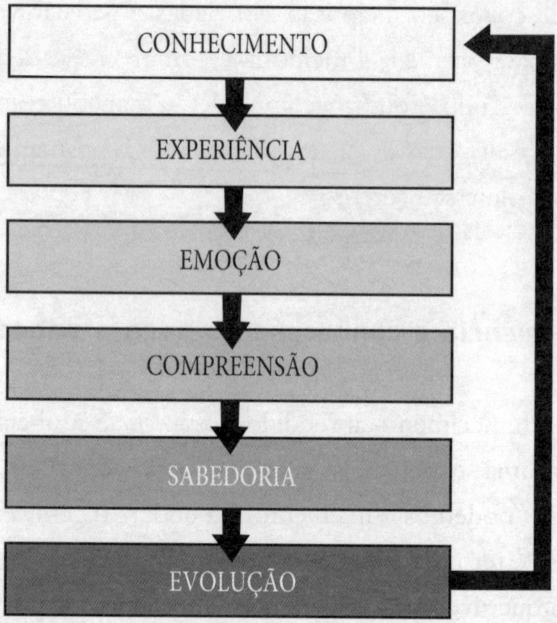

Figura 6.3 Este organograma é uma interpretação de como os seres humanos evoluem. O conhecimento é o precursor da experiência. Quando aprendemos novas informações e aplicamos o que sabemos, modificando nosso comportamento, criamos uma experiência nova e mais rica. Como as emoções são o produto final da experiência, o resultado de nossas ações intencionais deve produzir uma nova experiência com uma nova emoção. Quando compreendemos conscientemente como criamos aquela nova experiência com base na memória do que aprendemos e fizemos, estamos agora acolhendo a sabedoria. Sabedoria é a compreensão consciente de como podemos criar qualquer experiência à vontade. A sabedoria também pode resultar de quando aprendemos a partir de uma experiência indesejável, compreendendo o que fizemos para chegar àquele resultado, de modo a não mais recriarmos aquele evento. A evolução é a sabedoria de entender os sentimentos que criamos, com base naquilo que aprendemos, demonstramos e então vivenciamos.

Experiência como professora

Nem sempre aprendemos primeiro e vivenciamos depois. Lembro-me, quando ainda era pequeno, de ter convencido meu irmão de que não precisávamos de nenhuma aula antes de ir esquiar pela primeira vez. Eu disse a ele que tudo de que precisávamos era manter os esquis juntos e empurrar com as varetas o mais depressa possível, quantas vezes conseguíssemos, para podermos descer a montanha direto. Minhas instruções tinham uns dois minutos de duração, e eu disse a ele para se certificar de manter a posição encolhida até chegarmos ao pé da montanha. Como você pode imaginar, o dia foi cheio de surpresas desagradáveis. Percebemos, em questão de minutos, enquanto descíamos a colina para esquiadores experientes (até onde sabíamos, um diamante negro só tinha significado no pôquer), que não fazíamos ideia de como parar. Isso foi apenas o começo. Não imaginávamos que havia alguns detalhes para considerarmos antes de começar – coisas pequenas como protuberâncias, viradas rápidas, desfiladeiros, árvores, trechos de gelo, cadeirinhas para nos levar até o alto, das quais teríamos que embarcar e desembarcar, roupas adequadas para vestir, condições do tempo e outros esquiadores. Estávamos engajados em uma experiência nova, mas sem conhecimento nenhum. Não tínhamos nada da arquitetura neural e das conexões sinápticas que os outros esquiadores criaram por meio de aprendizagem e instrução adequadas. As aulas que tivemos naquele dia foram todas dadas por meio das experiências, mas a maioria foi intermediada pelos caminhos sensoriais de sentir dor, frio e aceitar a fatiga. No dia seguinte, fizemos aulas.

Aprendendo: a Lei da Associação

Felizmente para mim e meu irmão, nosso instrutor de esqui no segundo dia era sábio. Ele nos perguntou se sabíamos andar de bicicleta, se sabíamos andar de skate ou se já havíamos esquiado na água. Embora eu não tivesse percebido na época, ele estava usando a *Lei da Associação* para nos ajudar a aprender uma nova habilidade.

Já utilizei essa lei para ajudá-lo a aprender. Quando falei que uma célula nervosa lembra um carvalho, usei como referência algo familiar. Imediatamente, seu cérebro vasculhou seu conhecimento e sua experiência armazenados para sugerir uma informação que combinasse com isso. Nosso cérebro faz isso com tanta frequência e tão bem que faz a busca do Google parecer uma pesquisa em uma gaveta de catálogos antigos em uma biblioteca universitária, ou uma busca entre as prateleiras de livros. Pronto – acabo de fazer de novo. Associei uma experiência que você pode ter tido (pesquisa à moda antiga em uma biblioteca) com outra (o cérebro) enquanto fazia referência a uma terceira (uma busca no Google).

O modo como aprendemos e memorizamos informações junta neurônios para formar conexões mais fortes por meio da Lei da Associação. A teoria de Hebb ajuda a explicar como acontece a aprendizagem associativa. Quando dados fracos (nova informação que estamos tentando aprender) e dados fortes (informação familiar, já conhecida e conectada no cérebro como uma rede neural) são disparados ao mesmo tempo, a conexão mais fraca será fortalecida pelo disparo da conexão mais forte.

Quando estamos aprendendo, utilizamos memórias e experiências passadas, coisas que já sabemos (conexões sinápticas já estabelecidas), para construir ou projetar um novo conceito. Se estamos aprendendo alguma nova informação, mas não temos nenhuma pista quanto ao significado de uma palavra, é porque não a aprendemos ainda; não temos nenhum circuito sináptico relacionado àquele trecho de informação. Mas podemos associar outros trechos de informações relativas àquela nova palavra na forma de outras redes neurais e, ao fazer isso, acionaremos atividade suficiente na vizinhança da rede neural para fazer com que grupos de neurônios se tornem eletricamente ativados. Uma vez que eles estejam excitados, podemos acrescentar aquela nova palavra na forma de conexão sináptica ao conjunto preexistente de circuitos excitados, que já estão disparando.

Lembre-se, é mais fácil estabelecer uma nova conexão a circuitos que estejam eletricamente excitados.

Por exemplo, se eu estiver falando do ouvido e mencionar a palavra "martelo", você pode produzir um sinal fraco em seus disparos sinápticos, porque não sabe o que ela significa. Você não tem conexões sinápticas para processar essa palavra. Porém, e se eu disser que o martelo é o ossinho que fica no ouvido intermediário e se assemelha à ferramenta? E se eu explicar que, quando as ondas sonoras vibram no tímpano como as ondulações criadas por uma pedra jogada em um lago, as ondas atingem o tímpano e o martelo se movimenta, transferindo então impulsos na forma de som para serem decodificados pelo cérebro? Segundo o modelo de Hebb, essas declarações acabam de fazer com que os circuitos já existentes em seu cérebro disparem. Os conceitos de martelo, osso, tímpano, ondas e ouvido foram todos estímulos fortes, porque já estão programados, portanto, seu cérebro pode ligar aqueles circuitos neurais. Criei um nível mental relacionado a toda essa informação mapeada, o que, por sua vez, permitiu-lhe fazer uma nova conexão naquela rede neural ativada. Dito de forma simples, pela Lei da Associação, usamos aquilo que sabemos para entender aquilo que não sabemos. Usamos circuitos cerebrais existentes para formar novos circuitos cerebrais. Dê uma olhada na Figura 6.4 para que ela o ajude a entender como aprendemos por meio da associação para criar um novo nível mental.

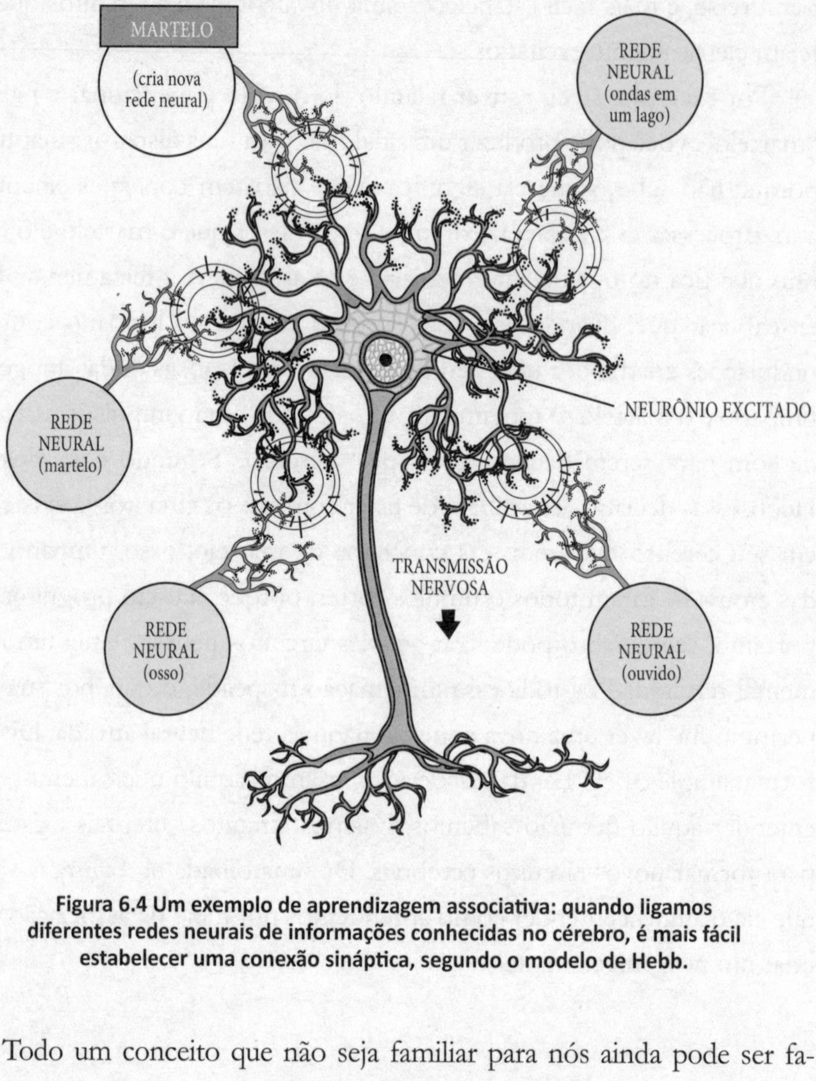

Figura 6.4 Um exemplo de aprendizagem associativa: quando ligamos diferentes redes neurais de informações conhecidas no cérebro, é mais fácil estabelecer uma conexão sináptica, segundo o modelo de Hebb.

Todo um conceito que não seja familiar para nós ainda pode ser facilmente integrado a nossas redes neurais preexistentes quando usamos a Lei da Associação. Eis aqui um exemplo da vida real: no final da década de 1960, Joe M. teve que aprender a usar um computador pela primeira vez. Como voluntário de seu programa CASA/GAL (Defensor Especial Designado pelo Tribunal/Guardião Procurador. Do inglês *Court Appointed Special Advocate/Guardian ad Litem*), ele foi designado para servir como defensor para várias crianças vítimas de abuso e negligência. A cada seis meses, ele tinha que enviar um e-mail para o tribunal com uma atualização sobre como cada criança estava se saindo em seu lar adotivo e na escola, e incluir as recomendações de Joe para serviços dos quais a criança poderia precisar. Joe precisava guardar todos os relatórios anteriores para futura referência. Elaine, sua esposa, também se tornou voluntária CASA, com seus próprios clientes e seu próprio conjunto de arquivos de computador.

O problema era que o casal não entendia nada sobre como criar e administrar arquivos eletrônicos. Eles não conseguiam pegar o jeito de salvar o relatório original como modelo e usar o comando "Salvar Como" para fazer relatórios duplicados que pudessem atualizar de maneira segura. Eles nem mesmo sabiam como manter os arquivos dele separados dos dela. Haviam consultado manuais de usuário para computadores e tentado várias vezes entender esses procedimentos, mas continuavam travados. Em outras palavras, eles não conseguiam formar nenhuma conexão sináptica nova e duradoura porque não eram capazes de ligar nenhum hardware já existente em seus cérebros com o qual pudessem relacionar aquilo.

Quando Joe e Elaine buscaram ajuda com minha amiga Sara, que entende de computadores, ela usou a Lei da Associação e alguns suprimentos comuns de escritório para explicar o conceito de administração de arquivos eletrônicos em termos que esses ex-empresários conseguissem entender com facilidade. Ela começou comparando o Windows Explorer a um gabinete físico de arquivos e o "Meus Documentos" a uma gaveta naquele gabinete. Ela criou pastas que nomeou de "Arquivos de Joe" e "Arquivos de Elaine" e disse ao casal para pensar nelas como uma pasta suspensa verde comum para cada um deles. Na pasta "Arquivos de Joe", ela criou e nomeou uma pasta para cada um dos jovens clientes de Joe, equiparando aquilo às pastas em papel pardo. Em seguida, já que o conhecimento combinado com a experiência é a melhor forma de aprender, ela pediu a Elaine que executasse o mesmo procedimento no computador para seus próprios clientes.

Mais importante, Sara usou a associação para demonstrar a diferença entre os comandos "Salvar Arquivo" e "Salvar Como". Ela rotulou uma página de papel como "Modelo de relatório CASA de Joe" (traçando linhas para o nome da criança e a data do relatório), depois "salvou" esse modelo simplesmente colocando-o em uma pasta suspensa de verdade. Ela rotulou algumas pastas de papel pardo com os primeiros nomes dos clientes de Joe. Em seguida, pegou a folha do modelo, tirou uma cópia dela enquanto dizia "Salvar como", e pediu a Joe para que pegasse a cópia, a rotulasse com o nome de uma criança e a colocasse na pasta de papel pardo apropriada. Ela então pediu a Joe para que "salvasse" o modelo original de volta na pasta suspensa.

A essa altura, a ficha já tinha caído para Joe e Elaine. Ambos se revezaram fazendo todos os mesmos procedimentos com o computador. Eles nem precisaram de uma demonstração física para pegar o jeito de "arrastar e soltar" seus arquivos eletrônicos misturados nas pastas apropriadas. Associar o funcionamento antes misterioso de seu computador com os procedimentos familiares e rotineiros de escritório que já tinham redes neurais estabelecidas fez do desconhecido algo conhecido. Por meio da prática diligente e com o bem-estar das crianças como motivador, Joe e Elaine continuaram a ampliar sua rede neural de arquivos eletrônicos. Verdadeiramente, a experiência deles demonstra que nosso cérebro neuroplástico pode aprender novas habilidades em qualquer idade.

Mas a associação não é a única maneira pela qual formamos novas redes neurais ou reforçamos as já existentes.

Relembrando: a Lei da Repetição

Se aprendemos por associação, então nos lembramos por repetição. No começo, é preciso uma quantidade enorme de percepção consciente para que usemos a concentração focada para redirecionar o pensamento habitual. Mas, conforme continuamos fazendo isso, várias vezes, os neurônios começam a criar uma ligação uns com os outros. Se pudermos pensar, agir, demonstrar ou experimentar algo repetidamente sem que nossa mente vagueie para pensamentos diferentes, nosso cérebro fará conexões sinápticas mais fortes e mais intrincadas para facilitar esse novo nível mental.

Atletas profissionais praticam seus movimentos milhares de vezes, dia após dia, semana após semana, sob a tutela de treinadores. Eles não querem ter que pensar em cada complexidade de seu arremesso de golfe, beisebol ou tênis – de fato, querem exatamente o contrário. Ao treinar constantemente, eles ensinam seus músculos, ou, melhor dizendo, desenvolvem a memória em seus músculos, até encontrarem aquele momento indefinível em que a mente pode se distanciar e deixar o corpo trabalhar. Essa é a *Lei da Repetição* em ação.

Como todo pai sabe, as crianças são máquinas de aprender. Às vezes, aprendem bem até demais. Por exemplo, quando nosso filho começa a aprender a andar, ficamos encantados, mas também preocupados. Subitamente, a mobilidade da criança a expõe a uma série de perigos potenciais. Conforme essa mobilidade aumenta, não parece que o vocabulário dos pais encolhe? A palavra *não* parece surgir muito mais. "Não, não encoste nisso." "Não, fique longe da escada." "Não, pode voltar aqui." Imagine a surpresa do pai ou da mãe quando, algumas semanas depois de esse mundo de "nãos" começar, a pequena Sarah diz "não" quando lhe pedem para soltar o controle remoto da TV. Onde achamos que ela aprendeu isso? Quanta repetição ela ouviu, em um tempo tão curto, para associar a palavra dita em um tom específico com o conceito e com o poder que aquela palavra tem em seu ambiente?

Enquanto escrevo isso, relembro a sensação de falta de jeito quando comecei a aprender a digitar. Só encontrar a fileira inicial e posicionar meus dedos já era esquisito. Aprender a localização de cada tecla foi uma experiência demorada e, com frequência, frustrante. Entretanto, quanto mais eu praticava, mais fácil a habilidade se tornava. Você provavelmente pode pensar em uma dúzia de habilidades que aprendeu ao longo do tempo e que agora se tornaram naturais para você. E com "naturais" não quero dizer apenas fáceis. Uma nova habilidade se torna automática, depois subconsciente, e então, quando você verdadeiramente dominou essa habilidade específica, ela se torna inconsciente; ou seja, não pensamos mesmo nela.

Uma vez que engajamos nossa percepção consciente em um pensamento ou experiência e pensamos repetidamente a respeito, fazendo demonstrações contínuas e colocando isso em ação de forma reiterada, os neurônios em nosso cérebro começam a disparar, a tentar se ligar uns com os outros, e tentam formar um relacionamento mais duradouro, de longo prazo. Após disparos repetitivos, os neurônios começam a liberar substâncias químicas no nível sináptico, o que permite que se unam e criem um conjunto de conexões mais fortes.

Essas substâncias químicas *neurotróficas* – em particular uma, chamada de *fator de crescimento neural* – faz com que as sinapses entre os neurônios formem relacionamentos de longo prazo. Assim como o fertilizante do jardineiro, essas substâncias químicas incentivam o desabrochar das conexões dendríticas, para fazer crescerem conexões adicionais e mais enriquecidas entre elas e, então, conectar umas às outras para formar ligações mais duradouras e programadas. Conforme as células nervosas se tornam mais programadas, o que estamos aprendendo se torna mais automático, mais comum, mais natural, mais fácil e um processo mais inconsciente. Seja dirigir um carro, digitar, andar de bicicleta, fazer tricô ou tantas outras atividades, quanto mais repetimos uma ação e mais reforçamos um pensamento, mais forte será a conexão neurológica.

A atenção é crucial para esse processo. Desde que prestemos atenção ao que estamos aprendendo e então repitamos várias vezes o pensamento que estamos colocando em ação, o neocórtex pode começar a padronizar novas conexões em novas redes, para que possamos ter um mapa duradouro que esteja acessível no futuro. Se, contudo, desviarmos a mente para outra coisa no momento em que tentamos desenvolver novas conexões, o cérebro não consegue começar a mapear e padronizar nossos esforços, porque a mente saiu de cena e entrou em um padrão neural diferente.

Assim como ocorre com qualquer relacionamento, os neurônios precisam se comunicar, ou disparar juntos, muitas vezes, no princípio, para que possam desenvolver uma relação mais sustentada. Em última instância, eles podem se ligar apenas por estarem próximos uns dos outros. Agora estamos fortalecendo uma rede neurológica que já está interligada com aquele pensamento, ação, habilidade, ideia, sentimento ou conceito. Seja lá o que estivermos acolhendo, a ação consciente começa a se tornar mais simples, mais fácil, mais natural, mais familiar, mais rotineira, mais tranquila, mais automática e mais subconsciente, até se tornar inconsciente.

Se podemos imaginar a pintura da criação de Michelângelo em que a mão de Deus está se estendendo para a de Adão em um esforço para fazer contato, começaremos a ver que as células nervosas fazem o mesmo: quando nos empenhamos em busca de algo novo, para conhecer o que ainda não é conhecido, neurônios vizinhos se estenderão para formar uma união duradoura. Enquanto disparamos essas conexões sinápticas vezes sem conta, chega um momento em que as células nervosas se prendem. Se a teoria de Hebb sobre o aprendizado pode ser resumida pela declaração de que "Células nervosas que disparam juntas se conectam umas às outras", então a Lei da Repetição acrescenta este elemento adicional: "Neurônios que disparam juntos repetidamente se conectam uns aos outros de forma mais intensa". Nosso cérebro está em mudança constante. As ligações estão sendo abandonadas e ressurgindo em novas sequências e padrões. Nosso cérebro, sempre em evolução, é transformado ao aprender novas informações e ter novas experiências, que são processadas pela associação e reforçadas pela repetição.

Assim, as redes neurais são apenas grupos de neurônios que disparam juntos e então se conectam uns aos outros quando aprendemos novas informações por associação e relembramos aquilo que aprendemos pela repetição. O resultado final de associar qualquer novo conceito, ideia, processo de pensamento, memória, habilidade, comportamento ou ação com dados conhecidos e repeti-los várias vezes formará uma nova comunidade de conexões sinápticas neurais relacionadas ou uma nova rede neural no cérebro.

Cada vez que ativamos aquela rede neural nova, estamos essencialmente produzindo um novo nível mental. Se a mente é o cérebro em ação ou o cérebro ligado, então as redes neurais novas estão criando novos níveis mentais. E o mais importante, uma rede neural inteira pode escanear hectares de área neurológica para conectar diferentes compartimentos, módulos, sub-regiões, subestruturas e até lobos para disparar em infinitas combinações possíveis.

Processamento cerebral duplo, ou como informações novas se tornam rotina

O cérebro é programado para aprender coisas novas, tanto no nível microscópico dos neurônios e das conexões sinápticas (aprendizagem hebbiana) quanto no nível macroscópico, como veremos a seguir, quando discutiremos como as duas metades do cérebro processam informações novas e as armazenam como memórias rotineiras.

Os dois hemisférios do neocórtex não são espelhos um do outro. O lobo frontal direito é mais largo do que o lobo frontal esquerdo. O lobo occipital esquerdo é mais amplo do que o lobo occipital direito. Essa assimetria dupla é amplamente conhecida como *torque yakovleviano,* assim chamado em homenagem a seu descobridor, o neuroanatomista de Harvard Dr. Paul I. Yakovlev.

Também há uma assimetria na bioquímica dos hemisférios. Por exemplo, o hemisfério esquerdo tem uma abundância do neurotransmissor dopamina, enquanto o hemisfério direito tem mais do neurotransmissor norepinefrina. O hemisfério direito também tem mais receptores para os neuro-hormônios para estrogênio.

A essa altura, você pode estar pensando que, se os dois neocórtices diferem em estrutura e química, eles devem ter funções um tanto diferentes, e têm mesmo.

O hemisfério esquerdo (vamos abreviar aqui como H.E.) era considerado dominante em comparação ao hemisfério direito (H.D.). Não apenas o H.E. parecia ser mais ativo, como também alguns neurologistas o consideravam superior com base em suas capacidades mais avançadas para processar linguagem, raciocinar usando pensamento analítico e participar em lógica simbólica linear. Em contraste, pensava-se inicialmente que o H.D. não tinha funções distintas.

E mais, danos ao hemisfério direito com frequência parecem incidentais. A maioria dos pacientes adultos com danos ou deficiências no H.D. – ou seja, aqueles que perderam a capacidade de controlar o lado esquerdo do corpo – pode parecer razoavelmente inalterado em termos de habilidades cognitivas. Isso, a princípio, levou alguns neurocientistas a designar um papel menor ao H.D. Porém, conforme as pesquisas continuavam, ficou aparente que danos ao H.D. produzem mudanças mensuráveis no cérebro e no corpo. Por exemplo, muitos pacientes que sofreram AVC no H.D. parecem não ter consciência de que haja qualquer problema com seu corpo – mesmo se estiverem paralisados a ponto de arrastar uma das pernas. Isso é chamado de *negligência unilateral,* um estado no qual a pessoa fica perceptivamente inconsciente e desatenta em relação a um lado do corpo.

Uma situação intrigante levou a muitos novos entendimentos sobre o papel de nossos dois hemisférios. Quando uma criança bem pequena sofre danos no hemisfério direito, isso é considerado extremamente sério, enquanto danos ao hemisfério esquerdo em geral são considerados como menos críticos em crianças. Essa suposição é exatamente o contrário da forma como os médicos costumam considerar os danos nos hemisférios em adultos. Com pacientes adultos, muitos cirurgiões pensam duas vezes antes de operar no H.E., onde ficam os centros para a linguagem e muitas outras funções específicas. Os cirurgiões podem ficar mais confortáveis em operar o H.D. de um adulto, porque parece existir uma margem maior para erros.

Como crianças ainda estão no princípio do processo de aprendizagem da linguagem, pode fazer sentido que danos a seu hemisfério esquerdo tendessem a ser benignos, porque não existiriam tantas conexões sinápticas mapeadas ali ainda. Mas isso não explica por que danos ao hemisfério direito são tão devastadores em crianças. É possível que o H.D. seja mais ativo em crianças e então, conforme nos tornamos adultos, o lobo esquerdo se torne o hemisfério mais ativo? Se for assim, o que causaria essa transferência, e a que propósito isso serviria? Esses eram os pensamentos do neuropsicólogo Elkhonon Goldberg.[9]

Conforme as crianças se tornam adultas, os papéis dos hemisférios poderiam ser trocados?

Goldberg observou que, quando crianças, somos expostos a imensos volumes de novas informações, enquanto já adultos operamos na maior parte do tempo executando tarefas rotineiras e usando informações que nos são familiares há muito tempo. Ele se perguntou se a transição da infância para a vida adulta envolve uma ampla transferência de funções e informações do H.D. para o H.E. Em 1981, Goldberg publicou um artigo teórico que ligava o H.D. à novidade cognitiva e o H.E. à rotina cognitiva. Ele postulou que o lado direito do neocórtex é mais ativo no processamento de conceitos novos e desconhecidos, enquanto o lado esquerdo é mais ativo no processamento de características conhecidas e familiares. Conforme o indivíduo se desenvolve da juventude para a maturidade, a introdução de novos estímulos pode ser processada no lado direito do córtex e então ser transferida e armazenada como informação familiar no lado esquerdo do córtex. Isso explicaria por que danos ao hemisfério direito são tão relevantes em crianças e por que ferimentos do lado esquerdo são mais devastadores em adultos. Em ambos os casos, o local do ferimento afeta a área mais ativa do cérebro.

A hipótese de Goldberg foi, na verdade, um simples reflexo de como tendemos a aprender enquanto espécie avançada. Ou seja, exatamente como no modelo microscópico de Hebb de aprendizagem entre neurônios, somos programados em larga escala para recorrer a padrões conhecidos de informação para entender melhor informações novas e desconhecidas. Faria sentido sermos equipados com um cérebro grande que consiste em um hemisfério direito habilidoso no processamento de novas informações e um hemisfério esquerdo igualmente habilidoso no processamento de padrões de informações e comportamentos rotineiros, familiares e automáticos. Nosso relacionamento aprendido com estímulos familiares constrói um armazém de habilidades habituais que fornece um ponto de partida para nossa capacidade de aprender novos conceitos. A plasticidade que nos distingue como espécie é nossa capacidade de usar conceitos familiares e ligá-los a conceitos não familiares.

Também sabemos, a partir do modelo de Hebb, que, quando encontramos novas informações ou experiências, aprendemos associando os novos estímulos com memórias armazenadas (dados conhecidos, familiares) na forma de padrões sinápticos preexistentes. Dessa forma, criamos circuitos sinápticos novos e mais aprimorados para construir modelos maiores de entendimento.

Nos estágios iniciais do aprendizado, enfrentamos a novidade. A aprendizagem continua por meio de nossa capacidade de estarmos presentes e atentos às novas informações. Em seguida vêm momentos durante os quais revisamos e internalizamos os novos estímulos, enquanto começamos a torná-los familiares ou conhecidos. Ao final de todo processo de aprendizagem, a informação recém-adquirida é conhecida e familiar; se aprendemos um comportamento ou uma tarefa, eles podem se tornar rotineiros, até automáticos. Nossa capacidade de processar o desconhecido até ficar conhecido, o não familiar até ser familiar, a novidade até a rotina é exatamente a forma como procedemos em nossa evolução individual.

Se a mente se baseia em representações internas familiares (ideias conhecidas) para especular e criar novas representações internas (ideias desconhecidas), poderia o hemisfério direito ser o local onde processamos experiências novas, servindo como o palco onde inventamos novas ideias para futura experiência? Será que o hemisfério esquerdo poderia ser nosso armazém para informações e ações que se tornaram familiares?

Se isso for verdade, esse paradigma começaria a redefinir nosso modelo dos hemisférios do cérebro, que muitos textos neurológicos padrão descrevem como totalmente separados em suas funções. Por exemplo, agora faria sentido por que se pensava, há muito tempo, que o centro da linguagem se localizava no hemisfério esquerdo. Como a linguagem é uma função rotineira e automática para a maioria de nós, ela é predominantemente dominada pelo H.E. A ideia de que o hemisfério direito seja responsável pelas relações espaciais pode também ser compreendida agora. Quando participantes de testes aprendem representação espacial ao serem expostos àqueles quebra-cabeças que neurocientistas cognitivos usam, esses participantes inicialmente processam suas experiências espaciais no H.D. *exatamente por causa* da novidade.

O processamento cerebral duplo, a mudança do processamento de informações novas no hemisfério direito para seu mapeamento como rotina no hemisfério esquerdo, é consistente com todos os tipos de aprendizagem, segundo um estudo conduzido por Alex Martin e seus colegas do National Institute of Mental Health. Usando PET scans (tomografias por emissão de pósitrons), eles estudaram o fluxo sanguíneo no cérebro humano funcional durante a exposição a tarefas novas envolvendo palavras e objetos. Toda vez que uma nova tarefa era apresentada aos participantes, uma área específica no H.D. ficava particularmente ativa. Conforme os participantes aprendiam diferentes tipos de informações, de modo que o tema se tornava algo familiar ou rotineiro, a ativação no H.D. diminuía. Conforme a tarefa era executada por exposição repetida ao novo objeto ou nova palavra, uma região específica no H.E. ficava mais ativada. Em todos os participantes, houve uma mudança óbvia no modo como a informação nova se tornava processada como rotina.[10]

De fato, numerosos estudos demonstraram que os humanos aprendem por meio do processamento cerebral duplo.[11] Em experimentos que colocavam os participantes em situações novas que demandavam resolução de problemas complexos, foi vista uma atividade cerebral aumentada começar no lobo frontal direito. Conforme os participantes aprendiam as soluções para os problemas, seu lobo frontal esquerdo exibia atividade neurológica elevada.

Parece que a transformação de informações novas do hemisfério direito para informações rotineiras no hemisfério esquerdo ocorre independentemente da natureza do tipo de informação que está sendo aprendida. Os circuitos neurológicos localizados no H.D. são especialmente habilidosos em aprender uma nova tarefa com rapidez, enquanto as redes sinápticas do H.E. são mais habilidosas em aperfeiçoar uma tarefa – considerando motivação suficiente e prática diligente.

Transformando o desconhecido em conhecido

É importante entender que estamos falando sobre graus de atividade dentro de circuitos neurais. As atividades gerais dos hemisférios direito e esquerdo, observadas no modelo novidade-rotina, mostram tendências definidas ou padrões que se correlacionam com uma mente ativa. Como podemos começar a compreender a esta altura, cada indivíduo tem sua própria capacidade para processar informação e aprender, baseado no quão difícil uma tarefa pode lhe parecer. É por isso que o movimento da atividade do córtex direito para o córtex esquerdo em um processamento novidade-rotina pode ocorrer em minutos, horas ou anos, dependendo da complexidade da tarefa e da habilidade da pessoa envolvida.

Inicialmente, os cientistas especulavam que as funções sob os cuidados do hemisfério direito eram mais criativas, intuitivas, espaciais, não lineares, orientadas ao significado, emocionais e abstratas do que as atividades do lobo esquerdo. De acordo com nosso modelo do processamento cerebral duplo, isso está correto. Quando somos criativos, estamos aceitando a novidade. Quando somos intuitivos, estamos projetando possibilidades desconhecidas. Quando somos não lineares e abstratos, não estamos na rotina nem fixos em um padrão de familiaridade. Quando estamos buscando significado em referência à nossa própria identidade, estamos projetando novas ideias em relação a conceitos antigos para avançar a sabedoria de nós mesmos. É assim que o cérebro direito está mapeado para funcionar.

Por exemplo, o mito de que a música é processada no cérebro direito só é verdadeiro para aquelas pessoas sem habilidade musical. A maioria de nós, não músicos, processará música do lado direito do cérebro por causa de sua novidade. Neuroimagens funcionais mostram que músicos habilidosos escutam e processam música do lado esquerdo do cérebro, por causa das redes neurais estabelecidas ali em virtude do aprendizado e da experiência.[12]

Considerando-se a natureza de nossa dualidade anatômica, podemos agora dizer que o hemisfério direito é quase igual ao esquerdo. Recebemos um cérebro que é estruturalmente programado para aprender novas tarefas e aperfeiçoá-las. Tornar conhecido aquilo que não é conhecido é a missão pré-programada no interior do hardware macro e microscópico de nosso cérebro humano.

Antes de seguirmos adiante, quero resumir o que aprendemos até aqui:

1. Ao aprender novas informações (memórias semânticas) e ter novas experiências (memórias episódicas), formamos novas conexões sinápticas e evoluímos o hardware de nosso cérebro.
2. Aprendemos por associação. Usamos o que já sabemos para compreender os fatores desconhecidos que encontramos. Quando disparamos redes neurológicas que já estão desenvolvidas pelo nosso conhecimento e experiência, essa parte do cérebro está agora receptiva a efetuar novas conexões sinápticas para um entendimento ainda maior. Este é o modelo de aprendizagem de Hebb: "disparam juntos, conectam-se uns aos outros".
3. Lembramo-nos por repetição. Quando colocamos toda a atenção no que estamos aprendendo e o praticamos repetidamente, disparando aquelas conexões sinápticas várias vezes, substâncias químicas *neurotróficas* são liberadas, fazendo com que as sinapses entre neurônios formem relacionamentos de longo prazo. "Neurônios que disparam juntos repetidamente se conectam uns aos outros de forma mais intensa."
4. Temos em nosso cérebro um hardware que nos capacita a aprender – a fazer do desconhecido algo conhecido – tanto no nível hebbiano dos neurônios (microscópico) quanto no nível do processamento cerebral duplo (macroscópico).

CAPÍTULO SETE

COLOCANDO O CONHECIMENTO E A EXPERIÊNCIA EM PRÁTICA

A maior descoberta da minha geração é que o homem pode alterar sua vida simplesmente alterando sua atitude mental.

— WILLIAM JAMES

Neste capítulo, discuto como as Leis da Repetição e da Associação funcionam combinadas para formar memórias; examino o papel que nossos sentidos e emoções desempenham para determinar a força das conexões neurais que formamos e, por último, examino como nossos pensamentos comuns formam nossa personalidade. A ênfase aqui está em como podemos usar as Leis da Associação e da Repetição, nossa memória semântica e episódica, e as propriedades únicas de nosso neocórtex para nosso melhor benefício. Podemos controlar todas essas funções, e uma das chaves para esse processo é nossa capacidade de nos focar e nossa disposição para utilizar a repetição.

Para reforçar o que discutimos nos capítulos prévios, quero brevemente olhar com mais atenção para Hebb e seu modelo de aprendizagem. Esta era a hipótese de Hebb: quando dois neurônios conectados em uma junção sináptica são acionados repetidamente ao mesmo tempo, em diversas ocasiões (seja por aprender novo conhecimento, seja por experiência), as células e as sinapses entre eles mudam quimicamente, de modo que quando um dispara, isso serve como um gatilho mais forte para que o outro também dispare. Os neurônios, antes não estimulados, tornam-se parceiros e, no futuro, dispararão simultaneamente muito mais depressa do que antes. Esse princípio de "disparam juntos, conectam-se uns aos outros" é chamado de *aprendizagem hebbiana*, e a alteração química nas células nervosas e sinapses é chamada de *potenciação de longa duração* (LPT, do inglês *long-term potentiation*).[1] Potenciação de longa duração significa que as células nervosas no nível sináptico desenvolvem uma relação de longa duração. A potenciação de longa duração é a forma pela qual as redes neurais do cérebro tendem a se tornar mais "coladas umas às outras" e conectadas.

Para simplificar ao máximo isso, quando estamos aprendendo novas informações, combinamos níveis mentais diferentes para formar um nível novo. A aprendizagem ocorre quando disparamos em uníssono redes neurais diferentes relacionadas a conceitos similares para construir uma compreensão expandida. Ao usar o que já sabemos como base, várias redes neurais são acionadas e, em seguida, ligadas, e começam a disparar em um padrão holístico. Uma vez que esses circuitos estejam ligados, podemos fazer um novo circuito para o aglomerado de neurônios que estão ativados. Em outras palavras, é mais fácil efetuarmos uma nova adição em qualquer parte do cérebro quando circuitos estão vivos, ligados e elétricos.

A totalidade dos circuitos diversos em combinação com um novo circuito adicional começa a construir um novo modelo de compreensão para nós. Quanto mais produzimos o mesmo nível mental, mais fácil é lembrar o que aprendemos. Em virtude da força aumentada da sinapse, aquela nova informação é então mapeada no cérebro. A ativação repetida da sinapse permite que os neurônios disparem com mais prontidão e facilidade.

Se os terminais pós-sinápticos (extremidade receptora; informação já conectada) de um neurônio estão disparando porque outros neurônios conectados à mesma célula nervosa os estão influenciando, os terminais pré-sinápticos (extremidade emissora; informação nova) podem facilmente efetuar uma nova conexão com um circuito eletroquimicamente animado. A célula nervosa pré-sináptica que tenta fazer uma conexão será disparada pelos circuitos existentes que já estiverem disparando. Como resultado, será mais fácil para a célula nervosa pré-sináptica criar uma união com outra célula nervosa que já esteja ativada. Esse modelo explica como usamos o que sabemos (células nervosas pós-sinápticas) em uma tentativa de formar uma nova conexão (célula nervosa pré-sináptica) e aprendemos o que não sabemos. A Figura 7.1 mostra um dendrito com várias espinhas dendríticas recebendo sinais fortes dos terminais pré-sinápticos para os terminais pós-sinápticos.

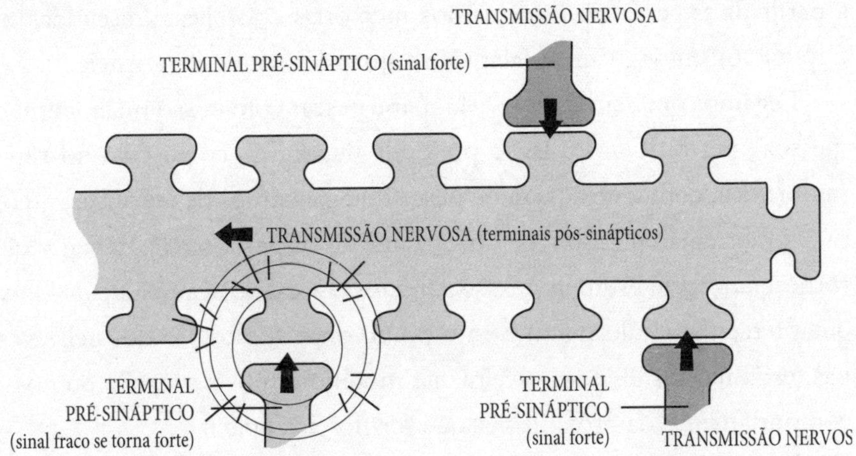

Figura 7.1 Um dendrito que exibe um sinal forte ajuda um sinal fraco no espaço sináptico.

O mais forte ajuda o mais fraco

Você já trabalhou com eletroímãs e limalha de ferro na aula de ciências? Até o ímã estar ligado, os pedacinhos de ferro simplesmente ficam ali parados. Depois que uma corrente elétrica percorre o ímã, aquelas limalhas disparam pela superfície e se prendem ao ímã. É assim que funciona o sinal forte da informação conhecida para atrair o sinal fraco da informação desconhecida. A chave, então, é ligar o cérebro e aquelas conexões sinápticas apropriadas para que elas possam trabalhar, atraindo e ajudando a disparar os neurônios necessários. Assim que uma rede neural ou neurônio já existente é ativado, como a limalha sendo atraída pela fonte magnética, o neurônio que está tentando se conectar aos circuitos existentes rapidamente correrá para o local onde existe atividade eletroquímica e se conectará de imediato.

A maioria do que conversamos aqui se refere a aprender novos conhecimentos e construir mais entendimento. O mesmo princípio que se aplica ao conhecimento semântico também funciona quando aprendemos a partir da experiência e formamos memórias episódicas (discutidas no Capítulo 6). Agora, vamos falar sobre aprender com a experiência.

Digamos que saímos para acampar e pescar com nosso melhor amigo (pessoa), perto de nossa lagoa preferida (lugar), no crepúsculo no verão (momento), com a nova vara de pesca que ganhamos de aniversário (coisa). Somos então picados por um enxame de vespas zangadas (evento que fornece um forte estímulo). Associaremos o local do acampamento (local que oferece estímulo fraco) com o ponto onde fomos picados pelas vespas (estímulo forte), e provavelmente modificaremos a situação ou nosso comportamento da próxima vez que formos acampar.

Dito de forma simples, estabelecemos agora uma nova conexão, porque um estímulo sensorial forte o bastante (a dor causada pelas vespas) causou um nível elevado de disparos neurológicos (produzindo uma nova memória) a partir de um estímulo relativamente fraco (pescar com uma vara nova na companhia de nosso amigo em uma tarde normal de verão ao pôr do sol). O estímulo forte ativou o disparo do estímulo fraco. Portanto, da próxima vez que estivermos acampando (estímulo fraco), nossos neurônios vão disparar como um sinal ativo mais forte, com base em nossa experiência pregressa. Pensaremos duas vezes na sabedoria do local selecionado por nós e seremos mais vigilantes. Uma nova memória foi formada. Isso se chama aprendizado.

Quando associamos a partir de experiências de natureza episódica, nossos sentidos associam pelo menos dois tipos de informações diferentes para poder produzir sentido a partir daquilo que processamos. Em essência, a associação de experiências episódicas é a maneira como, por meio da evolução natural, a maioria das espécies aprendeu, alterou suas tendências e se adaptou.

Os humanos não são os únicos a aprender com a experiência. Se um cachorro encontra alguma comida, ele fareja o alimento para determinar se isso é algo que ele quer ingerir. Ele começará rapidamente a associar o que vê com aquilo que fareja. Se o animal provar da comida a seguir, o sabor e a textura darão ao cérebro mais matéria-prima para a memória.

Agora digamos que o cachorro deixe a cena para descansar e comece a se sentir muito mal. O animal naturalmente vai associar o que viu, farejou, provou e comeu com a maneira como se sentiu por experimentar aquela comida. Como resultado, ele vai se lembrar da próxima vez que farejar algo similar, mesmo que apenas vagamente. Ele formou uma memória importante. Aquela experiência está arraigada como uma lição valiosa para a sobrevivência do animal. A escolha do animal de se comportar de forma diferente no futuro, mediante circunstâncias semelhantes, é um exemplo de como a plasticidade influencia a evolução.

Ter ciência de memórias que são formadas

Um dos motivos por que memórias episódicas ficam conosco por tanto tempo – somos capazes de recuperá-las muito tempo depois da experiência – é que os nossos sentidos estiveram intimamente envolvidos em sua formação.

Quando associamos ou identificamos uma experiência sensorial em conjunto com nossas memórias passadas, esse ato de identificação é, por si só, um evento que forma a nova memória. Sabemos que qualquer experiência que abracemos vinda de nosso mundo exterior causará mudança em nossa química interna, porque uma inundação de informações sensoriais atinge o cérebro, produzindo novas reações químicas que, por sua vez, alteram a química do corpo. Portanto, quando associamos o que estamos vivenciando no presente, como um momento novo, a algo que já foi sinapticamente conectado na mente e no cérebro por meio do feedback de nosso próprio corpo, esse ato de associação é o evento exato que forma a conexão em uma memória. Em certo sentido, *memorizamos nossa rememoração* (religação, reconexão) do momento. Tornamo-nos conscientes de todos os diversos estímulos; nós os unimos e, naquele momento de percepção elevada, armazenamos essa informação por identificação. Quanto mais fortes os estímulos sensoriais iniciais (e, assim, os componentes emocionais da experiência), maior a chance de que vamos nos lembrar do evento e da formação de suas memórias.

Conheço alguém que estava em Nova York em 11 de setembro de 2001, trabalhando em um prédio de escritórios a menos de dois quilômetros de onde ficavam as Torres Gêmeas. Todos no escritório estavam reunidos em uma sala de conferência que dava para o sul, na direção das torres em chamas. Na sala havia uma televisão, na qual eles assistiam à cobertura da tragédia que se desdobrava. Acima da televisão havia uma janela, pela qual eles podiam ver os edifícios e o que estava acontecendo. Essa pessoa estava agudamente consciente da sensação esquisita de assistir simultaneamente aos eventos que ocorriam em pessoa e na televisão.

Sua atenção ficou presa primeiro pelo que pareciam ser fogos de artifício ou faíscas caindo da torre enquanto ele observava pela janela. Era uma manhã clara e brilhante de início de outono, e a exibição estava linda – até o topo do prédio entortar para um lado e ele reconhecer que o topo estava desabando. Ele me disse que todos os pelos de seu corpo ficaram arrepiados. Todo ofegar e vozerio das pessoas na sala, os gritos dos repórteres na televisão, os *closes* na coluna de fumaça e poeira subindo, tudo ficou impresso de imediato em sua memória, e ele sabia que jamais se esqueceria de nada que viu, ouviu e sentiu ali. Os sentimentos que foram criados a partir daquela experiência aterradora atacaram seu cérebro por múltiplas vias sensoriais e se combinaram com o local onde ele estava, o momento em que estava, o que fazia e quem estava com ele naquele dia. Ele estava agudamente ciente daquelas memórias sendo processadas e armazenadas enquanto os eventos se desenrolavam.

Essencialmente, pelo fato de os incidentes de 11 de setembro estarem tão distantes da rotina normal dele naquele dia, meu amigo se tornou altamente ciente de que as informações sensoriais em que ele estava se engajando, vindas de seu mundo *externo,* estavam produzindo uma mudança distinta em seu mundo *interno.* Quando ele conectou a mudança de como se sentia internamente com o que estava vivenciando externamente, aquele processo era o evento distinto que, por si só, naquele momento exato, formava uma memória permanente. Poderíamos dizer que experiências de nosso ambiente externo produzem mudança interna porque nossa química cerebral se altera, o que afeta nossa química corporal.

Obviamente, não é somente quando vivenciamos ou testemunhamos eventos históricos tão dramáticos que formamos memórias vívidas e duradouras. Sempre que identificamos qualquer mudança em nosso estado químico interno normal que tenha sido influenciada por qualquer estímulo vindo de nosso ambiente externo, formamos uma memória episódica. Quando unimos causa externa e efeito interno, estímulo exterior e reação interior, criamos um momento neurológico de conexão chamado de memória episódica. Registramos um momento com base em como nos sentimos.

Outro princípio também se aplica aqui. Uma vez que um evento é aceito por nossos sentidos, quanto mais nova ou inédita a experiência for, mais forte será o sinal para o cérebro. Quanto mais forte o sinal, mais provável que a memória seja armazenada de forma duradoura. O que determina a força do sinal? A medida em que consideramos o evento como novo, imprevisível, fora da rotina, incomum e não familiar. É a combinação inédita de informações sensoriais cumulativas que empurra o limiar conhecido do sistema nervoso e bombardeia o cérebro com uma abundância de novos aportes. A liberação de neurotransmissores químicos nos espaços sinápticos daquela rede neural particular em formação gera os sentimentos associados com aquela experiência. É isso que forma conexões sinápticas duradouras.

Uma vez que a assinatura química da rede neural foi registrada e estabelecida como uma memória episódica, toda vez que dispararmos aquela rede neural para trazer à tona a memória da experiência, haverá uma emoção conectada àquele evento. A razão para isso é simples. Todas as memórias incluem um sentimento (ou uma combinação deles), que é a assinatura química registrada de alguma experiência passada. Conforme ativamos por vontade própria, consciente e atentamente a memória do evento passado, no momento em que nos lembramos, liberamos os mesmos neurotransmissores dentro daquela rede neural e, portanto, criamos os mesmos sentimentos. A mesma rede neural ativada relacionada a uma experiência anterior produzirá um nível mental com sua parcela de substâncias químicas, que farão com que o corpo se sinta como sentiu quando a experiência ocorreu de verdade. Isso pode explicar por que algumas pessoas ficam falando nos "bons e velhos tempos". Talvez elas simplesmente queiram reviver as emoções de seus momentos de glória do passado, porque em seus momentos presentes não está acontecendo nada de inédito ou de estimulante. Elas querem ser libertadas de seu tédio e fastio.

Por nossas memórias de eventos passados estarem sempre ligadas a emoções (que são o produto final da experiência) e principalmente a eventos relacionados a pessoas e coisas em momentos e locais específicos, nossas memórias episódicas são cheias de emoções de associações do passado a experiências externas conhecidas. Temos a tendência de analisar todas as experiências com base na emoção que elas nos passam.

Substâncias químicas milagrosas

Vamos concordar que, a menos que recebêssemos algum tipo de sensação prazerosa – excitação sexual, segurança, distração de outras experiências dolorosas, e assim por diante –, não ficaríamos em um relacionamento com outra pessoa por muito tempo. (Por enquanto, vamos descontar as pessoas que precisam se sentir mal para poder se sentir bem.) Como você provavelmente sabe, a maioria do que sentimos se deve a substâncias químicas no cérebro e na corrente sanguínea. E uma noção menos romântica sobre a atração e o romance nos diz que o motivo principal para nos apaixonarmos por outra pessoa tem base neuroquímica.

Os neurônios não são diferentes de nós nesse sentido. Eles são seres quimicamente ativados. Uma vez que disparemos repetidamente uma série de conexões neurais (Lei da Repetição), chegará um momento em que os neurônios individuais do cérebro liberarão uma substância química para fazer com que essas conexões se tornem fixas. A substância melhoradora de sinapses envolvida nisso é chamada de *fator de crescimento neural* (NGF, do inglês *neural growth factor*). Quando ele é liberado, o NGF viaja não na mesma direção que o impulso nervoso; em vez disso, ele segue na *direção oposta,* vindo da extremidade do dendrito receptor e atravessando o espaço sináptico até chegar às extensões axônicas emissoras. Se você observar a Figura 7.2, verá como o fator de crescimento neural cruza o espaço sináptico na direção inversa ao fluxo da transmissão nervosa.[2]

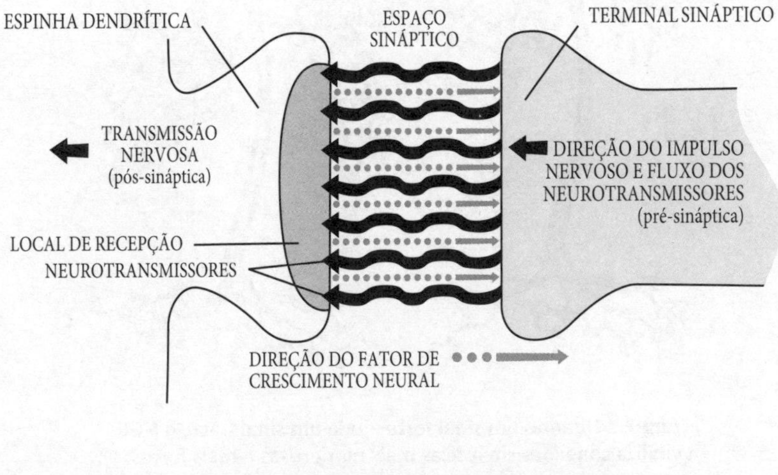

Figura 7.2 O fluxo do fator de crescimento neural viaja na direção contrária à da transmissão nervosa.

Quando o fator de crescimento neural se move na direção contrária à do impulso nervoso, isso promove o crescimento de terminais extras na outra margem da extensão axônica. Como resultado, são construídas entradas maiores, mais compridas e mais numerosas entre os neurônios, para o transporte mais fácil e mais holístico de informações.[3] A Figura 7.3 ilustra como o fator de crescimento neural influencia os neurônios a produzirem conexões sinápticas adicionais.

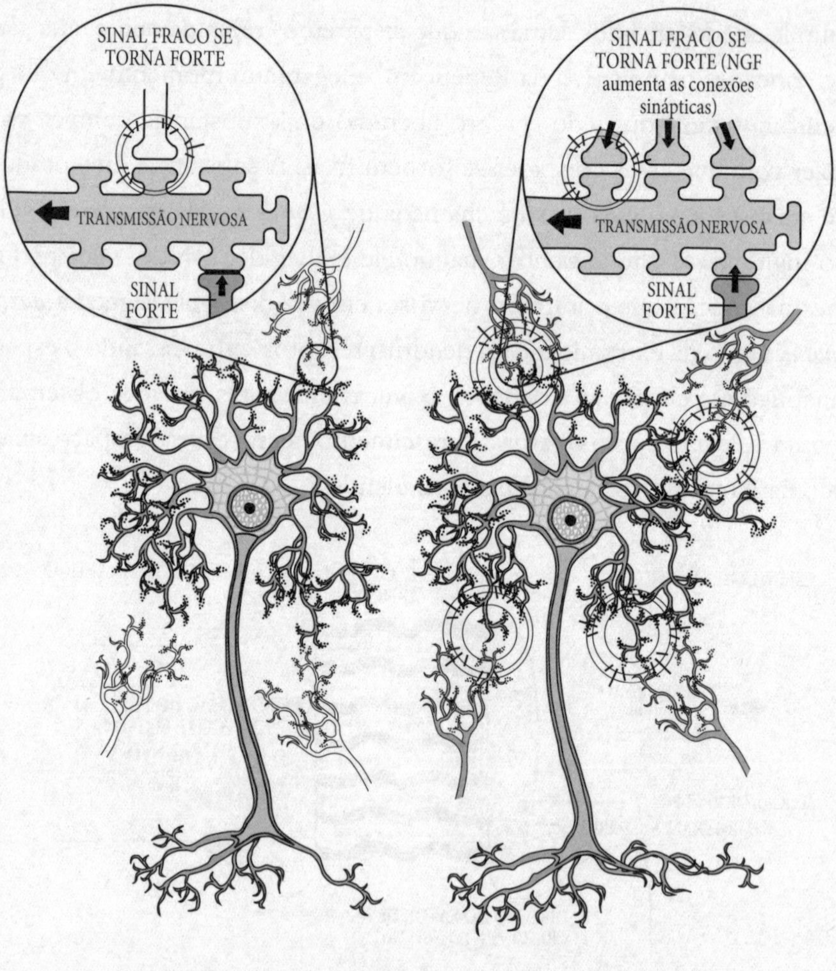

Figura 7.3 Quando um sinal forte ajuda um sinal fraco, o NGF viabiliza conexões sinápticas mais numerosas e mais fortes.

Neurônios são criaturinhas gananciosas que querem e necessitam de fator de crescimento neural. Eles só podem obtê-lo quando um número suficiente de células nervosas dispara junto, produzindo, assim, uma erupção de corrente no final do terminal pré-sináptico, forçando as células nervosas a se ligarem umas às outras. Grupos de neurônios que disparam juntos sugarão o fator de crescimento neural para poder receber novos recrutas sinápticos. Eles vão até roubá-lo de células nervosas que não estejam disparando. É quase como se, depois de provar dele, os neurônios sentissem um desejo insaciável por esse fator.

Outro nome para as moléculas do fator de crescimento neural é *neurotrofinas*. Essas substâncias químicas milagrosas, na verdade, ajudam os neurônios a cultivar novas conexões sinápticas e sobreviver. As neurotrofinas são como um fertilizante que faz com que uma árvore neuronal que recebe um sinal de outra libere uma poção forte que fará com que novos galhos se formem na árvore emissora, de modo a estabelecer mais conexões entre ambas, cada vez mais sofisticadas.

Pessoas que executam movimentos manuais intrincados, como cirurgiões ou harpistas, têm mais conexões sinápticas no córtex motor do cérebro. Elas disparam repetidamente os circuitos relacionados ao controle motor de seus dedos e, como resultado, produzem conexões neurais mais intrincadas e refinadas quando comparadas às das pessoas comuns. As substâncias neurotróficas que são liberadas no nível sináptico permitem que essas ligações aprimoradas aconteçam. As neurotrofinas ajudam a célula menos ativada e com sinal fraco a bater à porta da célula já ativa e com sinal forte para receber um estímulo. As substâncias neurotróficas permitem que neurônios solitários se juntem a uma festa animada.

Potencial de ação é outro nome para células nervosas que disparam. O Capítulo 3 discutiu a ideia de que um potencial de ação de uma célula nervosa viaja da pré-sinapse até a pós-sinapse, e os neurotransmissores que são liberados no espaço entre as duas flui na mesma direção que o potencial de ação. Lembre-se, as substâncias neurotróficas fluem na direção contrária. Quando existe um potencial de ação entre os dois neurônios, fazendo com que ambos disparem, essas moléculas nadarão contra a corrente, indo do terminal pós-sináptico para o terminal pré-sináptico. A razão para isso é clara: a célula mais forte, que já está ligada, está tentando receber uma nova mensagem para ajudar a célula mais fraca a se tornar atraída por ela e estabelecer a conexão. Portanto, a célula mais ativa enviará ajuda na forma de uma substância química parecida com um fertilizante, que melhorará novos brotos neuronais na forma de ramos dendríticos adicionais, e também vinculará sinapticamente as novas conexões umas às outras em um relacionamento duradouro. Por conseguinte, essa poção ajudará a célula mais fraca até a fazer conexões adicionais com a célula mais forte, caso seja necessário. Favor conferir mais uma vez a Figura 7.3.

Química e repetição

O modelo de Hebb também explica a mecânica celular da Lei da Repetição. Para que a potenciação de longo prazo se complete, devemos vivenciar disparos repetidos no nível sináptico, várias vezes, até que o estímulo seja grande o bastante para fazer com que as duas células finalmente se unam. Quando as células nervosas disparam repetidamente em uma tentativa de se unificarem, um potencial de ação forte o bastante deve ser introduzido para iniciar a produção dessas substâncias neurotróficas. Uma vez que elas sejam produzidas, então estamos começando o processo de tornar as conexões sinápticas mais vinculadas. É por isso que, talvez, precisemos vivenciar algo algumas vezes ou revisar repetidamente novas informações para enfim aprender a lição.

Existem apenas duas formas de produzir o fator de crescimento neural no cérebro – quando aprendemos e memorizamos novas informações por repetição, e quando temos experiências inéditas. A ação repetida de aprender conhecimento semântico com atenção e consciência inicia um sinal forte o suficiente para fazer com que novos dados intelectuais, que nunca vivenciamos antes, formem conexões sinápticas mais numerosas e duradouras. O ingrediente crucial aqui é a atenção focada. Ao prestar atenção total à nossa tarefa, produzimos um sinal forte o bastante para formar aquela conexão sináptica nova. Ao fazer isso, criamos uma memória mais refinada. Quanto mais conexões sinápticas numerosas formarmos no cérebro, melhor será o funcionamento mental nesse nível. Quando ligamos essa rede neural em particular, temos um maquinário mais enriquecido para processar a mente mais avançada. Podemos, portanto, perceber mais informações no ambiente, demonstrar uma habilidade com mais facilidade ou aprender mais depressa, porque prestamos atenção ao estímulo para fazer mais circuitos.

Um exemplo de rede neural em correlação com o vinho

Muita gente gosta de beber vinho. Poucas pessoas desenvolvem o paladar o bastante para serem consideradas *connoisseurs* da bebida. Como ocorre na maioria dos casos, esse especialista é desenvolvido, não é algo inato – ao menos, não totalmente. Podemos ter herdado algumas propensões, mas isso não quer dizer que emergiremos no mundo com um paladar plenamente formado, capaz de distinguir um shiraz de um xampu.

Ao longo da vida, temos que experimentar (nesse caso, provar) muitos vinhos diferentes para refinar o paladar. Simplesmente tomar vinho repetidas vezes não nos levará a esse nível de especialização. Precisamos adquirir um tanto de conhecimento de alguém que já teve experiência suficiente para alcançar o nível de familiaridade e precisão de paladar a que aspiramos chegar. Devemos prestar muita atenção às instruções dessa pessoa. Também precisamos nos manter focados durante a experiência de beber vinho para discernir as diferenças sutis em sabor e buquê que distinguem os diferentes tipos, safras e outras variáveis. E vale repetir que precisamos beber inúmeros vinhos diferentes, saboreando-os várias vezes, para praticar as habilidades que aprendemos e desenvolver uma amplitude de experiências, de modo a poder comparar sabores desconhecidos e conhecidos. Naturalmente nos flagraremos usando a Lei da Associação para criar conexões entre palavras familiares, como seco, carvalho, ácido e encorpado e os vários tipos de vinhos. Ao fazer todas essas coisas, estamos formando uma compreensão mais complexa e refinada, que envolve não apenas o sabor e o odor dos vinhos, mas também sua cor, claridade e outras características. Todas essas impressões sensoriais, além de cada dado que aprendemos sobre as diversas regiões produtoras de vinho, os solos, as safras, as vinícolas e as variedades de uvas, tornam-se coletivamente reunidas em aglomerados intrincados de neurônios que compõem nossos conceitos de vinho e degustação de vinho, ou o que podemos chamar de nossa "rede neural de degustação de vinho".

Lembre-se, no Capítulo 6 dissemos que o conhecimento é o precursor da experiência. Essas novas séries de circuitos se tornarão o alicerce que nos prepara para uma nova experiência. Em nosso exemplo de degustação de vinhos, antes do processo instrutivo, não estávamos programados para saber nem apreciar que esses elementos sutis existiam no vinho. Uma vez que a rede neural foi preparada e construída de forma mais refinada, tudo o que temos que fazer é aplicar a informação que aprendemos e prestar atenção ao que estamos vivenciando para poder perceber mais informações sobre vinhos. No momento em que prestamos atenção e buscamos conhecimento semântico e associações com a experiência, formaremos uma memória episódica. A aprendizagem se completa porque a filosofia é transformada e aprofundada em um conhecimento mais rico da realidade por meio de uma experiência sensorial mais profunda. Agora, nossa rede neural de degustação de vinhos foi ricamente refinada.

Quando temos uma experiência inédita, sua novidade consome toda a nossa percepção no momento e gera uma descarga eletroquímica suficiente para tornar um sinal forte a ponto de produzir o fator de crescimento neural (NGF), que ajuda a formar uma conexão mais de longo prazo como memória. Quem dentre nós consegue se esquecer de seu primeiro beijo? Tenha sido ele um beijo longo e apaixonado ou um selinho básico, é grande a chance de que nos lembremos daquele momento. Com sorte, foi um daqueles momentos calmos e românticos em uma praia do Taiti com uma brisa tropical fragrante, um pôr do sol digno de sonhos impressionistas como contexto e o som calmo do mar como trilha sonora. Cada uma dessas impressões sensoriais terá sido acrescentada à tapeçaria da rede neural que formamos.

A formação de redes neurais

Você já notou que, quando algo fora do comum lhe acontece – seja um acidente de carro, seja conhecer alguém que você acha atraente ou ter uma experiência mística –, você não consegue parar de pensar nesse evento? Em certo sentido, você fica preocupado; é quase como se essas lembranças do passado (boas ou ruins) tivessem invadido e fizessem moradia no seu cérebro. O motivo pelo qual você se concentra nesses dados é simples. Para tornar essa memória fixa, você teve que pensar nela repetidamente e solidificar essa experiência em uma memória de longo prazo – esse é o processo de aprendizagem. Cada vez que os pensamentos disparavam repetidamente em seu cérebro, você estava vinculando aqueles circuitos específicos em uma memória mais duradoura. Ao pensar repetidamente naquela experiência, você a associava a outras memórias – tanto de experiências quanto de conhecimento que você adquiriu previamente. Esse processo nos parece natural porque, na evolução, é essencial para todas as espécies se lembrarem a fim de poder modificar qualquer comportamento anterior.

Por consequência, quando utilizamos a Lei da Associação aprendendo novos conceitos e a pareamos com a Lei da Repetição, formaremos aquilo a que temos nos referido casualmente como rede neural. Quer estejamos desenvolvendo novos conceitos em nossa mente, aprendendo informações novas, tendo novas experiências, repetindo as mesmas experiências ou praticando uma habilidade, o processo de associar o que sabemos para poder compreender o que não sabemos, e então repetir o processo de pensamento várias vezes, fará com que os neurônios formem um padrão unidos como comunidade neural. O produto final dessa atividade é uma nova rede neural.

Juntando ideias

Demonstramos nossa intenção deliberada quando escolhemos focar nossa atenção. Amiúde, estamos à mercê dos estímulos ambientais que chegam até nós aleatoriamente, por meio dos sentidos. Quando assumimos o controle e escolhemos ativamente em quais desses dados nos focar, estamos sendo "voluntariosos" no melhor sentido da palavra. Quando estamos focados, aprendemos pelo princípio de associar um conceito a outro. O cérebro reflete de fato sobre aquela *ideia,* associando uma rede neural a outra.

Quando verbalizo a palavra "maçã" ao descrevê-la para você, seu cérebro ouve o novo nome e o associa à representação interna daquilo que sua mente criou, baseada no que eu lhe disse que era a aparência do objeto. Quando você puder ouvir a palavra, então conectará aquele som chamado "maçã" (na forma de um novo elo sináptico) ao novo padrão de disparos sinápticos e à memória da maçã codificada em seu tecido neurológico. Você agora se lembrará que "maçãs" são coisinhas redondas e vermelhas do tamanho de bolas de beisebol.

O que torna esse processo possível é a forma como os órgãos sensoriais integram toda a informação que está sendo recebida em ordem e sentido. Nossos sentidos fornecem a matéria-prima para que possamos coletar informações do ambiente por associação. O que vemos, cheiramos, ouvimos, provamos e sentimos, tudo isso é usado como vias diferentes para a informação, e todas são impecavelmente coladas uma à outra por meio da associação ao longo de diferentes áreas do cérebro para melhorar nossa memória. Aquilo que vivenciamos por meio de nossos sentidos se torna aquilo que podemos recuperar para formular e fortalecer nossas conexões.

Áreas diferentes do neocórtex armazenam e processam as informações sensoriais. A visão é processada no córtex visual (lobo occipital); a audição é intermediada no lobo temporal; o tato e as emoções são mapeados no lobo parietal. Nós, então, fazemos todos esses dados recebidos fazerem sentido associando uma experiência processada por um dos sentidos com a mesma experiência processada por outro, por exemplo, o que estamos vendo com o que estamos ouvindo, ou o que estamos provando com o que estamos sentindo. Como o neocórtex atribui significado a estímulos sensoriais diferentes que estejamos vivenciando, o córtex de associação do lobo temporal reúne esses estímulos como memórias associativas.

Assim, a imagem de uma maçã é organizada no córtex visual, mas aí precisa ser conectada à palavra associada ao objeto, bem como ao seu sabor e sensação. Finalmente, teremos uma experiência completa de uma maçã registrada como uma informação sensorial importante com a qual podemos nos relacionar. Agora existe uma rede neural estabelecida para maçã, e ela é resultado de redes neurais individuais cumulativas que se unem para formar uma série ampliada de padrões neurais, dando-nos um significado mais holístico do conceito de maçã.

A importância da repetição

Se modificamos nosso hardware a cada vez que formamos uma nova conexão e podemos manter essa modificação por tempo suficiente, podemos agora ligar uma série totalmente nova de conexões neurais, mesmo quando apenas uma ou duas conexões sinápticas novas foram estabelecidas. Se formos capazes de disparar esses novos circuitos para ligar o cérebro em uma nova sequência, padrão e combinação, essencialmente, criamos um novo nível mental. Lembre-se de que a mente é o cérebro em ação e que, quando fazemos o cérebro funcionar de modo diferente, estamos criando um novo nível mental.

Quando os rastros permanentes de um pensamento ou experiência são deixados no cérebro, será preciso apenas um estímulo familiar do ambiente ou um pensamento de nosso passado para ativar essas redes, permitindo que elas disparem automaticamente em uníssono. Sua ativação cria uma memória que está agora relacionada particularmente a uma experiência ou um conjunto de conhecimentos aprendidos. Somos lembrados daquela pessoa, lugar, coisa, momento ou evento e começamos a processar uma série de pensamentos automáticos mapeados em nosso cérebro e associados com nossa experiência passada relacionada a cada uma dessas coisas. Esses pensamentos são automáticos porque, como a Lei da Repetição nos diz, eles formaram uma rede neural que funciona sem muito envolvimento de nossa mente consciente.

Os pensamentos não precisam necessariamente ser verdadeiros, corretos, saudáveis, fidedignos ou sequer construtivos, mas achamos que eles são porque os programamos lá, para começo de conversa. Quanto maior a frequência com que disparamos as redes neurais estabelecidas, mais fortes as conexões sinápticas se tornam; assim, mais fácil fica para nós ativá-las e mais fácil anexar novos conceitos àquela rede. Isso torna os padrões e sequências desses disparos mais complexos e organizados. Ao fazer isso, estamos literalmente transformando nossa mente, alterando a arquitetura de suas conexões e aumentando a quantidade de espaço físico devotado a um conceito.

Como nosso ambiente molda nosso pensamento

Conforme vivenciamos diversos estímulos vindos do mundo exterior, todos os dados sensoriais que o cérebro e a mente estão processando fazem com que uma infinidade de redes neurais diferentes crie representações internas conscientes daquilo que está em nosso mundo externo. Isso permite que reconheçamos tudo que podemos saber em nosso ambiente externo. Diariamente, o bombardeio de várias informações sensoriais ativa os circuitos em nosso cérebro para pensar, igual a nossos encontros com nosso ambiente imediato. Em outras palavras, o ambiente está nos fazendo pensar.

Digamos que você decida pegar seu almoço e comê-lo em um banco de um parque da cidade. Enquanto está lá sentada, você repara em um homem que lhe faz lembrar do namorado de sua colega de quarto na faculdade. Ele tem o mesmo maxilar maciço, olhos azuis gelados e uma mecha indomável de cabelo cacheado caindo por cima de um dos olhos. De súbito, você não está mais naquele parque comendo um sanduíche. Está no Dooley's, um bar no campus, e o cheiro de cerveja choca, fumaça de cigarros e perfume Charlie pende pesadamente no ar. A luz do sol que passa pela janela suja do bar destaca a silhueta de sua colega de quarto e você só consegue ver as feições dela quando a ponta do cigarro brilha, laranja, e ilumina o rosto manchado de rímel dela. Ela pegou o namorado sentado na escadaria do prédio deles na noite anterior, bebendo e rindo com outra mulher. O cretino. Você balança a cabeça, triste, ainda com raiva por ele ter magoado sua amiga daquele jeito.

Então pensa em seu último namorado, como ele lhe deu um pé na bunda sem cerimônia alguma um belo dia, do nada. Dois dias depois, você o viu passar de braços dados com outra mulher. Você se sentiu como se alguém tivesse rasgado sua barriga e todas as suas entranhas tivessem caído na calçada. De súbito, está de volta ao banco no parque, e parece que alguém está colocando todo o peso do corpo contra suas costas e seus ombros. Para que sentar aqui fora, mesmo em um dia bonito como este? Nada vai mudar. Você vai ser sempre aquela que está sentada sozinha.

O que começou como uma distração agradável para a hora do almoço descambou para um recital dos pensamentos automáticos, inconscientes, rotineiros, familiares, comuns e habituais que a afligem. Você é amaldiçoada. Você estraga todos os relacionamentos. Não se pode confiar nos homens.

Como você foi do ponto A (ver alguém que a fez lembrar de outra pessoa) ao ponto B (sentindo-se mal-amada e indigna) é uma jornada que muitas pessoas fazem diariamente. Uma das palavras cruciais a considerar aqui é "lembrar". Se você pensar com cuidado nessa palavra no contexto do exemplo, de ver alguém parecido com uma pessoa do seu passado, pode ver que originalmente tinha "em mente" uma série complexa de eventos relacionados às pessoas e coisas de um momento e um local específicos conectados àquela imagem original. Tudo o que foi preciso foi um cutucão para que esse complexo de crenças, lembranças e associações fosse recuperado como um fluxo de consciência produzido pelo cérebro. Aquela rede neural está sempre pronta e à nossa disposição; ela é uma das formas fáceis, comuns, naturais e familiares de pensar, às quais temos acesso instantâneo.

Redes neurais e programas automáticos

Não me entenda mal, ter uma boa memória pode ser muito útil. Desde os atos mais simples, como lembrar a combinação de um cofre, até atividades mais elaboradas, como usar uma bússola para nos orientarmos na floresta, triangular nossa posição e então voltar para o carro, utilizamos constantemente uma combinação de conhecimento semântico e experiência que associamos e vivenciamos para guiar nosso caminho pelo mundo. Quanto maior a frequência com que utilizamos essa "*infoperiência*", mais solidamente ela será vinculada no cérebro, mais fácil será para recuperar (rememorar) e mais fácil será acrescentar novos dados de infoperiência às nossas conexões já existentes e formar uma rede neural.

Entretanto, quando estamos processando os mesmos pensamentos repetidamente, todos os dias, a mente que é criada por meio da estimulação das mesmas redes neurais exatas se tornará automática, inconsciente, rotineira, familiar, comum e mais habitual. Começamos a pensar de modo habitual e automaticamente sobre nós mesmos da mesma forma. Por conseguinte, nos tornamos neurossinapticamente conectados da mesma forma que nossas experiências prévias em nosso ambiente. As redes neurais que formamos com a repetição de pensamentos, ações, comportamentos, sentimentos, emoções, habilidades e experiências condicionadas estão agora gravadas no hardware do cérebro e se tornam uma reação natural e inconsciente, estimulada pelo ambiente. Quanto mais pensamos e sentimos de maneira inconsciente, repetidamente, mais nos tornamos inconscientes.

Assim como ocorreu no exemplo de ver alguém parecido com o ex-namorado de uma amiga, pode ser preciso apenas um pensamento, estimulado por um sinal externo, para ligar um padrão associativo de disparos relacionados ao pensamento ou estímulo que ativou aquele circuito específico. Uma vez que o pensamento ativa um circuito neural específico, ele roda como um programa automático de pensamento ou um fluxo de consciência particular. Quanto mais frequentemente somos expostos aos mesmos estímulos ambientais, mais nos programamos para as mesmas coisas em nosso mundo externo. As dores de encerrar um romance podem romper aqueles padrões de pensamentos neurologicamente habituais que foram desenvolvidos pela ativação constante.

Em essência, quando reagimos aos estímulos diários do ambiente que já conhecemos de interações passadas, estamos usando os mesmos circuitos para nos definir em nosso mundo. Estamos pensando a partir de associações passadas, e não do momento atual. As experiências nas quais nos engajamos previamente estão codificadas em nosso cérebro e, portanto, têm um sentimento associado à memória. No presente, lembramo-nos de uma experiência passada, e o modo como nos sentimos na época é como estamos nos sentindo agora.

A maioria das pessoas passa boa parte do dia sentindo e pensando a partir de memórias passadas de maneira inconsciente. Elas fazem isso porque têm essas experiências programadas, por pensar nelas repetidamente e associar muitas outras experiências com elas. Se pudermos aceitar que nosso pensamento inconsciente cria sentimentos inconscientes, derivados de interações em nosso ambiente por meio da ativação de diversas redes neurais vinculadas, podemos ver que não somos maiores que nossos sentimentos.

Faz sentido que, se a maioria das pessoas mantém o mesmo ambiente por longos períodos da vida (onde não acontece nada de novo ou há poucas mudanças), os estímulos repetidos irão, assim, gerar a reativação de redes neurais associativas, que se tornarão mais desenvolvidas, fortalecidas e refinadas. Como consequência daquela falta de novidade em seus ambientes e experiências, elas se tornaram vinculadas a seus próprios mundos. Não é de se espantar que a mudança seja tão difícil.

Virando a chave

Quando reagimos a qualquer estímulo recebido, uma rede neural no cérebro é ativada por um dos órgãos sensoriais e automaticamente exibe os pensamentos e memórias associativas conectados àquela época de sua vida. Em outras palavras, os eventos relacionados a pessoas e coisas em momentos e locais específicos estão todos associados àquela rede neural de uma experiência passada, aquela memória episódica. Somos conscientemente relembrados daquela época porque nossa consciência se moveu para aquela parte do cérebro onde um antigo conjunto de circuitos esteve adormecido por anos e foi ligado. Quando a consciência se moveu para aquele aglomerado de neurônios, isso fez com que um padrão de redes neurais disparasse em uma ordem, sequência e combinação específicas. Conforme o cérebro se liga para criar a mente, somos relembrados conscientemente daquela memória.

Nosso pensamento comum

Quando pensamos frequentemente os mesmos pensamentos sem parar, a Lei da Repetição declara que o disparo contínuo desses padrões de pensamento no cérebro criará, de fato, nossos pensamentos cotidianos. Esses são os pensamentos que temos com mais frequência e, logo, estão gravados mais profundamente nas redes neurais do cérebro. Esses pensamentos surgem como as vozes que escutamos em nossa própria mente, dizendo-nos o que falar, pensar, ou como agir, sentir, reagir. Mas todos eles se baseiam em nossas memórias codificadas com o passado.

Pensamentos cotidianos não demandam esforço algum para ocorrer. Estamos produzindo a mesma mente diariamente, porque estamos disparando as mesmas redes neurais nos mesmos padrões, combinações e sequências. Conforme processamos o pensamento no cérebro e o repetimos de maneira contínua, disparando dados *repetitivos,* os tratos nervosos que estão ligados se desenvolverão e fortalecerão suas conexões, como se fossem músculos.

Somando-se a isso, os tratos nervosos se tornarão mais espessos e mais pronunciados, porque foram utilizados. Imagine que milhares de pessoas estejam viajando de uma cidade para outra cidade vizinha pela mesma estrada. Esta se tornou a estrada mais comum e está ocupada e cheia pelo uso diário. A única solução para facilitar o aumento da demanda é tornar a via mais larga, de modo que a estrada disponibilize uma capacidade que permita transportes e comunicação.

As células nervosas reagem de maneira muito semelhante. Elas ficam mais espessas e proeminentes quando carregam mais mensagens elétricas de uma área para a outra, e os tratos nervosos precisam expandir suas vias, antes esguias, para se abrir de modo a expandir a comunicação. A Lei da Repetição forma conexões mais fortes, mais duradouras, que também viabilizam ramos neuronais mais espessos e desenvolvidos para expandir a comunicação.

Como utilizamos com frequência as mesmas redes neurais, elas se modificam para que a comunicação fique mais fácil. Se a comunicação consome menos esforço no nível sináptico, desenvolvemos sistemas mais integrados. Sistemas mais refinados e vinculados de neurônios criam mais atividade programada. No final, nossos pensamentos comuns são os pensamentos mais sinapticamente conectados armazenados em nosso neocórtex.

Portanto, se lembrarmos continuamente de um pensamento vindo de nossas associações passadas, acabaremos fortalecendo as conexões sinápticas relacionadas àquele processo de pensamento. Como resultado, o mesmo pensamento disparado diariamente no cérebro fará com que o mesmo pensamento (ou pensamentos) dispare ainda mais.

Segundo o modelo de Hebb, pensar os mesmos pensamentos diariamente nos programa para sermos mais propensos a ter os mesmos pensamentos com menos esforço. Hebb provavelmente diria que um sinal cada vez mais fraco será exigido para ativar o disparo das mesmas células nervosas. Quanto mais pensamos de certa forma sobre as coisas, mais tendemos a pensar da mesma forma sobre essas coisas, porque estamos reforçando a arquitetura neural para facilitar pensar da mesma forma na próxima vez, de acordo com o modelo de Hebb. Então, quanto mais pensamos nas mesmas coisas, mais pensaremos sobre essas mesmas coisas.

Em outras palavras, rodar os mesmos programas em sua mente, vezes sem fim, fará com que esses programas rodem mais automaticamente a cada vez. Nosso cérebro exigirá menos estímulos de nossa percepção consciente para que ele ligue e produza essa mente. Conforme rememoramos continuamente aquilo que já sabemos, menos percepção consciente é necessária para ligar essa mente. Se nossa percepção consciente, ou nosso livre-arbítrio, se torna menos deliberadamente consciente de nossa mente quando estamos disparando esses pensamentos inconscientes automáticos, quão presentes estamos naquele momento? Quão despertos ou vivos estamos, de verdade?

Nossos pensamentos rotineiros são nossos pensamentos mais programados porque os praticamos e damos atenção a eles muito bem. Eles formam a base daquilo que chamamos comumente de *personalidade*.

O desenvolvimento da personalidade

Nossa personalidade é um conjunto de memórias, comportamentos, valores, crenças, percepções e atitudes que projetamos para o mundo ou escondemos do mundo. A personalidade é formada da mesma forma que nosso neocórtex. Isso faz sentido, porque o neocórtex é a sede da identidade pessoal. Herdamos predisposições genéticas na forma de padrões sinápticos, inclusive aqueles que formam o cerne de nossa personalidade, como fetos e depois bebês em desenvolvimento. Temos propensão a herdar de nossos pais e mães pensamentos, ações, características e atitudes baseados em emoções, porque herdamos suas memórias na forma de experiências repetidas ou dominadas, às quais temos sentimentos vinculados. No entanto, o ambiente também está constantemente atuando sobre nós como um meio de formar a pessoa, a identidade, a imagem de nós mesmos, que é basicamente quem cada um de nós é, o "você mesmo" ou "ego".

As Leis da Associação e da Repetição estão em ação no nosso desenvolvimento inicial e ao longo de nossa vida. Elas trabalham juntas para formar redes neurais no neocórtex que moldam nossa personalidade, derivada das redes neurais que herdamos de nossos pais e ancestrais, a partir de nossas experiências sensoriais e do conhecimento que ganhamos durante a vida. Esse é o nosso eu autobiográfico. Nossa identidade é nosso conjunto único de redes neurais, com ligações sinápticas específicas, tão individuais quanto as feições de seu rosto.

Você foi criado como filho único? Ou cresceu em uma família com dez filhos? Foi criado por um dos pais ou pelos dois? Eles eram budistas, cristãos, muçulmanos, judeus, ateus? Quais são as crenças políticas da sua família? Seus pais eram republicanos, democratas, comunistas ou socialistas? Sua família era rica ou pobre? De que parte do mundo você vem? Em quantos países já morou ao longo da vida? Que tipo de experiências culturais já teve? Que tipos de comida aprecia? Você é vegetariano, onívoro ou pratica dieta macrobiótica? Quais tradições culturais, religiosas e sociais você segue?

Sinapticamente, somos a soma de tudo o que aprendemos, vivenciamos e herdamos por meio da genética; entretanto, esse não é o objetivo final de nosso desenvolvimento. Segundo tudo o que a neurociência nos ensinou, somos muito mais do que o hardware de nosso cérebro. A que tipos de pensamentos, especificamente, damos atenção com frequência, quais circuitos correspondentes em nosso cérebro nós ligamos, como disparamos de forma repetida diversas redes neurais e quais padrões mentais mantemos ativos por nossa livre e espontânea vontade determinam quem nos tornaremos, neurologicamente falando. É a nossa mente o único produto de nosso hardware microscópico animado. O cérebro e a mente não são estáticos; estão sempre mudando, com base no operador. A coisa realmente se resume a quais circuitos utilizamos: a intensidade repetida de nossa intenção e atenção, quais memórias acolhemos, que ações demonstramos, que pensamentos temos, que sentimentos mantemos vivos e quais habilidades praticamos – é isso que mantém o nosso eu programado para ser quem somos. Nossa liberdade de escolha determina que mente queremos formar ou mudar a partir do hardware de nosso próprio cérebro individual. Podemos disparar deliberadamente novas combinações de redes neurais ao transformar nossa mente e fazer desses padrões algo tão automático quanto qualquer outro hábito neural que sejamos responsáveis por criar?

É claro que uma criança que foi amada e incentivada a vida toda teria uma rede neural diferente em sua personalidade quando comparada a uma pessoa que tenha apanhado fisicamente todos os dias depois da escola. Além disso, essas duas pessoas provavelmente têm uma definição bem diferente do que é amor. Uma pode ver o amor como generoso, apoiador e inspirador, enquanto a outra pode perceber o amor como a atenção indesejada vinda de pais abusivos. Nenhuma das duas está certa ou errada. Elas são programadas de maneira diferente, com base na exposição diversa a suas experiências pessoais com o ambiente. Os sentimentos que são o resultado de suas experiências passadas acumuladas dão a cada uma delas a capacidade de lembrar-se de seu passado ao seu próprio modo. Elas percebem a realidade de maneira exclusiva, porque são programadas para percebê-la diferentemente.

O *eu,* então, torna-se a combinação de padrões específicos de conexões neurológicas que foram deixadas no cérebro como memórias aprendidas de nosso passado. O acúmulo de uma vida de informações armazenadas como memórias é reunido em uma mistura de combinações sinápticas diferentes para fazer de nós quem somos hoje. Podemos disparar padrões diferentes de redes neurais em uma infinidade de combinações, que nos permite processar uma série de pensamentos, ideias, conceitos, memórias, ações, opiniões, fatos, comportamentos, traços de personalidade, juízos, atrações e repulsas e habilidades singulares.

Então mantemos a identidade do "eu" viva disparando essas conexões e, assim, reforçamos e reafirmamos quem somos como indivíduos. Por conseguinte, mantemos nossa identidade pessoal por meio de nossa associação com pessoas, lugares, coisas, momentos e eventos. Cada um desses elementos reflete um pouco de nossa informação conhecida, já armazenada como uma rede neural específica, e reafirmamos quem somos ao lembrar de nós mesmos em referência a essas associações conhecidas.[4]

Por exemplo, quando você conhece alguém novo, a maioria da conversa é baseada em experiências pregressas por meio da associação destas a pessoas, locais, coisas, momentos e eventos. A maioria das conversas começa mais ou menos assim. A nova conhecida diz: "Você é de onde (lugar)?". Você responde dizendo: "Sou de San Diego". Ela diz: "San Diego? Já morei lá!". Aí você diz: "Quando você morou lá (tempo)?". E completa: "Morei em San Diego de 1984 até 1988". Ela responde: "Que engraçado, morei lá de 1986 até 1990". Então você diz: "É mesmo? Onde, exatamente, você morou (lugar)?". E ela responde: "Eu morava em Mission Beach". Você ri e diz: "Eu morava em Pacific Beach. A cidade bem ao lado". Ela diz: "Você conhece Peter Jones (pessoa)? Ele é de Pacific Beach". Você diz: "Conheci Peter Jones no casamento da minha melhor amiga, em 1986 (evento). Eu fazia parte do grupo de madrinhas, e ele era um dos motoristas dos carros da cerimônia. Lembro-me porque eles tinham carros clássicos dos anos 1950 na frota de casamento (coisas)".

Quando você encontra alguém pela primeira vez, começa mostrando todas as redes neurais diferentes de suas experiências pessoais pregressas para definir sua própria personalidade. Vocês dois mutualmente dispararão todos os seus programas neurais para conferir se têm alguma rede neural em comum. A pessoa que você conheceu soa assim: "Eu conheço essas pessoas. Tenho essas coisas. Estive nesses lugares. Morei aqui durante essa época. Tive essas experiências". E, atônita, você diz: "Eu conheço essas pessoas. Fiz essas coisas. Visitei esses lugares. Tenho essas coisas. Morei nessas cidades, durante essa época, e tenho todas essas experiências semelhantes! Ei, eu gosto de você! Temos muita coisa em comum!". O que realmente se traduz como: "Minha rede neural combina com a sua rede neural. Podemos nos identificar uma com a outra". E vocês têm um relacionamento com base em experiências passadas e nos sentimentos relacionados a elas. Agora, desde que ninguém mude, o relacionamento pode funcionar.

É assim que você mantém sua própria identidade pessoal funcional. Como você se reconhece em relação a esses fatores conhecidos, esse processo de lembrança só torna mais habitual quem você é e dificulta ser neurologicamente qualquer outra coisa.

Diz-se que as pessoas que não reafirmam quem são – que não têm um núcleo central coeso e repetitivo das chamadas características de personalidade – sofrem de doenças mentais. Por consequência, o disparo repetitivo dessas redes neurais que constroem quem somos cumpre uma função valiosa e também nos diferencia de outras pessoas.

Vamos dar vida a essa ideia. Imagine aquelas tempestades elétricas sobre as quais falamos em seções anteriores, disparando em áreas diferentes do neocórtex. Quando qualquer aspecto de nossa personalidade está ativado, o que nos diferencia das outras pessoas não é só o fato de sermos conectados de maneira única, mas também as combinações, sequências e padrões da forma como disparamos nossas conexões sinápticas. Toda pessoa tem sua própria assinatura individual de disparos neurais baseada em suas conexões individuais. E cada tempestade elétrica é diferente da outra. Todo mundo tem seus próprios padrões climáticos neurológicos. Sabemos que isso é verdade porque, em neuroimagens funcionais, a maioria das pessoas produz a mesma assinatura de processo de pensamento sem muitas mudanças na atividade cerebral.

Se uma pessoa pensa todos os dias em como tem pouco dinheiro, as redes neurais que precisam disparar para que elas processem esses pensamentos repetidamente serão ativadas com facilidade e, no final, estarão fortalecidas por aquelas leis naturais que já discutimos. Os pensamentos que elas revisitam todos os dias se tornam a forma natural pela qual pensam no mesmo assunto, da mesma forma. Esse processo inconsciente cria sua assinatura neurológica sobre dinheiro nas dobras íntimas de seu neocórtex. Elas têm vias nervosas mais espessas, com circuitos sinápticos mais fortes e numerosos, o que permite que a anatomia de seus pensamentos repetitivos combine com sua mente mais consciente – ou, talvez, devêssemos dizer, de sua mente inconsciente.

Se uma pessoa tem traços de personalidade fortes – por exemplo, se ela é extrovertida ao extremo ou organizada em excesso –, teoricamente, ela terá redes neurais mais desenvolvidas associadas a essas características. Se as idiossincrasias singulares de uma personalidade foram ativadas, usadas e disparadas repetidamente em determinada rede neural, elas se tornarão vinculadas de forma mais intensa. A rede neural correspondente associada a esses traços individuais de personalidade terá mais conexões sinápticas, que serão mais intrincadamente conectadas, integradas e enriquecidas. Elas desenvolverão um modo fácil, simples, rotineiro e natural de pensar e de ser.

Efetuando mudanças

Podemos dizer, portanto, que, quando disparamos um padrão específico de combinações neurais que desenvolvemos na personalidade ao longo do tempo, o modo comum de dispararmos o sistema individual de conexões se torna o modelo de quem somos neurologicamente. Segundo minha pesquisa científica sobre o cérebro e as informações que interpretei do que aprendi na RSE, podemos nos referir a esse modelo como *a caixa da personalidade*. Não é uma caixa ou compartimento literal no neocórtex; em vez disso, é o arranjo mais comum de conexões sinápticas neurais que a mente utiliza dentro da infinidade de circuitos sinápticos que define nossa identidade. É o limite do modo como a mente passou a ser neurologicamente conectada.

O problema jaz no fato de que essa estrutura mental, por definição, delineia o único modo como podemos pensar dentro dos parâmetros da maneira como nos tornamos conectados. Dentro daquela caixa da personalidade, existe uma lista finita de "mentes" diferentes que podemos produzir previsivelmente quando quisermos.

O "você" e o "eu", então, podem apenas disparar habitualmente padrões neurais comuns às formas como individualmente processamos pensamentos. Desenvolvemos hábitos programados de ser nós mesmos. Quando a combinação de redes neurais se tornar comum, elas se tornarão as formas mais naturais segundo as quais pensamos, sentimos, lembramos, nos comportamos, falamos, adquirimos conhecimento e executamos várias habilidades com base em nossa própria filosofia ou experiências.

Pensar fora da caixa significaria disparar conjuntos diferentes de conexões sinápticas em uma combinação e uma ordem diferentes, que não estão tão programadas quanto aquelas que usamos mais comumente. Se a mente é o cérebro em ação, então criar uma nova estrutura mental significaria rearranjar o modo como utilizamos os circuitos existentes no cérebro.

Pensar *dentro da caixa* é fazer com que nossa mente dispare do modo mais regular em que disparamos nosso próprio padrão de circuitos neurais, baseados no que sabemos e nos lembramos. Pensar *fora da caixa,* então, é forçar o cérebro a disparar padrões sinápticos em ordens e arranjos diferentes para formar um novo nível mental, baseados naquilo que *não sabemos.* Para realizar essa façanha, temos que romper os hábitos neurais do pensamento comum que se tornaram os circuitos permanentes e duradouros que reforçamos diariamente. Temos que parar nosso modo mais natural de pensar. Isso reformulará os padrões de nosso cérebro, tirando-o de seu hábito neurológico de disparos, e criará uma nova sequência de circuitos e novas pegadas. Essa é, por definição, nossa compreensão atual de neuroplasticidade.

Como podemos fugir dessa prisão é o assunto dos capítulos remanescentes neste livro. Somos os responsáveis pelo hábito que formamos de ser nós mesmos. Isso também significa que temos poder para mudar ou modificar aquele eu habituado. Será preciso grande força de vontade para mudar o hábito de sermos nós mesmos. A maravilha disso tudo é que temos o poder de alterar nossas redes neurais e podemos, de forma efetiva, alterar nossas redes neurais e, literalmente, transformar nossas mentes. Com apenas um pouco mais de informação, podemos nos libertar dos grilhões produzidos por nós mesmos.

A QUÍMICA DA SOBREVIVÊNCIA

Se nos falta inteligência emocional, sempre que o estresse aumenta o cérebro humano passa para o piloto automático e tem uma tendência inerente a fazer mais do mesmo, só que mais intensamente. O que, com frequência, é precisamente a abordagem errada no mundo de hoje.

— ROBERT K. COOPER

Todos experimentamos medo, ansiedade, depressão, fome, desejo sexual, dor, raiva e agressão. Embora possamos expressá-los externamente de maneiras diferentes, os cientistas agora são capazes de observar, por meio de neuroimagens funcionais, como esses estados mentais são produzidos no interior das estruturas cerebrais. Dito isso, como, por que e até que ponto expressamos, vivenciamos ou percebemos essas emoções criam nossa personalidade distinta ou nosso eu individual.

Como somos todos programados de maneira similar, porém diferente, e como a mente é a realidade mais subjetiva de todas (pense em quanto somos diferentes em nossas perspectivas, opiniões e percepções pessoais), podemos entender por que, no passado, a pesquisa a respeito do cérebro era considerada uma ciência natural menos objetiva. Podemos mensurar características, comportamentos, habilidades, ações e funções gerais, mas precisamos de correlações com padrões mentais repetíveis.

Os cientistas podem agora estudar a *fisiologia* cerebral de maneira objetiva, porque podem observar as estruturas e funções de um cérebro vivo. Pesquisadores podem anestesiar participantes de estudos, inserir pequenos sensores em partes do cérebro deles e fazer perguntas para determinar qual função aquela parte do cérebro executa. De maneira muito semelhante, os cientistas podem prender eletrodos do lado de fora do cérebro de alguém e fazer as mesmas perguntas para mapear as áreas do cérebro responsáveis por tarefas específicas.

Processando novas informações

Como o cérebro funciona e como os seres humanos processam novas informações é outra questão. Até o advento das neuroimagens funcionais, poucos anos atrás, os cientistas não tinham como observar o cérebro em ação, engajado de fato na produção da mente. Agora, eles podem. Tecnologias de imagem permitem que médicos e pesquisadores vejam como várias partes do cérebro são ativadas.

Como na maioria das pesquisas, esses esforços na imagiologia foram inicialmente voltados para identificar problemas ou anomalias. Ainda assim, da mesma forma que o estudo de vítimas de AVC possibilitou aos pesquisadores aprender bastante sobre o quanto o cérebro é adaptável e até que ponto sua plasticidade nos ajuda, as neuroimagens funcionais começaram a inaugurar uma nova era na psicologia e na neurociência.

Você já pensou, vez ou outra, "o que está acontecendo com a minha cabeça hoje"? O que você estava se perguntando, na verdade, era por que estava tendo um dia esquisito em termos de capacidade de aprender, armazenar ou recuperar novas informações, ou de lidar com uma situação. Muito mais relevante, e provavelmente de maior importância para você agora que compreende como você aprende, é a questão de como você pode superar a si mesmo – e sua própria mente.

A reação rotineira

Nosso ambiente dita a maioria de nossas reações. Nossa rotina, que é natural, fácil, familiar, automática e habitual, é dominada por nossa reação aos estímulos que recebemos de nossos arredores. Ao longo do tempo, esses circuitos neurais são reforçados a tal ponto – a princípio por associação, e depois pela repetição – que acabam se tornando verdadeiramente programados. Em muitos sentidos, não estamos mais "pensando" de verdade quando agimos com base no que essas redes neurais programadas iniciam.

Agimos inconscientemente na maioria do tempo porque, depois que as redes neurais se tornam conectadas, ficamos menos conscientes da atividade delas. Com mais frequência, é preciso apenas um pensamento ou um pequeno estímulo do ambiente para iniciar um conjunto programado de reações e comportamentos. Quando esse programa está rodando, nossas ações se tornam automáticas, rotineiras e, mais importante, inconscientes. Não temos mais que pensar conscientemente em qualquer nível de percepção sobre como agir, como sentir, o que dizer e até o que pensar. Nossas reações parecem naturais e normais porque as ensaiamos muito bem, por muito tempo.

E, convenhamos, a maioria de nós é preguiçosa. Certo, isso provavelmente é um exagero. Mas tenha isto em mente: tanto o cérebro quanto o corpo são excelentes em conservar energia. Nenhum deles quer agir de forma a esgotar suas reservas de energia. Pensamentos comuns não demandam nenhum esforço para nos engajar – de fato, eles são como nosso motor ligado, mas sem movimento. Estamos sentados em ponto morto mental, sem ir a lugar nenhum.

Podemos nos lembrar desses pensamentos comuns com tanta facilidade e tão bem porque nosso esforço contínuo para disparar outra vez o mesmo padrão neural mantém o mesmo padrão de conexão sináptica intacto. Estamos produzindo a mesma mente diariamente, porque disparamos as mesmas redes neurais nos mesmos padrões, combinações e sequências rotineiros. É por isso que é tão fácil ser como somos. Comportar-se como de hábito não demanda esforço algum – nenhuma atenção consciente significa que nenhum livre-arbítrio precisa ser exercido.

Se a nossa personalidade é a soma total das redes neurais automáticas que herdamos e desenvolvemos, e essas redes rodam como programas de computador, então, quando iniciamos um pensamento inicial, esses programas rodarão sem nenhum esforço deliberado de nossa parte. Paramos conscientemente de pensar e estamos respondendo com um conjunto pré-programado de ações e comportamentos inculcados. Eles são baseados em associações prévias com nosso ambiente e são desenvolvidos por meio de experiências repetitivas.

A mesma vidinha

Considerando esse processo, podemos ver o quanto estamos "adormecidos" quando reagimos continuamente a nosso ambiente externo da mesma maneira? Conforme seguimos a vida, trabalhando no mesmo emprego, interagindo com o parceiro há vinte anos, levando os filhos para a escola, cortando a grama, até morando na mesma casa, ao lado dos mesmos vizinhos, é de se espantar que sejamos vítimas dos mesmos hábitos neurais? Mais importante, temos que reconhecer que o modo como pensamos sobre nosso presente e nosso futuro é ditado por nosso passado, que nos programou. Será que a nossa vida se tornou apenas uma série de reações inconscientes e automáticas?

Por exemplo, quando nos levantamos hoje cedo e nos arrumamos para ir trabalhar, é bem provável que tenhamos seguido a mesma rotina que seguimos todos os dias de nossa vida profissional. Não apenas seguimos a mesma ordem geral de atividades – nos aliviamos, escovamos os dentes, tomamos banho, nos vestimos, ouvimos as notícias sobre o tráfego matinal, fomos até a padaria ou um café, pedimos a mesma bebida e a mesma comida, seguimos a mesma rota para o trabalho, estacionamos na mesma vaga ou perto dela –, como também, na rotina mais ampla, provavelmente realizamos a maioria das tarefas seguindo um conjunto padronizado de passos. É óbvio que é importante tirar a tampa do tubo da pasta de dentes antes de começar a utilizá-la, mas provavelmente começamos a escovar sempre do mesmo lado da boca, no fundo, com os molares, passamos para o outro lado depois da mesma quantidade de escovadas que damos todos os dias, e assim por diante. É provável que se possa dizer o mesmo de como nos secamos após o banho; automaticamente executamos nossa rotina costumeira – enxugar de leve os cabelos, secar o rosto, a parte superior do braço e da axila esquerda, logo depois passar para o lado direito, enxugar o peito, segurar a toalha com as duas mãos para esfregar as costas, levantar a perna esquerda, apoiar em algum lugar para secá-la, e em seguida passar para a perna direita.

Todos os dias, milhares de vezes na vida, executamos essas ações repetitivas. Centenas de vezes por dia nos envolvemos em comportamentos que requerem pouca ou nenhuma concentração focada de nossa parte. Em algum momento, eles demandaram nossa atenção para serem aprendidos, mas, depois que os memorizamos e ficamos habilidosos nessas ações, tínhamos outras coisas em que pensar. Essas tarefas são simples, comuns, naturais, familiares e rotineiras; elas realmente são habituais para nós. Todos esses são exemplos de nossas redes neurais conectadas em ação.

Uma das maravilhas do cérebro é que ele é capaz de assumir o controle por nós. Em certo sentido, essas rotinas são um espanto de eficiência e proficiência. Seres humanos são mestres em realizar multitarefas; enquanto estamos executando essas funções de rotina, nossa mente está ocupada com outra coisa. Entretanto, será que não há alguma desvantagem quando consideramos que, na primeira meia hora de cada dia, passamos por essas experiências como se estivéssemos lobotomizados? Quantas pessoas realmente aproveitam o tipo de piloto automático de que dispomos, usando esse tempo para buscar novas experiências e aprender coisas novas? Geralmente é apenas um incômodo desligar a função piloto automático, recobrar a consciência e tentar fazer algo diferente.

Considere também o que acontece quando aquele "outro lugar" para onde nossa mente pode ir se torna tão rotineiro quanto as ações que estamos executando subconscientemente. Quais são as consequências quando não apenas nossos comportamentos, mas também nossas crenças, valores, atitudes e humores, caem no mesmo padrão inconsciente, irrefletido e totalmente previsível? O que acontece quando aquela caixa autoimposta de nossa própria mentalidade passa de uma zona de conforto para uma prisão ou um calabouço? Como escapamos da armadilha que preparamos para nós mesmos, simplesmente por sermos nós mesmos?

O que mantém as pessoas presas dentro da mesma disposição mental é que as redes neurais mais comumente disparadas e, portanto, mais vinculadas e automáticas são o resultado de nosso próprio pensar. Essas são as sequências, combinações e padrões de neurônios que mais disparamos.

Se voltarmos à analogia com o carvalho que fizemos no Capítulo 3, esses aglomerados de neurônios vinculados têm os troncos mais espessos, os sistemas de ramos e raízes mais entrelaçados. Eles são as redes mais enriquecidas e refinadas que temos, e foram produzidos por meio da interação de nossos pensamentos internos e nossas reações externas. O que define a "caixa" da nossa personalidade, e qualquer caixa, aliás, não é simplesmente o que ela contém. Temos que olhar também para a estrutura ou os limites daquela caixa, para o que define o que está dentro e o que está fora.

A vida dentro da caixa

As próprias fronteiras da caixa são nossos sentimentos. Por nos lembrarmos das experiências e as associarmos com sentimentos, isso não deve ser uma surpresa. O que guardamos dentro da caixa e o que guardamos fora dela é principalmente baseado nesta avaliação: o estímulo é algo que passa uma sensação familiar, previsível, rotineira ou confortável?[1]

Considere esta noção de conforto por um instante. Se a caixa da personalidade contém nossa identidade pessoal, e nossa identidade é composta das ações, crenças, percepções e valores que essencialmente resultam na pessoa que somos, então qualquer coisa que não seja habitual, automática, natural e fácil para nós é uma fonte de desconforto.

Por exemplo, imagine que você está em uma festa onde as pessoas estão bebendo e conversando, e você está se divertindo. Depois de um tempo, alguém aumenta um pouco o volume da música, alguns dos móveis são empurrados para encostar na parede e as pessoas começam a dançar. Você está se divertindo observando os outros, mas aí a dança se converte em uma daquelas brincadeiras horríveis com holofote em uma das pessoas, como você já viu acontecer em casamentos, em que todo mundo tem a sua vez para dançar solo e exibir seus movimentos.

Você não é um dançarino. Nunca foi. Nunca desenvolveu as habilidades ou o ritmo. Sempre ficou envergonhado sobre como fica quando dança, porque nunca sabe o que fazer com as mãos e os braços. De súbito, você passa de alguém gregário a alguém retraído. Você prefere que as pessoas reparem que você não está dançando (e, potencialmente, reclamem a respeito) a vê-las reparando em como você dança "mal". Você está acostumado a se encaixar e ficar meio sumido no contexto, e esse nível de atenção não era o que você estava procurando. Você não consegue se forçar a dançar em razão do nível de desconforto que sentiria. Depois de várias pessoas tentarem levá-lo para a pista de dança, você resolve ir embora da festa.

O que acabou de acontecer? Alguém em seu ambiente o abordou e lhe pediu para sair dos limites da sua caixa, e você não conseguiu fazer essa escolha. Essa ação estava fora da sua zona de conforto, então você ignorou a oportunidade e se retirou para a segurança de outra série de redes neurais que fez você se sentir confortável – sua noção de si mesmo como alguém um pouquinho isolado socialmente.

Nós determinamos em quais experiências queremos nos envolver, com base em quão bem conseguimos prever a familiaridade dos sentimentos que essas experiências irão desencadear.

Por exemplo, certa vez viajei para a África do Sul para uma conferência. Depois de uma das sessões, um grupo nosso saiu para comermos juntos. Alguém notou que o restaurante oferecia crocodilo como um dos aperitivos. Em geral, sou bastante receptivo a aventuras culinárias, mas a princípio não provaria. Depois que alguns de meus colegas de refeição me incentivaram (me desafiando ou provocando) a provar do crocodilo, pensei, por que não? Quando o garçom colocou o prato na minha frente, todos os olhos estavam grudados em mim. Cortei um bocado do pedação de carne, espetei com o garfo e o enfiei na boca. Mastiguei, pensativo, e com expressões de "E aí? Que tal?" no rosto de todos à minha volta anunciei: "Tem gosto de frango". Assim que ouviram isso, todos foram ligeiros para embarcar e abraçar a nova experiência, porque agora podiam prever qual seria o gosto do alimento novo, com base em uma memória passada familiar. Uma vez que a rede neural do frango foi ativada, ficou fácil para os outros se sentirem corajosos, porque ela estava dentro do reino da caixa de suas experiências e sentimentos familiares. Perguntei-me quanto daquela reação corajosa sumiria se eu tivesse dito que o gosto era uma mistura de salamandra com lagarto.

Se as redes neurais e as conexões sinápticas são como pegadas deixadas pelas memórias passadas, então temos que interromper nosso jeito mais natural de pensar e sentir (e sentir e pensar) para repadronizar o cérebro. Isso tira o cérebro de seus hábitos neurológicos de disparo e permite que ele faça novas sequências de circuitos – novas pegadas. Isso requer força de vontade e empenho mental.

Pensar fora da caixa, então, é forçar o cérebro a disparar padrões sinápticos em ordens e arranjos diferentes do usual. A caixa da nossa identidade pessoal se tornou natural para nós porque treinamos nosso cérebro a pensar da maneira como ele foi mapeado neurologicamente. Em vez de estabelecer qualquer conexão nova (aprendendo por meio da associação e da repetição com atenção consciente aumentada), confiamos naquilo que temos mapeado no cérebro como informação passada, familiar e conhecida, e não muito mais além disso. O que se tornou mapeado neurologicamente no cérebro, portanto, faz com que pensemos e nos sintamos iguais — mas não maiores do que — a maneira como fomos mapeados.

Pensar dentro da caixa é algo tão ruim assim? Não é nada mau no sentido mais estrito, mas isso limita nossa capacidade de evoluir, progredir ou modificar nosso comportamento.

Por outro lado, pensar dentro da caixa é algo bom? Afinal, nossas redes neurais mais comuns não se tornaram as que usamos com mais frequência *exatamente* por serem as mais bem-sucedidas? Essa é uma boa pergunta, e a resposta é um enfático "Não!" para a maioria das pessoas. Para as coisas básicas, como caminhar, digitar, dirigir, comer ou amarrar os cadarços, sim, viver dentro da caixa é algo bom. Mas a razão maior para esse tipo de pensamento ser autolimitante é baseada no que acontece com o cérebro no modo sobrevivência.

Modo sobrevivência

Lá atrás, em nosso passado genético, nós e a maioria dos outros mamíferos vivíamos em um ambiente que impunha inúmeras ameaças à sobrevivência. A vida era dura, brutal e curta. Estávamos absolutamente sujeitos aos caprichos da natureza e precisávamos viver alertas para qualquer ameaça em potencial – de um predador, de um inimigo ou da natureza. Estar alerta para essas ameaças nos manteve vivos e manteve nossa linhagem genética intacta. Não é exagero dizer que aqueles de nós que estamos vivos no planeta hoje são os beneficiários de uma herança ancestral que foi muito alerta ou muito sortuda – ou, mais provável, as duas coisas.

Os tempos mudaram, e os tipos de ameaças à nossa sobrevivência mudaram em tipo e grau. Embora algumas pessoas possam argumentar que os primeiros humanos não tinham que se preocupar com a aniquilação nuclear nem com células terroristas organizadas, acho que todos podemos concordar que eles enfrentavam perigos mais iminentes do que a maioria de nós enfrenta: inanição, doenças, predadores e coisas desse tipo. O que não mudou é que muito da programação que era necessária para que sobrevivêssemos a essa existência árdua, a maioria dessas redes e regiões de memória neurológica, ainda está ativo em nosso cérebro. Lembre-se de que células nervosas que disparam juntas se conectam umas às outras. Ao longo do tempo, com a repetição e a associação, as redes neurais que ajudaram a nos manter vivos – a que comumente nos referimos como reação de luta ou fuga – foram disparadas por centenas de milhares de anos.

Essas reações instintivas estão tão programadas quanto qualquer outra coisa em nosso cérebro. De fato, estão armazenadas em nosso sistema límbico ou mesencéfalo, abaixo do neocórtex. Esse sistema involuntário é o que viabiliza a mente que opera nosso corpo, nosso cérebro e todo o nosso ser sem nossa percepção consciente. É o que mantém nossa ordem interna "independente" de nossa mente consciente.

Em resumo, quando uma reação de sobrevivência é iniciada através do sistema nervoso simpático (SNS), ele aumenta a frequência cardíaca e a pressão arterial, reduz a quantidade de fluxo sanguíneo dirigido aos órgãos digestivos, aumenta o fluxo sanguíneo direcionado às extremidades do corpo para a ação, mobiliza os açúcares na circulação sanguínea para gerar energia, libera hormônios que dão ao corpo uma descarga de energia, ativa o cérebro para se tornar hiperalerta, dilata as pupilas e limpa o cristalino, para possibilitar a visão de distâncias maiores, e dilata os bronquíolos, permitindo maior transferência de oxigênio nos pulmões. Todas essas mudanças capacitam o corpo a fugir ou lutar, elevando nossa percepção e nosso nível de preparo para a ação física.

Se você se recorda, o sistema parassimpático (SNP) faz o contrário. Ele desacelera as reações do corpo, diminui a frequência cardíaca e a pressão arterial, desacelera a frequência respiratória, aumenta o fluxo sanguíneo para a pele e o trato digestivo, contrai as pupilas e o cristalino etc. Pense nesses processos como nossa reação de repouso e digestão.

O SNS utiliza energia para emergências imediatas; podemos pensar nele como o pedal do acelerador. O SNP preserva energia para projetos de longo prazo, como reparo e crescimento; como uma embreagem, ele nos permite deslizar no ponto morto e conservar energia vital.

Uma das principais tarefas do neocórtex, tirando suas habilidades intelectuais, cognitivas, comunicativas, de resolução de problemas, autoconsciência, de aprendizagem e comunicativas, é usar todos os cinco sentidos para se manter consciente e alerta em relação ao mundo externo. À parte de suas habilidades inatas (aprender, raciocinar, analisar, concentrar, sonhar, lembrar, usar linguagem, inventar e aceitar abstrações), ele tem propensão a estar consciente de seu ambiente por meio de todos os nossos sentidos. Quando o neocórtex não está aprendendo ou processando dados para raciocínio e pensamentos mais elevados, ele muda para sua natureza inerente e aciona mecanismos para avaliar constantemente o ambiente externo, coletando informações importantes para determinar quais estímulos ou dados do ambiente poderiam ser perigosos ou ameaçadores. Todas as criaturas usam seus receptores sensoriais para interagir com o mundo externo a fim de sobreviver e evoluir. A regra é simples: quando somos ameaçados, o corpo é a prioridade.

Quando o neocórtex funciona em modo sobrevivência, ele conscientemente analisa o ambiente com todos os órgãos sensoriais. Ele avalia todas as potenciais situações naquele momento para decidir se a continuidade química de nosso corpo será mantida. Como um polvo, ele faz seus tentáculos se estenderem em todas as direções para garantir a segurança. Com base nesse reflexo primitivo, tendemos a nos mover na direção do que é confortável e prazeroso e a nos afastar daquilo que é doloroso e desconfortável. O corpo tem mais chance de sobreviver em uma situação confortável do que em uma desconfortável.

Na evolução, essa reação foi programada na maioria dos mamíferos quando enfrentavam situações desafiadoras lidando com o frio ou o calor, dor ou prazer, gastando ou preservando energia, estando no topo da cadeia de comando ou sendo o pária ou o degrau mais baixo.

Ter percepção do ambiente e do corpo o tempo todo é uma boa definição de sobrevivência. É quando prevemos um tempo futuro com base em memória de um tempo passado. Em todas as espécies que dispõem de um neocórtex, olha-se, escuta-se, fareja-se, sente-se e degusta-se para poder associar aquilo a que se está prestando atenção agora com alguma memória passada do que se reconhece como familiar e conhecido.

Lembre-se, quanto maior o neocórtex, maior a capacidade de aprender e lembrar. Portanto, os seres humanos têm mais capacidade para prever, preparar-se ou esperar um momento futuro. Quando o neocórtex nota interrupções no ambiente externo familiar por meio de suas representações internas, imediatamente se prepara para entrar em atividade. Dessa forma, pode estar pronto para reagir e então, depois, retornar a seu estado de equilíbrio.

Logo, se não estamos vivendo no momento presente, mas sim em um estado mental de antecipação, estamos, em certo sentido, projetando a mentalidade de sobrevivência. Estamos utilizando os circuitos da base de dados aprendida no neocórtex e processando a mente dentro dos limites da caixa de nossa identidade pessoal. Nossa atenção estará naquilo que é previsível, comum, familiar, rotineiro e conhecido. Estamos comparando nosso estado presente de equilíbrio interno com uma projeção de uma sensação potencial que talvez vivenciemos em um momento futuro – e perturbar nosso estado atual de continuidade química interna com qualquer situação ameaçadora (conhecida ou desconhecida) pode dar início a uma reação de sobrevivência. Portanto, já estamos vivendo em um estado de sobrevivência, pois nossos próprios pensamentos reconstroem a mente de sobrevivência. Quando estamos vivenciando esse estado mental de proteção, estamos essencialmente preparados para reagir com certo conjunto de reações primitivas que incluem fazer qualquer coisa para proteger "o eu", que identificamos como nosso corpo.

Detectando um padrão

O neocórtex procura por padrões de estímulos familiares para saber o que antecipar e o quanto precisa se preparar para o que pode acontecer. Dessa forma, ele está sempre usando o que é chamado cientificamente de *reconhecimento de padrões*: utilizamos nossas redes neurais de memória associativa para combinar o que aprendemos e experimentamos com algum estímulo vindo do mundo externo. Uma vez que um ou todos os nossos sentidos perceberem o gatilho no ambiente, aquele estímulo ativará uma memória associativa mapeada de experiências passadas como uma rede neural no neocórtex.

Somando-se a isso, quando vivenciamos uma mudança no ambiente, o corpo reage de imediato. Se entramos em uma sala escura, por exemplo, nossas pupilas instantaneamente se dilatam. Isso é conhecido como *resposta orientadora* ou *reflexo orientador*. Essa resposta não apenas entra em ação quando vivenciamos uma mudança no ambiente, como também é iniciada quando encontramos algo inédito.

Se houver uma correspondência entre o dado externo e a representação interna, e essa correspondência for reconhecida como uma memória conhecida que não representa ameaça alguma, o neocórtex pode decidir que o corpo estará a salvo. Então o corpo pode relaxar, e sua percepção pode passar para o próximo advento futuro potencial do mundo externo.

A sobrevivência sempre tem a ver com estar pronto para ou esperando o momento seguinte, com base em nossos momentos passados; nunca se trata apenas do momento presente. Se o neocórtex vivencia um reconhecimento de padrões entre um estímulo externo e uma rede neural correspondente a um predador familiar ou um perigo conhecido de nossa memória, assim que o estímulo é percebido, o cérebro começará a reagir com mecanismos de sobrevivência naturais e primitivos.

A resposta de sobrevivência sempre fará com que o cérebro ative a reação de luta ou fuga do sistema nervoso autônomo. Quando isso acontece, todo o fluxo sanguíneo e a energia que estavam no neocórtex se movem para o mesencéfalo de modo a preparar o corpo com energia suficiente para reagir ao estressor ameaçador. Já não pensamos nem raciocinamos, apenas reagimos. Agora o corpo está preparado para lidar com a ameaça, seja ficando para lutar, seja correndo feito o diabo. Lutar ou fugir são nossas únicas opções. Na maioria dos casos, muitas espécies reagirão afastando-se do predador ou do estímulo desconfortável. Fugir é, com frequência, uma escolha melhor do que lutar.

Alguns medos são bem conhecidos: quando enfrentamos um urso enorme em uma viagem para acampar, ninguém questionaria nossa resposta de luta ou fuga. Porém, e se você estiver em um casamento com uma amiga e um dos rapazes sentados na sua mesa lhe passar uma sensação ruim? Você a cutuca sem parar com o cotovelo para dizer que quer ir embora. Sua amiga a ignora, muito contente, enquanto continua conversando com alguns homens bonitões. Durante a conversa, você fica em silêncio, distante e quase hostil. Finalmente, quando vocês duas vão ao toalete feminino, sua amiga a pega pelo cotovelo e diz: "Qual é o seu problema? Por que você está sendo tão antipática e grosseira?". Finalmente, você responde e admite: "Não sei. O cara à minha esquerda me lembra meu ex-marido e me deixou totalmente desconfortável".

Nesse caso, podemos dizer que o estímulo externo do cavalheiro sentado ao seu lado disparou a rede neural associativa da lembrança do seu ex-marido. Como resultado disso, você reagiu baseada em uma associação familiar do passado a uma pessoa que você ainda não conhece, como se ela fosse seu ex-marido. O padrão externo do rosto, da voz dele ou algum outro reconhecimento resgatou a representação interna de uma memória familiar, em conjunto com uma série de sentimentos químicos relacionados à rede neural de seu ex-marido, e isso a deixou desconfortável o suficiente para querer fugir do local. Você usou sua memória do passado para determinar seu momento presente. Baseou sua análise da situação em um sentimento. Por quê? Porque todas as nossas memórias têm um sentimento associado a elas. A sobrevivência é realmente um modo emocional de operar.

O desconhecido pode nos deixar desconfortáveis

No modo sobrevivência, mais até do que o sentimento que temos quando vemos alguém que nos lembra uma pessoa, lugar, evento ou coisa desagradáveis, o que realmente nos empenhamos em evitar é o desconhecido. Quando não conseguimos associar algo com uma rede neural que desenvolvemos por meio de hereditariedade, aprendizado ou lembrança, com frequência ficamos aflitos. Essa aflição está ligada à ideia de desconforto. O cérebro e o corpo estão programados para atingir a homeostase, ou equilíbrio interno. Na sobrevivência, o desconhecido sempre ameaça esse equilíbrio. E quando ele está comprometido, ficamos desconfortáveis. Conforto, familiaridade e previsibilidade são o que estamos programados para desejar e alcançar no modo sobrevivência.

Assim, além de iniciar uma reação de luta ou fuga quando percebemos uma ameaça conhecida do passado, também podemos entrar nesse modo quando há um rompimento na continuidade de uma circunstância familiar. Por exemplo, se algo está agitando os arbustos, o neocórtex coloca toda a sua atenção no mundo externo e presta atenção ao que pode ser uma ameaça em potencial. Se não conseguimos ver uma combinação entre os estímulos não familiares com um padrão do que conhecemos a partir de experiências passadas mapeadas neurologicamente, essa dica externa será tratada como algo desconhecido, e o cérebro enviará uma mensagem ao corpo pela reação de luta ou fuga do sistema nervoso, para que ele esteja preparado para o perigo. Em outras palavras, quando o mundo externo deixa de ser um padrão familiar, estamos preeminentemente programados a nos preparar para qualquer coisa que possa ocorrer.

Assim como em todas as outras espécies, temos um mecanismo de defesa integrado para nos proteger de estímulos desconhecidos. Situações desconhecidas disparam nosso mesencéfalo reativo automático, com todos os seus instintos de sobrevivência, e reagimos da mesma forma que todas as outras formas de vida. Medo ou agressividade tendem a ser as respostas dominantes de sobrevivência. Quando respondemos com esses elementos, estamos executando nossas tendências animais naturais. Mais importante, nossa percepção ampliada está no corpo, no ambiente e no momento.

No reino animal, esse medo ou reação ao desconhecido é um meio de preservação. Qualquer coisa fora do comum alerta uma espécie em particular para que preste atenção e esteja preparada. Por exemplo, quando uma corça vê uma máquina de extração madeireira se movimentando pela floresta, ela reage de imediato, fugindo desse estímulo desconhecido. Sua aparência grande, vivamente colorida, barulhenta e fedida é um ataque desconhecido aos sentidos do animal, e em um instante aquele estímulo não familiar faz com que a criatura aumente seu nível de alerta ambiental.

Ela sente o cheiro da fumaça de diesel escapando da máquina, ouve o ronco do motor e o *bipe, bipe, bipe* dos indicadores de marcha a ré, e sente o chão tremer quando uma árvore cai no solo. Tantos novos dados sensoriais se movem na sua direção que a corça dá meia-volta e corre. Como os dados não são familiares, a corça não tem como prever o que o objeto fará em seguida, por isso foge do local. Esse mecanismo é inerente à maioria das formas de vida.

Nós, seres humanos, temos os mesmos mecanismos para sobrevivência. Tememos o desconhecido. Tornamo-nos quimicamente preparados para o que nosso cérebro não pode prever neurológica ou quimicamente. E aquilo que não é familiar ou conhecido ativa nossas respostas de sobrevivência. Com mais frequência, essa resposta de sobrevivência resultará em fuga. O princípio é "melhor prevenir que remediar".

Portanto, se estamos com medo da aventura do desconhecido, é grande a chance de que estejamos vivendo em um estado mental que replica o de sobrevivência. No modo sobrevivência, se não podemos prever como será uma experiência (porque nos faltam memórias passadas relacionadas que já tenham sido vivenciadas como um conjunto de sentimentos/sensações), então evitaremos nos envolver naquela experiência. Como, então, podemos algum dia vivenciar qualquer coisa verdadeiramente desconhecida sem medo?

A esquiva acontece muitas vezes quando as pessoas tiveram experiências sobrenaturais, religiosas ou paranormais. Por exemplo, se durante o sono uma pessoa se vê pela primeira vez flutuando acima de seu corpo, separada de seu eu físico, naquele momento de consciência ela pode não ter o equipamento neural para associar essa experiência a algo que lhe seja vagamente familiar, exceto, talvez, a morte. Como ela não tem um padrão que corresponda ao que está acontecendo naquele momento, reage de imediato com terror, e o sistema nervoso simpático é ativado. Quando isso ocorre, como o corpo é o foco primordial, a percepção passará para o corpo, e ela despertará. Ela se senta, ofegante e assustada, e pensa que talvez estivesse morta ou, no mínimo, morrendo. A experiência foi tão desconhecida e nova para ela que, por não existir internamente nada que corresponda a isso, o corpo se torna ameaçado, e a experiência termina.

Agora, se essa pessoa aprender sobre experiências extracorpóreas pela leitura de alguns livros, pode começar a fazer conexões sinápticas novas e importantes o suficiente para formar uma nova rede neural, de modo que, se isso acontecer outra vez, ela estará mais preparada para a experiência sem sentir a ameaça da sobrevivência. Ela pode então se render à experiência desconhecida. O conhecimento remove o medo da sobrevivência.

Sobrevivência nos dias atuais

A sobrevivência assume muitas formas com nosso neocórtex volumoso. Com a vida complicada da pessoa contemporânea, o significado de sobrevivência tem se modificado. Diferentemente de outras formas de vida cujas preocupações principais são comida, abrigo, proteção contra predadores, procriação, parto e segurança contra os elementos da natureza, nossas preocupações foram alteradas porque temos nos adaptado de forma diferente como resultado de nossa sociedade avançada. As preocupações de sobrevivência ainda importam para nós; contudo, tornaram-se muito mais complicadas.

No momento, a sobrevivência ainda significa, em seu nível mais básico, a atração do sexo oposto (ou do mesmo sexo, aliás), adaptar-se a ameaças externas, superar a dor, obter *status* social, ter onde morar, proporcionar comida e conforto, garantir um futuro, proteger e educar nossa prole, isso para nomear apenas algumas preocupações. Temos modificado nossas preocupações um pouco em virtude das estruturas sociais e da tecnologia. Aturar engarrafamentos, pagar hipotecas e convênios médicos, discutir com o parceiro sobre as dívidas do cartão de crédito, ter conflitos no trabalho, poupar para a aposentadoria, reagir a perspectivas políticas e se preocupar com a previdência social podem parecer problemas mais realistas em nosso mundo moderno.

Em seu nível mais básico, entretanto, quando reagimos ao mundo externo, não importa o estímulo, reagimos da mesma forma, com os mesmos sistemas neurológicos. Quando estamos ameaçados e no modo sobrevivência, reagimos com um conjunto de circuitos relacionados a hábitos, comportamentos, atitudes e memórias do passado que são geneticamente estabelecidos ou programados pelas nossas experiências.

Assim, nossa interpretação de ameaças ou estressores externos tem mudado para atender às demandas de nossa situação de vida atual. No entanto, no nível mais simplista, sobrevivência ainda é sobrevivência, e nossa reação a pressões ou perigos externos sempre será a mesma. Um bom princípio geral é que a sobrevivência geralmente significa o seguinte:

- Procriação sexual para a continuidade da espécie.
- Evitar/esquivar-se de dor e predação para a sobrevivência imediata do corpo e de sua prole.
- Dominância por meio do poder e do controle do ambiente para assegurar maior oportunidade evolucionária.[2]

Com nosso neocórtex ampliado e complicadas tradições sociais, temos apenas modificado essas três respostas primitivas de sobrevivência para enfeitar características animais básicas. Ainda assim, quando modificamos nosso comportamento para as condições mais básicas do ser humano, a maioria de nossos motivos gira em torno desses fatores.

Dançando com o ambiente

Quando o neocórtex está ocupado avaliando o ambiente para determinar a situação do mundo externo, de modo a poder garantir que consegue prever o momento seguinte, esse estado de vigilância faz com que nos inclinemos a seguir nossas tendências inatas de sobrevivência. Estar preparado tem suas raízes na sobrevivência. Quando o neocórtex antecipa perigos potenciais e quando nossa percepção é apontada para o ambiente e o estado do corpo em um momento futuro, nossa função neocortical é alterada. Ela não está mais sendo usada para o aprendizado ou para processos superiores de pensamento. Em vez disso, está lembrando e reconhecendo situações familiares do passado e conectando-as à situação presente. Quando nos lembramos, ativamos circuitos cerebrais existentes que foram desenvolvidos a partir de experiências passadas. São os substratos químicos da resposta de sobrevivência que ativam circuitos neurais existentes para que pensemos automaticamente dessa forma. Ao ligar circuitos de maneira repetitiva, estamos ligando uma reação de estresse apenas com nossos pensamentos.

A neurologia e a química do estresse

Viver *estressado* é viver em condição de sobrevivência – os dois são a mesma coisa. Estresse é quando nosso corpo sai de seu equilíbrio homeostático normal. Quando reagimos a algo, o corpo produz inúmeras mudanças químicas que alteram a ordem fisioquímica normal. Um *estressor* é qualquer coisa que atrapalhe o equilíbrio químico normal do corpo. E a *resposta ao estresse* é o que o corpo faz para restabelecer o equilíbrio homeostático normal.

Tenho certeza de que você conhece pessoas que parecem estar sempre estressadas – mesmo que elas não insistam em lhe dizer o tempo todo o quanto estão estressadas, você ainda consegue perceber por conta própria. Outras podem parecer plácidas e sorridentes por fora, mas por dentro são um caldeirão em ebulição, prestes a derramar. Outras ainda têm uma paz interna e externa que pode nos levar a crer que elas minimizaram seus níveis de estresse. Independentemente de sua experiência com os níveis de estresse, seu ou de terceiros, está na hora de tentar uma abordagem diferente ao assunto.

Em resumo, é importante entender que o modo como reagimos ao ambiente, ou como pensamos em reação a algum momento passado ou futuro que possa ser estressante, é responsável pela maioria dos males, tanto físicos quanto emocionais, dos quais sofremos. Simples assim. Quando nos colocamos repetidamente (de forma crônica) em um modo de estresse elevado, ou quando ficamos hipervigilantes na busca por estressores que possam nos afetar em algum momento futuro, acionamos a resposta emergencial ao estresse do corpo o tempo todo. Com esse estado contínuo de alerta elevado ou modo de emergência, nosso corpo não tem o tempo nem os recursos necessários para se consertar e se regenerar.

Você se lembra dos Capítulos 1 e 2, quando falamos sobre a inteligência inata do corpo e sua capacidade de nos ajudar a nos curar? Pois bem, quando estamos envolvidos constantemente na resposta ao estresse, aquela inteligência é silenciada. Além disso, seu corpo está em um estado constante de tentativa de acompanhamento do ritmo, sem conseguir.

Em um cenário, podemos discutir em um tom mais alto com nosso parceiro, ou correr loucamente na tentativa de encaixar um dia todo de afazeres em uma hora. Em momentos assim, um estressor no momento *presente* nos faz pisar em um acelerador imaginário até o chão para produzir a adrenalina, que é a principal substância química liberada durante a resposta ao estresse.

Em outro tipo de situação, não podemos ver nenhum estressor presente. Talvez estejamos sentados em uma cadeira ou deitados na cama, sem nem nos mexer, e mesmo assim estamos sob estresse, preocupados com a entrevista de emprego de amanhã ou como vamos pagar o IPTU no mês que vem. Em momentos assim, estamos antecipando um estresse *futuro* que precisaremos resolver. Agora temos o freio puxado em conjunto com aquele acelerador afundado até o chão, porque o estresse futuro está inundando nosso corpo com adrenalina e outros hormônios do estresse.

Nos dois casos, estamos esgotando os sistemas de nosso corpo ao ponto do colapso. Conhecemos esse colapso por outros termos: doenças, lesões e sobrecargas.

Respondemos ao estresse por duas vias. A primeira é chamada de resposta neurológica; a segunda via é chamada de resposta química.

Resposta neurológica: a via expressa

Um rápido panorama do processo neurológico que constitui uma resposta ao estresse segue assim:

1. A primeira resposta é a mais imediata. Nela o sistema nervoso autônomo é ativado em resposta a algo real ou imaginado em nosso ambiente.
2. O sistema nervoso automático repassa informação diretamente pela medula espinal e pelos nervos da coluna para os nervos periféricos, que estão conectados mais pronta e diretamente às glândulas suprarrenais.
3. Assim que esse raio de informação alcança as glândulas suprarrenais, elas produzem adrenalina (também conhecida como epinefrina), que vai imediatamente para a corrente sanguínea.

A primeira resposta, imediata, ocorre em um lampejo. Ela produz uma descarga suprarrenal que resulta em uma alteração radical de nossa composição química, mais uma quantidade de outras respostas fisiológicas. O corpo trava ou limita funções não essenciais, como a digestão, e o sangue é desviado dos órgãos internos para os músculos, a fim de prepará-los para entrar em ação. Estamos em um estado de alerta e energia elevados. Estamos prontos para lutar ou fugir. Todo esse processo ocorre em questão de segundos. A Figura 8.1 mostra a via expressa.

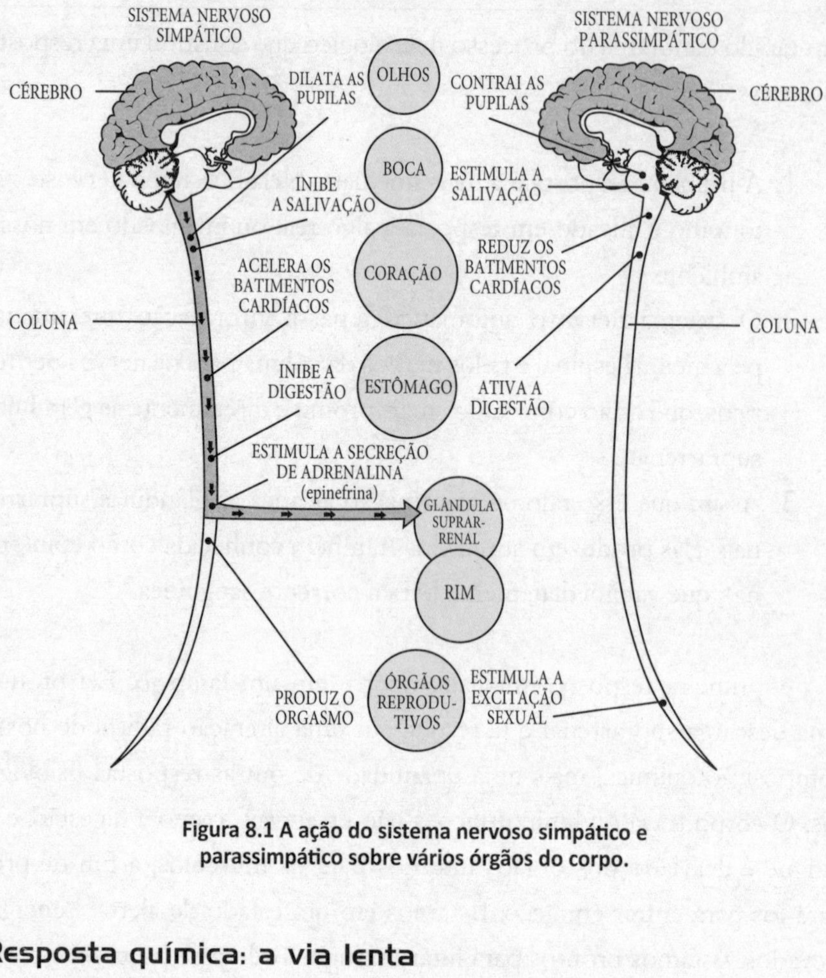

Figura 8.1 A ação do sistema nervoso simpático e parassimpático sobre vários órgãos do corpo.

Resposta química: a via lenta

Da mesma forma que a resposta neurológica ao estresse, a resposta química pode ser disparada meramente por um pensamento interno, assim como em reação a algo fora de nós. Eis aqui como esse processo acontece: quando temos uma reação a um estressor (ou seja, um pensamento em antecipação à presença de um estresse ou ante a lembrança de um estresse passado), nosso cérebro dispara várias redes neurais por diversos sistemas. Essas redes neurais enviam um sinal a uma parte do mesencéfalo chamada hipotálamo. O hipotálamo é como uma fábrica que recebe matéria-prima química bruta e reúne essas substâncias para gerar peptídios. Um *peptídio* é um mensageiro químico que sinaliza ao corpo que ele deve ativar-se de alguma forma.

Na resposta ao estresse, o peptídio criado no hipotálamo é chamado de *hormônio liberador de corticotrofina* (CRH). Uma vez que o CRH é liberado, ele entrega uma mensagem química à glândula hipófise. Quando a hipófise recebe o sinal do hipotálamo, ela cria outro peptídio químico chamado *hormônio adrenocorticotrófico* (ACTH). A nova mensagem química é agora "aceitável" para os receptores localizados nas células das glândulas suprarrenais no corpo.

A mensagem química da hipófise (ACTH) segue seu caminho até as glândulas suprarrenais e estimula suas células para produzir várias substâncias químicas chamadas de *glicocorticoides,* que mudam ainda mais a ordem interna do corpo. Os glicocorticoides são hormônios esteroides secretados pelas glândulas suprarrenais, basicamente da mesma forma que a testosterona e o estrogênio, que são produzidos nas glândulas sexuais. Assim como ocorre com a resposta neurológica, mudanças fisiológicas similares estão ocorrendo no corpo em reação à presença dessas substâncias químicas que estão sendo liberadas. As substâncias químicas de ação lenta são produzidas pelo eixo hipotálamo-hipófise-glândulas periféricas, e sua atividade leva minutos ou horas para se completar.

Uma das formas de pensar nas duas respostas diferentes é que a primeira é mais imediata e direta, como as vias expressas de uma rodovia interestadual. A segunda envolve mais rampas de "entrada" e "saída" e, por consequência, é parecida com as vias locais. Ambas nos levam à Cidade Sobrevivência, mas uma (relativamente falando) faz isso muito mais depressa. A Figura 8.2 ilustra a via lenta.

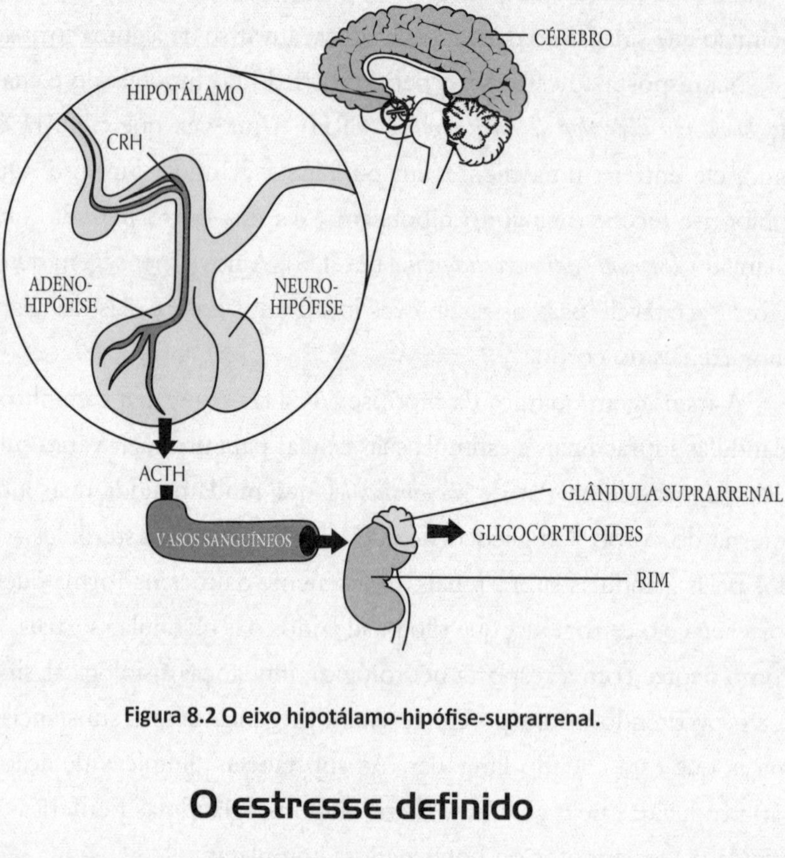

Figura 8.2 O eixo hipotálamo-hipófise-suprarrenal.

O estresse definido

Quando estamos vivendo no modo sobrevivência, nosso neocórtex fica sintonizado, funcionando como um tipo de radar que avalia o ambiente. Quando ele percebe uma ameaça, ficamos imediatamente em alerta. Entramos em um estado ampliado de antecipação (ou até expectativa) de que algo potencialmente prejudicial talvez aconteça (ou vai acontecer). Ao contrário da maioria dos vertebrados, podemos sinalizar essa resposta pela nossa reação ao ambiente ou apenas pela expectativa, por meio de apenas um pensamento.

Sempre que estamos na presença de um estressor ou que prevemos ficar na presença de um, e qualquer um de nossos níveis normais se altera (pressão arterial, frequência cardíaca, dilatação das pupilas, equilíbrio químico e coisas assim), estamos vivenciando um estresse. Como podemos imaginar, com base em nosso entendimento da homeostase e do desejo inato do corpo de retornar a um estado de ordem, o corpo sempre reagirá em resposta àquele estresse liberando grandes quantidades de adrenalina e glicocorticoides. Todas as alterações no equilíbrio químico do corpo durante a resposta ao estresse se devem à liberação de adrenalina e glicocorticoides por nossas glândulas suprarrenais.

Os humanos compartilham essa resposta com muitas outras formas de vida; porém, por causa de nossos cérebros maiores e seu imenso banco de memórias (ou seja, por sermos tão espertos) e pelas nossas estruturas sociais evoluídas, vivenciamos tipos diferentes de estímulos, ambientes e respostas comportamentais que induzem ao estresse. Como seres humanos, estamos sujeitos a três categorias de estresse: físico, químico e emocional/psicológico.

- *Estresse físico* inclui eventos como um acidente automobilístico, uma queda, uma lesão por esforço excessivo e exposição a condições ambientais árduas, como frio ou calor extremos, falta de sono e falta de comida ou água.
- *Estresse químico* é uma preocupação cada vez maior para muitas pessoas atualmente. Em nosso ambiente, estamos expostos a uma série de toxinas, alergênicos (inclusive certas comidas), poluentes e muitos outros estresses químicos.
- *Estresses emocionais/psicológicos* incluem preocupações com tempo, dinheiro, carreira e perda de uma pessoa amada.

Algo importante a relembrar é que, quando somos expostos a qualquer uma das três categorias de estresse mencionadas, o corpo responderá a cada tipo exatamente da mesma forma que responderia a uma reação autônoma (ver Capítulo 3 para mais detalhes sobre o sistema nervoso autônomo).

Em sua maior parte, todas as outras espécies, com exceção de alguns primatas sociais, vivenciam o estresse principalmente como uma ameaça física à sua sobrevivência: predadores, inanição, falta de parceiros sexuais e ferimentos incapacitantes são os principais entre eles. Nós também temos o estresse físico, além dos estresses químicos, que podem se manifestar como físicos.

Ao contrário de outros animais, entretanto, os humanos percebem não apenas aquelas ameaças físicas como estressores, mas também uma ampla variedade de outras experiências complexas que podemos caracterizar como emocionais/psicológicas: prazos, problemas com o carro, discussões com colegas de trabalho e com chefes, finanças, relacionamentos familiares, para citar apenas algumas. Essas ameaças não físicas são tão potencialmente ameaçadoras para nossa sobrevivência quanto as físicas. A diferença é que as ameaças não físicas que encaramos são mais complexas e não podem ser facilmente resolvidas com a resposta de luta ou fuga, como os perigos que a maioria dos animais enfrenta. Quando chega o prazo para o envio da declaração do imposto de renda, as duas opções, fugir ou lutar, não vão fazer muita coisa para reduzir o nível de estresse que sentimos sobre nossas finanças – embora, sem muita lógica, as pessoas com frequência empreguem uma das duas opções, sem obter benefício algum.

Estresse agudo e estresse crônico

Os estresses físico, químico e emocional/psicológico que nós, humanos, enfrentamos também diferem de uma outra forma. Os animais quase sempre enfrentam uma forma *aguda* de estresse, com desencadeamento e resolução rápidos. Se um cachorro está vagando pela floresta e encontra uma ursa com seus filhotes, ele tem apenas um instante para fazer sua escolha de como agir. A questão é, relativamente falando, resolvida com rapidez. Nessas situações de estresse agudo, o corpo do animal fica alarmado e, quando a luta ou a fuga termina, retorna a seu equilíbrio homeostático, geralmente em questão de horas. Os efeitos do estresse agudo, assim, em geral terminam em um período curto. O corpo consegue retornar a um estado mais relaxado, retirando-se do alarme de emergência e prosseguindo com sua rotina de restauração, reparo e reprodução celulares. A maioria dos mamíferos tem corpos projetados soberbamente para emergências físicas de curta duração.

Entretanto, se formos apresentados a uma situação em que nosso chefe nos confidencia que um colega de trabalho será demitido dali a poucas semanas, e o colega, sem que nosso chefe saiba, é um amigo nosso, o desencadeamento pode ser agudo, mas a resolução provavelmente levará muito mais tempo para chegar. Se escolhermos fugir de pagar nossos impostos, as consequências dessa escolha e nossa preocupação a respeito podem durar anos.

Nós, seres humanos, tendemos a viver nessas situações de estresse *crônico*. Diariamente, estamos sujeitos a estressores contínuos (físicos, químicos e emocionais/psicológicos), a cada momento. Em decorrência de nossas convenções sociais elevadas, lutar ou fugir não é socialmente aceitável. Em vez disso, nos preocupamos, ficamos ansiosos, raciocinamos, suprimimos, racionalizamos e tentamos encontrar um meio-termo em diferentes situações. Com trilhões de conexões sinápticas, somos tão bons em nossa capacidade de lembrar que podemos ativar a resposta ao estresse sem que o estressor esteja fisicamente presente. Em outras palavras, apenas pensar no estressor já cria a mesma resposta ao estresse. É isso o que começa a criar o resultado mais danoso, chamado de estresse crônico.

Estresse emocional/psicológico

Humanos sofrem os maiores danos com o estresse emocional/psicológico crônico, e sofrem mais comumente com esse tipo. Por causa de nosso neocórtex sofisticado e nossa interação complexa com o ambiente – animais não precisam lidar com prazos, pedidos irracionais e regulamentos burocráticos e complicados –, faz sentido que o estresse emocional/psicológico seja muito mais prevalente no mundo moderno.

Também é interessante notar que, em seres humanos, um estresse emocional/psicológico produz um estresse físico (por exemplo, podemos discutir com a nossa mãe e acabar com tensão nos ombros e no pescoço). Aquele estresse físico agora produz um estresse químico (estamos com dor e o corpo emite um alarme, produzindo uma resposta suprarrenal). O estresse químico, por sua vez, produz um estresse físico contínuo (quando estamos no modo de emergência, reparos vitais e recursos de cura são minimizados, de modo que nossos problemas no ombro e no pescoço se tornam algo crônico). A preocupação constante com essa dor física gera um estresse psicológico. Podemos provavelmente ver como isso continuará em uma espiral, feito uma cobra devorando a si mesma.

Exercício e estresse

Um estudo da Yale University, conduzido há mais de vinte anos, envolveu atores e exercício. Os pesquisadores usaram atores por causa da habilidade destes em acessar seus estados emocionais. Os atores foram divididos em dois grupos. Pediram ao primeiro grupo que ficasse com raiva. Eles foram se irritando ao imaginar situações frustrantes e perturbadoras. Ao segundo grupo foi pedido que permanecessem tão calmos, tranquilos e estáveis quanto fosse possível. Ambos os grupos tiveram suas funções fisiológicas monitoradas, incluindo frequência cardíaca, pressão arterial e respiração.

Foi então solicitado que eles se envolvessem em várias formas de exercícios leves, como subir um lance de escadas. O grupo dos "zangados" manteve ou exibiu níveis menos saudáveis em cada função de saúde. Para o grupo plácido, contudo, os benefícios que associamos normalmente aos exercícios ficaram evidentes de verdade. Apenas nesse grupo, a despeito de os dois estarem fazendo os mesmos exercícios, é que o exercício se provou vantajoso. A sabedoria popular sustenta que o exercício reduz o estresse, mas nosso estado mental e estado de ser enquanto nos exercitamos são tão importantes quanto o número de repetições e séries que fazemos para melhorar a saúde.[3]

Adicionalmente, o estresse físico, como uma lesão, gera um estresse químico, e os dois levam ao estresse emocional/psicológico. Por exemplo, no local da maioria das lesões, desenvolvemos um inchaço, que é o resultado de um processo químico. Aquela lesão e o estresse químico resultante significam que o corpo não está mais em homeostase e resultam em estresse psicológico. Será que vou conseguir ir trabalhar? Como vou poder me concentrar? Será que vou conseguir dormir como preciso? Nos humanos, todo estresse, independentemente de sua origem, parece terminar como estresse emocional/psicológico.

Estimativas recentes indicam que até 90% das pessoas que buscam cuidados médicos o fazem por causa de um distúrbio relacionado com o estresse.[4] Cada vez mais, pesquisadores estão estabelecendo ligações entre doenças físicas e condições e reações emocionais extremas.

Nem todo mundo reage da mesma forma ao estresse, nem sofre as consequências dele da mesma maneira. Por exemplo, eu conhecia dois professores do ensino médio. Duas vezes por ano, o supervisor vinha até a sala de aula deles para fazer uma avaliação de desempenho. Na verdade, as avaliações eram meramente uma formalidade – não era como se os aumentos salariais dos professores fossem determinados pelas visitas, e, depois que eles atingiam estabilidade no cargo, era quase impossível para eles serem demitidos, exceto pelas condutas impróprias mais grosseiras. Entretanto, Bob ficava um trapo nas semanas anteriores à sua avaliação. Ele se preocupava com qual seria sua aula, fantasiava subornar certos alunos malcomportados para que faltassem naquele dia e dormia pouco na noite anterior. Beverly, em comparação, adorava ter seu chefe (ou qualquer outra pessoa, aliás) visitando sua sala de aula. Ela amava o feedback e a atenção adicionais, e amava o que via como um desafio – impressionar a pessoa que a contratara. Ela tratava os dias de avaliação como se não fossem nada especial, não fazia nenhum esforço para escolher uma aula em particular que mostrasse seu melhor lado e, definitivamente, dormia bem na noite anterior.

O fato de cada pessoa ter uma reação distinta ao estresse em termos de seus efeitos não deveria ser surpresa, considerando-se que somos todos programados de maneira singular por nossa herança genética, nossas experiências e nosso aprendizado. Os seres humanos tendem mesmo a exibir os efeitos do estresse no corpo; todavia, entre eles estão as descargas de adrenalina que eventualmente exaurem o corpo e alteram a secreção de ácidos no trato digestivo, limitando nossa capacidade de quebrar e, assim, absorver nutrientes essenciais, como as proteínas. Como quiroprático, já vi como o sistema musculoesquelético é afetado à medida que o corpo se contrai, os músculos ficam tensos, as articulações enrijecem e doem e a energia vital é drenada de nossos sistemas. Não sei se você consegue se identificar com alguma dessas condições, mas sei que eu me identifico.

Outra forma de ver o estresse é que ele é resultado da percepção de que não estamos mais no controle dos elementos em nosso ambiente, porque não podemos prever o resultado desejado. Não sei lhe dizer quantas vezes estive preso no tráfego, parado no que parece ser um sinal vermelho interminável, e pude sentir meu nível de estresse subindo.

O estresse do que é previsto

O exemplo dos dois professores que passam por avaliações de desempenho ilustra outra diferença crucial que separa os humanos de nossos amigos de quatro patas: podemos olhar adiante e prever situações estressantes. De fato, podemos vivenciar o estresse antes mesmo que o evento que está nos estressando ocorra. Embora animais estejam sujeitos ao imediatismo do estresse, eles não precisam lidar com o estresse antecipatório. Por causa do tamanho relativamente pequeno de seu neocórtex, os animais podem armazenar uma memória da presença de um estressor em suas vidas, mas não se preocupam que a mesma coisa vá acontecer com eles de novo em breve. Os humanos, contudo, ativam a resposta ao estresse em antecipação a várias situações psicológicas e sociais complexas que jamais sequer penetrariam a consciência de um cachorro. Talvez seja uma das coisas que admiramos em nossos bichos de estimação. Eles parecem viver na plenitude do momento, totalmente livres do estresse antecipatório.

Por outro lado, nós, humanos, podemos acionar a resposta ao estresse pensando em uma situação estressante passada ou futura, e isso pode ser uma resposta fisiológica ao estresse como se estivéssemos confrontando uma circunstância na vida real. É necessário apenas um pensamento à toa sobre a possibilidade de um estressor em nosso futuro para alterar o grau de acidez nas secreções de nosso estômago. Sem mover um músculo sequer, podemos fazer com que nosso pâncreas produza hormônios, sejam alterados os hormônios de nossa glândula suprarrenal, nosso coração bata mais depressa, nosso fluxo sanguíneo seja direcionado para as pernas, o ritmo de nossa respiração se altere e até nos tornemos mais propensos a infecções. Seres humanos são entidades poderosas nesse sentido. Podemos simplesmente alimentar um pensamento sobre aquele estressor e nos tornar fisiologicamente preparados para ele, como se o evento estivesse realmente acontecendo.

Isso é bom ou ruim? Bem, quantas vezes cumprimentamos a nós mesmos por termos identificado corretamente onde e como um estressor surgiria? Quando somos capazes de prever com sucesso essa aparição e nos preparar adequadamente para ela, em geral ficamos satisfeitíssimos pelo resultado. Nenhum de nós quer ser como Charlie Brown, acelerando na direção de Lucy, acreditando do fundo do coração e das redes de neurônios que dessa vez ela não vai tirar a bola justamente na hora em que vamos chutá-la. Entretanto, quantas vezes nossa fé em alguém se prova infundada?

Em certo sentido, o que dá aos humanos uma vantagem evolucionária superior é a nossa capacidade de prever o que *poderia* acontecer. O que reduz essa vantagem é quando falhamos em prever de maneira adequada o resultado correto. O que resulta, então, é um aumento na ansiedade, depressão, fobias, insônia, neuroses e uma série de outros males que não eram necessários. Preparamo-nos para um estressor e alteramos nosso equilíbrio interno, mas com frequência não conseguimos controlar o resultado e ficamos exageradamente prontos para o que consideramos uma eventualidade (que não se materializa naquele momento), ou somos surpreendidos por outro estressor que não previmos.

De qualquer forma, estar constantemente vigilante, sempre voltado para fora na direção do ambiente, pode ter seu preço. Estresse crônico, o processo repetitivo de manter a resposta ao estresse ativada o tempo todo, é o que realmente causa danos. Nossos corpos não foram projetados para estresse de longo prazo. Quando a resposta ao estresse é ativada constantemente, estamos nos encaminhando para uma doença.

Efeitos adicionais do estresse

Estamos sentados no escritório trabalhando em um projeto, quando nosso supervisor irrompe na sala e diz: "Escutem, preciso da ajuda de vocês com urgência. O VP de produção acaba de me mandar um e-mail dizendo que teremos uma reunião de orçamento daqui a uma hora. Ele precisa que eu tenha uma apresentação em PowerPoint pronta para rodar daqui a trinta minutos, para que ele possa revisá-la e corrigi-la. Larguem o que estiverem fazendo e me tragam aquelas planilhas que mencionei na semana passada". Então, o que fazemos? Paramos de trabalhar nas projeções de vendas para o terceiro trimestre e fazemos o que o chefe nos mandou. Em vez de buscar formas para expandir nossos negócios, temos que lidar com questões mais imediatas.

O mesmo ocorre quando nosso corpo se envolve em uma resposta ao estresse. Temos que cuidar de uma emergência naquele momento. Adiar não é possível. Como resultado, qualquer reparo celular regenerativo de longo prazo que estava para acontecer é interrompido. A resposta ao estresse tem tudo a ver com mobilizar energia para nossos músculos que poderá ser utilizada na resposta de luta ou fuga. Até a digestão pode esperar: é um processo lento e consome energia demais para gastarmos, porque temos que nos mover, e temos que nos mover *agora mesmo!*

E sabemos o que acontece no trabalho quando temos que largar uma coisa para fazer outra. Isso cria um efeito cascata de novas crises para cumprir prazos e emergências. O mesmo é verdade sobre o corpo. Se estamos sempre consumindo nossas reservas de energia e mobilizando-as contra ameaças, nunca progredimos. Nunca conseguimos acumular um excedente. É como viver pegando um empréstimo para pagar outro, sem nunca conseguir fechar a conta direito. Em algum momento, vai faltar em algum lado. Quando o corpo chega ao ponto em que seu suprimento de energia está tão esgotado que não consegue desempenhar tarefas vitais, como expulsar invasores, adoecemos. Níveis elevados de cortisol colapsam o sistema imunológico. Quando o sistema imunológico está comprometido e estamos doentes, nossos sistemas, já debilitados, sofrem um ataque em dose dupla – tanto da doença em si quanto do estresse criado por estar doente. Quantas vezes já dissemos "Eu não posso ficar doente agora!"? Por que esse é exatamente o momento em que ficamos doentes? Adoecemos de tanta preocupação, talvez? E que tal o fato de que a doença gera um estresse físico, químico e emocional/psicológico no corpo?

Quando estamos envolvidos em uma resposta ao estresse, os sistemas do corpo responsáveis pelo reparo e regeneração ficam comprometidos. Se há um tsunami se aproximando de nossa casa de praia, provavelmente não é uma boa ideia reformar a cozinha. Em vez disso, temos que nos preparar para o estado de emergência das coisas e abandonar projetos de construção de longo prazo. Lembre-se de que a resposta de luta ou fuga tem tudo a ver com mobilizar energia para ação imediata. Em certo sentido, nos tornamos fixados no curto prazo. Por que reparar e regenerar agora, quando enfrentamos um conjunto mais imediato de necessidades? Se estamos repetitivamente sob estresse, levaremos muito mais tempo para nos curar, porque esse processo não é um item de alta prioridade.

A maioria das pessoas que está sob estresse dorme menos do que dormiria quando relaxada, porque os níveis de adrenalina circulando nelas as mantêm preparadas e vigilantes. Sono é o momento em que boa parte dos processos restauradores acontece. Quanto menos tempo temos de sono, menos tempo teremos para os reparos. Quanto menos dormimos, mais estressados ficamos. Praticamente qualquer um pode se identificar com estar ali deitado no meio da noite, distraído, preocupado com tudo, da nossa saúde ao nosso futuro. Todos esses pensamentos nos empurram ainda mais para longe do equilíbrio homeostático.

E não é como se estivéssemos passando o tempo com nosso parceiro em atos de procriação, quando deveríamos estar na cama dormindo. O processo reprodutivo também é afetado pelo estresse. Ovulação, produção de esperma e o crescimento de um feto, tudo vai para o banco de trás no caso de luta ou fuga, tenhamos nós um tigre literal ou figurativo (como um divórcio iminente) em nosso encalço. Impotência, infertilidade e abortos espontâneos são, todos, efeitos comuns de estresse crônico.

Entre as outras funções principais que podem ser afetadas pelo estresse, uma das mais cruciais é o sistema imunológico. Uma vez que esse sistema esteja comprometido ou totalmente desativado, ficamos incapazes de combater invasores como bactérias e vírus, por isso podemos ser assolados por infecções e perseguidos por doenças. Em particular, podemos sofrer de doenças imunomediadas, como alergias, gripe infecciosa, até mesmo artrite reumatoide. Com que eficiência nosso sistema imunológico pode detectar células tumorais em estágio inicial e descartá-las, quando estamos combatendo uma emergência em outro ponto, demandando toda a nossa energia? Células cancerígenas podem se reproduzir com impunidade quando o sistema imunológico está desativado em resposta ao estresse. Dito de modo simples, quanto mais estresse em nossa vida, mais frequentemente adoecemos, e os efeitos de um sistema imunológico comprometido aparecem de várias formas. De súbito, temos problemas mais urgentes do que a situação estressante que produziu esses problemas.

As pessoas pensam: "Lidarei com isso quando essa situação estressante passar". Com muita frequência a situação estressante não passa, e ficamos presos em um círculo vicioso, acumulando estresse em cima de estresse. Com o tempo, a resposta ao estresse está nos causando mais danos do que qualquer condição ou mal que tenha lhe dado início ou que ela tenha originado. Sempre presumimos que uma coisa vem antes da outra, mas, no caso do estresse e da resposta ao estresse, fica difícil dizer qual é qual. Nos humanos, a resposta ao estresse derivada de nossos pensamentos e sentimentos com frequência causa danos de longo prazo maiores do que o estressor em si.

Todos sabemos que estamos correndo sem parar, mas também sem chegar a lugar algum além de mais próximo da exaustão. A exaustão é o ponto no qual o corpo não consegue mais combater os invasores – nossos hormônios e sistemas imunológicos estão tão comprometidos que adoecemos. E essa doença sobrecarrega ainda mais o corpo.[5]

Estudos demonstraram que excesso de CRH, uma substância química produzida durante a resposta ao estresse, reduz a produção e secreção do hormônio de crescimento no corpo. Em crianças cronicamente estressadas, o crescimento se desacelera. Em adultos, isso significa que a produção de músculos e ossos fica inibida. Além disso, o excesso de CRH afeta a digestão, de modo que a síndrome do intestino irritável pode resultar disso. Se a conexão hipotálamo-hipófise-suprarrenal está hiperativa, as células do corpo podem parar de aceitar glicose em reação à insulina, resultando em diabetes. E não são somente nossos corpos que podem sofrer. Indicações recentes apontam que o excesso de CRH desempenha um papel nos distúrbios mentais e contribui com fobias e ataques de pânico.[6]

Pesquisadores russos executaram um experimento com ratos que mostrou até que ponto os efeitos do estresse podem chegar. Eles fizeram um experimento de aversão ao gosto no qual os ratos recebiam uma droga de supressão imunológica saborizada com o adoçante artificial sacarina. A droga de supressão imunológica deixou os ratos nauseados. Depois de muitas ocasiões sujeitando os ratos à combinação de droga e sacarina, eles pararam de dar a droga que induzia à náusea e lhes deram apenas a sacarina. Os ratos ficaram enjoados mesmo assim. Eles tinham ficado tão condicionados pelo sabor da sacarina que o associaram ao sintoma físico. Muitos dos ratos morreram. Mesmo quando eles não estavam mais sujeitos à droga que induzia à náusea, seus pensamentos antecipatórios tinham enfraquecido tanto o sistema imunológico que eles estavam indefesos contra seu ambiente. De um jeito muito real, seus pensamentos os mataram.[7]

O cerne da questão

No passado, quando vivíamos à mercê de predadores furtivos, os seres humanos se beneficiaram muito do fato de nossos sistemas cardiovasculares responderem assim que percebíamos aquele tigre-dentes-de-sabre vindo em nossa direção. Quando a pressão arterial e a frequência cardíaca subiam para enviar reservas vitais de energia para pernas e braços, era bom. Mas quando a frequência cardíaca aumenta e a pressão arterial sobe enquanto dirigimos nosso Impala e alguém em um Jaguar nos ultrapassa para entrar à esquerda, vindo da faixa da direita, isso não é tão bom assim.

E vamos concordar que, embora o Jaguar nos ultrapassando possa ser um exemplo extremo, todos os dias enfrentamos todo tipo de estresse. Nosso sistema cardiovascular, por mais notável que seja, não foi projetado para esse tipo de estresse emocional/psicológico reiterado. Como estudos recentes demonstraram, em vez de nos deixar prontos para entrar em ação, o estresse repetido e de longo prazo pode levar a doenças do coração.[8] Se continuamos a viver em situação de estresse crônico, a adrenalina sinaliza ao coração para bater mais depressa e à pressão arterial para subir. Mas não fazemos nada em resposta ao estressor – não lutamos nem fugimos. Como resultado, treinamos o coração para permanecer naquele ritmo acelerado. É como aumentar o termostato e manter a temperatura naquele nível o tempo todo. Nosso coração está continuamente disparado, em estado de alerta. Qual o efeito de definir o padrão cardíaco nessa nova posição? Arritmia, taquicardia e pressão alta são todas resultados de pisar no acelerador e no freio ao mesmo tempo.

Se o estresse agudo faz com que nossa pressão arterial suba rápido por um período breve, o estresse crônico fará com que ela suba e continue lá no alto, cronicamente. A hipertensão resultante faz o sangue fluir de forma mais turbulenta e pressurizada pelo sistema vascular. Ao fluir, o sangue alcança milhares de artérias bifurcadas que se dividem continuamente em arteríolas cada vez menores para suprir os tecidos e, no final, células individuais. Nenhuma célula no corpo está a mais de cinco células de distância de um vaso sanguíneo. Em cada um dos milhares de bifurcações do caminho, o sangue hiperpressurizado é forçado a entrar em contato com o ponto em que os dois vasos se separam, e é isso que danifica suas superfícies internas lisas. Em cada ponto que o sistema circulatório se divide em artérias menores, há um redemoinho desse sangue hiperpressurizado que leva a traumas nos vasos. Uma vez danificados, outros tipos de células se precipitam para o local do ferimento para conter o dano e a inflamação. Como resultado, entupimentos tendem a ocorrer dentro dos vasos. É assim que a placa se acumula. Adicionalmente, aumentos no estresse crônico mobilizam reservas de gordura para dentro da corrente sanguínea, e os níveis de colesterol sobem. Agora as coisas estão ficando mais complicadas para nosso sistema vascular, com mais probabilidades de entupir ou explodir.

Logo, talvez seja melhor para nós usar a cabeça quando nos deparamos com os tipos de estressores cotidianos que podem dominar nossa vida, se assim permitirmos. Porém, no que diz respeito à nossa cabeça, as notícias também não são muito boas. A resposta ao estresse compromete nossas funções cognitivas básicas. Quando estamos no modo de estresse crônico, a maioria do fluxo sanguíneo para o cérebro é desviada para o rombencéfalo e o mesencéfalo, afastando-se do prosencéfalo, que é nosso centro cognitivo superior. Reagimos inconscientemente, em vez de planejar de modo consciente as nossas ações. Com frequência dizemos que algumas pessoas perdem a cabeça, enquanto outras mantêm a cabeça fria em momentos de estresse. Obviamente, o que estamos falando de fato é se as pessoas conseguem ou não pensar com clareza sob pressão. A maioria das pessoas, sob a influência da resposta ao estresse, não pensa com clareza.

Evidências recentes sugerem que o cortisol, uma das substâncias químicas produzidas durante a resposta ao estresse, é responsável por degenerar células cerebrais no hipocampo. Esse órgão é responsável por nos ajudar a formar novas memórias e adquirir novo conhecimento. Se danificarmos o maquinário neurológico que anseia por novidades, acabaremos ansiando pela rotina, em vez da novidade. Não podemos aprender, criar novas memórias e explorar novas aventuras, porque o órgão que faz com que novas memórias se fixem ao cérebro está desmoronando.[9]

Ineditismo, estresse e o hipocampo

Alguns anos atrás, cientistas conduziram um experimento com animais de laboratório para testar os efeitos do hipocampo danificado. Depois de explorar diferentes áreas de seu ambiente, os animais receberam uma dose de radiação direcionada para seu hipocampo, que está diretamente envolvido na codificação de informações para armazenagem no cérebro, incluindo a aquisição de memórias.

Assim que o hipocampo ficou incapacitado de funcionar em razão da exposição à radiação, os animais foram colocados de volta em seu ambiente. Em vez de explorar ansiosa e entusiasticamente novas regiões do ambiente, como fizeram antes, eles ficaram na mesma região em que foram colocados. Curiosamente, foi como se eles não tivessem mais curiosidade. Sabemos que o hipocampo está envolvido em tornar conhecido o desconhecido e em processar experiências inéditas, e, sem ele, esses animais deixaram totalmente de ansiar por novas experiências.[10]

Quais são as implicações para os seres humanos? É bem provável que nosso hipocampo não seja irradiado. Entretanto, substâncias químicas liberadas quando temos uma reação emocional em resposta ao ambiente ou durante o estresse prolongado, como os glicocorticoides, decompõem os neurônios em nosso hipocampo. Típico de nosso comportamento como seres humanos, quando estamos estressados, recorremos ao que nos é mais familiar – buscamos a rotina, o comum, o cotidiano. Entretanto, para muitos de nós, o rotineiro e o comum significam estar estressados e responder emocionalmente. Comportar-se dessa forma produz mais substâncias químicas do estresse, danificando ainda mais o hipocampo, o que nos faz ansiar pelas experiências rotineiras e evitar novidades.

Estudos recentes mostraram correlação entre o estresse crônico, a decomposição de neurônios no hipocampo e a depressão clínica.[11] Se você já esteve perto de uma pessoa deprimida, sabe que sair e ter experiências novas geralmente ocupa uma posição bem baixa na agenda diária dela.

No entanto, há boas notícias. A despeito do que nos disseram, o cérebro pode se regenerar e produzir novas células. Portanto, todas aquelas histórias sobre a tequila que tomamos acabar com nosso número finito de células cerebrais podem estar incorretas. De fato, a *neurogênese* (produção de novos neurônios) ocorre muito ativamente no hipocampo.[12] A regeneração no hipocampo implica que, quando deixamos de levar a vida no modo sobrevivência, podemos ter uma segunda chance. É totalmente possível que, se o maquinário essencial para a produção de novas memórias reparar a si mesmo, nosso senso de aventura deve retornar. O órgão que é projetado para formar novas memórias deveria agora impulsionar nossa motivação para buscar novas experiências, em vez de ansiar pelo que é familiar e rotineiro.

Foi demonstrado que antidepressivos são eficazes para impulsionar a neurogênese em animais de laboratório. É curioso que, em um estudo recente, foi preciso normalmente um mês para que o antidepressivo Prozac elevasse o humor em seres humanos, e esse é mais ou menos o mesmo tempo necessário para a neurogênese.[13]

Quando não conseguimos digerir o estresse

O estresse crônico tem outro efeito prejudicial. Ele aumenta nossos níveis de açúcar no sangue, alterando a produção do pâncreas e do fígado, assim como o mecanismo de armazenagem nas células de gordura. Quando aumentamos repetidamente os níveis de açúcar como resultado do estresse crônico, baixamos os níveis de insulina. A diabetes do adulto e a obesidade podem nos atingir.

E a digestão? Por que nossa digestão fica comprometida – seja por úlceras, refluxo ácido, constipação ou síndrome do intestino irritável? A principal razão é que, quando estamos estressados, o corpo desvia o sangue do trato digestivo para as extremidades. Apesar de talvez estarmos comendo de maneira saudável, estamos no estado mental errado. Isso, combinado com a falta de suprimento adequado de sangue nos órgãos da digestão e assimilação, significa que não estamos quebrando nosso alimento da forma apropriada. Estamos gastando alimentos de maneira imprópria e ineficiente: o alimento está logo ali, mas o corpo não tem a energia necessária nem o suprimento de sangue para digeri-lo apropriadamente. Podemos comer comida orgânica o quanto quisermos, podemos seguir uma dieta macrobiótica, ingerir todas as vitaminas do mundo; se não pudermos metabolizar adequadamente nossa comida, esses esforços não valem de nada. Talvez queiramos parar para respirar uma ou duas vezes antes da nossa próxima refeição, só para passar do sistema nervoso simpático para o parassimpático.

Estresse dói

Por último, o estresse crônico é responsável por muitas das dores e dos incômodos que vivenciamos. Nossas células musculares são banhadas em adrenalina para uma resposta de luta ou fuga. A adrenalina em pequenas quantidades age como energia líquida para o corpo inteiro, especialmente para os músculos. Quando termina não sendo utilizada, ela se assenta nos tecidos. Isso faz com que os músculos fiquem retesados, endureçam, contraiam-se e acabem doloridos.

Não sei nem dizer quantas vezes alguém entrou em meu consultório com o pescoço tão rijo que parecia que uma das orelhas tinha sido costurada no ombro. Normalmente, faço um histórico da pessoa, depois pergunto: "Você fez alguma coisa que causasse essa condição?". Na maioria das vezes, ouço a mesma resposta: "Não. Acho que só dormi de mau jeito". Aí eu pergunto: "Você dormiu em alguma situação diferente, como outra cama a que não esteja acostumado? Usou um travesseiro diferente?". A resposta é: "Não". Então digo: "Você dorme nessa mesma cama há quantos anos?". A resposta: "Durmo nessa cama faz dez anos".

Em seguida, peço à pessoa: "Conte-me o que tem acontecido na sua vida nos últimos três meses". A maioria recita uma lista que lembra algo assim: "Bom, fui demitido há dois meses, minha mãe foi diagnosticada com câncer e está morrendo, pedi falência duas semanas atrás, minha casa está sendo retomada pelo banco, minha esposa está se separando de mim, e estou cavando valas manualmente oito horas por dia para ganhar a vida, mesmo estando com 54 anos". Então pergunto: "Você acha mesmo que só dormiu de mau jeito?". A maioria do estresse termina como estresse emocional/psicológico, e isso quer dizer que são as autossugestões de nosso próprio pensamento que afetam tão intensamente o corpo.

Veja se isso não parece com alguém que você talvez conheça: cronicamente fatigado, deprimido, sem energia (por causa das glândulas suprarrenais sobrecarregadas), que dorme mal, adoece com frequência, tem libido baixa, não consegue pensar nem lembrar com clareza, vive em uma rotina, reage com facilidade, vivencia problemas cardíacos e tem problemas digestivos, músculos doloridos, câibras musculares, dores nas costas, ansiedade, obesidade, níveis elevados de colesterol e/ou problemas de açúcar no sangue. Não é de se espantar que algo entre 75 e 90% dos estadunidenses visitem uma unidade de saúde em decorrência de distúrbios relacionados ao estresse.

Frequência é importante

O estresse é inevitável. A chave é limitar o tipo de estresse que vivenciamos ao estresse agudo, que é muito menos prejudicial ao corpo do que o estresse crônico. O estresse agudo acontece, termina, e temos tempo para nos recuperar dele. O estresse crônico não dá tempo para que o corpo se recupere. É aqui que o corpo começa a roubar energia de outros processos vitais. Se nosso sistema de proteção externo está fazendo hora extra, como sempre faz quando estamos no modo sobrevivência, o sistema de proteção interno não consegue funcionar tão bem. Ambos estão retirando energia da mesma fonte, e, quando passamos constantemente para a energia de emergência, vamos, no final das contas, exigir demais do organismo. Se tivéssemos um Sr. Scott interno (o Scott de *Jornada nas Estrelas*), ele acabaria gritando "Desculpe, capitão, já estou dando a você tudo que ela [a nave] tem". Ao contrário do Sr. Scott e da nave *Enterprise,* talvez não consigamos descobrir algum jeito de compensar nossa fonte de energia. Respostas repetidas ao estresse atuam de forma muito parecida com o disparo repetido dos neurônios. Quanto mais vezes ativamos a resposta, mais difícil fica desligá-la. O que nos leva a esta questão: por que seria desejável desligá-la?

Algo a se ter em mente sobre a homeostase é que ela não trabalha com absolutos. Em outras palavras, ao longo do tempo, o que é considerado um nível normal mudará. Se subirmos continuamente o nível de substâncias químicas do estresse em nosso corpo, o mecanismo homeostático se recalibrará para um novo nível normal, mais alto que o anterior. Se acionarmos a resposta ao estresse repetidas vezes ou se não conseguirmos desativá-la durante longos períodos, o corpo se recalibrará para um novo nível interno de homeostase. Esse novo equilíbrio interno agora se torna o corpo vivendo em desequilíbrio químico. É como colocar nosso termostato interno em um nível mais alto. Funcionamos, então, naquele nível mais alto o tempo todo.

Em termos simples, isso não é bom. Obviamente, será preciso um nível cada vez mais alto daquelas substâncias químicas de reação ao estresse para que cheguemos ao estado mais elevado de alerta e energia necessário em uma resposta ao estresse. Com o tempo, nossas células se acostumarão com a descarga suprarrenal que recebem, e precisarão de mais para chegar ao nível apropriado. Isso me soa muito parecido com um vício. Somando-se a isso, quanto maior a quantidade dessas substâncias químicas ligadas ao estresse circulando pelo seu corpo, mais frequentemente elas não serão usadas em uma resposta de fuga ou luta e, por consequência, ficarão armazenadas em seus tecidos, e mais danos poderão causar.

Cada vez que temos uma reação de estresse ao ambiente, nosso cérebro começa a associar essa mudança na química, essa mudança interna, com uma causa no mundo externo. Portanto, tendemos a associar pessoas, lugares, coisas, momentos e eventos com a descarga suprarrenal, o afluxo de substâncias químicas, a "curtição", que nos faz sentir vivos.[14]

Esse é o estágio seguinte de como nos tornamos viciados em nossas circunstâncias ou ambiente estressantes. Lembre-se de que, quando vivenciamos o afluxo e podemos ligar o estímulo externo a uma alteração na química interna, essa identificação é, por si só, um evento. Notamos a pessoa envolvida naquela situação estressante e a associamos com aquele afluxo e aquela sensação de vivacidade. Finalmente, começamos a associar quase tudo no mundo com aquele afluxo, ou aquela "curtição". Começamos a procurar por ela no ambiente externo ou nas pessoas, lugares, coisas, momentos e eventos que compõem toda a nossa vida.

Nossa dose bioquímica

Embora alguns pesquisadores – o mais proeminente dentre eles é Robert Sapolsky, PhD, professor de biologia na Stanford University – afirmem que nem todos os estressores produzem o mesmo grau de reações químicas no interior do corpo[15], quase todos concordam que o processo pelo qual essa reação é produzida é o mesmo. Por exemplo, você está dirigindo para o trabalho em uma estrada com quatro faixas que tem poucos semáforos. O fluxo do tráfego é estável e você está acompanhando o ritmo dele quando vê que um semáforo mais adiante passou para o amarelo. Sem querer interromper seu embalo, você pisa no acelerador, passando quase trinta quilômetros por hora acima da velocidade permitida, e atravessa o cruzamento exatamente quando o semáforo fica vermelho.

Primeiro você solta um suspiro de alívio, mas um momento depois algo pisca no seu espelho retrovisor. Você sai da faixa da esquerda e reduz um pouco a velocidade, torcendo para que a viatura da polícia esteja respondendo a alguma emergência e não à sua disparada maluca pelo cruzamento. Você experimenta aquela sensação no fundo do estômago e agarra o volante mais apertado, forçando-se a olhar fixamente adiante e não tornar a olhar para o espelho. Seu coração bate forte no peito e sua respiração está entrecortada. Você não precisava disso, especialmente não agora.

Desde o instante em que seu cérebro percebeu o estressor pela primeira vez – as luzes piscando no espelho retrovisor –, ele começou uma resposta química ao estresse. As substâncias químicas e as reações químicas que você produziu pertencem a um destes três tipos: neurotransmissores, peptídios, ou uma das respostas do sistema nervoso autônomo (SNA).

Neurotransmissores

Como você sem dúvida já guardou na memória semântica, os *neurotransmissores* são mensageiros químicos que transmitem informações importantes a outras células nervosas e outras partes do corpo para poder coordenar uma função específica. Entre os mais importantes deles estão o glutamato, o GABA, a dopamina, a serotonina e a melatonina. Esses são apenas alguns entre toda uma família de neurotransmissores produzidos no cérebro. Os neurotransmissores são produzidos principalmente nos neurônios e liberados no espaço sináptico.

Quando seus sensores visuais perceberam as luzes piscando e você fez a associação com uma viatura da polícia, os neurotransmissores estavam trabalhando no espaço sináptico, enviando sinais para outras células nervosas e, finalmente, para o cérebro. Aqui, todas as suas associações com luzes piscando e carros de polícia, todas as redes neurais contendo aquelas memórias e todo o seu conhecimento foram disparados, e aqueles neurotransmissores foram liberados no espaço sináptico. Seus neurotransmissores ativaram um nível mental e um conjunto específico de redes neurais. Os neurotransmissores podem fazer seu trabalho apenas pelo espaço sináptico, por causa dos receptores que residem na superfície de todas as células.

Os receptores são moléculas vibratórias um tanto grandes. Toda célula tem milhares de receptores, e células nervosas têm milhões deles, que funcionam como sensores. Eles estão esperando pela chegada das substâncias químicas certas. A analogia clássica é que esses receptores com base proteica são como uma fechadura, e as substâncias químicas que surgem são as chaves. Apenas uma certa chave se encaixará em uma fechadura específica.

As substâncias químicas que chegam e atuam como chave são chamadas de *ligantes*. A palavra *ligante* deriva da raiz latina *ligare*, que significa "ligar, prender". Existem três tipos de ligantes: neurotransmissores, peptídios e hormônios. Já falamos sobre neurotransmissores e ligantes. Vamos agora falar sobre os peptídios.

Peptídios: as assinaturas químicas da emoção

Já se pensou que os neurotransmissores fossem os maiores contribuintes na produção das substâncias químicas que influenciam o corpo e o cérebro. Agora sabemos que os peptídios são, disparado, os ligantes mais comuns, compondo 95% do total deles. Os peptídios desempenham um papel crucial na regulação de vários processos vitais. Em conjunto com os receptores, eles controlam boa parte de nosso destino celular e, por conseguinte, boa parte de nossa vida. Essas são as substâncias químicas que mais influenciam nossa conexão entre mente e corpo. Eles são o segundo tipo de comunicação química utilizada por nós, e intermedeiam o envio de mensagens entre o cérebro e o corpo.

Quando um dos ligantes se insere no ponto receptor, ele faz com que a molécula se reorganize para que a informação/mensagem possa entrar na célula. No maravilhoso livro *The Molecules of Emotion,* Candace Pert descreve os efeitos desse processo nas células, afirmando que, "Em resumo, a vida da célula, o que ela está fazendo a qualquer momento, é determinado por quais receptores estão ocupados por ligantes ou não. Em uma escala mais global, esse fenômeno fisiológico trivial no nível celular pode se traduzir em grandes mudanças no comportamento, na atividade física e até no humor".[16] Ou seja, processos bioquímicos, a começar por ligantes como peptídios e seus receptores correspondentes, são responsáveis por como agimos e nos sentimos diariamente. Se estamos ansiosos ou sexualmente excitados, deprimidos ou deliciados, é a ação dos peptídios produzidos no cérebro que é responsável por como nos sentimos a todo momento. Quando os peptídios sinalizam para o corpo, eles ativam os hormônios e outras secreções dos órgãos que fazem o corpo reagir de diversas formas para alterar ainda mais suas funções. Quando você tem uma fantasia sexual, por exemplo, seu cérebro imediatamente libera peptídios que ativam hormônios e secreções que o deixam pronto para ter relações sexuais. Os hormônios também agem como ligantes a fim de se prender a outros tecidos para continuar estimulando a atividade sistêmica.

Talvez uma analogia mais apropriada do que a chave e a fechadura para a forma como os peptídios e os receptores funcionam seja que as células têm algo como um setor de recebimento responsável pelas encomendas que os vários remetentes nos enviam. Como ocorre na maioria das empresas, a doca de recebimento fica em um local de fácil acesso ao lado externo do prédio, e os receptores ficam do lado de fora da célula. Isso facilita a parte do recebimento no processo.

Continuando com nossa analogia, todo ponto receptor tem um "código de barras" específico para o qual ele tenta encontrar uma combinação. Conforme essas mensagens encomendadas vão se aproximando, os pontos receptores empregam algo como uma ferramenta de escaneamento para tentar identificar um código de barras que combine com o seu. Quando o encontram, eles exercem uma força que puxa para si aquela mensagem com código de barra igual. Em seguida, eles imediatamente enviam aquela encomenda para outro ponto, bem no interior da célula. Ali, o pacote contendo a mensagem será aberto, as instruções serão lidas, e então máquinas minúsculas entram em ação, realizando a tarefa especificada. Cada receptor é responsável apenas por um código de barras específico. Referimo-nos a isso como *especificidade do receptor*. Sem esse nível de especificidade nos receptores, as mensagens não chegariam a seus destinos pretendidos, e as instruções não seriam executadas corretamente. Em alguns casos, a mensagem e as instruções indicam que a mensagem deveria ser espalhada para outros pontos, e a função de envio assume o comando.

Sistema nervoso autônomo

Isso é exatamente o que acontece quando os neurotransmissores no espaço sináptico são liberados. Assim que o cérebro reconheceu que uma viatura da polícia estava atrás de você, por meio de uma parte do cérebro chamada amígdala, uma de duas vias nervosas foi disparada. Nesse caso, como era uma situação de estresse relativamente alto, a mensagem foi enviada através de uma via nervosa diretamente para os centros mais primitivos do cérebro – o mesencéfalo e o tronco encefálico. O mesencéfalo controla o SNA, ou sistema nervoso autônomo (não temos controle sobre as respostas automáticas geradas aí), e é dividido nos sistemas simpático (SNS) e parassimpático (SNP). Um nos acelera (SNS); o outro nos relaxa e desacelera (SNP), permitindo que sigamos nosso caminho sem esforço.

No caso em que você foi apressadinho, o SNS se engajou na resposta ao estresse. É por isso que você vivenciou imediatamente aquela sensação no estômago, por isso sua frequência cardíaca se acelerou, por isso sua respiração ficou mais rápida e entrecortada, e por isso seus sentidos se aguçaram. O SNS ativou as glândulas suprarrenais e produziu essas respostas. A via SNS é como a via expressa em uma estrada interestadual. As informações descem pela medula espinal e vão diretamente para as glândulas suprarrenais em milésimos de segundos. Ao contrário da maioria dos outros órgãos, que têm dois nervos diferentes indo até eles, as suprarrenais têm apenas um. Como resultado, a resposta pode ser direta e imediata. Sinais atingem as suprarrenais mais depressa do que qualquer outro tecido no corpo. Como o corpo sentiu que você precisava reagir no mesmo instante a essa ameaça, ele iniciou essa via. Ela fez com que você se movesse *agora mesmo!* Nesse ponto, o corpo em si está ativado.

Quando o corpo está ativado pela adrenalina, começamos a produzir substâncias químicas que influenciam outras funções. É por isso que você conseguiu tirar o pé do acelerador e passar para a pista da direita tão depressa e sem pensar. Os hormônios suprarrenais estimularam o corpo com energia imediata, e você agiu rapidamente. Você foi "instruído" a tirar o pé do pedal do acelerador, e seus braços e mãos viraram o volante para a direita – tudo sem um pensamento consciente, graças ao sistema nervoso autônomo.

Ao mesmo tempo, os neurônios e neurotransmissores repassaram a mensagem de um problema potencial ao hipotálamo, que então produziu o peptídio chamado CRH e o mandou para a glândula hipófise. Como podemos dizer por seu nome, o CRH é uma substância química que diz à hipófise para liberar um hormônio. A hipófise, então, instantaneamente, preparou uma porção do peptídio ACTH para liberá-lo na corrente sanguínea.

O papel da hipófise

Na maioria do tempo, a hipófise atua de forma parecida com um *bartender* químico. Ela sabe o que a maioria dos clientes habituais quer, e mistura isso com as preferências deles. Ela também é um *bartender* arrogante – ela sabe, melhor do que nós, o que queremos e do que precisamos, e nos dá exatamente isso. A hipófise, às vezes, é chamada de glândula principal, por causa dessa habilidade. Ela reina sobre todos os outros sistemas glandulares. Por trabalharem no único bar da cidade, por assim dizer, as glândulas não reclamam. Elas não conhecem nada diferente disso. Essa é uma maneira de ver a situação.

A outra é dizer que a glândula principal é, na verdade, o cérebro. Ele supervisiona todos os sistemas do corpo, além de todos os sistemas glandulares. Quando a reação ao estresse é iniciada, os sinais vêm do cérebro; ele regula a produção e o fluxo das substâncias químicas. Sabemos agora que o hipotálamo contém uma vasta gama de hormônios liberadores ou inibidores e que ele instrui a hipófise a começar ou interromper a produção de outros neuro-hormônios. Em alguns casos, um hormônio hipofisário é controlado tanto pelo hormônio inibidor quanto pelo liberador no cérebro, algo chamado de controle duplo. Portanto, por mais que nosso bartender, a hipófise, ache que está mandando no pedaço, também precisa acatar as ordens de seus clientes e do patrão.

O ACTH viajou imediatamente para as glândulas suprarrenais – onde seus pontos receptores nas células fazem o escaneamento e a combinação outra vez – e obedeceu ao sinal para produzir hormônios do estresse chamados glicocorticoides, dos quais o mais comum é o cortisol. Ao usar o SNS e o eixo glandular hipotálamo-hipófise-suprarrenais, você obteve resultados mais rápidos. Os dois hormônios – adrenalina e cortisol – são responsáveis pela maior parte das substâncias químicas produzidas durante a reação ao estresse. Se o estresse se torna crônico, os glicocorticoides influenciam a produção de noradrenalina (um hormônio do estresse irmão da adrenalina), que se comunica com a amígdala. A amígdala, então, produz mais CRH, e o ciclo recomeça.

O ciclo de feedback

Durante a resposta de luta ou fuga, os peptídios produzidos no cérebro ativam o corpo. Uma vez que esse processo esteja em movimento, ele estabelece algo como um ímpeto ladeira abaixo que é difícil de conter. Quando o corpo assume o controle do processo, estamos no meio de um ciclo de feedback. Pense nisso assim: percebemos uma ameaça ou estressor. Nosso mesencéfalo ativa o corpo para responder. O mesencéfalo faz com que o corpo produza as substâncias químicas da reação ao estresse. Como o corpo quer manter uma condição homeostática, com o tempo, ele demandará mais das substâncias produzidas durante a resposta ao estresse. O hipotálamo sinaliza à hipófise para que ela produza as substâncias químicas envolvidas na resposta ao estresse. Essas mesmas substâncias têm seu efeito, o que resulta nas células mais uma vez fazendo suas exigências sobre o cérebro.

Na altura em que as substâncias químicas do estresse são finalmente liberadas no corpo, parece que o corpo está agora no controle e realizando todo o raciocínio, e ele continuará a sinalizar ao cérebro para que produza mais substâncias químicas. Esse é o ciclo de química que continua a produzir o mesmo estado químico no corpo. Conforme o cérebro e o corpo se envolvem nesse ciclo de feedback, somos mantidos em um estado de continuidade química. Para a maioria das pessoas, infelizmente, esse passeio é menos uma roda-gigante do bem do que um chapéu mexicano de agitação e ansiedade. Como atitudes são tão influenciadas e determinadas por essas substâncias, e o cérebro e o corpo estão travados nessa disputa, é difícil, mas não impossível, efetuar uma mudança de atitude.

Agora começa a fazer sentido como tantos de nós começamos a colapsar nossos corpos apenas com nossos próprios pensamentos e reações. As pessoas que vivenciam curas espontâneas de doenças (ver Capítulo 2) podem fazê-lo porque interrompem o processo de pensamento repetitivo que desgastou seu corpo até um estado debilitado. Quando superamos os pensamentos que iniciam as respostas ao estresse, o corpo pode ter energia para começar a se curar. No capítulo seguinte, você verá mais de perto como isso acontece.

CAPÍTULO NOVE

A QUÍMICA DO VÍCIO EMOCIONAL

A existência de "centros de controle emocional" dentro de nossas cabeças suscita visões de uma raça de robôs criada pela "natureza" para experimentar e agir de determinadas maneiras. Até certo ponto, nosso eu consciente – interessado em avanços na carreira, felicidade pessoal ou seja lá o que for – deve negociar um meio-termo dentro dos circuitos neurais no cérebro entre o que "sabemos" e o conhecimento antigo "programado" em nosso sistema límbico. Será que isso poderia explicar as ambivalências e paradoxos que confundiram um "modelo" ou teoria da mente humana? Em certo sentido, os conflitos estão embutidos no sistema; o que queremos para nós mesmos pode não ser a mesma coisa que favoreceria o desenvolvimento da espécie.

– RICHARD RESTAK,

THE BRAIN: THE LAST FRONTIER

No Capítulo 8, observamos como respondemos neurológica e quimicamente a estressores no ambiente por meio da reação de luta ou fuga. Neste capítulo, examinamos como as pessoas se viciam na infinidade familiar de substâncias químicas que são produzidas toda vez que temos um pensamento. Quando entendemos a química de nosso vício em nossos próprios pensamentos, podemos nos libertar para evoluir.

Como vimos, todas as memórias têm um componente emocional associado a elas. Por conseguinte, quase todos os pensamentos têm base emocional, e, quando os recuperamos, estamos também associando as emoções armazenadas com eles. Quando relembramos nossas memórias combinadas relacionadas a pessoas, lugares, coisas, momentos e eventos, cada qual com sua própria associação emocional, estamos ativando as redes neurais independentes conectadas a cada um. Uma vez ativada, aquela estrutura mental produz uma série de substâncias químicas, tanto no espaço sináptico quanto do hipotálamo, no mesencéfalo, para estimular o cérebro e o corpo. Cada pensamento tem sua própria assinatura química. O resultado é que nosso pensamento se torna sentimento – na verdade, todo pensamento nosso é um sentimento. Fazemos isso constante e inconscientemente.

Qual a relação disso com o vício? A definição mais fácil de um vício é esta: o vício é algo que não conseguimos parar de fazer. Digamos que você esteja em um estado de alta agitação. Seu parceiro acaba de mencionar algo que você fez seis meses atrás – deixou de comunicar uma mensagem importante –, e você se encontra bem irritado com o milésimo lembrete de seu erro. Claro, o comentário não veio como uma acusação, mas sim como sugestão sutil: "*Tem certeza* de que ninguém ligou enquanto eu estava fora?". Você pode ler nas entrelinhas, então responde: "Tenho, sim. Não sou idiota. Eu sei quando o telefone toca. Sei como perguntar se a pessoa quer deixar um recado". E seu parceiro responde, jogando gasolina na fogueira: "Eu nunca disse que você não sabia anotar um recado. Só não tenho certeza se você sabe como repassá-lo para a pessoa certa depois".

Desse ponto em diante, vocês dois partem para o ataque, resgatando todos os pecados, maiores ou menores, desde que vocês se conheceram. E se eu me intrometesse nesse momento e dissesse para cada um dos dois: "Eu sei que você está com muita raiva agora. Posso ver na sua cara, posso ouvir na sua voz. Estou lhe pedindo para parar. Agora mesmo. Simplesmente pare de ficar com raiva".

Provavelmente, sua resposta seria: "Parar? Você perdeu a noção? Você ouviu o que ele acabou de dizer? Ele está falando de algo que aconteceu há seis meses, quando eu estava em casa tentando colocar nosso talão de cheques em ordem, o que parece que ele não consegue fazer sozinho. Eram nove horas da noite e ele tinha ido com seu amigo Phil ao bar esportivo para assistir à porcaria de um jogo dos Red Sox, enquanto eu fiquei aqui me matando diante de uma calculadora com uma tecla cinco que enganchava toda vez que eu apertava. E aí o tapado do irmão dele ligou para falar da viagem de pesca deles. Então esqueci de repassar o recado. Mas não me esqueci de fechar os pacotes de batata frita, para elas não murcharem!".

Interromper aquele turbilhão de emoções e aquelas lembranças de todos os erros que você associa a elas não é fácil, de forma alguma. Por mais que seu sistema esteja preparando você para lutar ou fugir, não é possível fazer nenhuma das duas coisas nessa situação. Convenções sociais, leis e seu bom senso lhe dizem que você não deveria se envolver em um confronto físico, e com frequência uma boa batalha verbal é divertida demais para se abandonar assim. Então temos essa superabundância de substâncias químicas produzindo toda aquela energia para mobilizá-lo, e você se encontra empacado. Você suprime. Racionaliza. Desvia. Você entra em discussões bobas. Desencava coisas do passado. Não consegue trocar de canal, mesmo que alguém se intrometa e sugira isso. Por quê?

Antes que eu responda a isso, vamos voltar a um exemplo do Capítulo 8. Lembra-se de quando sugeri um cenário imaginário em que você passava da velocidade-limite em um cruzamento para evitar ter que parar em um semáforo? Você então via as luzes da viatura piscando no espelho retrovisor, e aquele estímulo iniciava a reação de fuga ou luta. Bem, é claro que você não fugiria nem lutaria naquela situação.

Mas por que não? Mais diretamente, por que *algumas pessoas* optam por fugir da polícia? Com mais frequência, suponho eu, elas têm outros problemas com a lei e não querem voltar para a cadeia. Mas e se você *optasse* por fugir e se envolver em uma perseguição em alta velocidade? Tenho que admitir que já fantasiei a respeito disso de vez em quando. Alguém pode fazer isso porque já está na cadeia – uma cadeia criada pela própria pessoa: a vida rotineira, comum, ordinária e cotidiana despojada de excitação e ineditismo. Certamente não estou defendendo que você infrinja a lei como uma forma de sair da rotina, mas já me perguntei várias vezes o que leva algumas pessoas a, de súbito, fazer algo completamente fora do normal para elas. Podemos dizer que uma ação que realizamos, uma decisão que tomamos ou um caminho que seguimos é fora do normal para nós? Afinal de contas, escolhemos colocar isso em prática; é um resultado de uma rede neural em particular, então, onde aquela ação se escondeu esses anos todos?

No caso do casal discutindo (que, aliás, compartilha redes neurais semelhantes), a razão pela qual os dois ficaram tão envolvidos nessa discussão é simples: foi bom. Bom não no sentido em que pensamos normalmente, mas no sentido de que isso parecia *familiar*. E se você está se perguntando por que duas pessoas que claramente têm problemas uma com a outra continuam juntas, aguente firme, este capítulo também responde a essa pergunta.

Acomodar-se e conformar-se

Você certamente ouviu falar da crise de meia-idade, e é provável que também já tenha visto seus efeitos. É possível que o número anual de casamentos que chegam ao fim e de carros esportivos comprados seja diretamente proporcional ao número de pessoas que completam cinquenta anos. Por que a meia-idade é tão cheia de pessoas que querem fazer uma mudança em suas vidas? Sabemos que as emoções e os sentimentos são os marcadores químicos de experiências prévias. Conforme envelhecemos e abraçamos novas experiências na vida, há um período, no final de nossos vinte anos e começo dos trinta, em que achamos que vivenciamos a maior parte do que a vida tem a oferecer. Talvez tenhamos basicamente parado de ter novas experiências e estejamos repetindo sempre as mesmas, que produzem em nós os mesmos sentimentos. Como tivemos experiências diversificadas no começo da vida, podemos dizer que conhecemos como é a sensação da maior parte de nossas experiências singulares – logo, podemos prevê-las. Em uma crise de meia-idade, é como se tentássemos nos sentir da forma como sentíamos da primeira vez que vivenciamos as emoções associadas a experiências inéditas.

Da infância até a juventude, estamos aprendendo e crescendo a partir de nosso ambiente. Então chegamos a um ponto na meia-idade – seja a meia-idade um fenômeno natural, genético, ou um efeito aprendido, advindo do ambiente – em que certamente vivenciamos muitas das experiências e emoções que a vida tem a oferecer. A essa altura, em sua maior parte, compreendemos a sexualidade e a identidade sexual, pois as vivenciamos. Já aceitamos a dor, o sofrimento, a vitimização e a piedade. Sabemos como é se sentir triste, decepcionado, traído, desmotivado, inseguro e fraco. Já reagimos sem pensar. Já sentimos medo. Já chafurdamos na culpa. Já fomos constrangidos, envergonhados e rejeitados. Já culpamos, reclamamos, arrumamos desculpas e ficamos confusos. Conhecemos o sucesso e o fracasso. Já nos sentimos invejosos e com ciúmes. Conhecemos a tirania, o controle, a importância, a competitividade, o orgulho e a raiva. Tivemos momentos de poder e reconhecimento totais. Já demonstramos convicção pessoal, autodisciplina, dedicação a algo ou alguém e autoempoderamento. Fomos egoístas e controladores. Sabemos como odiar e julgar os outros e, o mais importante, sabemos como julgar a nós mesmos.

Todos esses sentimentos e emoções estão lá por dois motivos. Um motivo pelo qual estamos familiarizados com esses sentimentos é que as nossas experiências de vida ativaram redes neurais preexistentes que herdamos de nossos pais e antepassados, e transformamos essas memórias em atitudes e comportamentos. Também sabemos o que são essas emoções porque criamos certas situações e experiências em nossa vida, e nosso ambiente incentivou nossos neurônios a formarem novas conexões a partir dessas experiências. Quando nos lembramos dos sentimentos que se associam com aquelas memórias, acabamos acreditando que aqueles pensamentos são quem somos.

Como sentimentos nos ajudam a lembrar de uma experiência, e pelo fato de que, a essa altura, já nos tornamos bem experientes, ganhamos dezenas de memórias por meio de inúmeros sentimentos diferentes. Por termos vivenciado tantas das emoções da vida, quando chegamos ao final dos vinte anos e começo dos trinta, somos capazes de prever o desfecho da maioria das situações.[1] Fica fácil determinar como será a sensação, porque já vivenciamos circunstâncias semelhantes anteriormente.

Nesse sentido, os sentimentos se tornam o barômetro para determinar nossa motivação na vida. Começamos, então, a fazer escolhas baseados em como elas nos farão sentir. Se o eu da personalidade sabe que uma experiência em potencial é familiar e previsível, nos sentimos bem escolhendo essa opção. Isso é verdadeiro porque nos sentimos confiantes, e essa sensação nos diz que já vivenciamos aquele evento antes, de forma que podemos prever seu desfecho.

Entretanto, se não pudermos prever a sensação de uma situação, é muito provável que não vamos nos interessar em nos engajar naquela experiência. De fato, se pudermos prever se uma potencial experiência carrega a probabilidade de ter um sentimento desagradável ou desconfortável associado a ela, tenderemos a evitar a situação.

Quando chegamos aos 35, então, pensamos quase que exclusivamente com base nos sentimentos. Sentimentos se tornam a forma de pensar. As duas coisas são quase inseparáveis. A maioria de nós não consegue pensar para além de como nos sentimos. O ciclo de feedback de pensamentos e sentimentos que estão tão intrinsecamente conectados ao corpo fica completo por volta desse ponto da vida, porque passamos mais tempo sentindo do que aprendendo. Sentimentos são as memórias passadas de experiências; o aprendizado é a formação de novas memórias, que têm novos sentimentos. Nessa fase da vida, somos forçados a parar de nos focar prioritariamente em crescer e aprender, e começar a sobreviver. Empregos, casa, carro, dívidas, finanças, investimentos, filhos, faculdade, atividades extracurriculares e a manutenção de um relacionamento ou casamento são, em essência, os ingredientes certos para começar a viver no modo sobrevivência, em vez de expansão.

E assim, dada a oportunidade para uma nova experiência a essa altura da vida, normalmente tentamos prever o desfecho dela com base em como nos sentiríamos. É aqui que dizemos coisas do tipo "Como vou me sentir com isso? Quanto tempo isso leva? Vai doer? Preciso levar algo para comer? Tenho que andar muito? Vai chover? Fará frio? Quem estará por lá? Vou poder fazer intervalos? Quem é esse pessoal?". Todas essas preocupações refletem nossas ansiedades a respeito do corpo, do ambiente e do momento. Esse é um sinal de que a juventude está ficando para trás e estamos começando a envelhecer.

Para continuar essa linha de raciocínio, agora nos tornamos ainda mais presos dentro dos limites de nossa caixa. Hesitamos em sair do que é familiar para vivenciar qualquer coisa que seja nova ou desconhecida para nós, porque não seremos capazes de identificar um sentimento para acompanhar aquela experiência em potencial. A caixa de nosso pensamento limitado cria a mesma "estrutura" mental.

A explicação é simples. Uma nova experiência evoca um novo sentimento. Uma experiência desconhecida poderia nos expor a um sentimento desconhecido; logo, ela dá início aos mecanismos de sobrevivência da personalidade. Como não vivenciamos esse evento inédito, o "eu" percorre sua base de dados de experiências prévias, procurando por padrões e associações familiares para prever quais sentimentos aquela situação pode trazer. As redes neurais de memórias herdadas também são ativadas em uma tentativa de avaliar o futuro. Quando esgotamos nossas opções, simplesmente manteremos distância da experiência não familiar. A chance de experimentar uma oportunidade inédita é agora ignorada pelo disparo de nossos sistemas neurais antigos. Em outras palavras, ela está fora dos limites da nossa zona de conforto. E, assim, resistimos ao desconhecido.

A dimensão química do vício

Por muitos anos, o modelo aceito do cérebro e de suas funções dizia que ele enviava impulsos elétricos ao longo da complicada junção de seus "cabos" (que, caso fossem esticados um após o outro, cobririam milhares de quilômetros) para regular diversas funções e nos permitir funcionar no mundo. Agora estamos descobrindo que, além desse modelo elétrico baseado em neurônios, axônios, dendritos e neurotransmissores, o cérebro também funciona em outro nível.

Candace Pert se refere a esse *cérebro químico* como um *segundo sistema nervoso* e aponta nossa relutância coletiva em aceitar esse modelo: "Era especialmente difícil aceitar que esse sistema com base química era indiscutivelmente mais antigo e muito mais básico ao organismo. Havia peptídios como as endorfinas, por exemplo, sendo produzidos dentro das células muito antes de existirem dendritos, axônios ou até mesmo neurônios – de fato, antes que existissem cérebros".[2] Essa pode ser uma revelação chocante para você, ou pode ser uma reafirmação de algo que você já sabia.

Vamos olhar mais atentamente para o que ela está afirmando, a fim de nos ajudar a entender como o "eu" se desenvolve e como podemos nos tornar habitualmente viciados em quem somos no nível neurológico (e, por consequência, viciados em nossas emoções). Primeiro, exploraremos a química de pensamentos e emoções. Construiremos um entendimento de como essas substâncias químicas funcionam em conjunto com – e são produzidas por – estruturas neurológicas que já discutimos. Da mesma forma que somos programados neurologicamente para nosso ambiente e reagimos com base nas redes neurais mais conectadas no cérebro, somos igualmente viciados na descarga de substâncias químicas e emoções que nosso cérebro e nosso corpo produzem em reação a estímulos recebidos do ambiente, do corpo e de nossos próprios pensamentos particulares. Para compreender esse componente químico das emoções e do comportamento, observaremos dois aspectos dessa dimensão química.

- Quais processos ocorrem no cérebro para iniciar respostas químicas e fazer com que elas sejam liberadas no corpo?
- Como essa liberação de substâncias químicas afeta o corpo?

Em primeiro lugar, é importante entender que somos seres químicos. Somos um produto de nossa bioquímica, desde o nível celular – onde milhões e milhões de reações e transações químicas acontecem enquanto respiramos, digerimos, combatemos invasores, nos movemos, pensamos e sentimos –, passando por nossos humores, ações, crenças, percepções sensoriais, emoções, até aquilo que vivenciamos e aprendemos. Embora psicólogos, cientistas comportamentais e outros antes tenham debatido se era a hereditariedade ou o ambiente o principal responsável por nossos comportamentos, novas investigações e descobertas mudaram o foco de muitas pesquisas para a base química das emoções.

O ponto principal da química

A informação mais básica e primordial de que precisamos nos lembrar é esta: toda vez que disparamos um pensamento no cérebro, produzimos substâncias químicas que, por sua vez, produzem sentimentos e outras reações no corpo. Nosso corpo vai se acostumando com o nível de substâncias químicas percorrendo nossa circulação sanguínea, cercando nossas células e banhando nosso cérebro. Qualquer interrupção no nível regular, consistente e confortável da composição química de nosso corpo resultará em desconforto. Faremos quase tudo o que pudermos, consciente e subconscientemente, baseados em como nos sentimos, para restaurar nosso equilíbrio químico familiar.

Exatamente como quando iniciamos a resposta aguda de luta ou fuga, fazemos algo semelhante toda vez que disparamos um pensamento – reagimos produzindo várias substâncias químicas. Os três meios pelos quais nos comunicamos quimicamente são os neurotransmissores, os peptídios e os hormônios.

Logo, sempre que temos um pensamento, os neurotransmissores estão em ação no espaço sináptico, disparando as redes neurais conectadas àquele conceito ou memória em particular.

Qualquer memória tem um componente emocional vinculado a ela, que os peptídios reproduzem quimicamente. Como aprendemos, a parte do mesencéfalo chamada de hipotálamo fabrica uma série de peptídios diferentes. Ele tem um laboratório de receitas que pega cada pensamento que disparamos no cérebro e cada emoção que vivenciamos e usa peptídios para produzir uma assinatura química correspondente. É por isso que tantas referências ao cérebro límbico, ou mesencéfalo, descrevem-no como o cérebro emocional. É ele quem faz nossa energia sexual fluir, nossa criatividade se ativar e nosso espírito competitivo nos motivar. Esse cérebro emocional é responsável por produzir as substâncias químicas que iniciam nossas reações e pensamentos emocionais.

Quando um "pensamento" químico está na corrente sanguínea, ele excita o corpo, da mesma maneira que o ACTH faz com as glândulas suprarrenais e a produção de glicocorticoides (cortisol). Quando o corpo está excitado, ele se comunica por meio de um *ciclo de feedback negativo* para administrar os níveis apropriados de substâncias químicas no cérebro e nas células do corpo.

Vamos ilustrar como esse ciclo de feedback negativo (ou retroalimentação negativa) opera. Como o hipotálamo é a parte mais vascularizada do cérebro (a que recebe o suprimento de sangue mais rico), ele monitora as quantidades em circulação de cada peptídio com cada resposta química no corpo. Para usar nosso exemplo, quando há níveis mais altos de ACTH, haverá níveis baixos de cortisol, e quando o hipotálamo detecta níveis elevados de cortisol, ele reage reduzindo os níveis de ACTH. Níveis químicos específicos são baseados na química interna individual de cada pessoa. Todo homem ou mulher tem seu equilíbrio homeostático próprio e exclusivo que é, como dissemos, diretamente afetado por seu programa genético, sua resposta às circunstâncias ambientais e por seus próprios pensamentos subvocalizados.

A Figura 9.1 mostra como o cérebro e o corpo trabalham juntos para regular a comunicação química. Níveis elevados de peptídios circulantes sinalizam a diferentes órgãos e glândulas do corpo para que liberem hormônios e secreções. Quando o cérebro registra níveis elevados de hormônios ou secreções e níveis baixos de peptídios circulantes, ele age como um termostato e para de produzir hormônios. Conforme caem os níveis de hormônio circulante no corpo, o cérebro, por meio do hipotálamo, sente esses níveis reduzidos e começa a produzir mais peptídios, os quais podem ser usados para produzir mais hormônios.

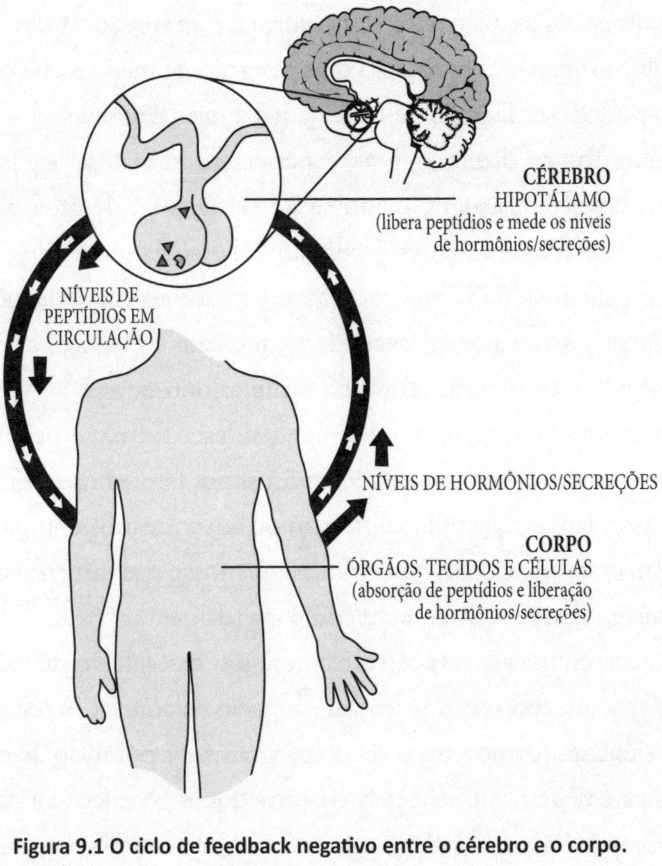

Figura 9.1 O ciclo de feedback negativo entre o cérebro e o corpo.

Emoções, química e você

Cientistas pensavam que demonstramos quatro emoções primitivas básicas, baseados em como somos programados em uma parte específica do mesencéfalo chamada amígdala. Nos testes iniciais, os pesquisadores estimularam eletricamente a amígdala e observaram os sentimentos ou ações de espécies diferentes. As reações básicas eram sempre raiva, tristeza, medo e alegria. Em um sentido mais primitivo, elas são agressão, submissão, susto ou surpresa; e aceitação, conexão ou felicidade. Agora, em virtude de muito trabalho na neurociência, o modelo evoluiu para acrescentar outras três às quatro originais: surpresa, desprezo e nojo. É bem fácil ver que a surpresa tem relação com a reação de medo e que o desprezo ou nojo podem ser facilmente conectados a raiva e agressão.[3]

Muitas fontes dizem que as experiências subjetivas exclusivas dos humanos envolvem alguma combinação ou mistura de cada uma dessas emoções primárias. Emoções secundárias ou sociais são então criadas a partir das primárias, de forma comparável ao que acontece quando se misturam tintas. Essas emoções secundárias incluem embaraço, ciúme, culpa, inveja, orgulho, confiança, vergonha e muitas outras.

Penso em como criamos sentimentos desta forma: o neocórtex reage, sente ou pensa. O mesencéfalo então supre fatores neuroquímicos ao cérebro e ao corpo, que então aprovam ou ativam vários compartimentos e redes neurais para criar especificamente nossos sentimentos, tanto os singulares quanto os comumente compartilhados.

Nossos sentimentos, você se recorda, são o resultado de experiências comparáveis que todos nós vivemos, em razão de condições sociais ou ambientais similares (como vamos sendo programados por meio do aprendizado e das experiências; ou seja, pela criação); traços genéticos de curto prazo que herdamos de nossos pais (as experiências emocionais programadas deles; ou seja, sua natureza); e nossos traços genéticos gerais, de longo prazo (cérebros humanos são estruturados da mesma forma; portanto, temos as mesmas propensões universais; isso também é natureza).

Esse software e hardware, então, fazem com que todos de nossa espécie percebam e se comportem, relativamente, com as mesmas emoções. A propósito, não quero entrar em minúcias entre emoções, sentimentos, impulsos e reações sensoriais; vamos simplesmente concordar que elas são estados mentais quimicamente motivados e que emoções são apenas o produto final de nossas experiências, tanto as comuns quanto as singulares.

Retornemos ao casal brigando no início deste capítulo para ilustrar como isso funciona. A Pessoa A chega em casa e pergunta se havia algum recado. As redes neurais da Pessoa B disparam o padrão e sequências complexos envolvidos nesse conceito de anotar recados. Entre as informações armazenadas está a memória associativa do fracasso em repassar uma mensagem crucial seis meses antes. Os neurotransmissores no cérebro dela disparam no espaço sináptico, mandando um sinal do neocórtex para o mesencéfalo. Esse sinal contém tanto informações sobre recados telefônicos quanto a emoção passada que a Pessoa B associou à lembrança – vergonha. Essencialmente, a Pessoa B agora está produzindo o estado de vergonha com base em como seu cérebro está ativando os padrões neurais. Seu mesencéfalo transmite a mensagem ao corpo para que produza as substâncias químicas associadas ao sentimento de vergonha.

A questão é que vergonha não é o único sentimento que a Pessoa B tem. A vergonha, na verdade, produz outra emoção – nesse caso, a raiva. Se quisermos, podemos pensar na emoção que a Pessoa B está sentindo como "raivonha". Não estou dando esse nome para ser engraçadinho; em vez disso, quero ilustrar que nossos estados emocionais são, com frequência, uma combinação de sentimentos. Os peptídios que produzem os equivalentes químicos dessas emoções híbridas são como temperos que, uma vez combinados, produzem um sabor rico e com múltiplas camadas. A receita química – os ingredientes e a proporção de seu uso – é projetada para reproduzir a emoção original associada à experiência armazenada na rede neural.

Em outras pessoas, essa memória de um fracasso talvez gere tristeza ou sentimentos de impotência ou remorso. Independentemente da emoção, uma vez que o sinal é enviado para a glândula hipófise, o corpo ganha vida, exatamente como ocorre durante a resposta de luta ou fuga. Em vez de medo ou sobrevivência, a emoção motivadora que é produto da memória armazenada no cérebro da Pessoa B é vergonha/raiva.

Nessa altura, a glândula hipófise coloca seu toque na mensagem, e agora a hipófise, em conjunto com o hipotálamo, produz uma fornada de peptídios que correspondem a vergonha e raiva. Esses peptídios são liberados na corrente sanguínea e abrem caminho até vários lugares no corpo da Pessoa B. Os pontos receptores nas células do corpo e nos sistemas glandulares estão procurando por uma combinação para essa emoção e atraem as substâncias químicas de vergonha e raiva para eles. A Pessoa B tem produzido essas emoções por anos, então as células podem ter desenvolvido um número espantoso de pontos receptores para a vergonha e a raiva. Quanto mais vivenciamos uma emoção em particular, um cenário provável é que desenvolveremos mais pontos receptores para aquela emoção em nossas células. A Figura 9.2 mostra como pensamentos/sentimentos de raiva e vergonha se tornam sinais químicos para ativar reações corporais em um nível celular.

Originalmente, a Pessoa B não estava zangada no momento em que lhe perguntaram, seis meses depois, se havia algum recado. Ela ficou zangada porque estava revivendo e reagindo a algo do passado. Em seu caso, é provável que ela tenha uma rede neural altamente desenvolvida e uma via conectada para a vergonha. Ela pode ter herdado isso de um de seus pais ou por meio da experiência; de qualquer forma, desenvolveu uma sensibilidade incrível. Ela odeia estar errada. E odeia ser lembrada de erros que tenha cometido. Talvez seus pais fossem particularmente rígidos com ela e tivessem expectativas elevadas. Ela pode, por sua vez, ter desenvolvido e refinado essas expectativas a um tal grau de perfeccionismo e estabelecimento de padrões que programou um gatilho sensível para resposta de raiva, ativado sempre que sua competência ou suas habilidades são questionadas. A vergonha que ela sente e que é convertida em raiva com tanta facilidade é, mais provavelmente, raiva de si mesma por ter falhado. Se ela passou a vida sentindo vergonha e raiva voltadas para si mesma, com aquelas lembranças de todos os seus fracassos impressas em suas redes neurais, ela também viveu a vida toda com essas substâncias químicas de vergonha e raiva percorrendo seu organismo. Como resultado, suas células desenvolveram milhares de pontos receptores aos quais as substâncias químicas de vergonha e raiva podem se vincular.

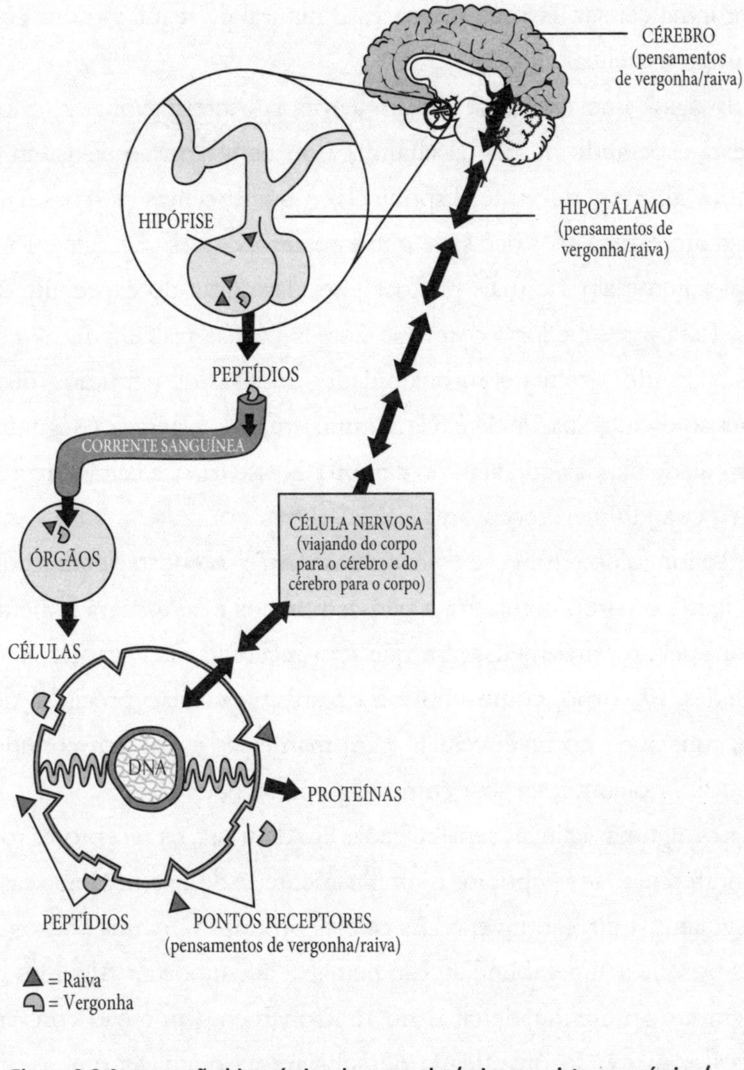

Figura 9.2 A expressão bioquímica de vergonha/raiva e o sistema químico/neurológico de automonitoração entre o cérebro e o corpo.

Nosso corpo reproduz tipos diferentes de células regularmente. Algumas são reproduzidas em horas, outras em um dia, outras em uma semana, algumas em meses, e outras células levam anos para reproduzir-se. Se altos níveis de peptídio de vergonha e raiva são mantidos diariamente por anos, sem parar, quando cada célula se divide para formar células-filhas, elas responderão a essa alta demanda e alterarão os receptores na membrana celular. Isso é um processo natural de regulação que acontece em todas as células.

Imagine que você está em um aeroporto internacional e todo mundo está esperando na fila da alfândega ou da imigração. Existem quatro portões abertos, de vinte disponíveis, e quatrocentas pessoas à espera. Enquanto espera ali, você sabe que esse aeroporto seria mais eficiente se simplesmente abrisse mais portões para dar conta do excedente de pessoas. Essa é a sabedoria com que nossas células trabalham. Se estamos sensibilizando a célula com quantidades imensas de peptídios, quando a célula se divide, sua inteligência natural atualiza a geração seguinte para suprir as demandas que vêm do cérebro. Nesse caso, a célula "regula para cima", criando mais receptores.

Ao longo do tempo, se essa *regulação para cima* ocorrer com frequência suficiente, o corpo começará a pensar por nós e se tornará a mente. Ele ansiará pela mesma mensagem que tem recebido para manter as células excitadas. O corpo, como enorme organismo celular, precisará de uma dose constante, no nível celular, para manter as coisas em continuidade química. Isso começa a soar como vício para você?

Em algumas células, sensibilizadas em demasia, os receptores tornam-se indiferentes aos peptídios e simplesmente se desligam. Nesse caso, eles se regulam na direção inversa. As células produzem menos pontos receptores porque a superabundância é demais para suportar. Algumas células podem até apresentar defeitos no funcionamento por não conseguirem processar a grande quantidade de substâncias químicas que as atacam. Lembre-se, a tarefa de um peptídio é acionar o funcionamento interno de cada célula para que ela possa produzir proteínas ou mudar a energia da célula. Quando quantias muito elevadas de peptídios repetidamente bombardeiam o exterior de uma célula, ela recebe instruções demais para uma célula só processar. Ela não consegue lidar com todas as ordens simultaneamente, por isso fecha as portas. O cinema está lotado e não há mais lugares disponíveis.

A Figura 9.3 ilustra a regulação para cima e para baixo. Na regulação para cima, as células respondem às demandas do cérebro e criam pontos receptores adicionais. Na regulação para baixo, certos pontos receptores se desligam em decorrência do excesso de estimulação, tornando-se menos ativos.

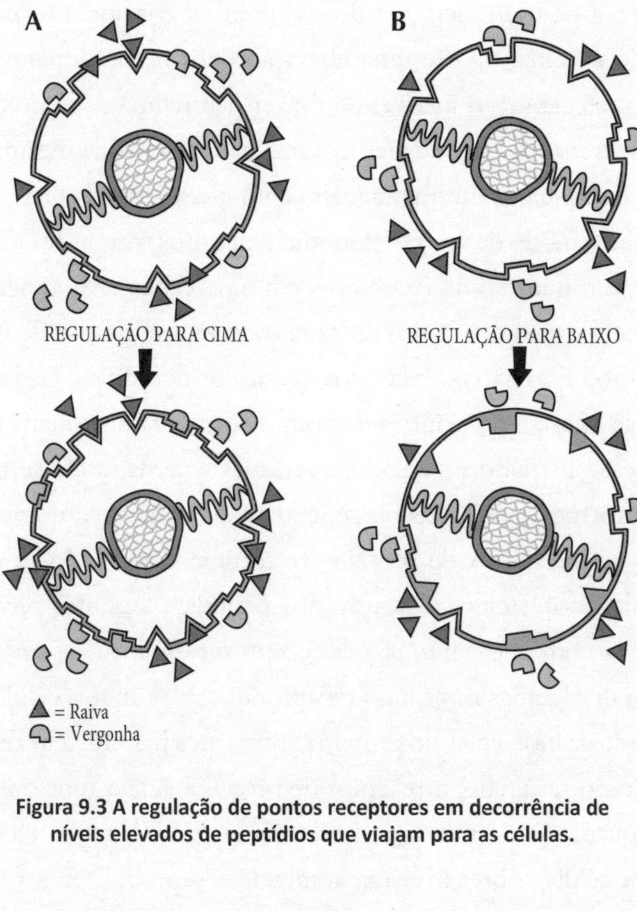

Figura 9.3 A regulação de pontos receptores em decorrência de níveis elevados de peptídios que viajam para as células.

No caso da regulação para baixo, imagine estar em um relacionamento com alguém que vive sempre reclamando e colocando-o no papel de vilão. Com o tempo, você se torna menos reativo e simplesmente para de responder às acusações da pessoa. As células, sobretudo as células nervosas, em geral se tornam quimicamente dessensibilizadas (mais resistentes aos estímulos) e, portanto, ao longo do tempo, precisam de mais substâncias químicas para atingir o limiar de ação no nível celular. Em outras palavras, temos que reagir mais, nos preocupar mais, nos afligir mais, ou nos sentir mais aborrecidos. É preciso mais dos mesmos sentimentos para ativar o cérebro, porque os receptores foram superestimulados e dessensibilizados.

Essa é a base do vício em drogas como a cocaína. Quando alguém faz uso de cocaína, ocorre uma liberação enorme de dopamina, que dá à pessoa uma sensação incrível de prazer. Entretanto, da próxima vez, é preciso fazer uso de quantidades maiores para produzir a mesma resposta. E o ciclo continua da mesma maneira com nossos estados emocionais.

Há outro modo de ver esse fenômeno. Pontos receptores são feitos de proteínas, e o número de receptores em uma célula-alvo geralmente não permanecerá constante de um dia para o outro, ou mesmo de um minuto para o outro.[4] Eles são tão plásticos quanto os neurônios. Cada vez que o peptídio se encaixa no ponto receptor, o formato da proteína é alterado. Quando esse formato é alterado, sua função muda, e ela se torna mais ativa. Conforme a célula executa repetidamente a mesma função no ponto receptor, os receptores de proteína se tornam desgastados e o peptídio não é mais reconhecido. A ligação dos peptídios a pontos receptores de proteína faz com que o número de receptores diminua, seja por causa da inativação de algumas moléculas receptoras, seja porque a célula não consegue produzir moléculas de proteína suficientes para formar receptores a tempo. Como resultado, o receptor de proteína já não funcionará de maneira adequada. Em essência, a chave não se encaixará mais na fechadura. Quando a célula sobrecarregada se divide e reproduz para formar uma cópia carbono de si mesma, a fim de repassar sua sabedoria, ela faz menos pontos receptores para manter um equilíbrio no corpo. Quando esse tipo de dessensibilização ocorre, parece que o corpo simplesmente não consegue obter peptídios suficientes para manter o estado químico ao qual está habituado. Nunca estamos satisfeitos.

Quando o corpo assumir o controle da mente e sentirmos o que pensamos (por causa do coquetel químico que nossa hipófise preparou para combinar com a emoção original), pensaremos da maneira como estamos sentindo. Isso ocorre porque nossas células, que estão todas conectadas pelo tecido nervoso, se comunicarão com o cérebro por meio da medula espinal quando notarem que não há sinais vindos do cérebro.

Nossas células também se comunicam com o corpo pelo ciclo de feedback químico do cérebro (seu termostato interno). Conforme as substâncias químicas que foram produzidas são utilizadas, o corpo faz aquilo que faria normalmente. Ele deseja preservar aquele estado químico ao qual estamos habituados. O corpo gosta dessa descarga de substâncias químicas de vergonha/raiva, porque faz com que nos sintamos mais vivos e em um estado de alerta e energia elevados. E como os sentimentos são muito familiares, podemos recriar a afirmação de nós mesmos como uma pessoa que sente de determinada forma. Se vivenciamos vergonha e raiva durante a maior parte da vida, essas substâncias químicas estiveram presentes em nossa vida pela maior parte dela. Como uma das funções biológicas primárias é a manutenção do equilíbrio por meio da homeostase, faremos quase qualquer coisa possível para manter essa continuidade química, com base nas necessidades das células no nível biológico mais simples. O corpo agora abriga a mente.

Problemas nos tecidos

Sabemos que *peptídios* são pequenas proteínas que atuam como mensageiras químicas produzidas no hipotálamo e liberadas pela hipófise. Quando eles são liberados na corrente sanguínea, encontram seu rumo para vários órgãos e tecidos corporais. Quando chegam à superfície de uma célula, eles interagem com os *pontos receptores,* proteínas grandes que flutuam na superfície de todas as células para que estas possam escolher o que pode entrar em seu ambiente interno e influenciar seu funcionamento. Quando um peptídio se encaixa em um ponto receptor, ele muda a estrutura do receptor e envia um sinal para o DNA da célula.

Todas as células são máquinas produtoras de proteína. Células musculares produzem proteínas musculares chamadas actina e miosina. Células dérmicas produzem proteínas dérmicas chamadas elastina e colágeno. Células estomacais produzem proteínas estomacais, enzimas, e assim por diante. O DNA de todas as células é o que produz as proteínas daquela célula. Proteínas são produzidas a partir de elementos fundamentais de moléculas menores, chamados aminoácidos. Uma vez que um peptídio se vincula a um ponto receptor, ele carrega uma mensagem para desdobrar o DNA da célula de modo a começar a produzir várias proteínas relacionadas. A Figura 9.4 mostra, de modo simples, como as células produzem proteínas.

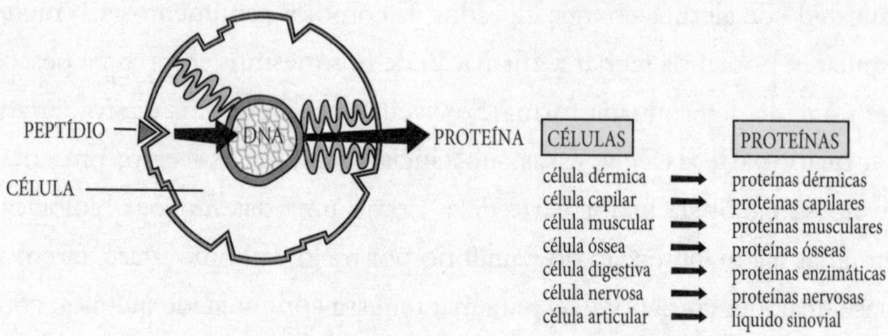

Figura 9.4 Uma demonstração de diversas células recebendo sinais para produzir diferentes proteínas.

Nós *expressamos* cerca de 1,5% de nosso DNA (nossos genes e os 98,5% restantes têm sido chamados de *DNA sucata.* Quando uma célula produz proteínas diferentes, ela expressa esses genes (um exemplo é a expressão genética para proteínas que compõem a cor dos olhos). Nosso DNA é como uma biblioteca de potenciais que as células usam para sua expressão de proteínas. Se aqueles 98,5% de nosso DNA não são realmente sucata, eles devem estar latentes, esperando a ativação pelo tipo certo de sinais químicos. Os cientistas estão agora descobrindo que o armazém das sobras de DNA tem funções importantes. Podemos ter muitos genes latentes para expressar pela evolução futura.

Do 1,5% de DNA que expressamos produzindo proteínas, compartilhamos mais de 96% com os chimpanzés. A totalidade de nossa expressão genética corresponde à nossa aparência física, ao nosso funcionamento biológico e ao modo como estamos programados neurologicamente: o temperamento explosivo do pai, a autopiedade da mãe; os ombros largos do pai, o nariz pequeno da mãe; a visão ruim do pai, a diabetes da mãe. Nosso corpo produz proteínas diferentes por meio da expressão de nossos genes, e isso faz de nós quem somos.

Quando os peptídios "instruem" uma célula, eles ativam o DNA para produzir proteínas iguais aos pedidos de nossas redes neurais. Se os pedidos são das mesmas atitudes pavorosas ou estados agressivos de raiva semelhantes aos que enviamos como sinais para a célula inúmeras vezes, por dias ou anos, ao longo do tempo, o DNA da célula começa a dar defeito. Em outras palavras, não tivemos nenhuma experiência com uma nova assinatura química (na forma de peptídios diferentes) que possa sinalizar à célula para ativar novos genes de forma a produzir novas proteínas. Se as células estão recebendo os mesmos pedidos químicos vindos dos mesmos estados emocionais, nossos genes começarão a ficar desgastados – é como dirigir um carro sempre na mesma marcha.[5] Se o DNA começa a ser usado demais, as células começam a fabricar proteínas "de baixa qualidade" a partir de seu DNA.

Se pararmos para pensar, todo envelhecimento é o resultado de produção inadequada de proteínas. O que ocorre quando envelhecemos? Nossa pele fica frouxa. A pele é feita de proteínas. O que acontece com nosso cabelo? Torna-se ralo. Cabelo é proteína. O que acontece com nossas articulações? Ficam enrijecidas. O líquido sinovial é feito de proteínas. O que acontece com nossa digestão? Fica comprometida. Enzimas são proteínas. O que acontece com nossos ossos? Ficam fragilizados. Osso é feito de proteínas. Quando produzimos proteínas de baixa qualidade, o corpo começa a se expressar em um estado debilitado.

A expressão da vida é a expressão das proteínas. Se dermos continuamente às células as mesmas ordens, partindo das mesmas atitudes repetitivas com base nos mesmos sentimentos, produziremos os mesmos peptídios químicos. Como resultado, não enviaremos nenhum sinal novo às células para que ativem alguma nova expressão genética. Estamos repetindo os mesmos pensamentos que são programados geneticamente, ou estão conectados a alguma atitude emocional familiar vinda de experiências passadas. Se estamos vivendo pelos mesmos sentimentos todos os dias, pode ter certeza de que aquelas substâncias químicas vão utilizar em excesso o DNA da célula e começar a formar proteínas alteradas. O DNA da célula começará a apresentar defeito.

Logo, quando ficamos zangados, frustrados ou tristes por causa de algo ou alguém, a quem isso está afetando de verdade? Todas as nossas atitudes emocionais – aquelas que talvez acreditemos serem causadas por algo que exista além de nós mesmos – são resultado não apenas de como percebemos a realidade com base em como fomos programados, mas também do quanto somos viciados no modo como queremos nos sentir. Estudos da University of Pennsylvania demonstraram que pessoas deprimidas enxergam o mundo da mesma forma que pensam e se sentem. Se mostrarmos duas figuras diferentes muito rapidamente a pessoas com depressão e a um grupo de controle de pessoas sem depressão – uma cena de pessoas se banqueteando em uma mesa e uma cena de um funeral – e perguntarmos a elas de qual elas se lembram, as pessoas com depressão se lembrarão da cena com um caixão em porcentagens altas demais para ser um acaso. Elas parecem perceber o ambiente ao seu redor de um jeito que continuamente reforça a maneira como se sentem.[6]

Além disso, a continuidade química de qualquer estado emocional que mantemos por anos, sentindo as mesmas emoções diariamente, gera pensamentos destrutivos que se voltam contra nós mesmos. O que pensamos e como reagimos acaba nos afetando. Agora compreendemos o significado mais profundo do adágio "quando julgamos os outros, estamos na verdade julgando a nós mesmos".

Como adultos, se não temos mais a necessidade de aprender nada novo ou de ter nenhuma experiência nova que vá alterar o cérebro e a mente, usaremos o mesmo maquinário neural que nossos pais usavam, ativando, assim, as mesmas condições genéticas físicas e mentais. Quando ativamos apenas a genética igual à que herdamos, invariavelmente manifestaremos as mesmas condições físicas e psicológicas inerentes de doença e colapso celular. Quando expressamos proteínas degradadas, estamos manifestando agora uma expressão de vida diferente.

A expressão de proteínas é a expressão de vida e, portanto, a expressão da saúde. Quem, então, dá as ordens para produzir as substâncias químicas que determinam nossa saúde? Nós. É a nossa atitude, consciente ou inconsciente, que dispara nossas redes neurais, que iniciam as substâncias químicas em nosso hipotálamo e fazem com que elas enviem um sinal para a célula na forma de um peptídio, que ativa o DNA para expressar nossos genes a fim de poder produzir as mesmas proteínas ou proteínas diferentes. Para mudar as proteínas que expressamos em nível celular e que afetam nossa saúde, devemos mudar nossa atitude, de modo que um novo sinal possa chegar à célula.[7]

Já que a expressão de proteínas é equivalente à saúde do corpo, nossa atitude e como administramos nossos pensamentos estão diretamente relacionados à nossa saúde. A Figura 9.5 demonstra a correlação de nossos pensamentos e atitudes com a saúde do corpo.[8]

Quando nos elevamos acima da sobrevivência, disparamos novos pensamentos (o que produz novas substâncias químicas), modificamos nossa mente (o que altera a mensagem química ao nosso corpo) e modificamos nosso comportamento (para criar toda uma experiência nova, trazendo, assim, novas substâncias químicas que afetam nossas células), agora, sim, estamos no rumo da evolução.

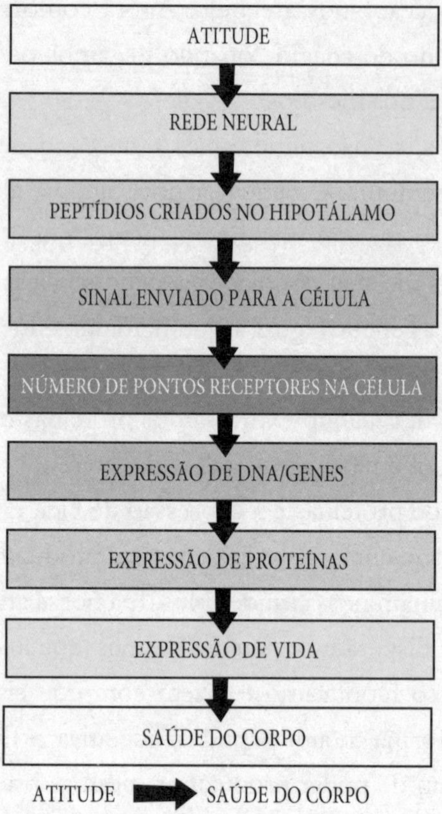

Figura 9.5 Os efeitos dos pensamentos sobre o corpo físico.

O papel da memória na combinação química

Quando deixamos uma situação em nossa vida que tenha causado emoções como vergonha e raiva, ou deixamos para trás as pessoas, locais, coisas, momentos e eventos associados a essas emoções, paramos de pensar e sentir com a mesma mente. Agora que estamos fora das circunstâncias que iniciaram aqueles pensamentos e reações que nos definiram, por que ainda nos sentimos do mesmo modo? Paramos de receber o estímulo constante que produzia as substâncias químicas que nossas células vieram a desejar. Quando nossas células deixam de receber sua "imersão" química diária, elas utilizam o potencial de nossa memória. Lembre-se, podemos tornar os pensamentos mais reais do que qualquer outra coisa.

Nossas células enviam um sinal de volta para o cérebro, notificando-o de que precisam daquelas substâncias químicas. Para poder fazer o corpo produzir as substâncias desejadas, o cérebro ativa seus circuitos associados – aquelas redes neurais que contêm a memória passada de uma experiência que produziu raiva/vergonha. Em nosso exemplo, então, a resposta raivosa da Pessoa B para a pergunta da Pessoa A tem mais a ver com as necessidades químicas da Pessoa B do que com a pergunta feita pela Pessoa A, ou mesmo como ela foi dita.

Mais tarde, muito depois do término dessa discussão específica, a Pessoa B pode usar essa discussão mais recente, ou a original, de seis meses antes, para produzir a química da raiva de que precisa para manter seu estado de ser.

Outra forma de pensar nas memórias e experiências que conseguimos recordar é que elas são a "voz" que ouvimos em nossa mente o tempo todo. A RSE ensina a seus alunos que a voz que ouvimos em nossa mente é apenas a lembrança do passado, e que, quando estamos no meio da mudança, essa voz é a mais alta. Poucas pessoas dizem em voz alta tudo o que pensam ou sentem. No entanto, a voz que escutamos em nossas mentes é como o corpo diz ao cérebro para pensar da forma como ele está se sentindo.

Também mantemos um monólogo interno que reflete com mais precisão como estamos nos sentindo do que o que dizemos em voz alta. Como exemplo, vamos voltar à briga do nosso casal. Depois de se acalmarem um pouco, eles se sentam na mesma sala para ver televisão. Eis o que acontece.

Pessoa A: Você se incomoda se eu ver o jogo?

Pessoa B: Tanto faz. (*Se eu me incomodo? Que diabos de pergunta é essa? Ele e seus joguinhos idiotas de beisebol. Sentado aqui como se isso fosse uma questão de vida ou morte. Por que raios eu me dou ao trabalho? Ele não vai mudar nunca. Reclama de cada coisinha que eu faço de errado. Por acaso eu falo alguma coisa dele? Eu reclamo quando ele estraga alguma coisa? Igualzinho ao meu pai. Exatamente igual. Senta lá sem fazer nada e só critica. Ele faz a mesma coisa com os jogadores. Se ele é tão bom nesse jogo, por que não está lá jogando, em vez de ficar aqui assistindo?*)

Imagine as substâncias químicas que o cérebro está produzindo para entregar a esse corpo as emoções das quais depende.

Pessoa A: Obrigado. (*Tanto faz? Claro, claro. Você acha que eu sou burro, por acaso? Revira os olhos. Está bom. Você diz que tanto faz, então eu vou simplesmente ficar aqui sentado e aproveitar. Veja se estou ligando.*) Agora ele também está no ciclo químico, com sua dose em movimento.

Embora essa não seja a conversa mais madura, é típica, e ilustra brevemente como nossa tagarelice interna serve para manter nossas substâncias químicas em seus níveis costumeiros. Se você reparar, a Pessoa B faz uma reconexão com seu pai e as lembranças do comportamento dele. Comumente escolhemos um parceiro que reproduzirá as feridas do passado e, portanto, nos permitirá manter o estado de ser do qual "desfrutamos" e ao qual ficamos condicionados pelos vinte ou trinta anos anteriores.

Mesmo que as duas pessoas do exemplo se separassem, a Pessoa B ainda teria as memórias daquelas experiências para lhe dar a dose química pela qual anseia. Todo o processo de se separar reforçaria seus sentimentos de inadequação e vergonha por fracassar em um padrão estabelecido internamente. A voz na mente dela lhe diria: *Você não consegue fazer nada direito. Não consegue nem encontrar alguém e continuar com ele. Qual a dificuldade nisso? O que é que eu vou dizer para os meus pais? Como vou conseguir olhar nos olhos do meu pai? Droga. Droga. Droga.* E ela dará outra volta no ciclo de vergonha e raiva.

As verdadeiras questões para esse casal, se eles estiverem interessados em mudar, são: "Vocês têm noção de que os dois são viciados festejando juntos? Vocês conseguem parar seus pensamentos, ações e reações automáticos no meio do caminho? Conseguem se tornar autoconscientes, assumir o controle consciente de seus pensamentos e modificar seus comportamentos sem passar a responsabilidade de como são atualmente para qualquer outra pessoa? É o amor que está mantendo seu relacionamento ou é um coquetel emocional de substâncias químicas tão esmagadoras que vocês estão inconscientemente vivendo nas memórias do passado e em seus monólogos emocionais? Vocês conseguem tomar consciência de que estão usando um ao outro para satisfazer a suas necessidades químicas egoístas?". Se as respostas forem todas não, esse casal continuará seu padrão por um longo tempo.

Química e comportamento

Substâncias e reações químicas no menor nível são fundamentalmente importantes para moldar como agimos, pensamos e nos sentimos. Luta ou fuga é a maneira mais ilustrativa pela qual podemos nos tornar viciados em nossas emoções. E o vício emocional é um dos conceitos mais profundos e reveladores a que podemos ser expostos.

Agora podemos ver que o cérebro é programado neurologicamente e dependente quimicamente de nossas emoções. Quando nossas circunstâncias de vida atuais não produzem em nós as substâncias químicas específicas das quais precisamos para manter nosso estado de ser habitual, faremos o que for preciso para garantir que aquelas substâncias estejam presentes em nosso corpo. Se não estivermos enfrentando alguma ameaça ou estressor externos, procuraremos por um. Se não pudermos encontrar um, o criaremos – física ou mentalmente. Tenho certeza de que você conhece uma rainha ou um rei do drama, alguém que transforma as situações mais inócuas em um cenário estressante e carregado de emoções. Tenho certeza também de que, em algum momento, você provavelmente disse a respeito de alguém (talvez até de si mesmo) que "ele/ela adora sofrer".

Por causa dos imperativos biológicos que impulsionam o corpo – a missão urgente que ele assume de manter o *status quo*, restaurar o equilíbrio, buscar conforto, evitar a dor e responder a estressores, tanto os percebidos quanto os reais –, nos tornamos viciados na química de nossa própria entropia emocional. Considerando esse imperativo biológico, não faz sentido dizer que *não podemos deixar de* nos tornar viciados dessa maneira?

É verdade. Não temos como evitar nos tornarmos viciados, mas podemos fazer muita coisa para quebrar esse ciclo ou padrão viciante. Antes de examinarmos esse processo, porém, precisamos explorar as formas como nossas propensões bioquímicas se desenrolam na vida real.

Terminar é difícil

Eis aqui um exemplo de vício: as pessoas voltam ao mesmo relacionamento depois de saberem intelectualmente que não funcionam bem juntas. Por que terminar (de vez) é tão difícil? Ao longo de um relacionamento, mesmo um relacionamento ruim, as duas pessoas disparam sinapticamente redes neurais que produzem neurotransmissores e peptídios, fazendo com que suas experiências sejam sentidas de certa forma, e esses sentimentos reafirmam a personalidade das pessoas envolvidas. Elas ficam tão habituadas com o relacionamento que, embora decidam deixá-lo, não conseguem romper a programação neurológica e os elos químicos que as prendem à relação. Depois do término, as memórias que cada um tem de suas experiências lembram a seus corpos que eles estão sendo privados de sua estimulação química costumeira. Ele ou ela (ou melhor, o corpo dele ou dela) tem uma sensação de perda. A dor sentida no término de uma relação pode ser devido à disrupção de um hábito neuroquímico. Considerando-se a química do vício emocional, é alguma surpresa que tantos casais terminem, depois voltem a ficar juntos, e então repitam esse ciclo?

É interessante destacar que, quando todos os aspectos de nossa vida permanecem basicamente iguais, eles vêm a definir como somos programados. Por conseguinte, a maioria das pessoas escolhe relacionamentos baseadas no que elas têm em comum com outra pessoa – por como ambas são sinapticamente conectadas. No "jogo do amor", estamos falando de combinar redes neurais. Porém, quando as circunstâncias de um relacionamento mudam, a maioria das pessoas, por ter se esforçado pouco para mudar por dentro, procura pela mesma ordem neural na pessoa seguinte, repetindo, assim, o mesmo tipo de relacionamento várias vezes. Podemos terminar com alguém, mas continuar quimicamente viciados nos sentimentos que aquele relacionamento engendrou. No vácuo criado pela ausência do ex-parceiro, introduzimos outro candidato que sabemos (em um nível inconsciente) que produzirá aquela descarga de química pela qual ansiamos e com a qual nos acostumamos.

Mesmo que rompamos a ordem neural refletida nas situações cotidianas, a mudança produzirá o reconhecimento da perda de sentimentos familiares. Tal perda pode ser interpretada como um desconforto, independentemente da polaridade de "bom" ou "ruim". Nossa mudança de vida está fazendo com que repensemos e reajamos, em vez de nos permitir ser proativos – pensar e agir de maneira a criar uma nova realidade para nós mesmos. Repensar e reagir não é nada além de disparar circuitos neurais antigos que podemos reconhecer como familiares. Todo esse processo cria as mesmas redes neurais, que disparam de forma contínua, resultando nos mesmos pensamentos e reações que vivenciamos no dia a dia, independentemente de como vemos nossa situação, positiva ou negativa, sucesso ou fracasso, feliz ou triste.

Todos esses sentimentos associados ao nosso mundo externo definem nosso "eu" como "alguém" que se sente de certa forma, e esses sentimentos então suscitam a forma como demonstramos ações, comportamentos, opiniões, preconceitos, crenças e até percepções. Nossos sentimentos impulsionam nossos pensamentos.

Ansiedade e o ciclo de feedback

Por anos, ouvimos e lemos sobre a prevalência da depressão clínica nos Estados Unidos. Também ouvimos o debate sobre a eficácia e os potenciais perigos de muitos antidepressivos. Recentemente, contudo, um novo distúrbio entrou em cena: cinco condições associadas que podemos simplesmente agrupar sob o nome de *transtornos de ansiedade*. Segundo um relatório de 2006 feito pelo National Institute of Mental Health (NIMH), os cinco transtornos de ansiedade – transtorno de ansiedade generalizada (TAG), transtorno do pânico, transtorno obsessivo-compulsivo (TOC), transtorno de estresse pós-traumático (TEPT) e fobias (transtorno de ansiedade social, agorafobia e outros do tipo) – afligem aproximadamente quarenta milhões de estadunidenses a partir dos dezoito anos.[9] Isso compreende 18,1% da população. A depressão, que ainda é a maior causa de invalidez entre os estadunidenses, afeta mais de 14,8 milhões de adultos no país. Transtornos de ansiedade são mais prevalentes do que a depressão, mas nenhuma forma única dos transtornos de ansiedade chega perto da quantidade de pacientes deprimidos. O NIMH também relata que muitas pessoas que sofrem de um dos transtornos de ansiedade também sofrem de outros, e que a concomitância de depressão e transtornos de ansiedade também é elevada.

O que está acontecendo? Estamos simplesmente melhores em rotular e categorizar essas condições? No passado, teríamos ignorado pessoas que diziam ser ansiosas, afirmando que elas estavam com "um probleminha nos nervos" e deixado por isso mesmo? Não importam os números, a ansiedade e sua relação com o estresse e com os vícios químicos do corpo precisam ser examinadas.

Em muitos sentidos, a ansiedade é uma resposta saudável a estímulos externos. Devemos estar em um estado elevado quando temos que fazer um discurso, uma apresentação ou uma atuação, ou enfrentar uma ameaça potencial. No entanto, quando nossa ansiedade se esparrama para nossa vida cotidiana e se torna crônica, ela se converte em algo bem problemático.

Um transtorno de ansiedade se forma quando, sem nenhum motivo aparente, a pessoa começa a sentir o coração disparar e sente dificuldade para respirar, medo e emoções intensos, perda de controle, dor no peito, suor excessivo e dificuldade para pensar com clareza. Considerando-se o que estamos aprendendo, podemos começar a ver que, quando ocorrem os ataques de pânico, o ramo simpático do sistema nervoso autônomo assume o controle.

Os ataques de ansiedade são criados quando alguém treinou completamente seu corpo para se tornar vigilante e preparado em antecipação à próxima experiência estressante. Ataques de pânico que ocorrem de forma automática e repetida em algumas pessoas são o resultado de sua prática mental rigorosa de preocupação e ansiedade ou do excesso de exposição às mesmas condições ambientais estressantes.

Na minha experiência, se pudéssemos traçar a ansiedade até sua fonte, para a maioria das pessoas ela começaria com alguma grande dificuldade que causou intensa pressão emocional. Depois desse evento, a memória da experiência faz com que a pessoa pense naquele episódio de forma reiterada, em antecipação a um evento semelhante que possa ocorrer outra vez. Conforme ela revisa mentalmente seu passado, o cérebro começa a produzir a química apropriada, e aqueles pensamentos sinalizam para que os impulsos simpáticos (SNS) comecem. A pessoa se torna ansiosa e temerosa sobre seus momentos futuros e o que potencialmente poderia acontecer. Sua atitude (conjunto de pensamentos) agora está produzindo as substâncias químicas para a ansiedade e a preocupação. Seus pensamentos sobre um estressor em particular, não o estressor em si, estão criando a resposta ao estresse.

Se nos preocupamos todos os dias sobre o que pode acontecer no momento seguinte, dispararemos uma série de pensamentos que criarão uma mentalidade de desconforto. Nos recessos do neocórtex, uma série específica de redes neurais programadas disparará, apoiando processos de pensamento contínuos relacionados a várias memórias preocupantes. Quando esses pensamentos ativam padrões específicos de conexões sinápticas, o corpo então criará essas substâncias químicas relacionadas àqueles pensamentos inquietantes. Agora que aquelas substâncias químicas de vigilância estão soltas no corpo, o corpo se sente inquieto. Quando o neocórtex avalia como o corpo está se sentindo, provavelmente diremos: "sinto-me preocupado". Quando ficamos apreensivos, estamos cientes do estado interno de nosso corpo. Se um ataque de pânico ocorre, então sentimos uma perda de controle genuína, uma situação muito assustadora. Agora temos ainda mais com que nos preocupar, porque certamente não queremos ter outro ataque assim. Essa preocupação e antecipação vão atrair mais cedo, neuroquimicamente, a ocorrência da próxima experiência.

Uma vez que o eu está ciente de que o corpo está experimentando ansiedade, a rede neural associada com a ansiedade é ativada. Sentimos exatamente da forma como estamos pensando, e pensamos exatamente como estamos nos sentindo. Para que o cérebro reconheça os sentimentos de preocupação, ele usará as redes neurais de preocupação já existentes para avaliar o que está sentindo. Como resultado, pensaremos, então, os pensamentos relativos a nossas preocupações, porque aquela rede neural está ativada. Nessa altura, produziremos mais substâncias químicas cerebrais para reforçar como nosso corpo está se sentindo, porque nossa avaliação imediata do corpo nos fez sentir como estamos pensando. Ufa!

Agora nossos pensamentos iniciais se tornaram realidade. Se podemos sentir, é genuíno, certo? Estamos a caminho de treinar o corpo para ter outro ataque de pânico. Nosso medo, então, gera mais preocupação, o que nos deixa mais ansiosos, o que, por sua vez, nos preocupa ainda mais. A razão para isso é simples. Uma vez que nosso estado de ansiedade foi criado, nosso estado de ser criou um ciclo de feedback contínuo do corpo para o cérebro, de modo a ativar a mesma rede neural de preocupação, que deixou o corpo mais ansioso, e assim por diante.

Sabemos agora que, quando respondemos aos sentimentos do corpo, pensando do jeito que o corpo sente, o cérebro produzirá mais das mesmas substâncias químicas, transmitindo ao corpo os mesmos sinais químicos para ele vivenciar. É assim que mantemos um "estado de ser". Qualquer sentimento repetitivo, seja ele qual for, cria um estado de ser – seja esse sentimento feliz, triste, confuso, solitário, indigno, inseguro, alegre ou até deprimido. Um *estado de ser* significa que o ciclo de feedback entre o cérebro e o corpo está completo. Quando o ciclo de feedback está se repetindo, apoiando quimicamente o cérebro e o corpo, estamos em um estado de ser químico realizado por completo.

Ao longo do tempo, manteremos esse estado neuroquímico baseado em como ativamos continuamente os mesmos padrões de disparos neurais sinápticos de nossas lembranças anteriores. Essa continuidade química do corpo, baseada em como disparamos nossos próprios padrões singulares de sentimentos neurais de nossa identidade pessoal individual, é diferente para cada pessoa. Mas a mecânica do ciclo é a mesma. Ansiedade alimenta ansiedade. Imagine o que poderia acontecer se sentíssemos alegria, gratidão ou calma em vez disso? Seria possível que o mesmo ciclo de feedback nos servisse, em vez de nos escravizar?

Por que mudar é difícil

Cada pessoa, lugar, coisa, momento ou evento que é consistente em nossas vidas nos definirá de forma mais duradoura como personalidade por meio da exposição repetida. Associamos cada um desses elementos, e o efeito é que eles se tornam parte de nossos processos neurais, reafirmando quem somos. Para cada elemento conhecido em nossas vidas, temos uma representação neural existente na forma de pessoas, coisas, momentos, lugares e eventos, e cada representação neural conecta toda pessoa, lugar, coisa, momento e evento a um sentimento específico. Podemos começar a ver por que a mudança é tão difícil. Mudar uma pessoa, um lugar, uma coisa, um momento ou um evento em nossas vidas significa que estamos quebrando o circuito neuroquímico que mantivemos intacto por meio da estimulação contínua.[10]

Se eu lhe pedir para começar a usar uma nova ordem de ação ao escovar seus dentes ou se secar depois do banho, você pode não conseguir executá-la, pode realizá-la, mas com bastante desconforto, ou pode realizá-la, mas abandonar o esforço rapidamente. Você certamente tenderá a voltar ao modo mais fácil, mais familiar. Essa tendência é o hábito que você precisa romper se quiser mudar sua mente e não continuar preso no que é familiar.

Imagine, então, quanto esforço demandaria se eu lhe pedisse para terminar um relacionamento com alguém que repetidamente golpeia sua autoestima e vem fazendo isso há quinze anos. Se nos acostumamos a nos sentir indignos, queremos continuar nos sentindo assim, porque criamos o hábito neuroquímico de sermos indignos. É o jeito rotineiro, familiar, natural, fácil como temos pensado e nos sentido a respeito de nós mesmos. Esses pensamentos são baseados em memórias que temos de nossas interações com aquela pessoa. Essas memórias têm sentimentos associados a elas, e esses sentimentos têm uma base neuroquímica.

Mais importante, se decidirmos alterar a dinâmica de nosso relacionamento com uma pessoa em particular na nossa vida que é próxima a nós, a mudança representada pelo coração partido e o sofrimento, provavelmente, é apenas o sentimento químico de que estamos sentindo falta por deixar de disparar as mesmas redes neurais sinápticas.[11] A ausência de estímulos do ambiente (não ver, tocar, sentir o cheiro, sentir e ouvir aquela pessoa) não disparará mais as redes neurais associadas àquela pessoa. Essa interrupção evita a liberação de substâncias químicas específicas no cérebro que suprem o corpo para produzir uma emoção. Independentemente de se tratar de um sentimento positivo ou negativo, ele resulta da liberação de certas substâncias químicas. O amor (ou o que pensamos ser amor) pode, então, ter mesmo tudo a ver com a química.

Viciados e abstinência

O que acontece, então, quando decidimos que basta e que queremos parar de pensar de determinada maneira? O que acontece quando finalmente optamos por parar de pensar e sentir vergonha, raiva ou ódio por um único dia? Essa decisão não é diferente, na verdade, do que acontece quando decidimos entrar em dieta, abandonar uma comida específica ou tentar interromper um hábito como o de fumar ou beber. Decidir parar de sentir vergonha exige tanta intenção e força de vontade quanto parar de fazer qualquer uma dessas coisas. Uma vez que nossa força de vontade se engaja em superar nossos pensamentos, é como se despertássemos o corpo de seu sono e ele não tivesse tomado sua xícara de café matinal – nesse caso, sua dose de vergonha, por exemplo. Como resultado, o corpo começa a expressar seu desagrado ao cérebro: "Como assim, você não está recebendo suas substâncias químicas da vergonha? De quem foi essa ideia genial?".

O que geralmente começa como impulsos e desejos sutis do corpo na forma de um pensamento impulsivo – quando não colocado em prática – se transforma em um monólogo interno mais barulhento que implora por uma ação imediata. O corpo se torna um caos, como resultado dessa privação química e sua inabilidade de voltar a seu estado homeostático. Ele não quer recalibrar a si mesmo porque se acostumou com a mudança de pontos receptores dedicados à vergonha. O corpo vem tomando as decisões há um bom tempo, e agora parece fora de controle. Nesse ponto, seremos bombardeados com todos os tipos de impulsos. As vozes na sua cabeça disputarão para serem ouvidas, para nos fazer sentir vergonha.

Conhecemos aquela "voz" à qual respondemos inconscientemente todos os dias. Nós a ouvimos e agimos como se ela fosse a verdade indiscutível de nosso próprio guia interior. Muitas vezes, ela pode nos convencer a desistir de qualquer coisa, até de nossa grandeza. Quando estamos em meio a mudanças, ela reclama e choraminga ruidosamente. Ela diz coisas como *"Você pode começar amanhã!"* ou *"Vá em frente, esse é um ótimo motivo para quebrar a promessa que você fez a si mesmo"* ou *"Qualquer outra hora, menos agora!"*. E a minha preferida: *"Isso não parece certo!"*. E então dizemos: "Tenho que confiar nos meus sentimentos, porque estou muito atento a eles", e, é claro, racionalizamos até nos colocar de volta no ponto de partida. A voz que estamos escutando é o nosso corpo nos dizendo para restaurar a ordem interna e parar com o sofrimento e o desconforto que ele está sentindo.

Podemos certamente nos identificar com isso, porque a maioria de nós já tentou quebrar um hábito ou evitar algum alimento em particular, como chocolate, por exemplo. Começamos nossas resoluções com boas intenções, mas, em questão de horas, começamos a nos lembrar de todas as nossas experiências pregressas, quando comemos chocolate. Começamos a pensar sobre o famoso bolo recheado e coberto de chocolate da nossa mãe. Do nada, lembramo-nos daquela vez que comemos morangos cobertos de chocolate em nossa lua de mel e como aquilo era delicioso. Em um instante, estamos nos lembrando da ocasião em que ficamos presos no aeroporto de Bruxelas por quatro horas e comemos três sobremesas, todas feitas com chocolate belga.

Enquanto estamos sendo assim coagidos a esse tipo de mentalidade pelo que parece ser algum demônio, e se, no segundo seguinte, a vida nos apresentasse a oportunidade de provar um pedaço do bolo de chocolate da mamãe? No segundo em que colocamos os olhos sobre o bolo, nosso corpo responde de imediato (talvez até salivando). Em seguida, começamos a ouvir aquelas subvocalizações que acabei de mencionar, incentivando-nos a esquecer aquilo que decidimos intelectualmente naquele dia, e a consumir o bolo todo. Não estamos tendo esses pensamentos conscientemente; eles vêm do nosso corpo, dizendo-nos o que pensar e o que fazer. Assim que nosso corpo se torna quimicamente estimulado pela visão da sobremesa, ele nos faz pensar sobre o que ele quer.

Quando estamos conscientemente mudando um estado emocional, reagiremos da mesma forma a mensagens categóricas e em alto volume vindas de nosso corpo. Talvez um dia você decida intelectualmente não ser mais uma vítima. Você começa seu dia com grandes intenções, mas lá pelo meio do dia, enquanto está no carro indo cumprir uma tarefa para o seu trabalho, começa a pensar em como seu marido magoou seus sentimentos no dia anterior. Você pensa em todas as outras vezes, nos últimos trinta anos, em que ele a magoou com seus atos inconscientes. Agora você começa a se sentir mal. Você percebe o que está fazendo, mas uma voz interior começa a lhe dizer para esquecer aquilo com que você se comprometeu originalmente, porque "*Você nunca vai mudar, você simplesmente não é forte o bastante, e, além disso, sua mãe era abusiva quando você era pequena, então é por isso que você é assim. Você não tem como parar, essas cicatrizes são profundas demais*".

O que você vai fazer? Se responder a esses pensamentos, você está se dirigindo para a liberação de um monte de substâncias químicas que reforçarão quem você sempre foi. Se parar com seus pensamentos automáticos, vai se sentir muito desconfortável não sendo seu eu normal, pensando habitualmente. Para completar, e se nesse dia todas as razões para ser uma vítima começassem a cair do céu? Você leva um tombo na varanda logo cedo. Alguém no trabalho decide pedir o período que você queria para suas férias. Quando você sai do supermercado, alguém bateu na porta do seu carro e deixou um amassado. Agora você tem ainda mais motivos para se sentir vítima. O corpo está empurrando você a dar o primeiro passo para poder reafirmar seu eu neuroquímico. Se você decidir responder à tagarelice interna e agir a respeito dela, restaurará seu estado para o que parece mais confortável. Existe um nível de conforto familiar muito maior em ser vítima do que de desconforto em ser vítima… e o desconforto de não ser uma também.

Executando o ciclo

Quando tudo isso está cascateando por nosso cérebro e nosso corpo, eis aqui o que está acontecendo. Uma vez que a continuidade homeostática do corpo é alterada porque não podemos mais pensar do mesmo jeito ou reagir ao mesmo conjunto de circunstâncias, as células do corpo se unem e trabalham em conjunto. Elas enviam uma mensagem para aquela rede neural em particular para disparar certo nível mental, de modo que possamos produzir o tipo certo de substâncias químicas para manter o corpo em equilíbrio, controlado e moderado. Se os pontos receptores não estão recebendo os peptídios regulares de emoções familiares e aquelas células sentem uma mudança no equilíbrio normal, elas enviarão uma mensagem através dos nervos periféricos para a medula espinal e o cérebro. Elas vão ligar para dizer: "Oi, o que está acontecendo aí em cima? Faz um tempinho que você não se sente vítima. Pode começar a disparar aqueles pensamentos que produzem as substâncias químicas para tudo voltar ao normal?". Da mesma forma, o ciclo de feedback de automonitoração entre o cérebro límbico e o corpo, que está filtrando volumes de sangue pelo hipotálamo, nota que os níveis estão caindo e tenta reajustar a química interna do corpo de volta ao nosso eu vitimizado normal, produzindo o tipo certo de peptídio. Tudo isso ocorre em questão de alguns momentos inconscientes, e, quando nos damos conta, estamos pensando do jeito que estamos nos sentindo. Você pode rever a Figura 9.2 para verificar como as células sinalizam para o cérebro, tanto neurológica quanto quimicamente.

E se estivermos nos sentindo muito mal (o que, em razão da sua dependência, pode na verdade ser interpretado como algo muito bom pelo corpo), parece que, enquanto caímos vítimas daqueles impulsos, vozes ou desejos, não conseguimos parar o processo de geração de emoções. É como se não pudéssemos apenas comer um pouco do bolo de chocolate, mas precisássemos do bolo *inteiro.* Você já notou que, quando está em um redemoinho emocional e se sente frustrado, fica com raiva? E quando estava com raiva, você odiou. Quando você odiou, foi muito crítico, e quando foi crítico, você ficou com ciúme. Quando ficou com ciúme, tornou-se invejoso, e quando estava invejoso, tornou-se inseguro. Ao se sentir inseguro, você tornou-se indigno, e quando foi indigno, sentiu-se mal. Quando se sentiu mal, sentiu-se culpado.

Isso é comer o bolo todo, porque, como um viciado, você não podia parar antes de ter estimulado o corpo a um nível quimicamente mais elevado para ter uma descarga maior. Conforme o cérebro químico ligou todos os seus peptídios emocionais e alterou toda a sua química interna, você ativou essas redes neurais relacionadas, que abrigam memórias associadas. Você criou todos os níveis mentais que combinavam cada pensamento químico a um sentimento. O corpo se tornou um cavalo desenfreado, correndo sem controle.

É aqui que nossa força de vontade e nossa autodisciplina precisam entrar. Temos que atingir o domínio sobre nós mesmos, mas será que conseguimos? Será que cedemos e deixamos entrar o dilúvio de memórias de longo prazo que nos definem e reafirmam nosso eu antigo? Ou será que nos mantemos firmes em nosso compromisso de evitar pensamentos e sentimentos de vitimização? Nós nos conformamos com um alívio imediato, ou podemos deliberadamente nos apegar a uma visão maior para o eu, a despeito do que estamos sentindo? De qualquer forma, a mente consciente está agora tentando estabelecer sua autoridade sobre o corpo. O jogo pode estar virando.

Como outro exemplo, ao ver certo personagem de filmes que nos lembra alguém que conhecíamos, o filme está ativando uma rede neural associada que está vinculada a experiências passadas, e aquela rede tem certo sentimento na forma de substâncias químicas. Quando as substâncias são liberadas da rede neural adequada, ficamos cientes de que estamos com saudades daquela pessoa em nossa realidade, e agora nos sentimos pior. Em essência, toda a rede neural dispara, o que nos faz pensar sobre o que não temos em nossa realidade. Como resultado, todo aquele pensamento está apenas criando mais do sentimento e da consciência daquilo que não temos. Isso dói.

Considere também aquela pessoa que tem o problema de sempre, de alguma forma, atrair o tipo errado de homem para sua vida. Ela tem a maior dificuldade para descobrir como consegue se apaixonar por caras que sempre terminam sendo tão errados para ela quanto os anteriores. Quer eles sejam casados, busquem apenas se recuperar de uma separação, estejam emocionalmente indisponíveis, carentes demais, sejam dominadores, passivo-agressivos, ou seja lá de que outros males padeçam, ela consegue encontrá-los. Não importa que no palheiro existam milhares de boas opções, ela sempre consegue encontrar o sujeito que é a agulha para estourar sua bolha de felicidade.

É importante destacar que ela não pode jamais culpar outra pessoa por seus sentimentos, porque, se um desses homens a deixar, ela continuará programada da mesma forma. Em outras palavras, ela atrairá o mesmo tipo de pessoa, porque atraímos pessoas semelhantes a nós. Ela fará as mesmas escolhas continuamente, por causa da maneira como está programada. Ela não pode nem culpar seu último namorado por tudo ter terminado tão mal. Se ela realizasse uma autorreflexão verdadeira e honesta, teria que concordar que, independentemente do que seu último namorado fez, ela continua sendo a mesma pessoa, com a mesma rede neural e os mesmos sentimentos memorizados que atrairão as mesmas pessoas para junto de si.

A solução é simples: ela tem que mudar quem ela é, fundamentalmente, porque está programada e neuroquimicamente dependente de ter uma pessoa em sua vida que a ajudará a produzir o estado de ser vítima. Outras pessoas não a fizeram se sentir triste, rejeitada, incompreendida ou desvalorizada. Ela já se sentia assim. Esse era seu estado mental. Ela simplesmente trazia essas outras pessoas para sua vida a fim de que pudessem se comportar de forma a produzir a resposta química da vitimização à qual ela já estava viciada, e para a qual ela tinha um conjunto confortável, rotineiro e familiar de redes neurais programadas para determinar suas ações e escolhas.

O resultado final desse fenômeno é que, com o tempo, ansiamos pelo familiar, o rotineiro e o previsível, porque estamos programados pelo nosso ambiente para o que é familiar. A exposição contínua à nossa realidade rotineira apenas nos programa para sermos mais habituais e previsíveis. Começamos a viver no hábito das lembranças passadas. Prendemo-nos em uma caixa de nosso próprio pensar, repensar, agir e reagir repetitivos. Nosso pensamento limitado é literalmente nossa estrutura mental. Nós nos tornamos o produto de nossas respostas ambientais, o que faz com que nos tornemos mais rígidos em nosso próprio jeito "neuro-habitual", e menos livres. A menos que quebremos o hábito do "eu", estamos destinados a repetir interminavelmente esses ciclos. Nossa personalidade unicamente diferente se torna previsível, porque memorizamos de forma consistente o estado do nosso "eu".

TRANSTORNO DE ESTRESSE PÓS-TRAUMÁTICO

Para cerca de 1,9 milhão de estadunidenses que sofrem do transtorno de estresse pós-traumático (TEPT), lembrar de uma situação emocionalmente assustadora de nosso passado, como estupro, eventos devastadores da guerra ou acidentes graves, pode suscitar as mesmas respostas de pânico do evento em si. Com o TEPT, essas ocorrências do passado produzem efeitos fortes e duradouros em nosso sistema nervoso. Parece que, quanto maior o trauma, mais prontamente uma lembrança do evento faz com que, quimicamente, a vítima pense, aja, fale e se comporte com a mesma estrutura mental que apresentava no incidente passado.[12]

Como o TEPT se desenvolve? Quando vivenciamos um trauma ou um cenário altamente estressante, o evento estimula o hipotálamo, em conjunto com a amígdala, a liberar hormônios do estresse, que aprimoram a formação de memórias no cérebro. As substâncias químicas liberadas por esse sistema nervoso primitivo servem a uma função crucial, ajudando-nos a sobreviver a situações ameaçadoras de sobrevivência ao aumentar nossa percepção sensorial. Nosso estado mental aguçado marca o evento como uma memória no cérebro, de modo a ficar mais fácil para nós lembrarmos de qualquer coisa remotamente associada com as visões, cheiros e sons relacionados à experiência perturbadora. Como essas substâncias também impulsionam a formação de memórias, podemos aprender a partir dessa experiência.

Memórias do trauma são armazenadas primeiro no hipocampo. As substâncias químicas produzidas pelo hipotálamo e a amígdala ativam o hipocampo para ligar sinapses diferentes e armazenar a memória. Essa reação química, então, codifica as memórias em uma distribuição de redes neurais no córtex cerebral, consolidando o armazenamento da memória de longo prazo como um nível mental específico.

Quando alguém relembra um trauma ou uma experiência de alta carga emotiva, a memória se transfere de volta ao hipocampo, onde pode provocar a liberação de mais hormônios do estresse no hipotálamo e na amígdala. Quando isso acontece, a lembrança da experiência penosa produz a mesma mistura de sinais químicos, fazendo com que o corpo reviva o evento como se este estivesse acontecendo naquele instante. Como resultado, o sistema nervoso de luta ou fuga inicia inúmeras respostas fisiológicas. Muitas vezes, o corpo muda abruptamente em resposta a um pensamento impulsivo sobre um trauma do passado, porque o corpo tem seu equilíbrio homeostático afetado. Como resultado, a pressão arterial aumenta, os padrões respiratórios se alteram e o corpo pode tremer descontroladamente. Sem alerta e sem nenhum motivo aparente, um estado de pânico é criado ou o corpo se torna deprimido.

Com essa compreensão do TEPT, fica óbvio que o corpo pode ser acionado automaticamente por um mero pensamento. Em essência, condicionamos (no sentido pavloviano) o neocórtex para ativar o sistema nervoso autônomo, pensando repetidamente sobre uma lembrança estressante e depois vivenciando os sentimentos familiares associados que ativam o corpo. Nesse processo, conectamos quimicamente a mente ao corpo. Conforme a pessoa com TEPT revive com frequência o evento do passado, as substâncias químicas criadas por aquela lembrança acabam produzindo no corpo um estado de desequilíbrio homeostático. Esse desequilíbrio pode agora ser gerado mais prontamente com apenas alguns pensamentos.

É possível fazermos o mesmo quando nos lembramos de eventos passados conectados a qualquer emoção? Caso seja assim, pense no que nosso corpo recebe como mensagens diárias de nossa mente. Como queremos treinar nosso corpo para se sentir?

Mudança é desconfortável

Em todos os meus estudos, viagens e palestras sobre a mudança, minhas experiências pessoais, assim como o estudo de remissões espontâneas, a percepção mais comum que notei nas pessoas que estão no meio de mudanças é que a sensação não é boa e é desconfortável. Se você se lembrar de apenas uma coisa sobre as mudanças, lembre-se de que elas fazem com que o "eu" e o corpo entrem em um caos total, porque o eu não tem mais qualquer sentimento ao qual se relacionar para poder definir a si mesmo. Se pararmos de ter os mesmos pensamentos, sentimentos ou reações, deixaremos de produzir as mesmas substâncias químicas, o que coloca o corpo em um estado de desequilíbrio homeostático.

Biologicamente, os valores químicos internos da homeostase são regulados e controlados no início por aquilo que herdamos por meio da genética e que conta como "normal" para nós. Nossos pensamentos e reações mantêm nossa química controlada, de modo que, em essência, continuamos sendo a mesma pessoa, tanto física quanto cognitivamente. Portanto, quando a ordem interna é alterada pela mudança em nosso pensamento, não "nos sentimos" como a mesma pessoa.

Como resultado, nossa identidade quer retornar aos sentimentos do que é familiar, e nosso corpo está tentando influenciar nosso cérebro a voltar a um estado de ser reconhecível, para que o corpo possa se recalibrar com sentimentos do passado. Nosso corpo quer se identificar com associações conhecidas. Uma vez que a "mente" do corpo convence alguém a fazer aquela escolha para voltar ao que lhe é conhecido, inevitavelmente retornaremos à situação como ela era antes de tentarmos mudar, e nos sentiremos aliviados. Sobre as circunstâncias que tentamos mudar, diremos: "não parecia certo". Em outras palavras, nossa identidade, que estava confortável no ciclo de feedback entre o cérebro e o corpo, torna-se quimicamente estressada, e, por alguns momentos, ficamos muito desconfortáveis. Não gostamos de como nos sentimos; gostamos do jeito como geralmente nos sentimos, então retornamos ao conjunto familiar de condições em nossas vidas, e agora tudo parece melhor e mais correto.

Imagine que você mora em um vale, no sopé de uma montanha alta. Você morou ali a vida inteira e nunca escalou acima do limite das árvores, que ficam seiscentos metros abaixo do pico. Você leva cada dia de sua vida no vale, cercado pelas mesmas pessoas. Você chegou a um ponto em que pode prever com precisão considerável o que todo mundo fará a cada dia – desde o momento exato em que seu vizinho mais próximo sairá para o passeio com os cachorros dele até quando você verá uma espiral de fumaça subir da chaminé do homem que mora no começo da rua. Parece que nunca acontece nada de novo.

No final de uma tarde, você vê alguém saindo da floresta atrás da sua casa. Ele usa um cajado de caminhada e carrega um farnel. Conforme ele se aproxima, você repara que ele tem uma barba fechada, mas essa barba disfarça a idade dele. Você sai de sua casa e o saúda. É óbvio que ele está viajando há algum tempo. Você o convida para entrar e, durante o jantar, ele lhe conta tudo sobre sua jornada. Você descobre que o pico logo atrás da sua casa oferece uma visão abrangente do território ao seu redor – entretanto, você nunca pôs os pés para fora dos limites desse vale. Do topo da montanha, diz ele, você não apenas consegue ver grandes distâncias, como também pode ganhar acesso fácil a outras cidades e vilarejos, além de conhecer pessoas que falam outras línguas e aceitar costumes que soam exóticos e convidativos.

Na manhã seguinte, quando seu novo amigo vai embora, você jura que vai escalar a montanha no seu quintal. Você se prepara por alguns dias antes de partir. Está determinado a vivenciar coisas novas e vê isso como a grande chance em sua vida de sair das sombras e ir para a luz. Enquanto abre caminho pelo campo gramado que limita a sua casa, você olha para os arredores familiares – o celeiro decadente que parece se dobrar em oração, e a cerca sinuosa que você e seu pai consertaram a vida toda, na qual cada poste é uma sentinela, uma lembrança da passagem do tempo.

Quando você vivencia mudança, é como deixar seus arredores e lembranças familiares. Uma vez que deixa aquele gramado que limita sua casa e começa a subida, você enfrenta vários obstáculos – uma trilha cheia de mato, arvoredos densos, temperaturas em queda, predadores e, conforme vai subindo cada vez mais, pedras escorregadias de gelo. Você entende, em um nível intelectual, que está progredindo na direção de um novo conjunto de experiências. Você começou firmemente convencido de que é isso o que quer.

Na metade da subida, contudo, você já não tem tanta certeza de que fez a escolha mais sábia. Você reconhece os perigos, sente-se molhado e gelado, e entende que agora está definitivamente sozinho. O lugar de onde você veio era seguro, familiar e confortável. Nesse momento, a maioria das pessoas dá meia-volta e retorna correndo para suas zonas de conforto. Elas se acomodam com aquele sentimento de que podem se lembrar e recuperar a qualquer momento. Elas comparam a memória do passado com sua sensação presente de desconforto. Quando os sentimentos do passado estão em competição constante com nossa ideia de um futuro novo, o passado tem uma influência maior sobre nós, porque não podemos comparar o futuro a nenhum sentimento do passado.

O futuro não tem sentimentos porque ainda não o vivenciamos. Lembre-se de que todas as nossas memórias episódicas são armazenadas, em última instância, como emoções. O passado tem esse componente emocional, mas o futuro, não. O futuro tem apenas o senso de aventura com que começamos, mas isso se perde facilmente nos sentimentos de nosso corpo e nas memórias do passado. O eu neurossináptico fica com saudade de casa e, quando isso acontece, ele quer aquilo que pode prever e depender no momento seguinte. Sonhos de um futuro diferente em geral são sufocados pelos sentimentos conectados ao ciclo de feedback do corpo. Quando nossa identidade (que é feita de memórias do passado) e o ciclo de feedback do corpo reinam, podemos facilmente racionalizar o retorno ao que é conhecido. Pensamos que estamos tomando a decisão correta apenas porque "parece" ser a escolha correta naquele momento. É assim que resistimos à mudança.

Todas as associações que estão conectadas à mudança agora insultaram a continuidade química de como nossa identidade pessoal se sente, e o "alguém" que está conectado a memórias do passado se encontra absolutamente desafiado. A identidade antiga que foi definida como "o eu" só quer voltar a circunstâncias rotineiras, familiares, aos sentimentos normais que a definem. Se cedermos a esses impulsos, estaremos criando escolhas apenas com o corpo, nunca com a mente, e jamais mudaremos. Nossa vida é um espelho de como nos sentimos e como somos conectados neurologicamente. Para poder criar qualquer nova experiência, precisamos deixar para trás pensamentos, memórias e associações do passado emocional.

Recuperação: a vida após o vício

Quero deixar claro que não há nada de errado em escolher com base nos sentimentos. O que precisamos avaliar aqui é uma questão de que tipo de sentimentos costumamos ter e com que frequência repetimos as mesmas emoções. Também quero declarar que emoções não são ruins. Elas são o resultado final de todas as experiências, boas e ruins, conhecidas e desconhecidas. Porém, se estamos tendo os mesmos sentimentos todos os dias, isso quer dizer que não estamos tendo novas experiências. Devem existir experiências que ainda não acolhemos que poderiam produzir novas emoções.

Com que frequência você teve emoções baseadas não nos sentimentos familiares de sobrevivência, mas sim naqueles sentimentos um tanto fugidios, como inspiração e a alegria da criação? Aqueles momentos elevados de gratidão, amor-próprio, êxtase, liberdade e assombro estão dentro de nós. Eles são apenas breves demais. E se pudermos criar uma cascata de substâncias químicas que nos faça entrar em uma espiral descendente para estados emocionais mais contagiosos e influenciar as próximas séries de pensamentos e sentimentos, também poderemos deliberadamente criar uma espiral ascendente e permitir que outras substâncias químicas impulsionem outros estados emocionais que provoquem pensamentos relacionados àqueles sentimentos.

Na verdade, você já reparou que, quando estava verdadeiramente alegre, estava apaixonado? E quando estava apaixonado, você estava inspirado, e aquela inspiração o levou a ser mais permissivo e incondicional com todo mundo? Quando se sentiu verdadeiramente incondicional, você amou a si mesmo. Quando amou a si mesmo, você ganhou um rico senso de gratidão e uma liberdade de autoexpressão sem julgamentos. Esse dilúvio de pensamentos e sentimentos criou uma onda de pensamentos e ações mais virtuosos, e isso pareceu tão enriquecedor que você não queria que acabasse.

A fisiologia das emoções pode funcionar nos dois sentidos. Certamente, nosso sistema límbico e o laboratório alquímico do nosso hipotálamo produziram essas emoções químicas da espiral ascendente para nós em momentos rarefeitos de nossas vidas. Também tenho certeza de que podemos criar algumas novas receitas para algumas emoções novas que ficarão como potenciais em nosso destino evolucionário humano. É possível que possamos viver a maior parte de nossas vidas em um estado mais evoluído quando nos aposentarmos da sobrevivência?

Mudar nosso cérebro, então, é mudar o futuro. Teoricamente, os diferentes peptídios de experiências e pensamentos mais evoluídos deveriam ser capazes de encontrar seu caminho até as células do corpo e enviar um novo sinal para a biblioteca de potenciais genéticos em nosso DNA, de modo a poder disparar alguns novos genes para formar uma nova expressão do eu. Parece haver uma boa quantidade de maquinário latente repousando em nosso código genético para evolução futura.

Se temos expressado apenas uma lista curta de pensamentos e emoções previsíveis e estados químicos habituais diariamente, influenciamos apenas nossas células a ativar os mesmos genes que nossos pais e nossos avós já expressaram. Quando paramos de aprender, de crescer, de mudar nosso comportamento habitual e de sonhar com resultados maiores, só nos resta o mesmo tecido de conexões sinápticas que herdamos, e só podemos abastecer nosso corpo com a mesma informação química. Agora estamos a caminho do mesmo destino biológico. Sem aprender e vivenciar, nunca aprimoramos nossa arquitetura neural.

Estar no modo sobrevivência é não evoluir nosso cérebro. É apenas ativar uma parte química/neurológica mais primitiva de nossa substância cinzenta que então impulsiona nosso neocórtex consciente a um estado de comportamentos inconscientes, mapeados dentro do cérebro, para então reagirmos com o corpo em mente... e a mente no corpo.

Nos capítulos a seguir, olharemos com mais atenção como podemos romper o ciclo de sentimentos repetitivos. Anime-se: ao aprender todas essas novas informações, estamos dando o primeiro passo para emergir de uma vida de rotina e do que é familiar. Temos em nossa posse, pronta e à nossa disposição, uma ilha de calma em um mar de turbulência. É o maior presente da evolução para nós.

CAPÍTULO DEZ

ASSUMINDO O CONTROLE: O LOBO FRONTAL NO PENSAMENTO E EM AÇÃO

O que é esse poder, não sei dizer: tudo o que sei é que ele existe e se torna disponível apenas quando a pessoa está naquele estado mental no qual sabe exatamente o que quer e está totalmente determinada a não desistir até conseguir.

— ALEXANDER GRAHAM BELL

O lobo frontal é uma porta pela qual devemos entrar se escolhermos quebrar o ciclo de pensamentos e sentimentos repetitivos. Se queremos liberdade do vício emocional de base química que tem tanta influência em nossas vidas, devemos aprender a utilizar essa maravilha do nosso desenvolvimento evolucionário chamada lobo frontal.

Em 1848, Phineas Gage, um jovem mestre de obras de ferrovia, liderava uma equipe de demolição cujo trabalho era explodir as encostas das montanhas do território continental estadunidense, facilitando a colocação dos trilhos ferroviários por aquelas áreas. Um acidente quase fatal causou danos a seu lobo frontal e deu aos cientistas dados valiosos sobre essa parte do neocórtex.[1] Desde a época de Gage e a partir de estudos dos lobos frontais danificados e alterados, dele e de muitos outros pacientes, viemos a entender que essa parte do cérebro é o navegador de nossa vida, o executivo no comando de todas as outras partes do cérebro.

Como às vezes é mais fácil estudar o mau funcionamento do que a normalidade quando se aprende sobre a função de um órgão, podemos começar com a pergunta mais simples: o que acontece quando o lobo frontal deixa de funcionar normalmente? Como o lobo frontal tem conexões com todas as outras partes do cérebro, quando esse centro de comando fica lesionado ou danificado, nos tornamos um míssil sem seu sistema de orientação ou, mais precisamente, como um exército sem um general. Outras áreas do cérebro que são coordenadas por meio do córtex pré-frontal (outro nome para o lobo frontal), consequentemente, tornam-se disfuncionais, e a pessoa toda é afetada. Esse tipo de dano ao lobo frontal é conhecido como *disfunção executiva*. A ciência médica progrediu muito em sua compreensão dos danos ao córtex pré-frontal em comparação a 1848, quando Phineas Gage se feriu.

Phineas, que trabalhava para a Rutland and Burlington Railroad, em Vermont, tinha muitas habilidades físicas excelentes e traços de personalidade admiráveis. Aos 26 anos, ele liderava uma equipe de homens que respeitavam suas qualidades de liderança e sua habilidade de lidar com explosivos perigosos. Gage tinha uma combinação única de inteligência sensata e habilidade atlética que o tornavam perfeito para esse trabalho, que demandava foco constante. Como foi destacado oficialmente, ele era o homem mais eficiente e capaz que trabalhava para aquela ferrovia.

No entanto, mesmo alguém tão capacitado quanto Gage pode ter um momento ruim quando está distraído. Certo dia, enquanto Phineas estava “carregando um buraco”, compactando pólvora com uma haste de ferro, uma faísca aleatória fez com que a dinamite explodisse prematuramente. Uma barra de ferro com pouco mais de noventa centímetros penetrou na cabeça de Gage abaixo do zigomático esquerdo, saindo pelo topo da cabeça e aterrissando a quase cem metros de distância.

Para surpresa geral, Gage sobreviveu a esse terrível golpe. Testemunhas relataram que ele foi lançado ao chão e passou por algumas convulsões, mas, pouco tempo após o incidente, estava alerta e racional. Ele foi levado rapidamente para um hotel próximo dali, onde o Dr. Edward Williams o examinou pela primeira vez. O Dr. Williams, então, consultou o Dr. John Harlow. Gage ainda estava totalmente consciente e alerta no momento do exame, respondendo a várias perguntas acerca do acidente. A essa altura, os médicos não acreditavam que ele sobreviveria. Contudo, a ótima saúde e a juventude de Gage lhe permitiram se curar sem complicações. Incrivelmente, Gage não exibiu nenhuma perda de habilidades motoras, e sua fala também não foi afetada. Ele tinha toda a sua memória, e sua força física retornou gradualmente. O Dr. Harlow até pensou que Gage tivera sorte, pois seu ferimento envolveu uma área do cérebro considerada irrelevante, o lobo frontal.

Conforme Gage recuperava a saúde, entretanto, sua personalidade deu uma virada de 180 graus. Todos que o conheciam diziam a mesma coisa: Gage não era mais Gage. O Dr. Harlow disse que Gage perdera o equilíbrio entre suas faculdades intelectuais e suas propensões animais.

Antes sincero e bem-educado, Gage agora estava fora de controle e malicioso. Ele demonstrava comportamento egoísta e frequentemente usava profanidades terríveis. Tornou-se irresponsável e imprevisível. Socialmente inepto. Ele tomava decisões e fazia escolhas que iam contra seus interesses. Tinha dificuldades para ir até o final com seus planos. Parou de pensar antes de agir. Em várias ocasiões, o Dr. Harlow tentou argumentar com Gage para fazê-lo entender que ele iria perder o emprego a menos que mudasse seu comportamento. Gage não deu ouvidos a seus conselhos e perdeu o emprego na ferrovia, não por alguma invalidez física, mas sim por sua personalidade alterada. Levou anos para o Dr. Harlow admitir que, embora seu paciente mais famoso tivesse sobrevivido, jamais se recuperara de fato.

Em 1868, duas décadas depois do acidente, o Dr. Harlow estava pronto para aceitar a surpreendente mensagem inerente à personalidade alterada de

Gage: a de que o lobo frontal está conectado com a personalidade. O incidente e suas consequências começaram a busca por um "eu" no cérebro que tinha a ver com o modo como regulamos, pessoalmente, nosso comportamento, controlamos nossos impulsos, fazemos escolhas complicadas e planejamos nosso futuro. Todos esses atributos vão muito além das funções básicas de processamento motor, de memória ou de fala, e de reflexos animais.

A propósito, os cientistas têm hoje uma compreensão melhor do que aconteceu com o cérebro de Gage. Quase 160 anos após o acidente de Gage, alguns pesquisadores finalmente isolaram as regiões cerebrais responsáveis por essa estranha mudança de personalidade. Hanna Damasio, famosa professora de neurologia na University of Iowa e diretora do Laboratório de Neuroanatomia e Neuroimagiologia Humanas na Faculdade de Medicina da University of Iowa, reconstruiu a lesão de Gage e suas mudanças cerebrais subsequentes, provando que ele havia danificado a parte interna dos dois córtices pré-frontais (Damasio lançou um vídeo de sua pesquisa em 1994).[2]

A história da pesquisa sobre o lobo frontal

Nos anos seguintes ao acidente de Gage, muitos outros médicos começaram a documentar pacientes que vivenciaram lesões no lobo frontal e passaram por mudanças radicais de personalidade, como as vistas em Gage. Um padrão começou a se desenvolver. A maioria das vítimas tinha dificuldade de manter um emprego. Elas também exibiam desapego em relação aos sentimentos das pessoas ao redor delas. Não tinham preocupação alguma com a ética social. Às vezes faziam planos grandiosos, mas nunca os executavam. Seu comportamento e suas escolhas iam contra seus interesses. Gratificação imediata e ação impulsiva sempre venciam contra planos de longo prazo. Autópsias das histórias desses casos revelaram lesões severas nos córtices pré-frontais.

Infelizmente, quase setenta anos se passaram desde o acidente de Gage antes que qualquer avanço real nas pesquisas sobre o lobo frontal fosse feito. Por exemplo, mais provas ligando mudanças de personalidade a danos no lobo pré-frontal vieram de um estudo feito em Yale e conduzido no início dos anos 1930 utilizando chimpanzés.[3] Os pesquisadores observaram dois macacos que eram especialmente agressivos e se recusavam a cooperar. Eles ficavam facilmente frustrados e tendiam a atacar outros chimpanzés da estrutura social como retaliação. Cientistas então fizeram um tipo inédito de cirurgia nesses macacos que afetou severamente seus lobos frontais. Após a cirurgia, os dois chimpanzés ficaram facilmente controláveis e mais cooperativos. Essas descobertas foram divulgadas em uma conferência médica em 1935.

Pesquisadores especularam que esse tipo de cirurgia poderia produzir mudanças semelhantes nos seres humanos. Essa hipótese levou a um tipo de cirurgia psiquiátrica infame conhecida como *lobotomia frontal*. Inúmeros pacientes com diferentes tipos de psicose passaram, voluntária e involuntariamente, por esse tipo de cirurgia, cuja intenção era danificar o lobo frontal de propósito em um esforço para fazer experiências, assumir o controle e "curar" suas condições.

A ascensão da "cura" pela lobotomia

No final da década de 1930, muitas pessoas com problemas psiquiátricos foram tratadas com medicamentos em uma tentativa de reverter seus transtornos de personalidade antissocial. Entretanto, os medicamentos eram bem caros naquela época; os Estados Unidos estavam nos últimos estágios da Grande Depressão. Assim, alguns médicos tentaram ajudar esses pacientes utilizando uma solução abominável e não médica.[4] Em certas instalações médicas, os médicos esperavam até que pacientes selecionados fossem dormir e então os anestesiavam. Eles pegavam um bisturi, enfiavam a lâmina por baixo da pálpebra superior, entre o globo ocular e o crânio, e perfuravam o crânio naquele ponto. Essa área específica, logo atrás da parte superior da órbita ocular, é a parte mais mole do crânio. Aí o bisturi era movimentado como um limpador de para-brisa pela área dos córtices pré-frontais.

Pacientes que passavam por esses "tratamentos" exibiam muitos traços em comum. Como os efeitos posteriores da lobotomia frontal sugerem o papel importante que o lobo frontal sadio e funcional desempenha em nossas vidas, descreverei o resultado dessas lobotomias com um pouco mais de detalhes.

A primeira coisa que os médicos deles reparavam é que cada paciente se tornava notavelmente plácido, preguiçoso e letárgico, e não demonstrava interesse algum por seus arredores. Havia também uma distinta perda de iniciativa, e esses pacientes se tornavam desprovidos de inspiração. Eles exibiam ainda um desejo considerável por monotonia. A maioria dos pacientes se tornava profundamente apegada a comportamentos de rotina. De fato, eles se tornavam previsíveis, depois de terem sido tão imprevisíveis a ponto de ser necessária a hospitalização. Por exemplo, eles amavam escutar a mesma estação de rádio, sempre vestiam as mesmas roupas, e gostavam de comer o mesmo tipo de comida, no mesmo horário, todos os dias. Se alguém interferia ou interrompia alguma dessas rotinas familiares, esses pacientes desmoronavam emocionalmente.

Além disso, essas pobres almas também perdiam a capacidade de modificar suas ações e seu comportamento. Eles executavam as mesmas ações repetidamente, todos os dias, para criar os mesmos resultados. Eles estavam tão arraigados em suas rotinas habituais que não conseguiam alterar nenhuma de suas ações para produzir um resultado diferente. Embora muita gente anseie por rotina, esses pacientes cometiam os mesmos erros várias vezes, a qualquer preço, sem nenhum esforço consciente para fazer as coisas de maneira diferente. Por exemplo, se um paciente lobotomizado que gostasse de leite passasse pelos efeitos nefastos de tomar leite azedo, ele não podia aprender com essa experiência e fazer uma escolha diferente. Quando estivesse "na hora" de tomar leite outra vez, ele tomaria da mesma garrafa de leite azedo. Esses pacientes eram tão viciados em seguir seus comportamentos estruturados que a rigidez de suas ações era mais importante do que qualquer efeito desagradável em suas rotinas. Em outras palavras, eles não conseguiam parar de tentar colocar a peça quadrada no buraco redondo.

Quase todo paciente com o lobo frontal lobotomizado demonstrou incapacidade para se concentrar em tarefas que exigem determinação. Eles começavam uma atividade ou iniciavam um padrão de fala e então ficavam totalmente distraídos e nunca terminavam o que tinham começado. Muitos se distraíam de uma atividade por qualquer evento trivial no ambiente ao seu redor.

Esses pacientes também fracassavam em obter significado das situações, o que quer dizer que eles não conseguiam aprender nem memorizar qualquer informação nova. Eles não conseguiam compreender ações ou ideias intrincadas. Todos os seus padrões de comportamentos complexos foram substituídos por outros, mais simples e mais previsíveis. Fazer projeções no futuro também estava além da capacidade deles. Eles não tinham nenhum objetivo futuro – nem mesmo de curto prazo –, já que eram incapazes de fazer planos e levá-los a cabo. Certamente, essas pessoas eram incapazes de se adaptar a novas situações. Se um paciente arrebentasse um cadarço, não lhe ocorreria pedir um novo; ele continuaria a amarrar o sapato com o cadarço arrebentado.

Muitos pacientes lobotomizados também se tornavam infantis e imaturos. Eles não tinham constrangimentos sociais nem qualquer senso de responsabilidade. Faltava-lhes controle sobre seus impulsos imediatos. Vários pacientes irrompiam em surtos de mau humor por causa de situações insignificantes. Birras infantis e expressões de descontentamento também eram extremamente comuns. Eles com frequência repetiam as mesmas falas e expressões. Suas habilidades de comunicação entravam em declínio cada vez maior ao longo do tempo, até conseguirem emitir apenas grunhidos e ruídos.

No final, pacientes lobotomizados perdiam a capacidade de cuidar de si mesmos, de usar linguagem e reconhecer objetos, e não conseguiam exibir nenhum sinal de julgamento crítico. Eles vivenciavam um declínio cognitivo consistente até que suas faculdades de "eu" desmoronassem. Finalmente, ficavam perdidos em um mundo estreito e primitivo de comportamento quase animalesco.

Hoje em dia, não permitimos mais que esse tipo de procedimento experimental radical e sem autorização seja realizado rotineiramente nos pacientes. Embora lobotomias frontais representem uma era muito sombria no cuidado da saúde mental, esses experimentos de fato lançaram muita luz sobre o funcionamento do lobo frontal. Todos podemos concordar que teria sido melhor se esse conhecimento viesse de outra fonte, mas agora temos ferramentas muito melhores para observar as capacidades funcionais da maioria das partes do cérebro. Ao conduzir pesquisas em animais, estudar pacientes com danos cerebrais e utilizar as tecnologias de neuroimagem funcional que ficaram disponíveis recentemente, os cientistas agora têm uma compreensão muito maior do lobo frontal. Desde os tempos de Phineas Gage, sabemos agora que há graus de danos e de disfunção a essa área tão sagrada.

Antes de sairmos do assunto das lobotomias, eu gostaria de apontar que, em muitos sentidos e graus variados, aqueles entre nós que são emocionalmente viciados (e é provável que isso signifique a maioria de nós) sofrem de enervação em algum nível, anseiam pela própria existência rotineira, ficam intimidados diante de muitas experiências novas ou não familiares e vivem a vida em um estado quase catatônico.

Vamos pensar nisso. Danos ao lobo frontal fazem com que os seres humanos tenham um ou mais dos sintomas a seguir.

- Tendemos a nos tornar preguiçosos, letárgicos e sem inspiração.
- Desejamos monotonia ou rotina.
- Temos dificuldade para focar tarefas que demandem determinação; começamos projetos ou empreendimentos, como dietas ou rotinas de exercícios, e nunca vamos até o fim.
- Deixamos de obter significado das situações. Ou seja, raramente aprendemos algo novo com as situações, de modo a podermos modificar nossas ações para gerar um resultado diferente.
- Parecemos ter surtos emocionais quando nosso mundo rotineiro é perturbado.
- Não projetamos para o futuro, não fazemos plano algum.

Isso se parece com alguém que você talvez conheça?

Danos ao lobo frontal nunca parecem inibir ou alterar as funções básicas dos sistemas sensorial, motor, de memória ou emocional, que são transferidas para o resto do cérebro. Em vez disso, quando o lobo frontal é lesionado, ele parece perder sua capacidade de liderar, sintetizar e coordenar todas as outras regiões cerebrais que afetam tanto de quem somos.

O maior motivo pelo qual a maioria das pessoas não consegue utilizar o lobo frontal é porque somos viciados em nossas emoções e sentimentos do corpo. Em um sentido muito real, autolobotomizamos nossos cérebros ao depender somente das redes neurais já conectadas, repetidas e disparadas com frequência, que demandam pouco ou nenhum esforço consciente para inicializar-se. Quando Henry David Thoreau falou de pessoas que levam "vidas de desespero calado", ele podia muito bem estar falando de nosso lobo frontal inativo e subutilizado. Estudos recentes com tecnologia de neuroimagem demonstraram que, quanto menos atividade no lobo frontal, maior a tendência para o comportamento impulsivamente emotivo demais.[5] De fato, em pesquisas recentes conduzidas por Richard Davidson, PhD da University of Wisconsin, os participantes que demonstraram atividade elevada do lobo frontal em neuroimagens funcionais tinham níveis mais baixos de cortisol, o hormônio do estresse.[6] Portanto, quanto maior a atividade cerebral no lobo frontal, maior a capacidade que teremos para controlar deliberadamente nossas reações e nossos comportamentos impulsivos.

O lobo frontal, quando ativado por completo, nos dá uma capacidade muito maior do que provavelmente imaginamos de assumir o controle de quem queremos nos tornar. Para escapar de nossos vícios emocionais, devemos colocar o rei de volta no trono. Ser controlado pelos impulsos do corpo é viver com o corpo no lugar da mente. Quando vivemos no modo sobrevivência, essas substâncias químicas potentes e antigas influenciam o resto do nosso cérebro pensante a colocar toda a nossa consciência no ambiente ao nosso redor, no nosso corpo e no momento. Em certo sentido, então, devemos retirar nossa mente do corpo e colocá-la de volta no cérebro. Para fazer isso, primeiro temos que conquistar a compreensão do que o lobo frontal faz por nós, e de como nossa evolução nos abençoou com essa maravilha de supervisão, controle e pensamento de alto nível.

Nosso maior dom

Por meio da evolução, recebemos um dom extraordinário: o lobo frontal, que fica na frente e no centro de nosso cérebro. O desenvolvimento mais recente na anatomia do cérebro humano é nossa maior conquista, a área mais altamente evoluída do sistema nervoso humano. De sua posição logo atrás da testa, o maior dos quatro lobos do neocórtex serve como nosso centro de controle, filtrando interferências, focando nossa atenção e acalmando a tempestade que nossos centros de percepção geram para nos manter conectados com nossos mundos externo e interno.

Muitas imagens do cérebro humano, assim como a linguagem que usamos para descrever como nossas sinapses funcionam, levam-nos a crer que o cérebro é um lugar bastante desassossegado. Falamos sobre o disparo de milhões de neurônios, e o cérebro, amiúde, é retratado funcionando como uma tempestade de verão no centro-oeste, cheia de raios e trovões. Temos tendência a acreditar que o cérebro está em constante estado de tumulto, e essa imagem pode ser a melhor para captar como nos sentimos com frequência.

Entretanto, considere por um segundo o que você está fazendo enquanto lê as palavras nesta página. Espero que você esteja tão cativado pelos conceitos que estou discutindo que sua mente esteja quieta: que você não esteja ciente da cadeira em que está sentado, que a dor incômoda em seus ombros e pescoço tenha diminuído, que o ambiente para além das bordas das páginas que você tem nas mãos tenha recuado até virar nada, que os ruídos do tráfego e outros barulhos vindos de fora da sua janela tenham todos desaparecido e que tudo o que você ouça seja o som de sua própria voz interna lendo as palavras nesta página. Seu lobo frontal centraliza sua atenção.

O lobo frontal também é responsável pelas escolhas que você acaba de fazer – de se mexer no assento, tirar uma das mãos do livro para coçar o couro cabeludo, olhar para o relógio do lado oposto na sala, ou qualquer uma dos milhares de ações diferentes que você pode realizar ao longo de uma hora.

Mais do que qualquer outra coisa, o lobo frontal é responsável pelas escolhas e ações conscientes, deliberadas, propositais e intencionais que fazemos inúmeras vezes a cada dia. É a casa do "eu verdadeiro". Pense no lobo frontal como um maestro em frente a uma orquestra imensa. Ele tem conexões diretas com todas as outras partes do cérebro e, portanto, controla como o resto do cérebro opera.

Apenas o lobo frontal é capaz do tipo de funcionamento de alto nível necessário para executar essas tarefas de alto nível. Se quisermos ser capazes de superar nossos estados mentais habituais e nossa predisposição para sentir em vez de pensar, precisaremos nos tornar intimamente familiarizados com o lobo frontal e como ele funciona.

É somente quando impomos propositalmente nossa vontade pelo uso de nosso lobo frontal que podemos alcançar o tipo de tranquilidade e controle necessários para escapar do ciclo de respostas neurológicas e químicas que dominam e ditam a maior parte de nossa personalidade, das escolhas que fazemos e das reações que colocamos em movimento. Se não o fizermos, estaremos à mercê dos fatores em nosso ambiente, das necessidades ou reações de nosso corpo e das memórias de nosso passado. Se não conseguirmos pensar além de como nos sentimos emocionalmente, então estaremos vivendo de acordo com o que o ambiente dita ao nosso corpo. Em vez de pensar, inovar e criar de verdade, meramente disparamos as memórias sinápticas de nosso passado genético ou pessoal em outras áreas do cérebro; instigamos as mesmas reações químicas repetitivas que nos fizeram viver no modo sobrevivência.

Em resumo, estamos à mercê do efeito, em vez de sermos os iniciadores da causa. O lobo frontal é a área do cérebro que muda todos os assim chamados "traços humanos normais". Pensar de maneira mais grandiosa do que nos sentimos requer uma força de vontade que se manifesta somente no lobo frontal. Essa força de vontade e a capacidade do lobo frontal de nos ajudar a focar a atenção concentrada é o que, principalmente, nos separa das outras espécies.

Originalidade humana identificada

Por séculos, cientistas e filósofos especularam sobre as diferenças incomuns que separam nossa espécie de todas as outras formas de vida. O que torna os seres humanos únicos, em comparação com outras criaturas neste planeta, não é o fato de termos polegares opositores, de ficarmos de pé e caminharmos sobre duas pernas, ou de termos dois olhos voltados para a frente. Não é por termos poucos pelos no corpo, por falarmos uma linguagem sofisticada, ou mesmo por termos cérebros grandes. Certamente, outros animais têm cérebros maiores do que os nossos. O de um elefante, por exemplo, é muito maior do que o cérebro de um ser humano adulto.

O que nos distingue de todas as outras espécies de animais é o tamanho do lobo frontal em relação ao resto do neocórtex. Em gatos, o lobo frontal equivale a 3,5% da anatomia superior do cérebro. O lobo frontal de um cachorro equivale a 7% do total do novo cérebro. Em chimpanzés e outros primatas de pequeno porte, como o gibão e o macaco, a proporção entre o lobo frontal e o resto do córtex fica entre 11 e 17%. Em seres humanos, contudo, o lobo frontal compõe de 30 a 40% do volume total do neocórtex.[7]

Até recentemente, os cientistas sabiam pouca coisa sobre o lobo frontal. Eles já o consideraram a "área silenciosa", porque, quando tentaram medir atividade no lobo frontal usando a já testada e aprovada máquina de eletroencefalograma (EEG), não conseguiram captar nenhum sinal de atividade que lembrasse o que eles tinham descoberto ao medir outras partes do cérebro. Como sabemos, as áreas do pensamento de rotina e as regiões que processam todos os nossos estímulos sensoriais no resto do córtex estão sempre ocupadas; as máquinas de EEG localizam atividades de ondas cerebrais detectando mudanças nos campos eletromagnéticos. Todavia, esse tipo antigo de instrumentação ofereceu pouquíssimos dados em relação ao que estava acontecendo no lobo frontal.

Assim como acontece com a maioria das pesquisas cerebrais, com os avanços da tecnologia, ganhamos novos entendimentos e conseguimos nos desfazer de velhas hipóteses. Agora sabemos que o lobo frontal supervisiona quase todas as atividades do cérebro. É o nosso ponto de inspiração, o que os místicos chamaram de *coroa*.

Embora eles não tivessem como saber tanto sobre o lobo frontal quanto sabemos hoje, as culturas antigas, ao coroar um grande rei, presenteavam-no com ouro e joias sobre essa parte do cérebro, simbolizando que ele tinha a mente para liderar uma nação. Um pacificador em épocas passadas seria coroado com uma coroa de louros, colocada sobre o lobo frontal em reconhecimento à sua habilidade de resolver diferenças e enxergar em meio ao caos. De maneira semelhante, quando um atleta era celebrado com uma coroa de louros sobre a fronte, isso simbolizava sua maestria sobre o próprio corpo e o ambiente. Grandes iniciados e civilizações avançadas em tempos antigos sabiam que, quando se usava uma joia no meio da testa, ela não estava lá para acentuar o rosto, mas sim para reconhecer o poder do cérebro, especificamente do lobo frontal. Há séculos, o lobo frontal tem sido reconhecido como a área mais elevada do cérebro humano.[8] No entanto, o lobo frontal também foi considerado adequado para a realização de experimentos, como vimos na lobotomização de milhares de pacientes.

O trono do eu verdadeiro

De uma perspectiva científica, o lobo frontal (também chamado de córtex pré-frontal) pode ser considerado o assento do poder nos seres humanos. O lobo frontal é capaz de uma incrível variedade de tarefas, pois é a parte do cérebro interconectada mais densamente a todas as outras áreas funcionais distintas do cérebro.[9] Ele tem conexões diretas com o cerebelo, todas as outras partes do neocórtex, o mesencéfalo, os núcleos da base, o tálamo, o hipotálamo, o hipocampo, a amígdala e até mesmo os núcleos do tronco encefálico.

(Ver Capítulo 4 para saber mais sobre essas outras seções do cérebro.) E mais, o lobo frontal abriga os padrões mais sofisticados de redes neurológicas do cérebro, que o equipam para administrar, coordenar e integrar a atividade de todas as outras regiões cerebrais. Se lembrarmos de nossa discussão sobre o homúnculo, ou "corpinho" embutido nos tecidos cerebrais (também discutido no Capítulo 4), o lobo frontal tem um tipo de mapa parecido. No interior de sua estrutura reside um mapa de todas as outras conexões neurais que compõem o neocórtex. Se o neocórtex é a placa-mãe do nosso cérebro, os lobos frontais são as unidades centrais de processamento.

Quando o lobo frontal está em ação, exibimos nosso nível de consciência mais alto, mais elevado, nossa autoconsciência e nossa capacidade para observar a realidade. Ele é o trono de nossa consciência. Por essa área do cérebro ser o ponto para onde todas as nossas conexões neurais convergem, é de se supor que possamos compreender e observar nossos próprios pensamentos a respeito de nós mesmos. O conceito do "eu", que é a mais alta forma de compreensão que a mente consciente pode ter, está no lobo frontal, a área de nossa maior expressão como seres humanos. Em outras palavras, se podemos usar o lobo frontal e controlá-lo, podemos conhecer e controlar nós mesmo e o nosso futuro. A que realização maior do que essa podemos aspirar?

Os dois hemisférios e a especialização do lobo frontal

Há uma correlação muito forte entre aprender coisas novas e o fluxo sanguíneo para o lobo frontal. Cientistas que realizam neuroimagens funcionais em experimentos controlados notaram que os dois lobos frontais ficam mais ativos quando a tarefa é inédita ou nova.[10] Os cientistas pediram aos participantes que dissessem o verbo apropriado para representar uma imagem de um substantivo. O fluxo sanguíneo para o lobo frontal foi medido logo que a tarefa foi apresentada. Como se poderia esperar, o fluxo sanguíneo para o lobo frontal foi mais alto quando a tarefa era inédita ou nova. Contudo, conforme os participantes continuaram com o experimento e o processo se tornou mais familiar, o fluxo sanguíneo para os lobos frontais cessou quase por completo. Em outras palavras, quanto mais familiar a atividade, menos o lobo frontal era requisitado. Quando se introduziu uma nova tarefa que era similar à primeira, mas não exatamente igual, o fluxo sanguíneo para o lobo frontal aumentou, mas não no mesmo nível inicial. Isso significa que, quanto mais uma tarefa é "relativamente" familiar por associação, menos fluxo sanguíneo é necessário no lobo frontal. Em essência, tarefas familiares ou informações rotineiras são mais fáceis para o lobo frontal processar, pois demandam menos concentração e foco. Por haver um elemento de familiaridade, o cérebro consegue associar à tarefa preexistente com base em como já conectamos neurologicamente a experiência.

Portanto, o fluxo sanguíneo para o lobo frontal é mais elevado quando a tarefa é inédita, e mais baixo quando a tarefa se torna familiar. Conforme qualquer tarefa se torna mais rotineira, o fluxo sanguíneo para a área executiva é reduzido, e o resto do neocórtex assume o comando. Isso sugere que aprender e conectar novas informações requer que o lobo frontal cuide inicialmente dos dados inéditos. Enquanto ele começa a mapear aquela informação, pode reduzir os sinais que chegam do resto do cérebro, para que não nos distraiamos por causa de estímulos externos. Uma vez que o lobo frontal aprendeu a nova tarefa e ela se tornou rotineira, outros lobos do córtex cerebral a registram e codificam a informação como familiar ou aprendida por todo o córtex.

Vamos prosseguir dizendo que o lobo frontal direito é maior do que o esquerdo. Ninguém sabe dizer com certeza o porquê disso, mas os cientistas concordam que, onde existe uma estrutura mais desenvolvida, faz sentido que haja uma função mais altamente evoluída. Dito de outra forma, o órgão que tiver um desenvolvimento maior tem mais capacidade de desempenho. Pense na diferença entre como nossas mãos e nossos pés se desenvolveram: nossos dedos das mãos são capazes de desempenhar habilidades motoras muito mais finas do que os dos pés, e ele podem, inclusive parecer mais altamente refinados.

Numerosos experimentos provaram que os dois lados dos lobos frontais têm funções diferentes e independentes. Em um experimento, os pesquisadores descobriram que essa especialização por hemisfério do lobo frontal e das duas metades do cérebro está relacionada com ineditismo e rotina. Usando tomografia PET (por emissão de pósitrons) para mensurar o fluxo sanguíneo cerebral, eles apresentaram uma nova tarefa aos participantes. Os pesquisadores notaram que o lobo frontal direito se tornava mais ativo do que o esquerdo durante experiências com tarefas desconhecidas ou novas. Quando os participantes praticavam e se tornavam familiarizados com as tarefas, o lobo frontal esquerdo ficava mais animado e demandava mais sangue do que o direito. Portanto, quando estamos aprendendo informações desconhecidas em uma tentativa de torná-las conhecidas, o córtex pré-frontal direito está prioritariamente ativado. Conforme a tarefa começa a se tornar rotineiramente familiar por meio do ensaio e da prática mentais, a ativação se move para o córtex pré-frontal esquerdo. O fluxo sanguíneo, no final, passa para a parte posterior do cérebro quando começamos a conectar a tarefa e moldar a experiência no próprio tecido do cérebro.[11]

Pesquisadores também determinaram que o lobo frontal direito, em conjunto com parte do hemisfério direito, é responsável por sustentar nossa atenção por períodos prolongados. Sabemos que isso é verdade porque pessoas que sofreram AVC nessa área têm dificuldade para manter atenção contínua. O lobo frontal direito mantém o novo conceito no lugar para que ele possa se familiarizar com a ideia desconhecida e imprimir aquele conceito em nosso tecido neurológico. Conforme a tarefa se torna mais familiar, o lado esquerdo do lobo frontal assume o controle para que ela possa ser catalogada como conhecida, antes que a arquivemos em nossa substância cinzenta restante. Por exemplo, se fôssemos aprender a preparar comida chinesa, nosso lobo direito frontal manteria nossa atenção nessa informação inédita e nessa experiência nova. Teríamos que sustentar nosso foco de modo metódico para começar a memorizar a informação até que ela se tornasse rotina e fosse armazenada como memória.

De muitas maneiras, o lobo frontal é bem parecido com o que costumamos pensar como o eu de nossa personalidade. Ele ama aprender coisas novas e nos mantém focados no que é inédito e empolgante. Quando uma habilidade é nova e essencialmente "divertida", o lobo frontal só quer saber dessa atividade. Depois de algumas repetições, quando toda a surpresa e novidade se foram, o lobo frontal repassa o trabalho para outra área do cérebro. Este é o privilégio de ser o chefe: deixar que os peões façam o serviço chato e rotineiro. Não sei se você já trabalhou com um chefe assim, mas, como o lobo frontal é como um executivo no comando, esse conceito não deveria soar como surpresa.

Desde que estejamos inspirados por uma ideia ou atividade novas, sabemos que esse centro do foco continuado funciona extremamente bem. Não se deixe enganar pelo chefe que repassa um pouco de sua carga de trabalho para os outros; não é como se o lobo frontal fosse incapaz de focar a atenção de forma sustentada, transferisse a tarefa rotineira e então fosse dormir. Não, o lobo frontal, a essa altura, ainda está cumprindo multitarefas ativamente, e uma das coisas que ele está monitorando é o que o resto dos "funcionários" está aprontando.

Na verdade, o lobo frontal com frequência atua como um delator. Ele repara quando ficamos entediados e começa a deixar nossa mente vagar para atividades irrelevantes em vez de prestar atenção na tarefa à mão. Por exemplo, você certamente já assistiu a uma palestra entediante. Apesar de estar desinteressado e desestimulado, você sabia que deveria prestar atenção para aprender o assunto em questão, porque talvez houvesse alguma prova mais tarde posteriormente. Foi principalmente o lobo frontal (em especial o lobo frontal direito) que o manteve prestando atenção para processar essa nova informação, mesmo que seus outros sistemas estivessem gritando para você ir embora. Se não fosse pelo lobo frontal, provavelmente nunca aprenderíamos muito sobre qualquer coisa.

O lobo frontal também tem a capacidade de aumentar as atividades em sinapses específicas, quando estamos usando-o deliberadamente para disparar repetidas vezes uma série de conexões sinápticas, a fim de que possamos conectá-las juntas como uma comunidade. É assim que formamos novas memórias. Somando-se a isso, como o líder da sinfonia no lobo frontal pode fazer o resto do cérebro operar em qualquer sequência, combinação ou padrão, ele pode, portanto, criar novos níveis mentais combinando várias redes neurais em uma só. Considerando-se que nossa definição de *mente* é o cérebro em ação, e que existem bilhões de neurônios com um número quase infinito de conexões possíveis, quando o líder da sinfonia conduz a orquestra a tocar uma nova canção ou uma variação da mesma canção, a nova partitura equivale a um novo nível mental.

O lobo frontal também pode "recusar" redes neurais que já tenham sido combinadas para poder usar seletivamente outras memórias associativas como componentes básicos para entender ideias novas. Ele pode selecionar uma variedade de informações de maneira não linear, de modo que novas ideias possam ser examinadas, analisadas, inventadas e até criadas, enquanto ele "acalma" outras redes neurais para que não sejamos distraídos por dados irrelevantes. Ele inibirá os disparos delas para que nossa atenção possa continuar em seja lá o que tivermos na mente. E temos muitas coisas em nossas mentes, o tempo todo.

Nossa mente ocupada

Segundo algumas das pesquisas mais recentes, os cientistas demonstraram que o cérebro processa cerca de quatrocentos bilhões de bits de informação a cada segundo. Geralmente, contudo, estamos conscientes de apenas cerca de dois mil desses bits de dados.[12] Desses dois mil, as entradas que o cérebro está processando dizem respeito apenas à nossa consciência do corpo, nossa consciência do ambiente e nossa consciência do tempo. Em outras palavras, nossos pensamentos e preocupações diários são sobre cuidar de nosso corpo, sobre como nos "sentimos". Também monitoramos o ambiente e o tempo em termos de como eles afetam nosso corpo.

Veja se isso soa familiar, por exemplo. Deveríamos estar nos concentrando em uma tarefa no trabalho ou na escola, mas nos flagramos pensando: minhas costas estão doendo? Estou cansado? Estou com fome? Estou com frio ou com calor? Será que eu gosto do cheiro desse colega de trabalho? Quanto tempo vou levar para terminar de ler esta página? Ainda não está na hora do almoço? Já está na hora de ir embora do trabalho? Essencialmente, no modo sobrevivência em que a maioria das pessoas vive todos os dias, é o nosso sistema límbico que alimenta quimicamente o neocórtex para funcionar com tanta consciência desses sinais importantes.

Sem o envolvimento direto do lobo frontal, nossos pensamentos diários dizem respeito principalmente à sobrevivência do corpo. Passamos a maior parte dos nossos dias prevendo e reagindo a estímulos externos que nossos sentidos recebem do ambiente, e, como resultado, todos os outros lobos do cérebro estão ocupados pensando. Essa preocupação, no final das contas, faz com que o cérebro se mantenha ocupado tentando prever o momento seguinte. Dito de outra forma, sem o envolvimento do lobo frontal, passamos boa parte do tempo focados em eventos futuros com base em nossas memórias. A maioria das pessoas, na maior parte do tempo, não orienta seu lobo frontal para estar no controle.

Talvez devêssemos nos perguntar com mais frequência: quem é que está no comando aqui? O lobo frontal pode agir como um tipo de guardião, deixando entrar certos tipos de informação e apresentando-as com destaque. Ou ele pode desviar outros dados e cuidar deles depois, ou nem mesmo depois.

Nossa percepção consciente é ditada por aquilo a que escolhemos dar atenção e aquilo que conseguimos aprender como novo conhecimento. No entanto, existe uma diferença enorme entre o cérebro simplesmente processando informações e a nossa consciência dessas informações. Apesar de o cérebro processar quatrocentos bilhões de bits de dados por segundo, o lobo frontal nos capacita a selecionar ativamente a que dados queremos dedicar nossa atenção.

Enquanto sentamos aqui e lemos esta página, nosso cérebro está absorvendo informações de todos os nossos sentidos, mas não estamos cientes de todas elas porque nosso lobo frontal as está filtrando. De maneira similar, podemos entrar em nosso carro em qualquer um de uma centena de dias diferentes, virar a chave, engatar a marcha e sair com ele. Em 99 desses 100 dias, não vamos sequer ouvir o som do motor. E então, certo dia, ouvimos o rangido agudo da correia da ventoinha ou algum outro ruído vindo de debaixo do capô. Dessa vez ouvimos o motor, porque o lobo frontal monitorou a mensagem vinda do córtex sensorial, notou o ineditismo do barulho e nos colocou em alto alerta para nos concentrarmos no som do motor.

Só podemos aprender quando escolhemos colocar nossa percepção consciente nos dados recebidos e na informação que escolhermos, baseados em nosso próprio livre-arbítrio. Como seres humanos, temos o privilégio de escolher onde colocar nossa atenção e por quanto tempo. Considere esta ideia, então: a realidade pode existir onde quer que nossa mente esteja. Por exemplo, podemos desdobrar uma memória dolorosa de um armário escuro lá no fundo de nossa mente, e em minutos ela ganhará vida. Podemos até reviver emocionalmente a experiência. Quando o fazemos, gostemos ou não, nosso cérebro cria uma inundação de sinais químicos para o corpo, que então produz quase os mesmos efeitos químicos gerados pela experiência original. Nossa atenção é móvel assim – podemos lançá-la para o futuro ou podemos ancorá-la no passado. Nossa atenção voluntária pode ser nosso maior dom ou nossa maior maldição.

Consequentemente, se podemos usar nosso lobo frontal para nos ajudar a atingir a concentração focada, nossos pensamentos podem se tornar mais reais do que o mundo externo. Como isso é possível? Estamos falando de controlar os elementos de nossa realidade em que escolhemos depositar nosso foco.

Mais uma vez, considere tudo o que está acontecendo ao seu redor e dentro de você enquanto lê este livro. Pense nas centenas de milhares de células se reproduzindo em seu interior, a imensa atividade ocorrendo no mundo do lado de fora da sua janela, e em seu cônjuge na sala ao lado vendo um programa de televisão que você começou a ouvir, mas que desde então se tornou imperceptível. Todas essas atividades pararam quando você se entreteve na leitura? Claro que não, mas para você elas já não fazem parte da sua realidade.

Será que a realidade pode ser aquilo em que escolhemos colocar nosso foco? Será que a realidade pode nos oferecer múltiplas opções que simplesmente não sintonizamos? Podemos aguçar nossa habilidade no uso dessa região sofisticada do cérebro para podermos escolher seletivamente onde e em que colocar a atenção? Isso inicia a questão: que efeito isso poderia ter em nossa vida?

Também deveríamos ter em mente o experimento que mencionamos no Capítulo 2, envolvendo monges budistas. Se você se recorda, esses mestres especialistas e altamente treinados em meditação conseguiram atingir resultados que estavam fora dos limites em termos de mensuração da atividade do lobo frontal. Os monges conseguiram focar resolutamente em um pensamento só – compaixão – e acolher esse pensamento, em virtude de seus lobos frontais. O que poderia acontecer se conseguíssemos empregar essas mesmas habilidades de foco e concentração? Claramente os monges tinham dominado a habilidade de silenciar os outros centros do cérebro a serviço de manter esse único pensamento em mente. Se eles eram montanhas figurativas de músculos da concentração, como tinham feito para consegui-lo?

Da mesma forma que poderíamos ir para a academia e nos exercitar com muito propósito e comprometimento, é isto o que eles tiveram que fazer: praticar e exercitar os poderes de concentração. Não é diferente, na verdade, do que fazemos quando aprendemos a jogar tênis. Você já viu o antebraço de um tenista profissional? O braço com que eles jogam é muito maior do que o braço não dominante. Isso aconteceu não por causa de alguma anormalidade genética, mas por meio do uso quase constante de um braço em detrimento do outro. Podemos fazer o mesmo com nossa mente: podemos exercitar a habilidade da atenção o tempo todo para desenvolver nosso lobo frontal, de modo que ele funcione em um nível mais elevado. Podemos fazer nosso próprio cérebro funcionar melhor. Afinal, é esse o motivo para o desenvolvimento daqueles músculos em um tenista – não pelo visual, mas pela função. Os músculos maiores dão aos jogadores mais potência e controle sobre seus ataques. No cérebro de alguém com maior capacidade de atenção, não é que os lobos frontais aumentem de tamanho literalmente; em vez disso, eles têm áreas maiores funcionando e, portanto, funcionam com mais eficiência.

Então como entramos na rotina de praticar até chegar ao ponto desse tipo de desenvolvimento? Felizmente, nosso lobo frontal já vem pré-carregado com o software necessário para esse trabalho.

A função primária do lobo frontal: intenção

Se eu tivesse que escolher apenas uma palavra para descrever o lobo frontal, ela seria *intenção*. O lobo frontal é a parte do cérebro que decide a ação, regula o comportamento, planeja o futuro e é responsável pela intenção firme. Dito de outra forma, quando somos realmente propositais e fazemos uma escolha consciente (estamos decididos) para agir de certa maneira, ativamos o lobo frontal. Nossa capacidade de nos focar e concentrar também é uma função do lobo frontal. Ele leva a cabo nossa intenção de focar a atenção em um pensamento ou em uma tarefa e impede nossa mente de vagar para outros pensamentos e estímulos.

Quando nos disciplinamos e controlamos nossos impulsos, também estamos usando essa parte especializada do cérebro. Isso não soa como se fosse exatamente do que precisamos se vamos tentar desenvolver uma nova habilidade, aprender uma linguagem ou tentar melhorar a manutenção do nosso foco?

O que também é maravilhoso no lobo frontal é que ele inibe o comportamento aleatório (por meio de um processo chamado *controle de impulsos*), de modo que todos os nossos pensamentos não nos façam agir sem pensar nas consequências. Uma das razões pelas quais os adolescentes são tão impulsivos é que o lobo frontal leva tempo para se desenvolver por completo. Em um artigo publicado na revista *Nature* em 1999, o pesquisador Jay Giedd e seus associados do NIMH demonstraram claramente que o desenvolvimento do lobo frontal continua durante a adolescência e até mais ou menos 25 anos (ver Capítulo 5). Quando somos adolescentes, não apenas somos bombardeados por uma cascata de hormônios em fúria, como ainda nos falta o tipo de controle de impulsos que os adultos têm – ou, ao menos, deveriam ter.[13]

Os adolescentes, definitivamente, pensam nas coisas de maneira diferente dos adultos, e a razão para isso é simples. Eles ainda não têm o hardware para processar raciocínios complexos. Seus lobos frontais ainda estão se desenvolvendo. Ao mesmo tempo, sua amígdala, que se situa profundamente no mesencéfalo e está envolvida em suas reações instintivas (nossas respostas de luta ou fuga), é mais ativa do que os centros mais elevados para o raciocínio (como o lobo frontal). Um nível baixo de atividade no lobo frontal levará a um controle ruim sobre o comportamento impulsivo e as emoções, enquanto uma amígdala hiperativa levará a níveis altos de reações emocionais e tomadas de decisão impulsivas. Adolescentes com frequência tomam decisões baseados em sentimentos. Às vezes não conseguimos argumentar com um adolescente, porque seu lobo frontal ainda não está plenamente funcional para o pensamento racional. Isso responde por que os adolescentes são tão impetuosos; seus lobos frontais não conseguem segurar as rédeas do eu emocional. O resultado é claro: eles reagem antes de pensar.

O lobo frontal funciona de maneira parecida com o CEO de uma empresa, dirigindo as ações de todos os outros executivos para coordenar todos os centros neurológicos do cérebro. Como um bom CEO, o lobo frontal faz muito mais do que apenas ficar ali sentado supervisionando, monitorando o trabalho de todo mundo e dizendo às outras partes do cérebro o que fazer. Ele também é o local de nosso pensamento crítico e invenção. Ele se baseia no banco de dados das memórias armazenadas no resto de nosso córtex cerebral, empregando-as como matéria-prima para produzir novos constructos, e também produz nossas aspirações e ambições. Essa área nos permite pesar a gravidade de situações diferentes, analisar as circunstâncias atuais e especular sobre nossas opções. Ela elabora possibilidades, constrói estratégias, formulando novas ideias, e então extrapola os resultados futuros. Ela improvisa. Depois de projetar vários resultados possíveis, o lobo frontal pode então decidir em qual deles colocar seus esforços. As funções do lobo frontal nos permitem aprender com a experiência e decidir o que fazer de outra forma da próxima vez. O lobo frontal é o que capacita os seres humanos a sonharem com "e se", novas possibilidades e potenciais ilimitados. Em resumo, o lobo frontal está ativamente envolvido na criação.

A ciência reconhece o córtex pré-frontal como crucial para a capacidade da nossa espécie de ativar a ordem mais elevada de comportamento intencional voluntário. Por termos um córtex pré-frontal tão desenvolvido, temos a autonomia da escolha complexa e da imaginação. Como recompensa máxima pelas rotinas fixas e reações previsíveis que são comuns a todas as espécies inferiores na escala evolucionária, o lobo frontal confere aos seres humanos a virtude da escolha consciente e do livre-arbítrio. Sem ele, muito daquilo que acreditamos que nos torna humanos estaria ausente.

Quem somos como indivíduos, o que queremos, quem desejamos ser no futuro e em que tipo de mundo queremos viver, tudo é determinado por como usamos o lobo frontal. Vamos dar uma olhada nesse imenso presente de maneira mais detalhada.

Intenção define nossos heróis

O lobo frontal faz escolhas que apoiam nosso desejo por um resultado em particular. Quando usamos a capacidade dessa parte do cérebro, nosso comportamento coincide com nosso propósito e nossas ações coincidem com nossa intenção – nossa mente e nosso corpo são uma coisa só. Quantas vezes nosso comportamento e nosso propósito combinaram por completo? Com que frequência nos vemos em desacordo com nossas próprias intenções e ações? "Pretendo voltar a ficar em forma e correr três quilômetros todos os dias. Pretendo parar de tomar refrigerantes e outras bebidas cheias de açúcar. Pretendo ser mais paciente com meus filhos, cônjuge e colegas de trabalho. Pretendo me devotar a uma boa causa de caridade, de preferência com crianças."

Existe uma expressão que diz mais ou menos o seguinte: nosso ego às vezes assina cheques que nosso corpo não consegue descontar. Bem, o ego está apenas seguindo as ordens do cérebro, então vamos atribuir a culpa pelo fracasso em entregar as promessas diretamente a quem ela cabe: nossa vontade de agir. Com frequência não cumprimos o prometido porque simplesmente "não estamos com vontade". Quando deixamos nossos sentimentos entrarem no caminho, o lobo frontal volta a dormir, e rodamos à base de programas automáticos, respondendo todos os dias ao rumor constante em nossa mente. O lobo frontal pode silenciar os diálogos internos e as sugestões que nos convencem a desistir de nossas aspirações e grandeza. Se usado de maneira apropriada e em toda a sua capacidade, o lobo frontal reunirá as forças necessárias para cumprir essas promessas para nós.

Empregado adequadamente, o lobo frontal nos dá a capacidade de olhar objetivamente para as situações, organizar nossos pensamentos, formar um plano de ação, ir até o fim com esse plano e avaliar nossas ações como bem-sucedidas ou malsucedidas, com base em nossas intenções. Poderíamos pensar em nosso córtex pré-frontal como o disciplinador do cérebro, um gerente interno embutido. Thomas Gualtieri, diretor médico do North Carolina Neuropsychiatry Clinics em Chapel Hill e Charlotte, na Carolina do Norte, oferece uma descrição excelente do lobo frontal como tendo "a capacidade de formular objetivos, fazer planos para sua execução, realizar esses planos de maneira efetiva, mudar o trajeto e improvisar diante de obstáculos e fracassos, e fazer isso de forma bem-sucedida, na ausência de direção e estrutura externas".[14]

Essas características são inerentes ao lobo frontal e são possíveis por causa das conexões diretas dele com todas as outras regiões distintas do cérebro. Nenhuma outra espécie que conhecemos tem essa capacidade. Seu cachorro já parou, enquanto abocanhava a comida que roubou do balcão da cozinha, para considerar os desdobramentos de seus atos? Com que frequência regulamos e refletimos sobre nossos próprios comportamentos? Com que frequência, em vez disso, estamos fazendo aquelas redes neurais funcionarem em piloto automático, vivendo em modo sobrevivência e irrefletidamente desfrutando da "curtição" química de nossos vícios emocionais?

Outra demonstração do poder do lobo frontal envolve a certeza e a clareza da escolha. Quando nos decidimos a respeito de algo, independentemente das circunstâncias atuais, o lobo frontal vivencia seu maior momento. Quando resolvemos com firmeza ser, fazer, ou mesmo ter algo – independentemente de quanto tempo isso vai levar, ou do que está acontecendo em nosso ambiente, ou de como nosso corpo se sente naquele momento em particular –, colocamos essa estrutura do cérebro em ação. Em um momento assim, não nos importamos mais com o mundo externo ou como nosso corpo pode se sentir; nos alinhamos com uma representação interna ou conceito de nossa intenção. Quando nos convencemos em nossa mente, sem considerações ou preocupações com relação a como nossa escolha de fazer ou ser algo pode acontecer, o lobo frontal está então plenamente ativado.

O que é mais incrível no nosso cérebro e no lobo frontal é que temos a capacidade de fazer um pensamento se tornar a única coisa que é real para nós. Por causa do tamanho do lobo frontal, os seres humanos têm o privilégio de tornar o pensamento mais importante e mais real do que qualquer outra coisa. Todos somos naturalmente programados para ser assim. Quando fazemos de nossos pensamentos tudo o que é real e prestamos atenção a eles como se o fossem, unimos as funções principais do lobo frontal em uma força tão potente quanto qualquer coisa no universo.

Espero que você tenha tido na vida essa experiência, quando sua intenção, seu foco e sua vontade se alinharam. Já ouvi amigos que disputaram maratonas me dizerem que se corre uma maratona não com as pernas, mas com a mente. Minha experiência como triatleta sustenta isso. A despeito de toda evidência contrária, quando entramos nos últimos quilômetros da parte da corrida no triatlo – os relatos enviados pelas pernas implorando por mais combustível, os pés nos informando da iminente perda das unhas, o pâncreas nos informando que não é mais capaz de produzir combustível suficiente para nossos músculos famélicos –, nosso cérebro ainda empurra o corpo através da linha de chegada.

Esse poder da intenção é o que mais admiramos em nossos heróis. Por meio deles, podemos ver o lobo frontal em ação, inibindo a necessidade de gratificação imediata e permitindo que o cérebro mantenha objetivos de longo prazo. William Wallace, Martin Luther King, São Francisco de Assis, Mahatma Gandhi e a rainha Elizabeth I foram todos mestres do lobo frontal. Eles mantiveram foco total em um resultado pretendido – um princípio de liberdade, honra ou amor – e jamais vacilaram por muito tempo ante aquele ideal, não importando o quanto as circunstâncias que enfrentassem fossem difíceis ou caóticas. Eles tinham a capacidade de intencionalmente tornar um ideal tão real que, por meio de sua constante atenção a um conceito em particular, ele se tornava mais importante do que as necessidades de seu corpo, as condições no ambiente e até o conceito de tempo. Em outras palavras, não importava se o corpo deles estivesse em perigo, qual o nível de dificuldade dos obstáculos em sua vida imediata ou quanto tempo levaria para superar as circunstâncias quase unanimemente opostas a eles. Apenas o ideal importava. Nada os tentava a se desviarem de seu propósito. Sua intenção era clara, e importava mais para eles do que qualquer outra consideração. Ao longo da história, nossos heróis demonstraram foco total de pensamentos e intenções pareado com comportamentos e ações consistentes. De fato, eles moldaram a realidade para combinar com a imagem interna que haviam construído. Isso é poder de verdade, e o lobo frontal é a estrutura que nos dá essa capacidade. É isso que admiramos em segredo sobre a grandeza. Ela fala de nosso próprio potencial.

Pense de novo, então, no Capítulo 2 e nas pessoas que foram capazes de se curar. Quando consideramos o que elas conseguiram fazer sob a luz das diversas capacidades do cérebro, a fé em determinado resultado pode assumir um novo significado. Talvez a fé opere quando mantemos uma intenção específica em mente para um resultado e confiamos e acreditamos naquele resultado mais do que acreditamos naquilo que o mundo externo está nos dizendo. Se for assim, a *fé* pode ser definida como a crença de que a única coisa real é o pensamento – independentemente das circunstâncias. Quando oramos a um poder superior por mudanças em nossa vida, não estamos apenas acreditando nisso e tornando o pensamento mais potente do que nossa realidade atual? O lobo frontal faz isso acontecer.

É por isso que Dean, o sujeito afetado pela leucemia no Capítulo 2, não foi realmente "afetado" por ela. Embora sua doença seguisse sem tratamento, ele já vivera muito além das expectativas de seus médicos. Ele simplesmente se convenceu de que sobreviveria, independentemente do feedback de seu corpo (como era sua aparência no espelho), a despeito do feedback de seu ambiente (o que seus médicos lhe disseram) e sem a restrição de tempo (o diagnóstico de seis meses de vida).

As pessoas usam a expressão "abrir a mente" o tempo todo, mas espero que estejamos começando a entender essas palavras em outro sentido. Somos literalmente capazes de desdobrar nossas mentes e formar uma nova mentalidade para nós mesmos, exatamente como Dean fez. Podemos formar uma mente que opere independentemente das restrições usuais de tempo e do ambiente. Podemos conceber e trazer à existência uma realidade que é bem diferente daquela em que habitamos atualmente. E o primeiro passo desse processo é utilizar o lobo frontal para retomar o comando. Por que tão poucas pessoas conseguem fazer isso no nível de seus heróis? Será que aqueles heróis são dotados de estruturas cerebrais diferentes das de outras pessoas? A resposta, obviamente, é não. Aqueles heróis apenas aprenderam a "viver" dentro de seus lobos frontais com mais frequência do que todo mundo faz.

Foco e controle de impulsos

Na faculdade, conheci alguém a quem me refiro como "a Gralha". Gralhas são pássaros aparentemente inteligentes e que apresentam intensa curiosidade. Também são famosas por serem larápias. Se qualquer objeto brilhoso e cintilante entrar em seu campo de visão, elas têm que investigar. Seus ninhos são com frequência praticamente um ferro-velho de itens furtados que sua natureza curiosa as levou a roubar. Esse meu colega de classe não era um ladrão, até onde eu sabia, mas tinha a mesma natureza facilmente distraída que caracterizava seu equivalente aviário. Estávamos em um grupo de estudo juntos e era quase impossível fazê-lo se focar na tarefa à nossa frente. Não importava se nos reuníamos em um quarto do dormitório, em uma sala de conferência da biblioteca, em um apartamento fora do campus ou em um café. Qualquer movimento ou objeto parecia prender sua atenção mais do que a matéria em questão. Os olhos dele dardejavam pela sala em um ritmo incomum. Pior, parecia que nenhum pensamento que lhe passava pela cabeça era filtrado e descartado como impróprio para ser vocalizado. Sua tagarelice, puro fluxo de consciência, era uma série de frases sem conexão entre si. Eu sabia um pouquinho sobre o transtorno de déficit de atenção e hiperatividade (TDAH) na época, e não acho que ele sofresse disso em sua forma mais pura; mesmo assim, sua incapacidade de ficar sentado quieto e se concentrar fazia parecer que ele respondia a todos os impulsos que seu corpo e sua mente hiperativa transmitiam. Claramente ele tinha um lobo frontal, mas parecia sucumbir de forma constante a um dilúvio de chamadas para ação vindas de seu corpo.

Quando somos claros sobre o que queremos, o lobo frontal proíbe qualquer coisa de nos distrair de nosso propósito e intenção. Com que frequência estamos alinhados para essa função do lobo frontal? Imagine como você poderia reagir ao cenário a seguir: em uma manhã de sábado, às dez horas, você sai para enviar um presente de aniversário para sua mãe pelo correio. Ela mora a mais de 950 quilômetros de distância, e o aniversário dela é dali a cinco dias. A agência do correio estará fechada na segunda, por causa de um feriado, então hoje é sua única oportunidade de enviar o presente para que ele chegue a tempo. Depois de completar sua tarefa, você tem que encontrar seu marido para o almoço ao meio-dia. Seu lobo frontal tem uma imagem clara do que você precisa realizar no futuro próximo.

No caminho para a agência do correio, você vê que sua loja preferida está com uma liquidação em todos os itens de primavera que você adora.

A imensa faixa de liquidação da loja é um estímulo externo que dispara uma resposta. Qual dessas ações você adotaria?

Ação A: você fica tão empolgada que se esquece da intenção inicial, e seus sentimentos sobrepujam seu propósito original. De imediato, você entra no estacionamento da loja para comprar. Quando finalmente olha para o relógio, são duas da tarde. A agência do correio está fechada, e você perdeu seu encontro do almoço.

Se você seguiu essa opção, foi isto o que aconteceu: quando você descobriu a liquidação em sua loja preferida, esse estímulo externo se provou uma distração tamanha que o disciplinador do cérebro parou de conter sua mente e impedi-la de vagar para outros estímulos. O controle de impulsos se perdeu, assim como seu foco no plano original. Suas prioridades mudaram, e comprar se tornou a nova ação intencional de seu lobo frontal. Como resultado, seu comportamento deixou de combinar com seus objetivos iniciais. Seus sentimentos imediatos de gratificação e necessidade de curto prazo cancelaram a ausência de sentimentos relacionada à sua intenção de longo prazo. Você não tomou uma nova decisão de reagendar o encontro no almoço com seu marido, você nem analisou as consequências futuras com relação ao presente de sua mãe, e, acima de tudo, outras pessoas foram afetadas por seu comportamento distraído.

Ação B: sentindo o impulso de conferir a liquidação, você engaja seu lobo frontal e olha o panorama de possibilidades. Ele traz uma imagem mental da natureza urgente de suas tarefas. Você pesa suas prioridades e decide seguir seu plano de ação original. Entretanto, seu lobo frontal lhe oferece uma opção que resolverá seu conflito e acrescenta novas intenções à sua lista – depois de almoçar com seu esposo, você vai passar a tarde na liquidação.

Isto é o que aconteceu se você escolheu a Ação B: seu córtex pré-frontal lhe permitiu manter seus objetivos internamente visualizados para que suas ações combinassem com aquelas intenções.

Dessa forma, o lobo frontal restringe o cérebro de prestar atenção a estímulos externos que não digam respeito a nossas metas. Somando-se a isso, o lobo frontal nos dá a força interna para não reagir a estímulos que criam sentimentos de gratificação imediata. Em vez disso, nosso lobo frontal nos dá a capacidade de nos apegar a sonhos, ideais, propósitos e metas de longo prazo, em vez do que pode ser mais agradável no momento. Ele nos impede de ceder a nossas reações rápidas e instintivas.

A Ação A é típica de alguém facilmente distraído por estímulos externos. É assim que podemos passar por nossos dias se não engajarmos o lobo frontal. Podemos nos tornar facilmente distraídos por oportunidades ou circunstâncias familiares em nosso mundo externo que não combinam com nossa intenção interna original. Fazemos isso porque queremos a sensação de prazer imediato, em vez de ter a capacidade de escolher além dos sentimentos familiares do corpo disparados por algo no ambiente.

Alguma parte do cérebro tem que ser capaz de filtrar a enorme quantidade de estímulos que recebemos diariamente e manter nossa atenção nos estímulos mais importantes com base em nosso livre-arbítrio, nossa escolha e nossos objetivos mais importantes. Em outras palavras, alguma parte de nosso cérebro tem que agir como uma triagem, possibilitando que processemos toda essa informação. Por exemplo, agora mesmo há sons ao seu redor, aos quais você não está prestando atenção. Se você parar para ouvir, notará algo que não estava em seu foco até segundos atrás. Seu cérebro vinha processando essa informação porque a estava ouvindo, mas foi só quando você passou sua percepção consciente para aquele som que se tornou de fato capaz de ouvir esse estímulo auditivo. O lobo frontal nos dá a capacidade de escolher a quais estímulos queremos prestar atenção, monitorando diversos sinais do mundo externo.

O lobo frontal e o foco

O que acontece, então, com nossa capacidade de foco quando ativamos o lobo frontal? Quando estamos nos concentrando, prestando atenção ou aprendendo com muita intenção e foco total, o lobo frontal evita que nosso cérebro se distraia da atividade de nossa escolha. Para impedir que nossa mente se distraia, o lobo frontal desconsidera sinais do corpo relacionados a sentir emoções e perceber o ambiente. Tão importante quanto isso, nosso lobo frontal "abaixa o volume", contendo aquelas regiões do cérebro que lidam com informações motoras, assim como sensoriais. Ele também aquieta o córtex motor, de modo que, quando estamos prestando atenção ou nos focando, tendemos a ficar muito quietos. Isso ocorre porque as funções motoras para aquela parte do cérebro são desaceleradas ou desligadas; passamos, na verdade, para um estado de transe, e o corpo nos acompanha. Não existe mais nenhuma mente nos centros de movimento do corpo do córtex motor. Quando os circuitos sensoriais esfriam, é como se não sentíssemos nem percebêssemos mais o ambiente nem o corpo, porque não existe mente sendo processada na área de sentimento do córtex.

Se também não estamos mais ligando os circuitos do córtex visual, pararemos de ver o mundo externo e nossos pensamentos assumirão o palco principal de nossa mente. Se não estivermos mais ativando redes neurais no córtex auditivo, não estaremos mais cientes dos sons, como carros passando em frente à nossa casa. Até os centros emocionais são esfriados no cérebro límbico. Como resultado, aquilo em que estamos pensando ou nos focando se tornará mais real para nós que o mundo externo. Conforme essas redes neurais vão sendo desligadas pelo lobo frontal, deixamos de processar qualquer nível de mente ou consciência naquela parte do cérebro e, portanto, não estamos mais conscientes do corpo, do ambiente, ou mesmo do tempo.

Nosso lobo frontal também coloca as rédeas em outras partes do cérebro para inibir a mente de vagar para memórias e associações, outros pensamentos ou estímulos externos não relacionados ao assunto em questão. Por exemplo, ela restringe o papel associativo do lobo temporal de vagar para imagens e suas emoções relativas que não tenham conexão com o assunto do foco.

Digamos que decidimos nos concentrar em mudar nossos pensamentos e ações relacionados ao sofrimento e reclamação constantes de nossa irmã. Nosso lobo frontal é a área do cérebro que mantém nossos pensamentos em alinhamento com nossa meta inicial, e isso fará com que não nos desviemos daquele caminho. O lobo frontal começa a reunir dados e nos faz começar a pensar sobre como vamos querer nos comportar, com base em nossas experiências passadas e nossa base de conhecimento filosófico. Nossa intenção está agora ganhando vida, se estivermos focados.

Mas e se, quando começamos a pensar em novas formas de nos comportar perto dela, começarmos a fazer algumas associações passadas em nossa mente que tenham relação com nossa irmã, mas nenhuma relação com nossa intenção? Em questão de minutos, nossa mente vai desde como vamos pensar e nos comportar perto dela até todas as vezes que ela nos culpou por tudo que deu errado com ela em nossa infância – desde a bicicleta que nós dois compartilhávamos e que era motivo de brigas enquanto crescíamos, a dúvida sobre se a bicicleta era vermelha ou rosa, a vez que caímos da bicicleta quando tínhamos doze anos, a lembrança do evento da nossa internação no hospital, a comer sorvete que o nosso tio Frank comprou para nós, até pensar onde aquele tio está hoje em dia... você entendeu a ideia. Seu pensamento original era mudar suas ações relacionadas com sua irmã e, quando se deu conta, você estava comendo sorvete com o tio Frank.

É o lobo frontal que impede sua mente de se mover em circuitos associativos e memórias que levam para longe de nossos processos de pensamento iniciais. Se temos a intenção forte de manter uma imagem em mente, o "chefe" vai evitar que a imagem se apague. Ele faz isso reduzindo os sinais para o cérebro em questão de segundos. Os cientistas chamam isso de *reduzir a relação sinal-ruído.* Para nossos propósitos, chamaremos de *reduzir o volume dos estímulos externos.*

No caso de uma pessoa que está passando por uma resposta emocional explosiva a um aborrecimento menor, os sinais que o corpo está enviando para ela são tão altos e tão persistentes que o lobo frontal não consegue manter um ideal maior firmemente em foco; as substâncias químicas estão descontroladas pelo corpo e pelo cérebro, e o sistema nervoso autônomo tomou o controle para poder cumprir as exigências do corpo.

Conforme discutido, entretanto, o lobo frontal pode tornar um pensamento consciente tão importante que, com efeito, nada mais existe. Essa imagem interna consome tanto de nossa atenção consciente que parece que o mundo externo desaparece. Se conseguíssemos invocar as habilidades de nosso lobo frontal, poderíamos desconectar as distrações e maus comportamentos de nossa família e realizar tudo o que precisamos fazer. Todos aqueles outros pensamentos sobre nossa família e eventos recentes iriam, de certa forma, deixar de existir.

A RELIGIÃO E O CÉREBRO

Por muito tempo, o mundo espiritual e, mais especificamente, as experiências transcendentes que muitas pessoas experimentam em um estado de êxtase espiritual foram considerados como algo fora do reino do biológico, do natural, ou de qualquer coisa "real". Uma nova área de estudo, chamada neuroteologia, viveu uma explosão ao longo dos últimos anos. Pesquisadores, o mais proeminente dentre eles Andrew Newberg, MD, da University of Pennsylvania, buscaram quantificar experiências espirituais e aprender o que acontece no cérebro de budistas tibetanos enquanto eles meditam e de freiras franciscanas enquanto elas oram, por exemplo. Empregando técnicas sofisticadas, entre elas as neuroimagens por SPECT que usam um marcador radioativo, nos cérebros dos participantes que estão passando por uma, assim chamada, experiência mística, Newberg e outros identificaram as regiões do cérebro ativas durante essas experiências. Trabalhando com participantes em um profundo estado meditativo ou de oração, eles determinaram que o feixe de neurônios no lobo parietal superior – a área de associação com orientação – fica silencioso durante esses períodos de concentração e foco intensos. Como poderíamos esperar, o lobo frontal se acende em atividade.

O centro de associação e orientação está envolvido em nos localizar no tempo e no espaço – estabelecendo como nosso corpo está fisicamente orientado no espaço e delineando para nós onde nosso corpo começa e termina. Com a atividade silenciada naquela área, não é de se espantar que as pessoas vivenciem uma sensação de "unicidade" com o universo. O líder da sinfonia do cérebro, embora esteja envolvido na concentração focada ativa, silencia o centro que define as fronteiras do corpo, como se silenciasse a seção de sopro da orquestra. O lobo frontal também suspendeu nossa sensação de estar localizado em um tempo e espaço específicos. Então aqui estamos nós, sem uma fronteira entre nós e os outros e o ambiente, sem nenhuma noção de tempo ou espaço, sem noção de nós mesmos, e, como diz o Dr. Newberg, começamos a "perceber o eu como infinito e intimamente interconectado com tudo e todos".[15]

Tendo trabalhado com pessoas capazes de grande concentração e foco, habilidosas em observar e possuidoras de uma noção altamente desenvolvida de autoconsciência, esses pesquisadores provaram que existe uma correlação direta entre contemplação espiritual e atividade cerebral alterada. Embora em um estado de contemplação intensa, as experiências da mente são tão reais a esses meditadores quanto a paisagem vista de nossa janela. Conectar a experiência espiritual a uma função neurológica não significa, necessariamente, que as experiências existam apenas na mente ou que as mudanças neurológicas causem a experiência. O cérebro pode estar percebendo uma realidade espiritual.

Lembre-se, sempre que vivenciamos algo e armazenamos isso no cérebro como memória, por meio da associação, podemos reviver aqueles sentimentos e associações quando o gatilho ambiental certo acontece. Se entrássemos na casa de nossa mãe e sentíssemos o cheiro de frango frito, fôssemos até a cozinha e víssemos o frango esfriando em um prato e então pegássemos um pedaço e provássemos dele, todos os nossos córtices associativos estariam disparando e frangos fritos do passado poderiam surgir em nossa mente como o fantasma de Jacob Marley. Certas mudanças neurológicas estariam ocorrendo, e se um cientista nos injetasse com um radioisótopo naquele momento de devaneio gustativo e submetesse nosso cérebro a uma PET scan, ele poderia produzir uma imagem de nosso cérebro sob a influência do frango frito. Isso não quer dizer que o frango não existia na realidade. Por que uma experiência religiosa e uma resposta neurológica espiritual em particular seriam diferentes?

O mundo que desaparece

Quando estamos seguindo pela estrada e pensando em algo que tem importância e significado para nós, podemos dirigir por cinquenta ou sessenta quilômetros sem lembrança absolutamente nenhuma do mundo externo. Isso porque nosso lobo frontal silencia todas as outras áreas do cérebro, e nossa imagem interna do que estamos pensando se torna mais real do que o mundo externo. Quando isso acontece, o cérebro literalmente fica inconsciente do tempo (porque perdemos a noção do tempo), perdemos a percepção do ambiente (não vemos nada, porque nosso córtex visual é desligado) e não temos nenhum conceito de nosso próprio corpo. De fato, não sentimos mais que estamos em nosso corpo – tudo o que vemos é aquele pensamento importante em nossa mente. Esse processo é chamado de *dissociação*. Ele ocorre quando nos dissociamos naturalmente das sensações constantes do corpo no mundo externo e no tempo linear. Deixamos de associar nossa noção de nós mesmos com nosso ambiente. O que é incrível é que nos dissociamos o tempo todo em nossas vidas normais. Quando isso acontece, o "operador" (o lobo frontal) está desconectando todas as linhas telefônicas para que possamos prestar atenção aos pensamentos mais importantes sem nos distrair.

Quando o lobo frontal assume o comando, abandonamos muitos de nossos circuitos neurológicos e redes neurais; estamos nos desconectando do eu sináptico – a identidade pessoal mapeada no resto do cérebro. Na verdade, saímos do panorama do eu, com todas as suas associações sensoriais e suas associações aos eventos e memórias de pessoas e coisas, em um momento e local específicos. Abandonamos nossas associações com a totalidade do que compõe nossa identidade individual.[16] Portanto, não apenas nos dissociamos de nosso corpo, do mundo externo e de nossa noção de tempo; deixamos o domínio de como estamos programados como pessoas com uma história. Perdemos a associação com o "eu" e passamos de ser "alguém", com todas as suas identificações, para ser "ninguém". Desaparecemos. Esquecemos nosso "eu" e como lembramos ser o nosso "eu". Em vez disso, literalmente nos tornamos o pensamento que está em nossa mente. Essa capacidade natural que temos quando nossa identidade desaparece enquanto estamos dirigindo nosso carro é a mesma ação deliberada que usamos para reprogramar nosso cérebro.

Recentemente tive problemas com o motor do meu carro e o levei a um mecânico da vizinhança, famoso na área como um guru da oficina. Visto de fora, não se esperaria que haveria algo ou alguém especial presente no local, mas, quando conversei com ele, fiquei impressionado pela intensidade de seu olhar. Depois que descrevi os sintomas por um instante, porém, aquela intensidade desapareceu e foi substituída por um olhar praticamente vazio. Tive a distinta impressão de que ele e eu não habitávamos mais o mesmo tempo e o mesmo espaço.

Quando ele me disse para dar partida no carro, fiquei ao lado dele enquanto ele escutava com a cabeça inclinada para o lado, lembrando muito o cachorro no antigo logotipo da gravadora RCA. Perguntei a ele se ouvia o mesmo ruído metálico agudo que eu, mas não tive resposta, e aquele olhar vazio ocupou seu rosto outra vez. Eu poderia dizer que ele estava analisando os dados, especulando as causas possíveis para o ruído e fazendo um inventário completo de possibilidades e soluções. Meu mecânico estava comparando esse ruído com outros sons similares que ele ouvira nos trinta e tantos anos que trabalhava no ramo. Todas essas experiências continuaram a disparar aquelas células nervosas, e, como sabemos, células nervosas que disparam juntas se conectam umas às outras. Apesar de os problemas do meu carro não serem de natureza elétrica, meu mecânico tinha um feixe de circuitos neurais conectados que estavam processando um fluxo de consciência, pronto para diagnosticar qualquer problema que meu carro pudesse apresentar.

Pensei em minhas experiências na concessionária aonde eu levava meu carro no passado, em que a primeira coisa que os técnicos faziam era conectar o carro a uma máquina de diagnóstico. Aqui uma máquina de diagnóstico mais altamente sofisticada, com uma capacidade de memória bem maior, estava em serviço! Cada "máquina" compartilhava uma característica similar: redução do campo de dados recebidos para aqueles que lhes permitissem resolver o problema em questão. Meu mecânico local fez exatamente isso, e o motor está livre de problemas desde então.

MÚSICA PARA OS MEUS OUVIDOS

Meu cachorro, Skakus, e eu estávamos sentados junto da lareira certa noite no meio do inverno. James Taylor cantava "Sweet Baby James" ao fundo e eu, mais uma vez, estava maravilhado com a delícia que tinha ficado meu molho italiano. Enquanto olhava para Skakus, eu me perguntei se ele ouvia Taylor "dizendo as coisas como elas são" ou se ele podia apreciar o ritmo de "Carolina in My Mind". O que eu quero dizer é: eu sei que ele pode ouvir, mas será que ele é capaz de compreender e assimilar esses sons do ambiente como significado? Ele consegue distinguir música de ruídos que não sejam música? Ele consegue ouvir música?

Sabemos que, ao longo da evolução, todas as espécies respondem a seu ambiente e então desenvolvem anatomia e fisiologia especializadas durante gerações para se adaptar aos estímulos ambientais para a sobrevivência. Em outras palavras, o lento processo da evolução ao longo de centenas de milhares de anos fez de Skakus, ou qualquer outro cão, aliás, mais capaz de ouvir sons do que os humanos. Isso é a evolução, não é? Contudo, apesar de sua capacidade de ouvir uma ampla gama de sons ser maior do que a minha (ele certamente tem orelhas maiores do que as minhas), ele ainda pode não estar "ouvindo" a música. Skakus nunca sentiu, e talvez nunca venha a sentir, uma necessidade de ouvir rock'n'roll. Ele só precisa de acuidade para sons agudos, e isso é uma exigência genética para guardar, caçar e avaliar seu ambiente a fim de detectar predadores. É a vida de um cachorro. Então, a questão se mantém: será que ele ouve a música? Talvez o cérebro dele simplesmente não seja programado para James Taylor. Música pode ser simplesmente harmoniosa demais para ele ouvir.

O cérebro de Skakus é condicionado para perturbações ou mudanças em seu mundo externo. Ele ouve a música sendo desligada e, pelos mesmos meios, talvez ouça a música quando ela é colocada, a princípio. Se eu mudar o volume da música, isso talvez chame a atenção dele também. Seu cérebro, porém, provavelmente ignora a música que estou ouvindo, porque ela não é importante para ele. Não é um som que seu cérebro, ou o cérebro de qualquer cachorro, precisa ouvir conscientemente.

Por outro lado, assim como nós, humanos, provavelmente nunca prestamos atenção ou ouvimos o telefone tocar na mesa do nosso colega de trabalho enquanto trabalhamos em nosso computador, nós podemos ouvir nosso próprio telefone quando ele toca. Nosso telefone é importante o suficiente para chamar nossa atenção, e esse fenômeno sugere que algo está acontecendo – o som do nosso próprio telefone dispara nossa atenção, consciência, ou foco.

As orelhas de Skakus captam muitos tipos de sons (ser capaz de girá-las como uma antena é um belo truque), e essa informação é transmitida ao cérebro. Entretanto, seu cérebro ignora minha música porque sua percepção não está presente com esses estímulos. Ele não ouve a música porque seu lobo frontal não é desenvolvido o bastante para integrar esses sons relativamente novos em significado. Seu cérebro canino é programado para reação, não integração. Para Skakus, a música não existe.

Talvez o mesmo valha para seres humanos. Talvez, conforme a evolução humana prosseguiu por eras, nós ignoramos bilhões de dados porque não achamos que essa informação fosse importante para nós. Se for assim, talvez estejamos perdendo ótimas oportunidades, muito além do que pensamos saber. E se todos aqueles dados já existirem para nosso cérebro processar, e fazer isso for tão simples quanto decidir onde focar nossa percepção? A genialidade pode estar ao alcance de nossas mãos.

No fluxo

Já ouvimos atletas descreverem o fenômeno de *estar no fluxo*. Um jogador de beisebol no meio de uma maré de sorte fala sobre um arremesso se aproximando que parece ter o tamanho de uma toranja. Michael Jordan falou sobre ter a sensação de que seus lançamentos simplesmente não tinham como errar a cesta, como se a cesta fosse do tamanho de uma lata de lixo. Nos dois casos, o ruído do público, os outros jogadores em campo ou na quadra, até o próprio local da partida, pareciam desaparecer. Nada existia além da bola e do taco, ou da bola e da cesta.

A maioria de nós vivenciou uma ocorrência semelhante, quando aquilo em que vínhamos trabalhando se torna a única coisa em nosso campo de visão e todas as outras visões e sons desaparecem. Entramos *no fluxo*. Estamos lá apenas de forma intermitente, mas, se pudermos aprender a usar as rédeas de nossa atenção e nossa habilidade de estarmos presentes, podemos estender a duração e a frequência de nossas estadias no estado de fluxo.

Quando estamos tão focados que ficamos inconscientes de todos os estímulos externos, exceto os poucos que consideramos mais vitais, começamos a notar que nossa noção de tempo se desacelera e nossa percepção de objetos no espaço parece se distorcer. Quando nada mais existe para o cérebro, exceto uma única ação ou intenção, parece não existir mais futuro nem passado, sucesso nem fracasso, certo ou errado – existe apenas este momento, agora mesmo. Perdemos a noção das fronteiras entre o eu e o não eu.

Quando o foco de alguém está tão resoluto e móvel que a pessoa pode transferir toda a sua atenção da identidade para um pensamento, ação ou objeto, seu lobo frontal filtrará todos os estímulos sensoriais aleatórios no ambiente. Cem por cento da atenção do cérebro se torna centrada na relação entre pensamento e ato. Em essência, a identidade da pessoa já não é mais o eu com uma história; em vez disso, sua nova identidade se torna o pensamento ou a intenção que ela está mantendo. Sua mente se torna una com (unificada com) o que quer que ela esteja focando. Seu cérebro e sua mente não estão mais disparando as redes neurais que compõem a identidade básica da pessoa; ela não está nem sequer repetindo o passado. A mente está agora na melhor posição para aprender, criar e realizar uma habilidade intencionalmente. O lobo frontal é aquela parte do cérebro que nos permite estar completamente no momento presente.

Nova esperança no transtorno do déficit de atenção

A incapacidade de prestar atenção não é piada. Há uma condição do lobo frontal que foi reconhecida como um problema clínico e foi chamada de *transtorno de déficit de atenção* (TDA).[17] Segundo a extensa pesquisa de Daniel G. Amen sobre os seis tipos de TDA, esse problema ocorre quando o córtex pré-frontal não funciona de maneira apropriada em situações nas quais a pessoa está tentando se concentrar e focar. A maioria dos estudos demonstrou que as causas do TDA são principalmente genéticas. Outros casos resultam de lesões na cabeça que envolvem impacto direto no crânio. Algumas pessoas que sofrem de TDA são ex-usuárias de drogas e álcool, enquanto outras são filhas de alcoólatras. Somando-se ao componente médico, alguns especialistas também afirmam que o TDA é causado por uma falta de estrutura social adequada durante o desenvolvimento na infância.

O TDA é um problema clínico real. As técnicas de imagiologia cerebral mais recentes mostram como os portadores de TDA lutam intensamente quando iniciam a concentração. Em vez de a atividade aumentar no lobo frontal com a concentração em algo novo, o TDA tem o efeito exatamente oposto. Testes clínicos conduzidos em pessoas com TDA mostram que, quando elas se concentram, há uma quantidade reduzida de fluxo sanguíneo no cérebro para os lobos frontais. Estudos com imagiologia cerebral demonstraram de forma clara que, quanto mais os portadores de TDA tentam focar, pior fica o fluxo sanguíneo para o córtex pré-frontal, até finalmente parar.

Muitos dos sintomas de TDA são quase os mesmos dos indivíduos com danos ao lobo frontal decorrentes de cirurgias ou lesões: tempo de atenção curto, dificuldade para aprender a partir de experiências, pouca habilidade organizacional, tendência a se distrair com facilidade, baixo nível de habilidade de planejamento, incapacidade de se focar em tarefas e terminá-las, falta de controle sobre suas ações e propensão a ficar tão fixados em suas opiniões e ações que não se dispõem a fazer concessões em seus comportamentos, mesmo sabendo que esses comportamentos não são bons para eles.

Pessoas com TDA parecem normais porque conseguem funcionar dentro de tarefas rotineiras que já estão conectadas no resto do córtex. Quando se trata de combinar suas representações internas com seu comportamento, focar tarefas inéditas ou organizar suas vidas, fica evidente que os portadores de TDA vivenciam problemas sérios. Por exemplo, quase metade dos meninos hiperativos com TDA sem tratamento será presa por algum crime. Metade de todos os presidiários tem TDA. Pouco mais de um terço de todos os indivíduos com TDA não chega a terminar o ensino médio. Pouco mais da metade abusa de álcool e drogas. E pais de crianças com TDA se divorciam em uma taxa três vezes maior do que a vista em famílias sem TDA.

Por meio da tecnologia de neuroimagem funcional mais recente, pesquisadores dedicados e alguns médicos empenhados descobriram que, quando o lobo frontal apresenta anomalias, vários tipos diferentes de TDA podem se manifestar. Se o maestro do cérebro está prejudicado, ele não consegue orquestrar o cérebro inteiro em harmonia. Como resultado, os vários centros no cérebro se tornam hiper ou hipoativos. Lembre-se, o lobo frontal tem conexões com todas as outras partes do cérebro. Assim, se o lobo frontal não está funcionando adequadamente, os pesquisadores podem observar como outras áreas do cérebro são influenciadas. Isso cria tipos diferentes de TDA, e, segundo o Dr. Amen, neurocientista clínico e célebre autor de diversos livros sobre TDA, ansiedade, depressão e imagiologia cerebral, os sintomas de TDA estão agora sendo correlacionados com diferentes padrões de imagens cerebrais.

Por exemplo, um tipo específico de TDA chamado *transtorno de déficit de atenção e hiperatividade* (TDAH) afeta milhares de pessoas nos Estados Unidos. Suas características mais comuns incluem a incapacidade de controlar suas ações e de manter o comportamento apropriado em contextos sociais. Pessoas com TDAH tendem a agir de maneira descontrolada em situações de sala de aula, desafiar regras em casa e até tomar certas liberdades sem pedir permissão. Considerando nossa compreensão atual do lobo frontal, é bem fácil ver que crianças ou adultos com TDAH não conseguem se abster de realizar ações em resposta a seus pensamentos impulsivos. Eles estão sempre encrencados, e a "curtição" emocional que recebem de circunstâncias estressantes é suficiente para aumentar sua percepção com um belo coquetel de adrenalina. A dose de adrenalina é exatamente o que eleva sua percepção, logo, desperta seu cérebro por alguns momentos. Uma vez que tenham recebido sua dose e ela tenha se esvaído, eles invariavelmente estarão encrencados, porque precisarão de um estímulo maior para ter uma "curtição" maior. A bênção é que os tratamentos que são administrados usando diferentes medicamentos estão agora sendo combinados com esses padrões cerebrais individuais. Existe esperança. Em anos mais recentes, temos visto avanços incríveis no diagnóstico e tratamento de TDA.

O lobo frontal e o livre-arbítrio

Um dos atributos humanos que mais nos separam das outras espécies é o livre-arbítrio – nossa capacidade de determinar um curso de ação livre das restrições impostas sobre os animais por seus impulsos de motivação biológica. O debate em torno do quanto somos verdadeiramente livres está além do escopo deste capítulo, mas o relacionamento entre o lobo frontal e nossas escolhas livres é bem íntimo. O lobo frontal nos permite fazer escolhas conscientes, baseadas não na memória, mas sim na capacidade de escolher o que queremos.

Se fazemos escolhas baseadas na memória, não estamos empregando o lobo frontal em um grau elevado. Porém, quando temos que pensar e fazer escolhas que estão fora de nossa memória (a "caixa" daquilo que sabemos), o lobo frontal está em seu estado elevado. Pesquisadores têm conduzido experimentos que demonstram que o lobo frontal está mais ativo durante uma tomada de decisão com livre-arbítrio. As escolhas que esses participantes fizeram não envolvem respostas claramente certas ou erradas, mas sim situações ambíguas nas quais a escolha é feita com base naquilo que os participantes gostariam mais.[18]

Elkhonon Goldberg, professor na New York School of Medicine, demonstrou em alguns de seus experimentos que os lobos frontais são essenciais para a tomada de decisão com livre-arbítrio. Ele reuniu um grupo de participantes e mostrou a eles um símbolo geométrico, pedindo-lhes em seguida para escolher uma das duas opções na forma de desenhos pictóricos adicionais. Os participantes eram informados claramente de que nenhuma resposta estava certa ou errada. Suas escolhas e suas respostas eram apenas uma questão de preferência pessoal. Eles eram encorajados a escolher como quisessem. Também eram informados de que passariam por vários testes, e que não haveria dois testes exatamente iguais.

É aqui que a coisa fica interessante. Goldberg usou dois tipos de pessoas nos experimentos. Um grupo consistia em indivíduos saudáveis, sem nenhum histórico neurológico de doença, e o segundo grupo consistia em pacientes com vários tipos de danos cerebrais. O que ele descobriu foi que pessoas com danos nos lobos frontais vivenciavam uma dificuldade dramática para formular respostas, enquanto pessoas com danos em outras áreas do cérebro tinham pouca ou nenhuma deficiência em suas decisões de livre-arbítrio. Em outras palavras, as pessoas com lobo frontal danificado tinham dificuldades para escolher livremente o que elas gostavam. Os participantes com outras áreas cerebrais lesionadas, assim como os participantes normais, não tinham dificuldade alguma para completar esse exercício.

O Dr. Goldberg então deixou o teste ainda mais avançado. Ele disse aos pacientes com lesões no lobo frontal que fizessem a escolha "mais semelhante ao alvo", e depois disse a eles que escolhessem o "mais diferente do alvo". Ele fez o mesmo com os participantes com cérebros sadios e os utilizou como grupo de controle. Esse era um teste simples de familiaridade (conhecidos). Sob essas condições de teste, sem escolhas ambíguas a fazer, os pacientes com lesões no lobo frontal realizaram as tarefas tão bem quanto o grupo de controle.

Esse experimento gerou duas conclusões distintas. Os lobos frontais são eminentes em situações de tomada de decisão de livre-arbítrio, especialmente quando fica por conta do indivíduo decidir como interpretar situações nas quais existe mais de um desfecho conclusivo. Em segundo lugar, os lobos frontais não são mais essenciais quando as situações são reduzidas ao simples ato de uma resposta correta ou incorreta. Talvez tomar a decisão "certa", então, pode não demandar um pensamento tão altamente evoluído quanto tomar uma decisão de livre-arbítrio.

O estudo também revelou que, quando tomamos decisões com base naquilo que já sabemos e temos vinculado no neocórtex (aquelas redes neurais familiares), não apenas não ativamos mais o lobo frontal, como ainda não demonstramos livre-arbítrio nenhum. Em outras palavras, quando não temos o lobo frontal ligado, pensamos que estamos escolhendo livremente quando, na verdade, estamos escolhendo com base nas escolhas limitadas dos dados que nos são familiares. Em vez disso, dependemos de o maquinário baseado na memória existente ser ativado, com base em nossa capacidade de escolher o que já sabemos, em vez de qualquer nova informação que temos o potencial de aprender com o lobo frontal. É preciso pouquíssima atividade cerebral no lobo frontal para escolher uma situação conhecida, comum, familiar, rotineira. Logo, embora pensemos estar fazendo uma escolha baseada no livre-arbítrio, talvez estejamos apenas escolhendo o que já conhecemos, e essa não é uma escolha de livre-arbítrio, de forma alguma. Em vez disso, é somente o reconhecimento de um padrão. É resposta e reação, não livre-arbítrio.

Com que frequência fazemos isso em nossa realidade diária? Será que as escolhas que fazemos entre certo e errado, bom e ruim, esquerda e direita, sucesso e fracasso estão nos forçando a nos comportar como se tivéssemos uma lesão no lobo frontal? Por exemplo, quando reconhecemos situações familiares, essas situações conhecidas ativam as redes neurais associadas existentes, o que por sua vez nos faz pensar e nos comportar de maneiras iguais àquelas com que fomos programados? E isso quer dizer que não fizemos uma escolha livremente? Teremos, em vez disso, iniciado uma resposta conectada a um programa automático, que começa a processar informações no cérebro de maneira inconsciente e automática?

Caso seja assim, talvez a propaganda seja apenas um modo de codificar repetitivamente a memória de um produto no cérebro de forma tão permanente que, quando surge uma situação em que precisamos realizar uma ação, nos lembramos do padrão neurológico mais imediato que atenda à nossa necessidade. Nesse caso, nenhum livre-arbítrio está envolvido. Em vez disso, estamos apenas respondendo a um estímulo a partir de uma variedade limitada de padrões pré-programados. É preciso esforço para pensar e contemplar novas possibilidades que existam além do certo e do errado e além das escolhas conhecidas, e isso significa que temos que interromper os programas que estão já embutidos em nosso cérebro.

Quando o lobo frontal não é ativado, podemos responder apenas ao que sabemos e o que já está armazenado em nosso cérebro, e sempre escolheremos o que já sabemos. Achamos que estamos escolhendo, mas na verdade estamos apenas usando mecanismos de resposta automática projetados para gratificação e alívio imediatos. Nesse caso, então, nossas respostas emocionais – aquelas que são tão repetitivas, rotineiras e previsíveis; aquelas nas quais podemos dizer que estamos viciados – são um produto da inação entorpecente do lobo frontal. Se o lobo frontal está adormecido, nós também estamos.

O lobo frontal e a aprendizagem

Deveríamos pensar duas vezes sobre os meios atuais de testagem nos sistemas educacionais contemporâneos. Muitas vezes, os alunos memorizam materiais apenas para poder dar a resposta certa, e, quando fazem uma prova, tudo que precisam fazer é regurgitar essa informação. Originalmente, os estudantes tinham que usar o lobo frontal para estudar e memorizar o material. Entretanto, escolher a resposta correta em uma prova requer pouquíssimo uso do lobo frontal.

Outros tipos de avaliações de aprendizado, como perguntas com resposta dissertativa, requerem muito mais do lobo frontal (e, portanto, do estudante). Quando se fazem perguntas abertas aos estudantes, eles precisam formular respostas com base naquilo que aprenderam. Essa abordagem demanda considerar toda a informação aprendida originalmente, pensar nas possibilidades e potenciais e reformular o material em uma compreensão maior. A essa altura, os alunos estão usando o lobo frontal em seu maior grau. Utilizar o método socrático e sua dependência de questões nos tira do conhecido e desafia nossas presunções – um jeito excelente de evitar a recitação automática que caracteriza tanto de nosso sistema educacional e que subutiliza tão duramente o lobo frontal.

O lobo frontal e a evolução

Imagine que estamos trabalhando em um emprego novo, carregando itens para um depósito no porão. Da primeira vez que descemos as escadas, batemos a cabeça em uma viga baixa. Experimentamos uma dor imediata. Quando saímos do porão, olhamos para cima, para a viga, frustrados, e notamos o quanto ela é realmente baixa. No térreo, apanhamos mais objetos para levar ao porão. Conforme iniciamos a descida, começamos a conversar com um colega de trabalho sobre o jogo de futebol da noite passada. Esquecendo do limiar baixo, batemos a cabeça uma segunda vez. Sentimos ainda mais dor no mesmo lugar do ferimento anterior. Dessa vez, paramos, tomamos nota mentalmente daquela viga, ouvimos nosso diálogo interno nos dizendo para prestar atenção da próxima vez, e dirigimos nosso lobo frontal a estar mais presente e consciente do que estamos fazendo. Na terceira vez que descermos as escadas, o CEO do nosso cérebro nos lembrará de baixar a cabeça.

Ao nos dar a capacidade de aprender com os erros, o lobo frontal tem sido crucial para nossa sobrevivência e evolução como espécie. Quando ativado, ele nos libera de resultados rotineiros ou repetitivos, concedendo-nos uma percepção mais avançada para que possamos vivenciar um desfecho diferente.

Se uma espécie é sujeita a estímulos ambientais externos repetitivos ao longo de várias gerações, com o tempo essa espécie se adaptará a esses estímulos. A genética daquela espécie mudará para sustentar um novo estado interno, que ajudará a espécie a sobreviver mediante aqueles estímulos externos por gerações. Isso é chamado de *sobrevivência da espécie*. É um processo lento e linear para a maioria das espécies.

O lobo frontal humano nos permite transcender o processo lento e linear da evolução e avançar além da progressão natural da adaptação usada pela maioria das espécies. Ele nos dá a capacidade de aprender e nos adaptar em um padrão tão não linear que podemos efetuar mudanças imediatas por meio de nossos pensamentos e ações. Nossas memórias, portanto, servem como um alicerce para que possamos fazer um trabalho melhor em circunstâncias semelhantes. Essa evolução não linear nos permite modificar nosso comportamento e criar uma gama completamente nova de experiências em apenas uma vida.

O lobo frontal: ligado ou desligado?

A seguir, uma lista simplificada do que podemos fazer ou ser quando nosso lobo frontal está ativado.

- Atenção deliberada e um período mais longo de atenção.
- Contemplação de possibilidades, atuação sobre elas.
- Determinação.
- Clareza.
- Alegria.
- Habilidades aproveitáveis.
- Adaptabilidade.
- Capacidade de aprender com os erros e fazer as coisas de modo diferente da próxima vez.
- Capacidade de planejar um futuro e se ater ao plano projetado.
- Foco.
- Revisão diária de opções.
- Senso de si mesmo fortalecido.
- Capacidade de tomar providências para atingir objetivos.
- Comportamento disciplinado.
- Capacidade de construir opções melhores a partir de experiências anteriores.
- Habilidade de manter um ideal, independentemente de circunstâncias externas.
- Capacidade de tornar sonhos, metas e intenções mais reais do que o mundo externo e o feedback do corpo.
- Concentração a ponto da exclusão de tudo o mais.

- Capacidade de continuar presente com o eu e os pensamentos internos.
- Proatividade.
- Individualidade.

Agora, aqui está uma lista do que podemos fazer ou ser quando nosso lobo frontal *não está* funcionando de modo pleno.

- Inquieto e preguiçoso.
- Sem inspiração nem motivação, sem iniciativa.
- Desejo por mesmice, rotina e previsibilidade.
- Indisposição para aprender.
- Capaz de ser facilmente distraído.
- Incapaz de fazer planos para o futuro.
- Comportamento de maneiras que nunca combinam com os desejos.
- Incapaz de completar ações e tarefas.
- Reativo.
- Mentalmente rígido, contrário a mudanças.
- Fixado nos mesmos pensamentos negativos.
- Incapaz de ouvir bem.
- Desorganizado.
- Impulsivo.
- Excessivamente emocional.
- Esquecido.
- Incapaz de enxergar opções.
- Seguidor.

Em vários momentos, quase certamente temos atributos das duas listas. Contudo, provavelmente trabalhamos tempo demais sob a hipótese de que as características negativas listadas estão além do nosso controle. Com muita frequência, se temos o poder de autorreflexão para nos reconhecer, dizemos: "sou desorganizado", ou "sou impulsivo", ou "sou preguiçoso". A escolha de usar uma forma do verbo "ser" diz muito sobre o que acreditamos sobre nossa capacidade de mudança. Dizer "eu sou" é um jeito abreviado de dizer "meu estado de ser é, foi e sempre será". Agora sabemos que temos controle de nossa mente e como isso funciona.

Por tempo demais trabalhamos sob a presunção de que temos tomado decisões de livre-arbítrio sobre nossa identidade e nosso futuro. Agora espero ter defendido minha visão de que, na maior parte do tempo, nem estamos exercitando nosso livre-arbítrio. Estamos simplesmente selecionando de um cardápio restrito de escolhas baseados em nosso passado. Ainda não começamos a utilizar nosso livre-arbítrio, e não tiramos todo o proveito possível do dom que é o nosso lobo frontal.

Em seguida, vamos dar uma olhada em como é possível começar a utilizar, em um grau maior do que já se julgou ser possível, a plena capacidade de nossa mente para criar a vida que escolhemos.

CAPÍTULO ONZE

A ARTE E A CIÊNCIA DO ENSAIO MENTAL

Existe apenas uma forma de imaginação admirável: a imaginação que é tão intensa que cria uma nova realidade, que faz as coisas acontecerem.

— SEAN O'FAOLAIN

Um amigo me telefonou recentemente da estrada. Ele estava voltando para o noroeste do Pacífico depois de uma viagem para o norte de Nova York, onde foi visitar a família. John é solteiro, o caçula de seis filhos, e é professor de filosofia em uma universidade estadual próxima. Falando em termos simples, ele leva uma vida voltada para a mente. Ele não tem televisão, ouve apenas a National Public Radio e passa a maior parte do tempo lendo ou fazendo caminhadas com amigos. Visitar a casa dele é como ir a um retiro; seu vizinho mais próximo fica a quase meio quilômetro de distância. Ele manteve a casa mobiliada de maneira esparsa, mas confortável, e, embora às vezes eu ache desconcertante não haver relógios na casa, com o tempo me acostumo com os ritmos do dia.

Quando John ligou, pude ouvir a agitação na voz dele, uma mudança de seu tom geralmente plácido. Logo antes de partir na viagem planejada, ele ouviu de uma revista profissional que eles tinham aceitado um dos artigos dele para publicação. Ele tinha apenas dez dias para fazer as revisões necessárias. Ele não podia mudar seus planos de viagem tão em cima da hora, então decidiu fazer a revisão enquanto visitava a família e enviar o manuscrito para que eu desse minha opinião antes de remetê-lo de volta à publicação. Um plano ambicioso, mas John é uma daquelas pessoas cujas intenções usualmente combinam com suas ações. Agora ele estava ligando para me dizer que não conseguiria enviar o artigo para mim na data especificada. Primeiro ele foi vago sobre como "outras coisas tinham se intrometido" no tempo dele.

Eu podia adivinhar quais seriam essas intrusões. Por conversas anteriores, sabia que John é tão diferente do resto da família quanto é possível ser. Cada um de seus cinco irmãos e irmãs é tão hipercinético quanto ele é contemplativo, e propenso a explosões emocionais e drama quanto ele é estável e tranquilo (e todos eles têm filhos). Ao telefone, ele descreveu sua tentativa de organizar qualquer passeio – até algo tão simples quanto levar todos para uma refeição – como "difícil como pastorear gatos". Tentar coordenar as agendas de todas as crianças (isso foi no auge da temporada de futebol e *tee-ball**) e preferências de dietas (desde veganos até os carnívoros vorazes e insistentes) já era bem difícil. Tentar lidar com os estados emocionais variados de 26 outros seres humanos (inclusive os pais dele) provou-se quase impossível – mas não totalmente.

Depois de quatro dias de uma visita programada de seis dias, no entanto, ele estava indo para o aeroporto a fim de voltar para casa. Já tinha aguentado bastante do barulho incessante, das conversas que precisavam de uma picareta para tentar cortar e da atenção constante exigida pelas crianças. Ele me contou que antigamente se considerava capaz de ser a calma no centro de qualquer tempestade; porém, fustigado pelo vento e encharcado, retirou-se para o convés inferior nessa viagem. A princípio, uma de suas irmãs se ofereceu para levá-lo de carro pelas duas horas até

* N. R.: *tee-ball* é um jogo adaptado para crianças, semelhante ao beisebol.

o aeroporto, mas ele declinou a oferta. Dirigir o carro recém-alugado seria exatamente o amortecedor que ele precisava para desestressar; senão, ele tinha certeza de que eu o veria no noticiário local sendo levado para fora de seu voo por ameaçar pular de uma das portas da cabine.

Nós dois rimos, sabendo que ele não era realmente capaz de algo assim. Também sorri quando ele me disse que aquilo em que vinha trabalhando nos últimos dois meses, com minha ajuda, tornou-lhe possível sobreviver à visita com a família, ao menos brevemente.

John ficara intrigado com a minha formação. Ele nunca foi muito atlético, mas sempre foi fascinado pela disciplina mental do judô, do karatê e de todo o resto. Ele gracejava que queria se tornar não um guerreiro ninja, mas um escritor ninja. Então contei para ele sobre a abordagem que adotei anos antes, quando estava prestes a tentar minha faixa preta. Eu teria que lutar com outros membros da minha categoria – às vezes dois ou até três de uma vez.

Embora eu conseguisse encaixar algumas sessões de treinamento de verdade com aqueles colegas de classe, também passei o máximo de tempo possível sentado em meu sofá, lutando com eles na minha cabeça. Eu já havia treinado com todas essas pessoas antes e conhecia suas tendências, seus pontos fortes e fracos, então sabia bem o que esperar delas. A fim de me preparar para o exame da faixa preta, mentalmente repassei minha própria abordagem às lutas com cada uma delas – eu podia ver meus bloqueios e chutes, bem como as sequências e combinações que eu e eles usaríamos. Na minha mente, também pratiquei todas as minhas posturas e técnicas, certificando-me de que meus fundamentos fossem precisos e impecáveis. Conforme essas sessões mentais progrediam, eu perdia a noção do tempo e do espaço, e era como se estivesse na academia realmente treinando, não em casa. Quando saía das sessões, sentia-me preparado e também notava, com alguma curiosidade, que, apesar de sentir que havia acabado de sentar, mais de uma hora havia se passado.

John ficara ansioso para aprender a alcançar um estado mental semelhante com sua escrita e praticou essa habilidade durante os dois meses anteriores à viagem. Ele levou seu trabalho consigo conforme planejado e me disse que, por uma ou duas horas todos os dias, conseguiu fazer algumas revisões. A princípio, a cacofonia e o caos que seus irmãos e os filhos deles criavam rodopiavam em torno dele em uma nuvem de comoção. Eu o visualizava sentado em uma cadeira enquanto cada um de seus sobrinhos e sobrinhas disputava sua atenção. Suas tentativas fracassadas de organizar e estruturar o dia jaziam esparramadas pela área, atropeladas pela desorganização e pelo excesso de entusiasmo deles. Entretanto, em algumas poucas sessões logo pela manhã, e mesmo por um breve período depois que as crianças menores e os pais de olhos exaustos caíam da cama para servir cereais frios nas tigelas de suas crias, John arranjava um tempo para trabalhar um pouco.

Os pais dele ainda moram na mesma casa onde ele cresceu. Uma casa em estilo vitoriano, enorme, espaçosa, cuja característica mais destacada era uma varanda que contornava a casa toda, telada, para ser uma estrutura utilizável por três estações do ano. Ele disse que se sentiu igual a quando era criança, quando, para encontrar um momento de silêncio, subia em um choupo no limite mais distante do terreno. Ali ele lia por horas, ou olhava através do lago de folhas enquanto as formações de nuvens vagavam por ele. John ficava ali até a hora do jantar, quando, finalmente detectando sua ausência, seus pais mandavam um grupo de busca para encontrá-lo.

Motivado pelas memórias da infância, John saía para a varanda pouco depois do amanhecer todos os dias, antes que qualquer um acordasse. Em vez de se sentar na parte principal da varanda, ele escolheu uma área mais distante da cozinha, um tipo de cubículo onde ele puxava uma cadeira de vime e se sentava.

Durante essas sessões de trabalho de manhã cedo, sua família e todas as suas distrações ficavam tão silenciosas e invisíveis para ele quanto John ficava para elas. Ele me contou o quanto ficou surpreso porque, quando finalmente foi descoberto e arrastado de volta para a loucura, já haviam se passado três horas. Depois que o tumulto das chamadas matutinas de pássaros emanando da floresta esmorecia, John não ouvia o som da massa de panquecas sendo preparada, Elmo rindo, e Thomas, o trem de resgate, ofegando e resfolegando. Todas as visões e sons da casa agitada se desvaneciam, e tudo o que existia para ele era o brilho azulado da tela de seu *notebook*.

John me disse que aqueles momentos pareciam um presente ou uma benevolência, mas ele não conseguia, durante o restante de cada dia, mantê-los, nem sustentar a sensação de calma que eles geravam. Eu disse a ele que estava impressionado por ele conseguir aquelas horas. Ele respondeu que a casa em que todos eles cresceram parecia lançar um feitiço, e que seus irmãos tinham retrocedido a seus eus adolescentes. Quando se sentiu sendo arrastado para as discussões e mesquinharias, e suas horas matinais de alívio minguaram, ele soube que estava na hora de ir embora.

Vejo nas experiências de John outra metáfora para como nosso cérebro e nosso corpo trabalham juntos – e, às vezes, como eles também parecem incompatíveis entre si. Como aprendemos, no que diz respeito a vícios emocionais (ver Capítulo 9), o corpo se comunica com o cérebro de maneiras que às vezes não são saudáveis. Às vezes, tantas partes do nosso corpo estão disputando nossa atenção que é um espanto sermos capazes de funcionar. Recebemos tanta informação colhida em nosso ambiente e nosso estado interno que somos inundados por um oceano de dados e estímulos, todos competindo por nossa atenção, e com pouquíssima cooperação acontecendo.

Felizmente para nós, como sabemos agora, também podemos encontrar um estado de graça em meio ao tumulto de nosso ambiente. O que John vivenciou naqueles momentos na varanda, e o modo como ele interrompeu o caos, são uma lição de como podemos debelar o turbilhão emocional que experimentamos com frequência excessiva. Se John examinasse com mais atenção o que ele fez, ao encontrar um refúgio relaxante onde pudesse trabalhar e perder a noção do tempo e do espaço, descobriria que a chave para romper vícios emocionais e as rotinas habituais de nossa vida diária se baseia em memórias do passado. Ele entenderia melhor como todos temos a capacidade de alterar a nós mesmos, mudar nossos comportamentos, desfazer os efeitos de certos traços e romper os elos que nos prendem a nossas propensões herdadas.

O incrível é que, assim como John, todos temos a habilidade de ignorar nosso ambiente. Quantas vezes nos sentamos e vimos televisão enquanto alguém falava conosco, e não estávamos sequer cientes da presença dessa pessoa, quanto mais de seus comentários ou perguntas? E quando nosso cônjuge nos dá uma bronca incisiva sobre alguma questão moral a respeito de nosso comportamento? Não baixamos o volume do sermão às vezes e ignoramos tudo que nosso cônjuge está pontificando?

Quando queremos, somos mestres da audição seletiva e da tomada de ação seletiva. E se dedicássemos essas habilidades a um uso melhor? E se já tivéssemos uma capacidade não refinada nem aproveitada de foco e concentração, o que aconteceria se tentássemos de fato dominar essas habilidades? E o mais importante para nossa compreensão neste ponto: como é que, por mais sem prática e sem habilidade que sejamos agora, ainda assim conseguimos realizar esse "bloqueio"?

Talvez as experiências de John anteriores à viagem possam oferecer algumas respostas. Ele já tinha dado alguns passos além de usar seu lobo frontal para baixar o volume dos outros centros do cérebro. Quando está escrevendo, John aprendeu a acalmar seu córtex sensorial, tranquilizar seu córtex motor, relaxar os centros emocionais do cérebro e passar para um estado similar ao de transe. Como também escrevo, estou interessado no processo pelo qual outros escritores passam a entrar na zona de concentração necessária para realizar seu trabalho.

Por exemplo, eu sabia que John tinha o que ele chamava de "momentos místicos" quando se sentava para criar. A primeira coisa que ele fazia era colocar música para tocar. Não qualquer música – ele descobriu que, se a música tivesse letra, era mais difícil se concentrar. Por esse motivo, sempre escolhia música instrumental – de tudo, desde música clássica, passando por trilhas de filmes, até por new age. Jazz ele achava muito "ruidoso". Quando estava trabalhando na primeira versão do manuscrito e não precisava consultar anotações, ele usava velas, para uma iluminação mais suave. A combinação de música e atmosfera o ajudava a encontrar um centro mais calmo, e ele sempre fazia seu primeiro manuscrito tarde da noite, quando, como diz ele, "o resto do cérebro está bem cansado e é mais fácil colocá-lo para dormir".

John chegou a essa estratégia sem saber sobre o lobo frontal e seus efeitos e poderes. Ele intuiu os benefícios da concentração focada e criou sua própria maneira de alcançar esse estado tranquilo. Nos últimos meses, ele e eu conversamos mais explicitamente sobre o lobo frontal e seu papel na concentração e no foco. John tinha um propósito muito específico em mente para utilizar essa informação: queria escrever melhor e entrar com mais facilidade no modo de escrita. Ele sofreu com bloqueios criativos depois de completar sua tese e estava determinado a nunca mais passar por aquilo. Começou a prestar atenção a seu ambiente e estado mental nos dias bons, quando o processo criativo parecia tão fácil quanto navegar com a vela a favor do vento em um dia ensolarado, assim como o que estava acontecendo durante aqueles dias em que ele sentia navegar contra o vento, com ondas se quebrando na proa. No final, ele chegou a algumas conclusões sobre o que funcionava e o que não. Com o tempo, ele refinou o processo e o repetiu tantas vezes que, mesmo sem a música nem a iluminação, ou o horário do fim do dia, conseguia entrar no fluxo de trabalho, aparentemente quando quisesse.

Em seu telefonema para mim, John lamentou não ter sido capaz de reproduzir esses resultados fora do "laboratório" da sua casa. Quando foi para a casa dos pais, pareceu-lhe que tudo havia desmoronado. Tranquilizei-o de que seu processo era bom, e que ele deveria pensar nas vezes em que isso funcionou durante a viagem e considerá-las um grande sucesso – algo com que poderia aprender. Quando ele voltasse para casa e estivesse mais livre de distrações, poderia olhar com mais objetividade para aqueles dias bons e ruins (em termos de sua escrita) e chegar a algumas conclusões sólidas sobre o que os deixava mais ou menos produtivos. O essencial era começar do começo: com a habilidade da observação.

Dominando a habilidade da observação

A despeito de ter se tornado um clichê, continua sendo verdade que o primeiro passo para nos curarmos de algo é reconhecer a existência do problema. Assim, como sabemos quando temos um problema? O reconhecimento depende da capacidade de observarmos a nós mesmos – ou seja, de nos tornarmos autoconscientes. O que pedi para John fazer foi que se tornasse autoconsciente a respeito de uma parte muito particular de seu comportamento e personalidade, e que decifrasse o que havia afetado sua capacidade de ser criativo sob circunstâncias diferentes.

A maioria das pessoas não tem a autoconsciência altamente desenvolvida de John, nem a paciência necessária para reduzir seu próprio ritmo e analisar ou examinar de verdade sua vida e sua personalidade. Entretanto, só porque essas qualidades não estão plenamente presentes em sua vida não quer dizer que elas não existam e que você não possa refiná-las. Precisamos simplesmente baixar o volume do ruído que interfere em nossa capacidade de focar a concentração. Podemos nos observar de modo geral para considerar alguma habilidade ou atributo específicos, ou podemos olhar para nós mesmos de forma mais global. O que prova que dispomos da capacidade de observar nosso próprio comportamento de maneira crítica é a frequência com que usamos essa habilidade para observar outras pessoas e seus comportamentos.

Tenho certeza de que todos estivemos em inúmeras situações em que nos perguntamos sobre a incapacidade de outro alguém para enxergar a si mesmo com clareza. Já especulamos se a pessoa sabe como ficou sua aparência em uma roupa específica; já testemunhamos uma reação emocional vulcânica diante de um incidente aparentemente trivial. Nessas ocasiões, provavelmente perguntamos a nós mesmos: será que essa pessoa consegue enxergar como ela mesma é? A resposta é que muita gente não consegue. Falta-lhes a habilidade não apenas de observar o mundo ao seu redor, mas também de se avaliar criticamente. Elas não tiraram o tempo para refletir sobre si mesmas, ou deixaram de desenvolver uma noção de como se comportam em determinadas situações. Elas nem sequer cogitaram as questões mais importantes: por que continuo produzindo os mesmos sentimentos autodestrutivos? Por que continuo esperando que meu comportamento e meus comentários gerem uma resposta, porém recebo exatamente o contrário do que esperava? Se não fizermos essas perguntas essenciais a nós mesmos sobre nossa natureza, não poderemos enxergar quem somos de verdade.

Entretanto, se ativarmos nosso lobo frontal, poderemos nos ver com claridade espantosa. Por estarmos tão focados no que é externo, tudo o que precisamos fazer, como uma câmera de vídeo filmando uma panorâmica de uma cena, é ser mais seletivos sobre o que queremos ter no quadro. Para superar a propensão a nos focar no que é externo e sermos governados por nosso ambiente e/ou sermos escravos do nosso corpo e de suas respostas emocionais, precisamos nos tornar melhores observadores de nós mesmos. Com frequência, isso significa apenas se desengajar do ambiente, como John faz, e abandonar todos os programas que nos mantêm emocionalmente viciados neles.

Espero não ter passado a impressão de que meu amigo John é algum tipo de esquisitão. Ele está longe de ser um ermitão. Tem uma vida social ativa e participa de comitês tanto no trabalho quanto em sua comunidade. Tudo bem, ele não tem uma televisão, mas só porque já teve no passado e passava tempo demais absorvido nos programas. Ele sabia que era fraco, e o único jeito de evitar que a televisão fosse uma "devoradora de tempo" foi abrir mão por completo e mantê-la fora de sua casa. Entretanto, ele tem predisposição a ser contemplativo, e isso provavelmente o separa de muita gente hoje em dia. Ele preenche as horas que passava fitando fixamente a TV e se anestesiando do mundo imergindo no mundo natural e em livros interessantes. Ele afiou suas habilidades de observação enquanto fazia trilhas, observando a vida selvagem e catalogando muitas das flores e plantas que crescem em sua área. E aplicou essas mesmas habilidades de observação a si mesmo.

Em seu desejo de aprimorar sua eficiência como escritor, ele empregou algumas das técnicas que um cientista poderia usar ao aplicar o método científico. Ele alterou uma parte de sua rotina de escrita de cada vez, conferindo se aquela variável fazia alguma diferença em seu desempenho e produtividade. Ele também precisava estar ciente de como sua própria mente estava funcionando. Depois de passar por vários meses de miniexperimentos com muita tentativa e erro, descobriu o que podia fazer para ser um escritor mais produtivo. É claro que estava motivado para melhorar, porque escrever é uma das coisas que determinará sua futura carreira como professor. É a essa noção de desejo que nos voltaremos em seguida.

Assumindo o compromisso de mudar

Como em sua maioria as pessoas são péssimas observadoras e quase nunca enxergam as ligações óbvias entre comportamento, saúde e humor de modo geral, com frequência é preciso um evento grande e transformador para fazer com que foquemos a atenção em nós mesmos, nossas predileções e propensões. A boa notícia é que o fato de você estar lendo este livro indica que tem o desejo de mudar. Mais do que qualquer outra coisa, ter a motivação apropriada ajuda muito a nos capacitar para fazer mudanças em nossas vidas e em nós mesmos.

Em um mundo ideal, reconheceríamos o fato de que somos viciados em nossas emoções muito antes de termos provas do mal que elas nos fazem. Conforme falamos nos Capítulos 9 e 10, a principal maneira pela qual as pessoas tomam consciência de seu vício emocional é por meio de uma manifestação física da reação de estresse sobre o corpo. Aquelas dores nas costas que brotam toda vez que temos um prazo importante, ou o resfriado que pegamos depois de fazer hora extra por semanas a fio para completar um projeto, tudo isso é resultado de estresse. Quando nos flagramos com pouca paciência, explodindo a qualquer provocação, isso também ocorre em função do aumento no estresse e redução da atividade no lobo frontal. Assim como muitas outras doenças e distúrbios mais sérios e importantes.

Por favor, dê mais uma olhada na lista de atributos promovidos pela atividade saudável do lobo frontal apresentada no Capítulo 10.

Podemos ver o quanto o lobo frontal é importante para iniciar e governar mudanças. E, embora o lobo frontal nos ajude a focar uma intenção, ainda precisamos ativar nossa força de vontade para permitir que ele faça seu trabalho – ou seja, una intenção e ação. Comprometer-se com a mudança é sempre algo complicado. Aquelas redes neurais regulares, rotineiras, programadas que criamos nos permitem levar uma vida fácil, natural e confortável. Buscamos conforto, mas a mudança equivale a desconforto. Prometemos começar uma dieta, reduzir a quantidade de tempo diante da televisão, passar mais tempo e dedicar mais atenção a nossos filhos, apenas para ver todas as circunstâncias de nossas vidas atropelarem essas intenções.

Mudar exige bastante empenho, força de vontade e comprometimento. Posso me lembrar de quando comecei a participar de triatlos. Correr e pedalar era razoavelmente fácil, natural e rotineiro – eu já fazia os dois havia tanto tempo que nunca precisava pensar sobre o que estava fazendo. Também aprendi a nadar quando criança, e vinha nadando havia anos, e não precisava pensar muito sobre o que estava fazendo na água. Eu simplesmente fazia. Depois de competir em meu primeiro triatlo, percebi que eu sabia nadar, mas não sabia *nadar de verdade!* Levei uma surra na parte da natação.

Então pesquisei e encontrei um treinador que ensinasse nado – não no sentido de aprender a não me afogar, mas alguém que pudesse estudar minha braçada e reconstruí-la, passo a passo, com uma técnica aprimorada. Fiquei aturdido na primeira aula ao descobrir que não tinham me ensinado a nadar do jeito mais eficiente, ou que me permitisse ser o mais rápido. Ensinaram-me a forma mais expediente para me manter à tona e me ajudar a sobreviver. Parece familiar? A maioria de nós aprendeu a sobreviver – na verdade, é isso o que fazemos na maioria do tempo em nossas vidas. A gente se vira.

Todavia, como sou competitivo, queria fazer mais do que apenas me virar. Queria ir mais depressa. Então procurei alguém com mais conhecimento e experiência que eu, alguém que pudesse me ensinar. Foi uma experiência iluminadora em vários níveis. Tive que desaprender a técnica de braçada que eu vinha usando havia muitos anos e aprender um jeito totalmente diferente de usar braços e pernas. Fiquei frustrado quando senti que estava mais lento – porque agora eu tinha que pensar muito sobre o que estava fazendo –, mas com o tempo o novo método começou a parecer mais natural. Quando fui cronometrado em um tiro de cem metros e vi a melhoria em meu desempenho, fiquei ainda mais disposto a aguentar o desconforto.

Não precisei quase me afogar para me motivar a melhorar. Descobri uma razão para efetuar a mudança. Eu não estava satisfeito com a situação atual; não estava satisfeito em chegar ao final com o grupo; não estava satisfeito com apenas me virar. Além disso, apenas quando tive novos conhecimentos e precisei programar uma nova rede neural rotulada como "natação" é que consegui ser um observador melhor de minha técnica. Por fim, pude corrigir a mim mesmo.

Vamos retornar a essas ideias no Capítulo 12; por enquanto, tenha em mente a importância de encontrar motivação. Quando encontrarmos, ficaremos espantados ao ver quanto nossos poderes de observação também melhoram – não ficaremos mais satisfeitos com apenas seguir a maré em qualquer parte da vida. Descobriremos que o desconforto não atua mais como detrimento; ele nos motivará a sair daquele modo antigo, passando para uma zona de conforto nova e melhorada.

A pergunta que resta é: o que podemos fazer para usar o lobo frontal da melhor maneira? Existe uma piada antiga que é mais ou menos assim: um sujeito está caminhando por uma rua lotada de Nova York. Ele pergunta a um transeunte: "Com licença, você poderia me dizer qual é o melhor jeito de chegar ao Carnegie Hall?". Sem nem se dar ao trabalho de virar, o homem responde: "Ensaiando!".

Ensaio mental: pensamento mágico e programação

Uso o termo *ensaio mental* para descrever como podemos empregar o lobo frontal e tirar vantagem de suas faculdades avançadas para fazer mudanças significativas em nossas vidas. Quando ensaiamos, temos uma intenção mais focada e proposital. Não passamos somente por uma série rotineira de exercícios; nos apresentamos como se a ocasião fosse um concerto. Essa é a diferença fundamental na mente. Um ensaio deve replicar a experiência de fazer, de fato, a coisa. Nesse caso, ensaiar mentalmente e fazer de fato são *exatamente a mesma coisa.* A cada vez que iniciamos alguma ação, engajamo-nos em um comportamento, executamos uma habilidade, expressamos uma emoção ou fazemos uma mudança de atitude, deveríamos ficar melhores. É por isso que ensaiamos – para podermos melhorar e para que, da próxima vez que aquela experiência se apresentar, torne-se mais fácil para nós vivenciá-la.

Dito de outra forma, defino o ensaio mental assim: relembrar o que queremos demonstrar e então vivenciar cognitivamente como é executar fisicamente a ação, passo a passo. É visualizar com a mente o nosso "eu" demonstrando ou praticando fisicamente uma ação ou habilidade. Em termos de mudança pessoal, o ensaio mental é conceber a nós mesmos em uma situação e nos comportar de forma diferente (ou, apenas, ser uma pessoa diferente) de como agimos (ou de quem fomos) previamente. Em vez de viver no modo sobrevivência e ser uma pessoa zangada, deprimida, vítima, vitimizadora, com saúde ruim ou qualquer uma daquelas coisas limitadas que permitimos que nossos vícios emocionais nos imponham, podemos ensaiar, de um ponto de vista puramente cognitivo, sermos saudáveis, calmos, compassivos ou qualquer uma das coisas mais positivas que quisermos ser.

Uma das várias coisas interessantes sobre o processo de ensaio mental é que não precisamos envolver o corpo de forma alguma, ou podemos envolvê-lo em um grau muito menor do que imaginamos, e ainda colher os benefícios. Se você se lembrar do experimento de tocar piano no Capítulo 2, aprendemos ali que as pessoas que fisicamente tocaram as teclas para produzir os sons da escala musical desenvolveram sua proficiência (ou seja, elas tinham a mesma quantidade de circuitos neurais medidos por uma neuroimagem) apenas no *mesmo grau* que aquelas que apenas praticaram mentalmente essa habilidade. Lembre-se, um grupo teve um teclado de piano diante de si e passou duas horas por dia, durante cinco dias, praticando as escalas. O outro grupo assistiu e memorizou a técnica da prática e então devotou a mesma quantidade de tempo, só que os integrantes desse segundo grupo não tinham o teclado diante deles – tinham apenas a imagem em suas mentes. Eles mudaram a composição física de seu cérebro apenas ativando seu lobo frontal, para tornar aquele ensaio mental tão real que o cérebro o percebeu de fato como uma realidade tridimensional. O cérebro não se importou se as teclas estavam fisicamente ali ou não; ele programou aqueles circuitos a despeito disso. Os pensamentos das pessoas no grupo do ensaio mental se tornaram reais assim. Com o ensaio mental, se pudermos nos manter focados, o cérebro não vê a diferença entre a execução física da atividade e a lembrança da atividade.

A ideia de que podemos mudar o cérebro só de pensar tem implicações enormes na efetuação de qualquer tipo de mudança em nossas vidas. O ensaio mental nos dá a capacidade de criar um novo nível mental sem fazer nada físico além de pensar.

Curiosamente, conforme destacado no Capítulo 10, já somos bem habilidosos em desligar os outros sinais do ambiente. Quando queremos, podemos usar nossa audição seletiva para ouvir apenas aquilo que desejamos (tudo o que precisamos fazer para descobrir como somos eficientes nessa habilidade é perguntar a nosso cônjuge, um familiar ou outra pessoa significativa). Literalmente nos dissociamos, transferindo a atenção para longe do mundo externo. Claramente, o que esses pianistas mentais conseguiram fazer foi direcionar muita atenção para o projeto que tinham em mãos e bloquear os pensamentos irrelevantes que caracterizam boa parte de nossa atividade mental.

Aquele silenciamento inicial dos outros centros do cérebro e o foco em uma habilidade são os primeiros passos para acabar com nosso padrão de pensamento por meio de sentimentos familiares e dependência de estados emocionais. O lobo frontal é bastante proficiente nessa tarefa quando o direcionamos para isso.

Os próximos passos são igualmente fáceis: temos que criar na mente um ideal daquilo que queremos ensaiar. Temos que fazer o tipo certo de perguntas autorreflexivas. Quem desejamos ser? O que tenho que mudar em mim mesmo para chegar lá? Quem eu conheço ou que recursos posso encontrar para me ajudar a desenvolver esse modelo em construção na minha mente?

O que é mais interessante é o que acontece quando o maestro sobe ao pódio e ordena que todos os instrumentos façam silêncio. Quando o lobo frontal pede silêncio, ele não apenas faz com que aqueles centros se aquietem, é como se nossa consciência abandonasse por completo esses outros circuitos. Para estender essa metáfora, a seção de metais, a de sopros e quaisquer outros instrumentos que o lobo frontal solicite se mantêm no palco, e todos os outros se retiram para os bastidores. Mudanças poderosas acontecem na atividade cerebral e em nossas percepções quando atingimos a concentração focada. Perdemos a noção de tempo e espaço. Mais importante, o corpo fica em silêncio e entramos em um estado de transe. Durante esses momentos em que estamos verdadeiramente quietos, podemos aprender e mudar como o cérebro funciona regularmente, e assim mudar a mente.

Antes de chegarmos ao processo de aprendizado, vamos falar mais um pouco sobre como podemos usar o ensaio mental para nosso maior benefício.

Uma questão de escolha

Quando não estamos usando o lobo frontal em sua capacidade funcional, e especialmente quando não o estamos usando de forma alguma, perguntas voltadas para a sobrevivência nos inundam. Quando vou comer? Quanto tempo ainda falta para eu poder ir dormir? Por que meus lábios estão tão ressecados? Quando foi a última vez que bebi alguma coisa? Qual é a minha aparência e será que sou aceito por essa pessoa?

Responder a esse tipo de pergunta, assim como fazê-las, demanda pouquíssimo do lobo frontal. Entretanto, um dos pontos mais positivos sobre o lobo frontal é que ele pode agir como um segurança mental. Como um segurança em um bar, o lobo frontal pode limpar a área para nós, de modo que, mesmo que estejamos em um salão mental ruidoso e fumacento, podemos nos focar mais em perguntas do tipo "e se", abertas, especulativas, que dependem de nossos poderes mais elevados de processamento. Esses são os tipos de perguntas que podemos fazer a nós mesmos quando os outros centros cerebrais ficarem em silêncio. Essas perguntas de ordem mais elevada têm relação com nosso eu futuro ou potencial. Como posso me tornar alguém melhor? Como posso modificar meu comportamento? Como posso me reinventar? Como seria a minha vida se eu (preencha aqui com sua ideia)? O que preciso mudar em mim mesmo para chegar a esse resultado em particular? Como posso ser diferente de como sou agora? Qual é o ideal mais elevado de mim mesmo que sou capaz de imaginar? O que eu quero de verdade?

O lobo frontal é onde se localizam nossa imaginação e nossa capacidade de invenção. Ele nos permite considerar aquilo que já vivenciamos e conhecemos e empregar aqueles circuitos antigos de memória como elementos fundamentais para especular sobre novos resultados. O lobo frontal também é capaz de silenciar aquela voz interna crítica decidida a nos relembrar de nossos fracassos anteriores – ele pode desligar aquilo que não funcionou no passado e nos dar a página em branco de que precisamos para gerar um novo nível mental. E se pudermos repetir esse processo de bloquear o que é antigo e focar o novo, e fazer isso várias vezes – como os pianistas que ensaiaram mentalmente fizeram, duas horas por dia –, ficaremos tão bons nisso que seremos capazes de produzir aquele novo nível mental sempre que quisermos. Lembre-se, quando estamos ensaiando mentalmente, esses circuitos estão sendo disparados, e, como a Lei de Repetição e o aprendizado hebbiano nos dizem, células nervosas que disparam juntas se conectam umas às outras. Uma vez que elas estão conectadas como um novo conjunto de circuitos e são ativadas, estamos produzindo a mente. Sabemos que, considerando-se a imensa quantidade de conexões sinápticas que podemos fabricar, temos níveis mentais infinitos que o cérebro pode gerar quando quiser.

Um amigo meu que jogou beisebol universitário dividiu comigo esta história. Ele era arremessador, e seu treinador de arremessos na faculdade tinha jogado na segunda divisão. Esse treinador contou a história de um time em particular ao qual tinha "pertencido". Toda vez que o treinador arremessava contra aquele time, os jogadores acabavam com ele – *home runs*, *doubles*, *singles*, tacadas curtas e bolas altas voando por cima do muro. Contra todos os outros times, ele não tinha dificuldades. Ele arremessava contra seu rival da mesma forma que fazia com os outros, então por que resultados tão drasticamente diferentes? Depois de três ou quatro partidas contra essa equipe, ele ficou de saco cheio e pensou que tinha que fazer algo diferente.

Como a maioria dos arremessadores, ele mantinha um registro do que os rebatedores adversários faziam contra ele – que arremesso era rebatido e em que local, e qual o resultado. Na véspera da partida seguinte contra esse time, à noite, o futuro treinador de arremesso se sentou em seu quarto de hotel, pegou aquele caderninho e desenhou um plano de ataque que usaria em todos os rebatedores. Ele conhecia os pontos fortes e fracos de todos eles, assim como suas tendências. Sentou-se com o caderninho e anotou, arremesso por arremesso, como abordaria o jogo seguinte. Ele não se desviaria dessa lista de arremessos, não importava o que acontecesse. Sentou-se ali por horas, memorizando a sequência de arremessos que faria. Em seguida, fechou os olhos e, mentalmente, executou os arremessos do jogo. Deslizando no canto interno, baixo. Bola rápida para o alto e longe. Mudando para baixo e longe. Bola rápida nas mãos, resultando em uma bola rasteira fraca para o homem na primeira base. Ele fez isso para todos os 27 *outs*. Em seguida, repassou todos eles, várias vezes. Enquanto ficava ali em seu quarto de hotel naquela noite, mentalmente arremessando o jogo, o tempo e o espaço desapareceram.

No dia seguinte, ele se ateve a seu plano de jogo. Claro que não pôde gerar de modo exato os mesmos resultados que seu jogo ensaiado mentalmente, mas conseguiu arremessar quatro séries sem resposta – o melhor resultado que já tivera contra aquele time. Ele começou a usar essa abordagem contra todos os outros times, e começou a vencer cada vez mais. Ele tinha que ser um observador astuto das tendências dos outros jogadores, e isso certamente o ajudou, mas, mais do que isso, foi sua capacidade de se focar que fez tanta diferença. Quando estava em um jogo, ele descobriu que também era mais fácil se concentrar; afinal, já tinha passado por aquela partida mentalmente e sido bem-sucedido; agora, tudo o que restava era reproduzir os mesmos resultados. De fato, seu cérebro e sua mente estavam agora à frente da experiência real. Ao ensaiar mentalmente todas as suas ações futuras, ele estava essencialmente aquecendo os circuitos neurais associados antes de cada jogo e, como resultado, já se encontrava em um estado mental vencedor. Agora imagine que tipo de diferença poderia ser feito em sua vida se ensaiássemos a alegria, em vez de arremessos.

Uma breve interrupção... por enquanto

Um dos benefícios adicionais de empregar o lobo frontal para silenciar os outros centros do cérebro e focar o ensaio mental é que interrompemos os programas que rodam rotineiramente o tempo todo. Nós os desligamos sem mais delongas. Quando praticantes de meditação estão plenamente focados em uma ideia, as outras partes do cérebro não recebem fluxo sanguíneo, sem o qual não há atividade naquelas áreas. A ausência de atividade no nível neurológico quer dizer que a mente que é gerada usualmente está agora desligada. Assim como ocorre quando nos apoiamos com a mão na grama por muito tempo e o fluxo sanguíneo é interrompido brevemente e nossa mão fica dormente, o mesmo acontece no cérebro.

Se cortássemos o suprimento de sangue para uma área do corpo por um período prolongado, essa parte morreria. Isso não acontece literalmente no cérebro. Em vez disso, quando interrompemos de forma repetida o fluxo sanguíneo – quando cessa a atividade elétrica naquela porção do cérebro ou, mais especificamente, naquela rede neural –, os neurônios deixam de disparar. Examinando outra vez a lei de Hebb, também é verdade que, quando *neurônios deixam de disparar juntos, eles não mais se conectam uns aos outros.* Isso significa que, se reduzirmos nosso próprio ritmo, focarmos a mente em detalhes específicos de quem e como queremos ser e começarmos a montar uma imagem mental daquela nova pessoa na mira do lobo frontal (ou ensaiarmos mentalmente um ato novo, de qualquer natureza), pelo nosso empenho cognitivo, receberemos um bônus duplo. Não apenas conseguiremos conectar novos circuitos, como também podaremos as conexões programadas previamente.

Lembra dos leitores de braille que mencionamos, cujas neuroimagens funcionais revelaram uma adaptabilidade considerável? Essas pessoas perderam a visão e aprenderam a ler por meio do tato. O importante a ser lembrado é que os centros normalmente utilizados para a visão em uma pessoa dotada de visão são convertidos em circuitos de tato na pessoa privada da visão. No final, muitos dos circuitos antigos que a pessoa empregava para ver foram rompidos. O fator de crescimento neural que os unia foi então usado para consolidar as ligações dos circuitos recém-desenvolvidos. Isso demonstra um corolário importante ao mantra do dispara junto, conecta um com o outro. Quando interrompemos certos processos de pensamento repetidas vezes, as células nervosas que deixam de disparar juntas não vão mais se conectar umas às outras.

A boa notícia é que aquelas células nervosas não querem permanecer inativas. Em vez disso, elas buscam novas conexões e usam o fator de crescimento neural reciclado para se anexarem a novos neurônios. É um embaralhamento. O fator de crescimento neural é substituído de um conjunto de circuitos antigos para um conjunto de circuitos novos. Podemos pegar aqueles padrões antigos e as sequências que disparávamos rotineiramente e reutilizar o fator de crescimento neural para formar padrões e sequências novos e melhorados, ligando as conexões sinápticas para consolidar as novas conexões que estamos formando.

Por exemplo, vamos imaginar que decidimos ensaiar mentalmente ter paciência com nossos filhos. Depois de fazermos as grandes perguntas

– as perguntas do tipo "e se" –, nossa mente começará a formular um modelo de quem queremos nos tornar. Por meio de ensaio mental, atenção e repetição, e disparando novas redes neurais em novos padrões, fazemos com que comunidades de neurônios se unam em novas combinações para criar um novo nível mental chamado paciência. Conforme as células nervosas se agregam e se unem, aqueles circuitos antigos, que antes nos programavam para atacar verbalmente ante a menor provocação, param de disparar juntos e se desacoplarão ao longo do tempo, já que não estaremos mais usando esses circuitos. Nosso cérebro usa os mesmos materiais para, por meio de repetição, associação e ensaio mental de nossas novas respostas a situações familiares, programar novos circuitos de paciência no lugar de circuitos antigos de petulância. Perdemos nossa mente antiga de impaciência e forjamos uma nova, de paciência. Uma rede neural é substituída por outra nova. O fato atordoante é que o cérebro acomodará nosso livre-arbítrio, apagando as antigas pegadas sinápticas e produzindo novas. Essa é a verdadeira biologia da mudança.

Eis como ela funciona. Por três semanas, uma hora por dia, procuramos um lugar quieto toda manhã depois que as crianças já saíram para a escola. Assim que nos ajeitamos em uma cadeira, depois de desligar a campainha do telefone, ensaiamos mentalmente como será essa pessoa nova e paciente. Pegamos alguns dos artigos que lemos nas revistas sobre a educação dos filhos a respeito de uma mentalidade "conte até dez" (nossas memórias semânticas), lembramos do comportamento inabalável de nossa mãe e de como ela respondia a nossos maus comportamentos (nossas memórias episódicas), acrescentamos outros exemplos e fragmentos de informações, novas e antigas, e criamos um novo modelo de paciência.

Essencialmente, combinamos nosso conhecimento semântico filosófico com experiências que já estão programadas em nosso cérebro e as fundimos de um jeito novo para criar uma nova possibilidade. Intencionalmente, rodamos cenários na mente, com a ajuda do lobo frontal, aprendendo a bloquear as críticas (que querem nos mostrar reprises de nossos momentos mais impacientes) e desenvolvendo um retrato altamente refinado e focado de nosso eu novo e paciente. Enquanto ensaiamos mentalmente quem desejamos ser, estamos na verdade apenas nos lembrando do modo mais evoluído de ser, com base em nosso aprendizado e nossas memórias. Quando formamos novas redes neurais para disparar em sequências, combinações e padrões diferentes, produzimos um novo nível mental. Lembre-se, a mente é produzida quando o cérebro está trabalhando. Nosso cérebro agora funciona de maneira diferente do que funcionava antes de nosso ensaio.

Assim, por meio dos disparos e conexões repetitivos de novas redes neurais em novas combinações, formamos conexões sinápticas mais fortes e duradouras que, quando disparadas, criam a nova mente chamada paciência. De fato, decidimos que não vamos sair de cada exercício mental antes de atingir completamente esse estado mental. E a mente da paciência se torna mais natural quanto mais a praticamos. Uma mente nova cria um cérebro novo.

Entendemos que os circuitos prévios que empregávamos no estado mental maníaco, motivado pelo ambiente e quimicamente viciado, que criava nossos surtos parentais, faziam parte de nossa *persona* de rainha do drama. Eles tinham recebido uma dieta constante de aborrecimento e raiva, acompanhada por uma sobremesa de remorso e coberta com autoflagelação. Depois de algumas semanas de ensaio mental, esses circuitos prévios ficaram ociosos. Eles não gostam de ser ignorados e estão ansiosos para trabalhar. Eles veem a atividade acontecendo em outra parte do cérebro e decidem sair dessa cidade-fantasma e se mudar para onde as coisas estão acontecendo – na rua da Paciência. Dessa forma, eles se desconectam das outras células nervosas na rede neural e se juntam à rede neural recém-formada da paciência. Sem querer ser vistos como penetras, chegam trazendo o presentinho do fator de crescimento neural. Confira a Figura 11.1 para ver o embaralhamento do fator de crescimento neural quando uma nova rede neural se forma e outra é podada.

A essa altura, já estamos ensaiando mentalmente na rua da Paciência há umas três semanas. Um dia, nossos filhos de sete e seis anos voltam da escola para casa. Está chovendo, o paisagismo não está completo e o quintal está um atoleiro. Vemos os dois meninos, com seus tênis novinhos, indo direto para o balanço, que fica bem no meio do lamaçal. Em vez de sair correndo e repreendendo feito uma doida, pegamos as botas velhas das crianças, enfiamos a cabeça para fora da porta e pedimos a eles que nos encontrem na garagem para uma rápida paradinha e troca de sapatos. A expressão na carinha deles nos diz que ou eles estão com medo de alguém ter sequestrado a mãe deles e a substituído por uma robô igualzinha, ou nosso ensaio mental já rendeu seu primeiro dividendo.

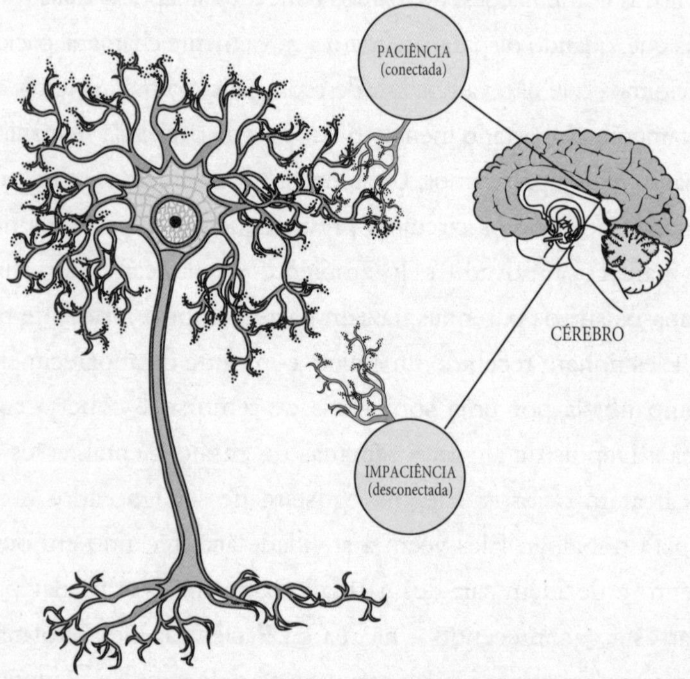

Figura 11.1 O embaralhamento: o fator de crescimento neural é utilizado para vincular a nova mente de paciência, enquanto a mente antiga de impaciência é podada.

Aliás, vamos refinar uma parte desse processo. Já falamos sobre os pianistas que ensaiaram mentalmente, no Capítulo 2. Havia, contudo, quatro grupos de fato naquele experimento. Dois deles tocaram fisicamente ou ensaiaram mentalmente, recebendo instruções específicas para tocar de modo exato os mesmos exercícios. Mas um grupo de pianistas não recebeu nenhuma instrução; eles tocaram de forma aleatória duas horas por dia, durante aqueles cinco dias. Como não haviam recebido nenhuma instrução nem informação, eles não podiam repetir a mesma mente disparando o mesmo grupo de circuitos todos os dias. Como não conseguiam se lembrar do que tinham feito no dia anterior, foram incapazes de ativar as mesmas redes neurais. Portanto, devemos ser precisos e consistentes ao fazer nosso cérebro revisar o novo eu que vamos nos tornar.

Conforme a arquitetura neural do cérebro muda para circuitos neurais mais refinados, mais evoluídos, e padrões antigos são podados, estamos enviando um novo sinal para as células do corpo. Como todas as células são tocadas por tecido nervoso, conforme desenvolvemos novos circuitos e rompemos conexões sinápticas antigas ligadas ao eu antigo, o corpo se torna modificado e alterado no nível celular. Portanto, se nossas células estão espionando nossos pensamentos, então, conforme a substância cinzenta do córtex muda, ainda que em poucos circuitos de alguma rede neural emocional indesejada, as células receberão um sinal neurológico diferente, e começarão a se modificar.

Se, por exemplo, a rede neural da culpa está começando a ser podada por nossa substituição de um ideal antigo de nós mesmos por um novo ideal, modificaremos com isso o sinal neurológico de culpa para as células do corpo. O rompimento daqueles circuitos no cérebro fará, então, com que as células comecem a alterar seus pontos receptores para culpa. Em outras palavras, se a rede neural some, as células não precisarão mais daqueles pontos receptores, e eles serão regulados em outros receptores, mais vantajosos. Da mesma forma, já que não disparamos mais culpa, porque a estrutura da rede neural está se desmontando, não produziremos mais os mesmos peptídios que iniciam o fluxo químico no nível celular para o corpo. É assim que nosso corpo se cura da doença quando finalmente superamos nossos vícios emocionais. Aposentamos emoções indesejadas criando novas memórias e indo além do território familiar da mente.

A Figura 11.2 ilustra o processo de mudança. Enquanto construímos novas rede neurais (paciência) e eliminamos as antigas (impaciência), teoricamente, enviamos novas informações químicas e neurológicas para as células do corpo, que então mudam seus antigos pontos receptores.

Vamos dar uma olhada mais atenta em como podemos combinar nossos poderes de concentração e o amor de nosso lobo frontal por desafios mentais em uma potente força para a mudança.

Ensaio mental e a arte da contemplação

Talvez você esteja se perguntando quem tem tempo para ensaiar mentalmente. Será que tenho mesmo uma hora por dia para dedicar a nada além de pensar em ser outra pessoa? Pode-se esperar, racionalmente, que eu fique parado por todo esse tempo?

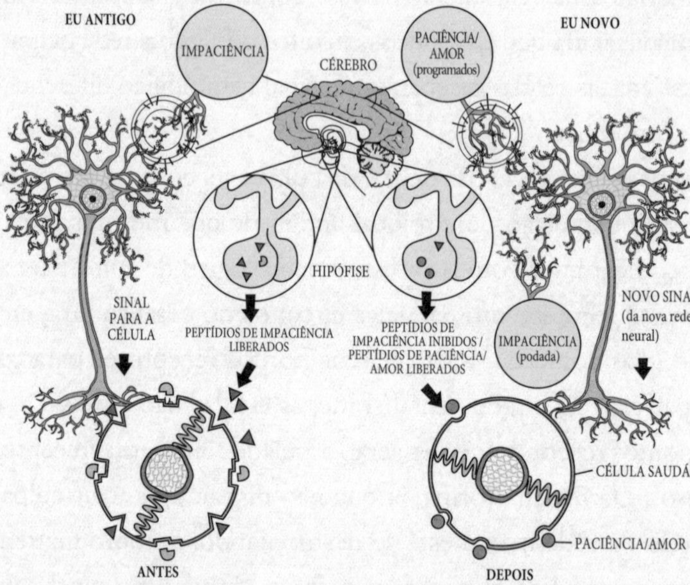

Figura 11.2 O processo da mudança: conforme construímos novas redes neurais e podamos as antigas, começamos a enviar novos sinais neurais químicos para a célula.

O que talvez não percebamos é que, se ensaiarmos mentalmente da maneira adequada, nossa memória de tempo e espaço estará ausente, e essa hora parecerá cinco minutos. Não podemos ver de onde essas horas virão até estarmos motivados a encontrá-las. A atividade do lobo frontal é toda voltada para tomar decisões e empregar nosso livre-arbítrio a fim de fazer escolhas, planejar nossos atos e desenvolver uma noção de nosso futuro.

Estamos pedindo a nós mesmos para ignorar certas sensações do corpo e se sobrepor a essas informações e às emoções que elas geram. Esses circuitos programados e estados de ser antigos sempre tentarão nos convencer a não mudar – desde o nível mais baixo (*vá lá, coma aquele pacote de batatinhas, podemos começar a dieta amanhã*) até o mais alto (*claro, aquela pessoa está fazendo comentários racistas e ignorantes, mas não cabe a mim dizer alguma coisa a respeito*). Esses dois exemplos exigem que sejamos um pouco mais corajosos e nos afastemos um pouco mais de nossa zona de conforto do que talvez estivéssemos preparados a fazer no passado. Se gostamos de nosso conforto, gostamos de familiaridade. O sucesso pode nos assustar.

Ficar em silêncio em nossa própria companhia pode ser esmagador, mas é uma necessidade. Me espanto com a quantidade de pessoas que me dizem o quanto se sentem sobrecarregadas e superestimuladas, que anseiam por alguns poucos instantes de paz e quietude. Sim, aquela paz e quietude pelas quais anseiam com frequência terminam sendo algum tipo de distração sem sentido. O que estou sugerindo é que uma *conversão com sentido* é mais o que elas precisam – e o ensaio mental é exatamente isso.

Acho que a maioria das pessoas tem em sua caixa de ferramentas algo semelhante a uma lente de aumento. Podemos não retirá-la e usá-la com muita frequência, de modo que ela pode ter ficado um pouco embaçada pela falta de uso. Mas pode ser limpa. Lembra-se de quando éramos crianças e queríamos uma lupa, um microscópio ou um telescópio? Simplesmente precisávamos ter algum tipo de instrumento científico que nos ajudasse a penetrar nos mistérios do universo – ou pelo menos incendiar um pedaço de papel. As crianças são naturalmente curiosas, e a curiosidade e a contemplação andam de mãos dadas.

Se queremos mesmo saber sobre alguma coisa, pensamos muito nela. Não quero ficar martelando demais esse ponto, mas algo em nosso sistema educacional resulta em crianças com a curiosidade suprimida. Vi isso acontecer, até certo ponto, com meus próprios filhos. Como pai, às vezes é frustrante ter que lidar com os "porquês", "como assim", "e se" e "eu me pergunto" que os pequeninos naturalmente apresentam. Mas essas perguntas são cruciais para o processo. Como adultos, provavelmente somos rápidos demais ao responder essas questões. Seja inventando uma resposta ou dando a eles os "fatos verdadeiros", encorajamos uma mentalidade de "vamos acabar logo com isso e seguir em frente". Professores, tenho certeza, enfrentam ainda mais perguntas desse tipo e estão sob uma pressão ainda maior para seguir em frente – afinal, existe certa quantidade do currículo a ser abordada todos os dias. Porém, estranhamente, o que mais me lembro das aulas que frequentei no ensino fundamental e no ensino médio, e mais tarde na faculdade, são as que podem ser rotuladas como "digressões" do conteúdo. Eu amava quando um professor pegava uma tangente e, em vez de memorizar cada uma das emendas da Declaração dos Direitos dos Cidadãos dos Estados Unidos, eu ouvia uma história sobre a vida de Thomas Jefferson ou alguma outra coisa não particularmente relevante ao tópico em questão.

De maneira semelhante, em minha mente, a contemplação é mais discursiva; ela vaga mais além do que tradicionalmente pensamos como um ato de foco intenso em um pensamento, ideia ou conceito precisos. Quando começamos o processo de ensaio mental, podemos ter uma ideia precisa em mente; porém, quando a contemplamos, também começamos a nos perguntar aquelas mesmas questões de "e se" e "como seria se". "E se eu decidisse que, daqui para a frente, seria uma pessoa mais evoluída?" "Como seria a minha vida se eu pudesse ser mais entusiasmado?" "O que já sei ou o que acabo de aprender que posso aplicar no momento seguinte para poder me sair melhor da próxima vez?" Quando contemplamos essas questões, começamos a especular – e isso é bom, porque dá início ao processo.

A razão pela qual é tão bom é que a especulação significa que estamos cogitando possibilidades, não buscando por respostas absolutas e dualistas, tais como certo ou errado, preto ou branco, sim ou não. O que o lobo frontal tem de melhor é que ele adora estar engajado nesse tipo de contemplação especulativa. Temos toneladas de respostas dualistas armazenadas no cérebro. Temos recitações de fatos e relatos de experiências arquivadas por todo canto no cérebro. Podemos vasculhar esses tipos de dados para responder a perguntas em um instante e com pouco esforço e envolvimento do lobo frontal. Entretanto, quando fazemos perguntas especulativas, quando começamos a considerar alternativas e possibilidades, o lobo frontal fica excitado. O motivo é que a resposta não está armazenada em lugar algum – será necessário escavar um pouquinho para chegar lá, e o lobo frontal adora meter a mão na massa.

Na biblioteca da minha vizinhança, temos excelentes bibliotecários de referência. Esses homens e mulheres passam a maior parte do dia respondendo a perguntas sobre onde ficam o bebedouro e os banheiros. Em um dia bom, receberão uma pergunta sobre onde um cliente pode encontrar as estatísticas populacionais dos EUA. Os bibliotecários de referência são invariavelmente amistosos e educados com todo mundo, mas quando eu vou até lá e pergunto a eles como posso encontrar informações sobre o lobo frontal e sua possível relação com o tamanho dos pés entre os povos aborígenes do sudoeste estadunidense, ou a correlação entre a precipitação pluvial e a ascensão e queda dos anasazis, os olhos deles se acendem. Eles estão morrendo de vontade de explorar esse tipo de pergunta. Nosso lobo frontal também. Ele ama construir novos modelos de pensamento com base na busca de novas possibilidades.

A maioria das perguntas feitas aos bibliotecários requer que eles busquem uma fonte para a resposta. Quando fazemos uma pergunta especulativa mais ampla, nosso "bibliotecário" no lobo frontal tem que ir a múltiplas fontes para buscar fatos e inferências a fim de poder montar um modelo que responda à nossa questão. Se nos perguntarmos como seria nossa vida se fôssemos mais ilimitados, o lobo frontal, em virtude de suas várias conexões com todas as outras partes do cérebro, entrará em ação como um grupo de pilotos de caça correndo para seus aviões. Isso naturalmente exumará memórias do passado, de quando éramos mais livres, e vasculhará nossa lista de familiares, amigos, colegas de classe, conhecidos e assim por diante para encontrar outros que exemplificaram essa característica. Somando-se a isso, o lobo frontal suspenderá todos os outros programas que estão rodando para poder completar essa tarefa. Não temos um programa para "vida futura, se vivida como um gênio do pensamento livre" ao qual ele possa recorrer como fonte única. Ele precisa montar essa fonte a partir de um sortimento de peças – e ele quer completar esse quebra-cabeça.

A diferença entre montar um quebra-cabeça e esse tipo de contemplação especulativa é que o lobo frontal não tem uma imagem em uma caixa de papelão para poder consultar. Aquela imagem na tampa da caixa corresponde à nossa personalidade passada e presente. Quando fazemos – e respondemos – esse tipo de questão especulativa e contemplativa que usei como exemplo, suspendemos os padrões, sequências e combinações de circuitos típicos que normalmente disparariam dentro da nossa definição de nós mesmos. Suspendemos os programas de nossa identidade afirmada e saímos da estrutura da personalidade estabelecida. Também pedimos ao cérebro uma nova síntese de informação de que ele não dispõe atualmente em um padrão programado habitual. Estamos, de fato, interrompendo alguns de nossos padrões programados e criando um cérebro mais plástico e flexível. Nosso lobo frontal está apaixonado por essa tarefa, e nós também deveríamos estar – estamos prestes a nos reinventar. Estamos prestes a disparar e vincular novos circuitos no cérebro – essa é a tarefa para a qual voltaremos nossa atenção a seguir.

Da atenção à vinculação: mapeando a mudança e mudando mapas

No momento em que toda a nossa percepção converge em uma representação interna e essa imagem se torna mais real para nós do que o ambiente externo, começamos a reprogramar novas conexões no cérebro. O córtex pré-frontal cria novos vínculos fora do território familiar de nossa personalidade, de modo que o cérebro possa armazenar, e então experimentar, novos dados. Dessa forma, o lobo frontal pode deixar um mapa de nossa percepção consciente no cérebro, armazenado como uma nova memória. Esse processo de mapeamento e armazenamento oferece evidências físicas de que a mente vivenciou o pensamento; o pensamento é então representado de modo tangível como rastros no cérebro humano. Por meio de novas tecnologias de imagiologia e câmeras microscópicas, podemos agora literalmente assistir à mente vivenciando o pensamento conforme os neurônios ativamente se estendem para formar redes neurais, seus ramos oscilando em seu banho aquoso.

Como é que a forma como usamos nossa atenção afeta como reprogramamos nosso cérebro? Suponha que estejamos estudando instruções sobre como usar o controle remoto que veio com o novo equipamento de *home theater*. As instruções contêm tantas palavras desconhecidas que compreender o processo demanda toda a concentração. Enquanto estamos tentando entender tudo isso, o cachorro está lambendo nossa cara para receber um pouco de afeição. Além disso, o telefone está tocando, estamos com dor de cabeça e, daqui a dez minutos, temos que buscar a filha na escola.

Certamente, ter tanto da atenção deslocada para vários estímulos reduz o foco na tarefa mais imediata. Nosso maior obstáculo, contudo, é que várias redes neurais persistentes estão agora sendo ativadas pelo cachorro (uma coisa), pelo telefone (um som), uma dor de cabeça (nosso corpo) e um compromisso (tempo). Essas redes neurais estão literalmente se ativando eletricamente nas áreas motora e sensorial, assim como as áreas associativas do neocórtex. Entretanto, não podemos fazer o cérebro se focar em nada novo enquanto todas essas redes neurais familiares estão disparadas. Ele já está atendendo a tantos estímulos conhecidos que não consegue vincular novas informações. Estamos fora de sincronia.

Levemos esse conceito um pouco além. Quando a atenção muda para redes neurais preexistentes – o cachorro, por exemplo –, a consciência retorna a experiências e conhecimentos passados e familiares, com todas as suas associações à nossa identidade de nós mesmos. Nossa percepção mais uma vez ocupa as redes neurais previamente programadas que contêm todas as associações pregressas que nos definem. Descobrimos que simplesmente não podemos aprender as habilidades necessárias para operar o equipamento de *home theater* – nossa atenção foi desviada para uma seção já programada do cérebro, conectada à nossa identidade.

É por isso que não podemos ser bem-sucedidos no aprendizado de cálculo diferencial enquanto simultaneamente pensamos sobre quem virá para o jantar e o que devemos vestir. De forma similar, estar online e tentar tomar decisões sobre os arranjos para o voo de férias não é o mais sábio a se fazer quando esses pensamentos estão competindo por atenção com a lista de compras para o jantar ou a saúde fragilizada de nosso gato.

Para programar novas redes duradouras no cérebro, temos que escolher seletivamente entre nossas redes neurais para construir o modelo que podemos associar com aquilo que estamos aprendendo. O lobo frontal nos permite decidir quais redes neurais disparar e inibir a atividade de outras redes neurais para podermos prestar atenção ao que estamos aprendendo. O problema não é que estejamos entrando em território inexplorado, é que não podemos misturar pensamentos inéditos ou ideias originais com territórios antigos que não têm absolutamente nada a ver com as novas conexões que estamos estabelecendo.

Quando focamos a mente somente em um único pensamento, o lobo frontal pode reduzir a frequência de disparos das conexões sinápticas nas redes neurais existentes em outras áreas do cérebro. Lembre-se, o lobo frontal tem inúmeras conexões com todas as outras partes do cérebro, e ele controla como o resto do cérebro funciona com base naquilo a que estamos dedicando atenção. Por consequência, nossa atenção e foco completos permitem que o lobo frontal guarde mentalmente quaisquer imagens que escolhermos, sem a interrupção de qualquer outra rede neural associativa. É por isso que o ensaio mental requer que nos apartemos de distrações, e ele deve ser realizado quando estamos preparados e capazes de devotar toda a atenção aos conceitos que decidimos tornar reais em nossa vida.

Vamos retornar à nossa missão de aprender a utilizar o controle remoto. Se desenvolvemos a habilidade de concentração ou foco e aprendemos a usar o lobo frontal em um grau maior do que as pessoas comuns, aumentamos tão imensamente a atenção ao que estamos fazendo que perdemos a noção da dor de cabeça que sentimos. O cachorro lambendo a nossa cara ou deitado aos nossos pés não existirá mais, o som do telefone tocando não será percebido e toda a nossa atenção pode estar, de fato, naquilo que estamos aprendendo, livre de distrações.

Sem aquele nível de concentração, entretanto, jamais reprogramaremos aqueles circuitos antigos com circuitos novos. É por isso que, quando começamos a aprender a nos focar, é mais eficaz simplesmente encontrar um lugar quieto, sentar sem distrações e ensaiar mentalmente aquilo que queremos aprender. E é por isso que, no caso de aprender a operar aquele equipamento de som e vídeo, a melhor aposta seria atacar essa tarefa quando pudermos estar sozinhos, com o telefone fora do gancho e sem nenhuma outra distração ou exigência de tempo e atenção. Queremos resultados, e a atenção e concentração focadas os alcançarão. Não existe outra forma.

Por que levantar um dedo sequer?

No que diz respeito a todo esse negócio de ensaio mental, o que há de benefício nisso para nós? Podemos acreditar que conseguimos mudar nosso cérebro com o pensamento, mas que efeitos, se existe algum, isso terá sobre nosso corpo? Por meio do simples processo de ensaiar mentalmente uma atividade, podemos colher grandes benefícios sem erguer um dedo sequer. Aqui está um exemplo de como isso literalmente aconteceu. Conforme descrito em um artigo publicado no *Journal of Neurophysiology* em 1992, pessoas foram divididas em três grupos.[1] Foi solicitado ao primeiro grupo que fizesse exercícios nos quais eles contraíam e relaxavam um dedo da mão esquerda, por cinco sessões de treinamento por semana ao longo de quatro semanas. O segundo grupo ensaiou os mesmos exercícios mentalmente, com o mesmo cronograma, sem ativar fisicamente nenhum músculo no dedo. As pessoas em um grupo de controle não exercitaram o dedo nem a mente.

No final do estudo, os cientistas compararam seus resultados. O primeiro grupo de participantes testou a força de seu dedo em comparação com o grupo de controle. Óbvio, certo? É claro, o grupo que fez os exercícios de fato exibiu uma força no dedo 30% maior do que aqueles no grupo de controle. Todos sabemos que, se colocarmos uma carga sobre um músculo e fizermos isso repetidas vezes, vamos aumentar a força daquele músculo. O que provavelmente não teríamos como prever é que o grupo que ensaiou mentalmente os exercícios demonstrou um aumento de 22% da força muscular, apenas fazendo os exercícios mentalmente. A mente, então, produziu um efeito físico mensurável sobre o corpo. Em outras palavras, o corpo mudou sem a experiência física real.

Se podemos fazer isso com os dedos, por que não podemos aplicar o mesmo princípio a outras áreas, como nos curando de doenças ou de uma lesão? Por exemplo, digamos que tenhamos torcido o tornozelo direito. Normalmente levaria entre quatro e seis semanas para essa torção se curar, tempo no qual aplicações repetidas de gelo, compressão e elevação seriam benéficas. Mas e se, em vez disso, ensaiássemos mentalmente caminhar, pular e correr usando esse tornozelo e imaginássemos flexioná-lo e estendê-lo além da amplitude típica de uma articulação lesionada? Que sinal o cérebro enviará para o tornozelo, qual efeito isso terá sobre o processo de cura, e será que nossas imagens mentais poderiam fortalecer aquela articulação para evitar uma recorrência da lesão?

O processo não seria diferente dos exercícios de fortalecimento do dedo. Nossa concepção mental dos níveis normais de atividade do tornozelo direito disparará os circuitos motores correspondentes e as redes neurais já mapeadas no córtex motor. O ensaio repetitivo desse ato mental começará a moldar, adicionar detalhes e remodelar circuitos mais avançados da rede neurológica cerebral designada ao tornozelo direito. Disparar repetitivamente aqueles circuitos melhorará a vinculação deles. Se formos capazes de casar nossa intenção com o empenho concentrado para enviar uma mensagem aos tecidos, o tornozelo deverá se curar e ficar mais forte. O sinal do sistema nervoso autônomo (lembre-se, esse é o sistema responsável por serviços de reparo e manutenção) conterá uma assinatura e uma mensagem específicas para promover os processos de cura naqueles tecidos.

Ativar conscientemente o cérebro produz um nível mental com energia ou frequência intencionais que carregam uma mensagem para o corpo. Isso produz efeitos mensuráveis sobre os tecidos, e também cria redes neurais novas e mais intrincadas no cérebro – e não temos que erguer nem um dedo para criá-las.

Um breve interlúdio sobre o amor

Antes de prosseguir nessa discussão sobre ensaio mental e o processo de fazer mudanças em sua vida, quero dizer algumas palavras sobre o amor. Você pode estar pensando que umas poucas páginas de outro livro foram inseridas no meu, mas isto aqui é genuíno. Quando eu estava falando de motivação antes, abordei muito de leve o assunto do amor. Agora acho que está na hora de vir a público e dizer que quero que todos nós nos apaixonemos. Não apenas gostar de alguém, mas nos apaixonar profunda e completamente – por alguma ideia de nós mesmos ou de nosso mundo que queremos ver se concretizar. A razão é simples: o amor é um potente motivador. A química cerebral do amor é totalmente diferente da química que produzimos no modo sobrevivência. A poção do amor liberada no mesencéfalo cria vínculo em todos os mamíferos. Ao nos apaixonarmos por nosso ideal, estamos nos vinculando quimicamente com uma nova versão de nós mesmos.

Você se lembra de como é quando nos apaixonamos por alguém pela primeira vez (ou pelo menos achamos que estamos apaixonados) e saltamos por cima de arranha-céus para ver essa pessoa novamente? Nenhum conflito de agendas é grande demais, nenhum compromisso anterior é importante a ponto de não ser alterado para acomodar esse novo amor em nossa vida. É assim que o processo de ensaiar mentalmente essa nova visão de nós mesmos deve ser. Devemos nos apaixonar por essa visão, nunca nos cansar nem nos entediar com esse conceito de nós mesmos. Todos somos uma obra em andamento. Deveríamos sempre sentir que queremos estar com nosso novo conceito, passar algum tempo com ele. Devemos nos conectar com um padrão de pensamento que repetidamente nos inspire, anime e cure. Afinal, formar novas conexões sinápticas é um processo criativo e prazeroso. Todos os animais na natureza estão no auge de sua alegria e descontração durante a fase inicial de desenvolvimento, quando estão formando novas conexões sinápticas em larga escala.

E, exatamente como ocorre quando nos apaixonamos pela primeira vez, quando o objeto de nossa afeição nos parece a encarnação idealizada de tudo o que é puro e verdadeiro, essa é a visão que queremos criar para nosso novo eu. Afinal, qual seria o sentido de não buscar a perfeição? Como estaremos motivados para gastar as horas necessárias para sentar, refletir e contemplar se for para algo aquém de um ideal? Por que estabelecer uma meta para nós mesmos que fique abaixo da vitória? Por mais clichê que isso soe, acredito mesmo que qualquer coisa que valha a pena fazer, vale a pena fazer bem-feito.

Fique tranquilo que isso não é uma mensagem inalcançável, meio Poliana, de autoajuda tradicional voltada para fazê-lo se sentir bem. Acredito mesmo que, se vamos passar o tempo ensaiando um novo ideal no lobo frontal, de modo que a ideia possa se tornar mais real para nós do que nosso ambiente, a imagem que usamos deve ser nada menos que a versão mais altamente evoluída daquilo que somos ou podemos nos lembrar de ser – estejamos nós exibindo um conceito mais evoluído de paciência, decisão, saúde ou gratidão.

Mudar a si mesmo superando uma doença, por exemplo, ativa um nível mental que muda o corpo todo. Criar uma nova rede neural que interrompe uma sequência de relacionamentos ruins e disfuncionais e traz para nossa vida uma união sadia, significativa e amorosa tem raízes em estar conectado à sensação de merecimento. Ter mais energia e perder vinte quilos começa na mente. Ser mais organizado cria janelas de oportunidade. Ensaiar um novo estado de confiança pode abrir portas em nosso emprego e por toda a vida. Se a mente e o corpo estão alinhados, temos a força do universo nos empurrando. Esse é o nível mental em que nossa intenção e nossas ações geram os resultados desejados, repetidamente.

Einstein disse que nenhum problema pode ser resolvido com o mesmo nível de consciência que o criou. Em relação àquelas pessoas que vivenciam uma cura de enfermidades físicas, o mesmo se aplica. Elas criaram um novo nível mental no qual seu corpo recebeu novos sinais neuroquímicos, diferentes dos da mente que criou suas doenças. Elas compreenderam que, caso se engajassem em exercícios cognitivos enquanto se mantivessem imersas naquelas mesmas emoções de desespero, dúvida sobre si mesmas ou medo, seus empenhos para mudar não atingiriam o sucesso. Elas se deram conta de que seu eu antigo não apenas estava cheio de emoções autodefinidoras, mas também abrangia os estados mentais que ativaram a genética celular que fazia de sua doença o *status quo* para a vida delas. Em vez disso, elas passaram a um estado de ser jubiloso. Essencialmente, quando ensaiamos, nos tornamos outra pessoa, a ponto de, quando terminamos, sermos uma nova pessoa, com novos pensamentos e maneirismos.

Imagine se as pessoas sobre quem falei no Capítulo 2, que curaram a si mesmas de doenças sérias, tivessem visualizado para si mesmas um tumor que tivesse meramente encolhido um centímetro para deixar de pressionar um nervo, ou uma vida com algo que não fosse a cura completa de sua doença? Elas simplesmente ensaiaram estar bem e felizes, em vez de deprimidas e doentes. Certamente, podiam ter tirado algum benefício de pensar um pouco aquém da linha de chegada. Mas, por ter colocado a barra lá no alto, sua motivação foi maior, e as recompensas se equipararam a seu empenho de concentração focada.

Existe outro motivo para mirar alto: é importante envolver nosso lobo frontal em uma tarefa *inédita*. Já conversamos muito sobre o ineditismo e como ele funciona em termos de vincular novos circuitos. Quando visualizamos um novo eu, não vamos simplesmente formar novos circuitos. Em vez disso, vamos montar uma imagem ou ideal tridimensional, holográfico, de nós mesmos por meio do ato do ensaio mental. O lobo frontal adora resolver quebra-cabeças complexos. Ele viceja ao enfrentar desafios que demandam que ele combine informações recém-aprendidas com partes e peças de conhecimentos prévios e experiências anteriores vindas de uma ampla variedade de fontes, e então encaixe tudo isso em novos padrões e combinações. O lobo frontal é tão habilidoso que a única limitação em sua capacidade de construir esses modelos é nossa própria habilidade de visualizar a versão idealizada de nós mesmos.

Vamos levar isso um passo além. Apaixonar-se por um conceito de "eu" que ainda não vivenciamos significa que não temos nenhum componente emocional prévio associado a ele (lembre-se de que todas as memórias têm uma emoção conectada a elas). Portanto, a única emoção que podemos vincular a essa nova visão de nós mesmos é o amor que carregamos. Deixe-me repetir: se amamos o conceito de nosso novo eu desde o começo, o amor é a única emoção que podemos associar a ele, porque ainda não vivenciamos esse novo eu. Essas experiências ainda estão por vir, e são parte importante de fazer nosso cérebro evoluir até o degrau mais elevado possível. O efeito colateral desse processo criativo é a alegria.[2]

Boa forma mental e resultados conscientes: criando nosso novo eu

O propósito deste livro é nos mostrar como evoluir nosso cérebro. Estamos falando de tirar vantagem da biologia do cérebro – em particular, da imensa capacidade do lobo frontal – para construir novos circuitos; abandonar de forma consciente circuitos antigos, obsoletos e agora desnecessários e literalmente construir uma nova mente. Já ouvimos isto antes e vale a pena repetir: podemos convencer nossa mente a mudar, e podemos literalmente formar uma nova mente. A mente nova produz um novo cérebro, e o novo cérebro viabiliza uma nova mente.

Já falamos sobre o primeiro passo nesse processo de fazer o cérebro evoluir – o ensaio mental. Agora, vamos analisar muito mais a fundo como, exatamente, usar esse processo para fazer nosso cérebro evoluir e mudar nossa vida.

Montando o palco

A manipulação do ambiente é o primeiro passo. Meu amigo John descobriu aspectos desse processo ao tentar maximizar sua criatividade como escritor. Se você se recorda, uma das primeiras coisas que ele fazia antes de suas sessões de escrita, fosse em casa ou visitando a família, era preparar seu entorno. Ele montava o palco em casa, por exemplo, acendendo velas e colocando música instrumental para tocar antes de se sentar. Ao fazer essas duas coisas repetidas vezes, ele começou a associá-las com bons dias de escrita. Nosso cérebro está sempre ativo, fazendo associações. Essas associações positivas com as velas e a música foram benéficas; mas John acabou conseguindo entrar no modo de escrita sem elas.

A manipulação que John exerceu sobre seu ambiente demonstra que é essencial, para poder usar o ensaio mental com eficiência, nos afastarmos das pessoas, lugares, coisas, momentos e eventos usuais que compõem muito de nossa rotina e pensamentos diários. Uma interação aleatória com uma dessas distrações pode iniciar o pensamento associativo automático. Esse é um dos motivos pelos quais viajar, frequentemente, faz com que pensemos com mais nitidez sobre situações que se desenvolveram em nossa vida, planejemos nosso futuro com mais clareza, cheguemos a conclusões com mais facilidade e planejemos nossos próximos passos com mais fluidez. Estamos fora de nosso elemento habitual e todas as associações ligadas a ele. Quando abandonamos nosso mundo típico e previsível, o ambiente não mais nos fará ativar os circuitos de nossas respostas automáticas, rotineiras e reativas. O ensaio mental pode ser como fazer uma viagem, se alterarmos nosso ambiente de alguma forma para que não tenhamos nenhuma associação prévia com ele ou com o estado mental que trazemos para o novo ambiente.

Obviamente, assim que preparamos nosso entorno, o próximo passo é decidir qual área da vida vamos mudar ou melhorar. Em conjunto com isso, precisaremos aprender novos conhecimentos para reconceituar a nós mesmos e colocar esse novo eu em ação.

Aprendendo novos conhecimentos

Quando estamos aprendendo coisas novas de nosso mundo externo, o lobo frontal dispara de novo seus padrões e redes neurais já existentes, programados e mapeados em *combinações, padrões e sequências diferentes*. Bilhões de neurônios, com trilhões de conexões, podem criar uma combinação infinita de possibilidades em nossa mente.

O ensaio mental (e a evolução de nossa mente que vem depois dele) depende da aquisição de novos conhecimentos e da aplicação dessas informações, de modo a poder modificar nosso comportamento e abraçar novas experiências. Até agora, concentramos nossa discussão do ensaio mental e da mudança focando a utilização de matéria-prima, conhecimento e associações que já temos atualmente. Mencionamos apenas casualmente como a pesquisa – a exposição a novos conceitos, a leitura de livros, a absorção de programas televisivos informativos e inúmeras outras formas de obter novos conhecimentos ou novas experiências – é essencial para o processo.

Se quisermos ser uma nova pessoa ou exibir novos comportamentos, não deveríamos nos limitar ao que estava previamente armazenado em nosso cérebro. Se quisermos explorar novas possibilidades, é imperativo que ganhemos novos conhecimentos e os apliquemos para criar experiências que envolvam novas emoções. No Capítulo 12, discuto um pouco mais essa ideia.

Agora que já incorporamos os novos conhecimentos em nossa caixa de ferramentas, estamos prontos para construir nosso novo ideal de nós mesmos. Se escolhermos, por exemplo, nos tornar mais compassivos, utilizamos todos os circuitos de que dispomos no momento relacionados a esse conceito. Podemos pensar em uma tia que fez muitas obras de caridade e serviu de mãe temporária para crianças com deficiências de desenvolvimento. Lembramo-nos do quanto o coração dela parecia ser enorme para poder abarcar tantas crianças e suas necessidades, à custa de sua própria gratificação; percebemos que nunca a ouvimos reclamar e nunca a vimos recusar alguém que precisasse de ajuda ou fosse menos afortunado do que ela. Podemos também pensar em nossa própria mãe e na compaixão que ela teve conosco quando um relacionamento fracassou e ficamos no fundo do poço. Já vivenciamos compaixão em nossas vidas e já a vimos em ação de longe. Já lemos sobre Madre Teresa e suas obras, e já vimos filmes nos quais gente dedicada se entrega por inteiro a serviço dos outros.

Já temos aqueles elementos básicos de memória associativa no cérebro. O próximo passo é pegar essa matéria-prima e usá-la para construir um novo ideal. Mais uma vez, pegamos o que já sabemos e unimos essas peças de maneira diferente. Assim como o maestro da orquestra, podemos acessar todos os centros associativos de memórias no cérebro, fazer certos instrumentos tocarem e convencer outros a se juntarem para produzir um novo nível mental relacionado àquele conceito de compaixão. Podemos pegar a franca generosidade de espírito de minha tia, a compreensão empática de minha mãe quanto às nossas necessidades emocionais, o que lemos sobre o trabalho da Madre Teresa em Calcutá e o que aprendemos com os textos budistas sobre abandonar as ilusões e combinar tudo isso em um novo modelo de como queremos ser como pessoa compassiva.

Por meio do ensaio mental, por exemplo, podemos colocar uma imagem no lobo frontal de como reagiremos com compaixão da próxima vez que nossa irmã, que reclama de seu marido imprestável há quinze anos, vier nos abordar com a mesma ladainha de reclamações. Ao criar uma visão dessa nova resposta, não estaremos ativando aqueles circuitos rotineiros que nos deixam zangados e isolando-a com silêncio. Ao acrescentar novo conhecimento sobre o que acontece com mulheres que se sentem presas em um relacionamento que elas sabem que não está funcionando, começaremos o processo de construir um novo modelo de compaixão, que pode ser programado no cérebro usando aquela matéria-prima de experiências prévias, conhecimento anterior e aprendizado recém-adquirido. Essa nova resposta se tornará mais vinculada com o fator de crescimento neural que antes mantinha no lugar nossa resposta emocionalmente viciada. Agora temos o maquinário para nos comportar de outra forma, porque os circuitos que criamos por meio do ensaio mental prepararam o cérebro antes de a realidade se apresentar.

A única coisa necessária para se tornar alguém mais compassivo – ou para criar qualquer atributo novo que se deseje – é a concentração focada, força de vontade, conhecimento e compreensão. Em seguida, devemos ensaiar ser nosso novo eu como se fôssemos um daqueles alunos de piano devotando duas horas por dia para formar novos circuitos, independentemente de o teclado estar na nossa frente ou em nosso lobo frontal. De novo, é assim que as pessoas no Capítulo 2 conseguiram fazer acontecer a cura de suas aflições físicas. Foi assim que Malcolm X se reformou de criminoso para reverenciado líder dos direitos civis. Somos capazes de conscientemente nos reinventar como novos indivíduos utilizando algumas das mesmas ferramentas que usamos para de modo inconsciente formar nosso eu antigo. Essas ferramentas incluem compreender as Leis de Associação e Repetição, disparar novas sequências e padrões baseados em conhecimento e experiência, aprender a silenciar a tagarelice interna que resulta de um foco quase obsessivo no ambiente externo, e dar atenção ao estado emocional resultante, no qual nos tornamos viciados; todos eles colocam em uso nosso maior dom: o lobo frontal.

Começando cedo

Para reinventar, revisar e reconceituar a nós mesmos de verdade, temos que usar o processo do ensaio mental a fim de disparar aqueles novos circuitos diariamente e em todas as oportunidades. Se ensaiarmos todos os dias, especialmente logo no começo da manhã, sairemos de casa com aqueles circuitos já aquecidos. Como já fomos aquela nova pessoa em nossa mente – já estamos com essa mentalidade –, é muito mais fácil ser aquela pessoa quando encontramos uma situação que desafia aquele novo conceito.

Por exemplo, acordamos às cinco da manhã e estamos determinados a trabalhar em ser pessoas menos zangadas. Passamos uma hora com esse ideal em nosso lobo frontal (construído a partir de memória, experiência e novo conhecimento) de nosso eu mais compreensivo e pacífico. Em seguida, quando vamos tomar banho, nosso cônjuge escolhe esse momento para ligar a máquina de lavar roupa, e nossa ducha quente fica fria. Tendo passado por nosso ensaio mental, simplesmente sorrimos diante do lembrete de como nossa resolução pode ser frágil às vezes, e da frequência com que ela é testada. Como se desdobraria a mesma situação se, em vez disso, tivéssemos acordado, apertado o botão soneca, saído da cama às pressas sabendo que teríamos que correr para evitar um atraso e então o mesmo cenário de ducha fria acontecesse? Provavelmente rodaríamos aqueles circuitos antigos, sairíamos do chuveiro pisando duro, enfiaríamos a cabeça para fora da porta e gritaríamos como alguém possesso, acusando nossa cara-metade de ser insensível, idiota e de cometer crimes contra a higiene. Se abrir mão da raiva é a sua visão, como você preferiria começar o dia?

A estrada adiante

Por meio da intenção firme e do silenciamento do resto do cérebro, podemos nos tornar mais astutos na observação de nós mesmos. Podemos identificar melhor nossas tendências e fraquezas. Uma vez que nos tornamos mais adeptos da auto-observação, podemos começar a fazer as perguntas maiores. Podemos empregar esse executivo em nossa mente para lidar com problemas em escala maior, de prazo mais longo, em vez de nos focar apenas em satisfazer as necessidades imediatas de nosso corpo e nossos vícios emocionais. Podemos usar o ensaio mental de modo a nos preparar para as tarefas mais duras que nos esperam. Embora possamos, como um arquiteto, construir um modelo da casa dos sonhos que visualizamos como nosso novo eu, o teste de verdade vem quando concretizamos aquele ideal e o expomos aos elementos do mundo real. O cérebro sempre seguirá o exemplo do design da mente, construindo novas passarelas e apoios para os pés. Falarei sobre esse estágio mais avançado da mente no Capítulo 12. Por enquanto, simplesmente precisamos nos dar conta de que nosso trabalho não termina quando começamos a usar o ensaio mental.

Escolher se libertar da rotina de viver no modo sobrevivência e criar um novo eu não são tarefas fáceis. É muito mais fácil viver de maneira reativa, em vez de proativa. Somos muito hábeis e temos prática em usar aquelas rotinas programadas que são uma combinação de nossa herança e nossas experiências. Por muito tempo, evitamos ativamente experiências novas e ganhamos pouquíssimo conhecimento novo. Quando a fundação de nossa vida é abalada por algo calamitoso, ou se conseguimos sair da neblina de nossa própria natureza repetitiva e nosso desejo pela rotina, podemos começar a descobrir coisas novas sobre nós mesmos, examinando quem somos, quem queremos ser, onde estamos e aonde queremos chegar.

Mudar é romper o hábito de ser você mesmo. Você está sendo convidado a se comprometer a encontrar um canto silencioso onde possa passar, no mínimo, uma hora por dia mantendo aquela visão idealizada de si mesmo em sua mente. Você está sendo convidado a cortar o cordão umbilical que o conecta a seu ambiente e à descarga de substâncias químicas em que todos nos tornamos tão viciados. Você está sendo convidado a ficar sentado, imóvel, e a se libertar da vida hiperativa, superestimulada, altamente estressada e que, em última instância, mata sua alma e destrói seu corpo, a vida que você pode ter permitido que assumisse o controle sobre você. O ensaio mental lhe pede para que deixe clara sua intenção ao universo, ensaiando mentalmente como será o seu eu novo e aprimorado.

Quando você traz para a realidade essa visão idealizada que criou, o que recebe em troca excederá muito os sacrifícios que precisará fazer. A clareza dessa visão e a profundidade de seu comprometimento irão, no final, compensar de maneiras que você mal começou a imaginar. Você pode passar de um estado de sobrevivência para o estado de criação só de mudar seu pensamento.

No Capítulo 12, finalizaremos nosso estudo quando explorarmos o que a neurociência tem a dizer sobre pensar, fazer e ser. Quando aprendemos a entrar em um estado de ser, nossa mente e nosso corpo são unos, e são colocadas em movimento todas as engrenagens para que a mudança seja um estado permanente de corpo e mente. Isso é evolução.

EVOLUINDO O SEU SER

Nós somos aquilo que fazemos repetidamente.
A excelência é, portanto, não uma ação, mas um hábito.

— ARISTÓTELES

No Capítulo 11, falei sobre o sucesso que o treinador de meu amigo experimentou quando ensaiou mentalmente um jogo, oportunidade por oportunidade, rebatida por rebatida, e então foi e jogou de fato a partida, exatamente como havia pensado na véspera. Ele desfrutou de muito sucesso contra uma equipe que o atormentava até então. Imagine então quão poderosa a ferramenta do ensaio mental pode ser quando a utilizamos para melhorar nosso ser, e não apenas nossas habilidades no beisebol. Por enquanto, porém, vamos nos ater ao beisebol por mais um tempinho.

Neste capítulo, esboçaremos o elemento mais importante do ensaio mental. Nenhuma das preparações mentais pelas quais o técnico de meu amigo passou teria importado se ele não tivesse se colocado em campo, feito o aquecimento no banco de reservas e então enfrentado os rebatedores de verdade em uma partida real. Exatamente como ele visualizara, foi preciso ir até lá e demonstrar sua habilidade, mostrar seu comando sobre os arremessos, exibir sua competência para localizar a bola dentro e fora da zona de rebatida. Ele deixou de usar apenas a mente para usar corpo *e* mente.

A demonstração é o passo final crucial para ir do ensaio mental à evolução pessoal. Meu amigo jogador de beisebol, ele mesmo um arremessador, aprendeu um termo que aplicava a certos jogadores: "Ele é um rebatedor das seis da tarde". Aquele era o horário em que os jogadores participavam do treino de rebatimento, antes do jogo em si. Esses caras conseguiam colocar em prática exibições prodigiosas de rebatidas – arremessos longos e afiados para as lacunas e *home runs* monumentais. O problema era que, quando o jogo começava de fato, eles não conseguiam atingir uma boa média de rebatidas, nem gerar o tipo de potência que exibiam no treino.

Portanto, é vital que passemos além do ensaio mental para colocar, de fato, na prática o ideal evoluído de nossa imaginação. Imagine um pianista solista que faz o seu melhor nas sessões de ensaio, mas tem dificuldade durante um concerto; um professor que executa apresentações impecáveis mentalmente na noite antes de uma aula, mas sucumbe ao nervosismo na sala de aula; ou um parceiro que seja o modelo da compreensão no caminho de volta do trabalho para casa, mas regride a uma pessoa amuada e impaciente assim que passa pela porta. Sem o campo de atuação da vida e a oportunidade de viver aquilo que ensaiamos mentalmente, jamais abraçaremos a experiência verdadeira e todas as suas memórias sensoriais que o corpo, assim como a mente, pode desfrutar.

Como damos esse passo evolucionário do pensamento para a ação, e então para o estado de ser? Para chegar lá, acrescentarei apenas mais alguns conceitos à nossa base de conhecimentos. Já estamos começando a apreciar o fato de que *ser* – exibir qualquer comportamento que desejamos adotar – significa ter nossa própria compreensão evoluída e nossas experiências tão programadas e mapeadas no cérebro que já não nos é mais necessário nem sequer pensar em como colocar nossas novas habilidades em prática. A Nike nos relembra: "Simplesmente faça". Meu objetivo é tirar essa declaração do nível de *slogans* clichês e demonstrar como podemos integrar todas as nossas habilidades e conhecimentos para tornar esse truísmo realidade. Colocando em prática o que aprendemos, podemos fazer nosso cérebro evoluir e romper o hábito de ser o nosso velho eu neuroquímico. Quando formamos uma nova mente e uma identidade mais evoluída, "simplesmente seremos isso".

Vamos começar refinando nosso entendimento de como formamos e utilizamos memórias. Em capítulos prévios, descrevemos a memória como pensamentos que ficam no cérebro. Principalmente, registramos pensamentos conscientes no cérebro recordando, reconhecendo e declarando o que aprendemos. Pensamentos conscientes podem incluir memórias de curto e longo prazos, ou memórias semânticas e episódicas. Conhecimento, memórias de curto prazo ou conhecimento semântico (para nossos propósitos, eles têm significados similares) são armazenados no cérebro pela mente intelectual. Por outro lado, experiências, memórias de longo prazo ou memórias episódicas (também sinônimos) são formatadas no cérebro pelo corpo e pelos sentidos, a fim de reforçar a mente e o corpo para lembrar ainda melhor. Os últimos tipos de pensamentos tendem a permanecer mais tempo no cérebro, porque o corpo participa no envio de importantes sinais eletroquímicos ao cérebro para criar sentimentos.

Memória explícita *versus* memória implícita

A maioria das memórias cai na categoria de *memórias explícitas ou declarativas,* aquelas que podemos recuperar conscientemente à vontade. Eis um jeito bom de pensar no que distingue esses tipos de memórias: podemos declarar que *sabemos* que as conhecemos. As memórias declarativas são afirmações como as seguintes: gosto de purê de batata com alho, meu aniversário é em março, o nome da minha mãe é Fran, sou estadunidense, o coração bombeia sangue, e pago impostos todo dia 15 de abril. Além disso, sei muitas coisas sobre biomecânica da coluna vertebral, sei meu endereço e meu número de telefone, e sei como plantar um jardim de inverno.

Memórias explícitas, declarativas, envolvem primordialmente nossa mente consciente. Posso declarar conscientemente todos os pensamentos descritos no parágrafo anterior. Aprendi sobre essas coisas por meio do conhecimento (semanticamente) ou por experiência própria (episodicamente) para poder me lembrar delas de modo consciente. Portanto, existem duas maneiras de formar memórias declarativas: por meio do conhecimento e por meio da experiência.

O neocórtex é o local de nossa percepção consciente e, logo, nosso depósito de memórias explícitas. Diferentes tipos de memórias explícitas são processados e armazenados de maneira diferenciada no cérebro. Tomemos, por exemplo, as diversas formas como nosso neocórtex lida com a memória de curto prazo em comparação com a memória de longo prazo.

A memória de curto prazo é guardada, em sua maior parte, em nosso lobo frontal, para podermos abrir caminho da maneira mais funcionalmente eficiente. Quando memorizamos um número telefônico, nós o repetimos mentalmente enquanto vamos da agenda telefônica até o telefone e torcemos para que dê certo. É o nosso lobo frontal que mantém aqueles números na cabeça enquanto corremos para entrar em ação imediatamente. Essa façanha envolve não apenas plantar novas memórias, mas também a habilidade de recuperá-las.

A memória de longo prazo também é armazenada no neocórtex, mas os meios pelos quais armazenamos novas informações de longo prazo são um pouco mais complexos. Quando nossos órgãos sensoriais absorvem dados de uma experiência inédita, o hipocampo (como você se lembrará, a parte mais ativa do mesencéfalo quando estamos transformando o desconhecido em algo conhecido) funciona como um tipo de sistema de relé: ele pega aquela informação dos órgãos sensoriais e a repassa para o neocórtex através do lobo temporal e seus centros associativos. Quando aquela informação aprendida chega ao neocórtex, ela é distribuída por todo o córtex em um arranjo de redes neurais. Memórias de longo prazo, portanto, envolvem tanto o neocórtex quanto o mesencéfalo.

Para recuperar uma memória de longo prazo, quando disparamos o pensamento associado àquela memória, essencialmente ligamos os padrões neurais em uma sequência específica que, então, criará um fluxo específico de consciência e o levará até nossa percepção. Se o neocórtex é como o disco rígido de um computador, então o hipocampo é o botão de salvar: quando fazemos com que memórias diferentes surjam na tela de nossa mente, elas são armazenadas quando apertamos a tecla para salvar o arquivo. Com efeito, também podemos executar o comando "abrir arquivo" para recuperar as memórias armazenadas no neocórtex.

Memória de trabalho: fazendo na nossa mente

Um aparte: temos outro tipo de memória de curto prazo que nos ajuda a aprender. Na década de 1960, cientistas cunharam o termo "memória de trabalho". Embora alguns pensem nisso como um sinônimo para memória de curto prazo, os dois termos têm significados levemente diferentes, já que a memória de trabalho enfatiza a natureza ativa e baseada em tarefas que o armazenamento apresenta. Usamos *memória de trabalho* particularmente no desempenho de tarefas cognitivas complexas. O exemplo clássico é a aritmética mental, em que a pessoa deve guardar os resultados de cálculos anteriores na memória de trabalho enquanto trabalha no estágio seguinte do cálculo. Por exemplo, se alguém nos pedisse para multiplicar seis vezes quatro e então subtrair dez e somar três, a cada estágio em que calculamos uma resposta, esse número preliminar ficaria armazenado em nossa memória de trabalho. No caso mencionado, quando fizemos a primeira multiplicação e obtivemos 24 como resposta, guardamos esse número na memória de trabalho e então subtraímos dez desse resultado para chegar a catorze, que também guardamos na memória de trabalho até podermos somar três a esse total. Tanto na memória de curto prazo quanto na memória de trabalho, nosso lobo frontal é a área do neocórtex que é instrumental em fazer com que nossos pensamentos fiquem ali apenas pelo tempo suficiente para funcionarmos com algum grau de certeza.

Existe um segundo tipo de sistema de memórias chamado de *memórias implícitas* ou *processuais*. Memórias implícitas estão associadas a hábitos, habilidades,, reações emocionais, reflexos, condicionamento, mecanismos de resposta a estímulos, memórias aprendidas de maneira associativa e comportamentos programados que podemos demonstrar com facilidade, sem muita percepção consciente. Elas também são chamadas de *memórias não declarativas*, porque são habilidades que não necessariamente precisamos declarar, mas que demonstramos de forma repetida sem muito empenho ou arbítrio conscientes. Memórias implícitas estão intimamente ligadas às habilidades que residem no nível subconsciente. Fizemos essas coisas tantas vezes que não precisamos mais pensar nelas. Usamos memórias implícitas o tempo todo, mas o fazemos sem estar conscientes disso. As memórias implícitas são pensamentos que se mantêm não apenas no cérebro, mas pensamentos que se mantêm no corpo assim como no cérebro. Em outras palavras, o corpo se tornou a mente. A Figura 12.1 mostra os dois sistemas distintos de memórias – explícitas e implícitas – e como elas são armazenadas em regiões diferentes do cérebro.

Para compreender melhor as memórias implícitas, pense nelas como intrinsecamente ligadas a nossa capacidade de treinar o corpo a demonstrar de forma automática o que a mente aprendeu. Por meio da capacidade da mente de repetir ou reproduzir uma experiência quando quiser, a mente já pensou, ensaiou e planejou tão bem que, quando ela instrui o corpo a executar uma tarefa, o corpo agora tem uma memória implícita de como fazer isso, e não precisa mais da mente consciente. Se o corpo continua vivenciando o mesmo evento como resultado da instrução da mente, ele se tornará "atento" o bastante para conseguir produzir naturalmente a ação ou habilidade. Com as memórias implícitas, o corpo se lembra tão bem quanto a mente.

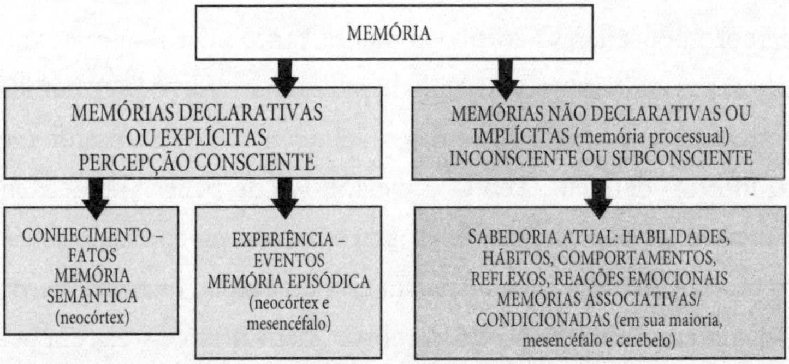

Figura 12.1 Os sistemas de memória do cérebro.

O atletismo tem exemplos abundantes desse funcionamento aparentemente automático. Como um mergulhador salta de uma plataforma de dez metros, dá dois mortais e meio, estende-se dessa posição encolhida e completa uma série de giros, para então orientar o corpo de modo a poder entrar na água de cabeça, em uma posição quase perpendicular? Quanto pensamento consciente pode ser contabilizado em um desempenho físico sofisticado e técnico que dura meros segundos? Atletas nos dizem que tiram a mente do caminho e deixam o corpo fazer todo o trabalho. De maneira semelhante, quando aprendemos a dirigir com câmbio manual, depois de dominar conscientemente essa habilidade, nós a demonstramos sem ter que pensar em cada passo do processo.

Memórias implícitas não faltam em nosso cérebro; elas são as redes neurais automáticas que desenvolvemos apenas por meio da repetição física. Escovar os dentes, barbear-nos, andar de bicicleta, amarrar os cadarços, digitar, tocar um instrumento musical e dançar salsa, tudo isso são exemplos de memórias implícitas ou processuais. Todas essas ações habituais acontecem sem muita direção consciente de nossa parte.

Lembre-se, essas memórias não surgiram já automáticas ou implícitas desde o começo. Inicialmente, tivemos que praticar essas habilidades de forma consciente e repetida; foi preciso atenção e empenho focado e dedicado para programá-las. Quando a mente instrui o corpo repetidas vezes para realizar uma ação, o corpo começará a se lembrar mais da ação do que o cérebro pensante. O corpo e a mente, tanto neurológica quanto quimicamente, passarão com naturalidade para um estado de ser familiar. No final, podemos reproduzir o mesmo nível neurológico de mente e estado químico interno daquele evento associado, só de pensar nele. Memórias implícitas acabam se tornando nossos programas subconscientes.

Assim que uma memória implícita está completa, o corpo memorizou neurologicamente a intenção do cérebro. Além disso, as experiências repetidas são registradas no corpo, e o sinal químico e neurológico para as células é conectado de forma automática e completa àquele mesmo nível mental. A filosofia intelectual nunca chega a esse nível no corpo, por ser desprovida de qualquer experiência.

Como aprendemos, experiências repetidas consistentemente escrevem a história genética de qualquer espécie. Memórias implícitas, portanto, são os sinais mais fortes passados adiante geneticamente, e por certo se tornam o ponto de partida para as novas gerações ainda por vir. Quando a mente se unifica repetidamente com o corpo, este codifica o que aprendeu a partir do ambiente.

Aprendemos com as memórias episódicas que o conhecimento é o precursor da experiência. Quando aplicamos o conhecimento ou personalizamos a informação, temos que modificar nosso comportamento para poder criar uma nova experiência. Isso requer que apliquemos de modo consciente aquilo que aprendemos, não apenas intelectualmente (por meio de simples recuperação); também devemos envolver o corpo no ato de execução. E mais, quando usamos o conhecimento para iniciar uma nova experiência, não é suficiente ter a experiência uma única vez. Temos que ser capazes de repetir aquela nova experiência diversas vezes.

Alteramos as memórias explícitas para implícitas o tempo todo, e isso é a mesma coisa que transformar os pensamentos conscientes em subconscientes. Quando podemos executar qualquer ação sem um esforço consciente, formamos uma memória implícita. Quando uma memória se torna implícita, qualquer pensamento para agir, ou desejo de demonstrar o que estamos pensando, automaticamente ativa o corpo para executar a tarefa, sem que haja participação da mente consciente.

Dominar uma linguagem é um exemplo de como fazemos a transição de memória explícita para implícita. Quando estamos aprendendo uma nova linguagem, temos que memorizar substantivos, verbos, adjetivos e preposições, armazenando-os por associação. Memorizamos, por exemplo, que a palavra *hombre* em espanhol quer dizer *homem*. Quando podemos declarar conscientemente a palavra *hombre* toda vez que alguém nos perguntar qual é a palavra em espanhol para homem, a memória semântica de *hombre* estará, então, armazenada na base de dados de nosso neocórtex como uma memória explícita. Conforme aprendemos mais palavras, armazenamos o significado de cada item nas dobras personalizadas de nosso neocórtex.

Em seguida, ouvimos nosso instrutor de espanhol cantar uma música sobre um *hombre,* e a natureza sensorial (auditiva) dessa experiência, assim como a Lei da Repetição, reforça a programação do significado de *hombre* em uma memória de longo prazo em nosso cérebro. Se progredirmos em nosso estudo, provavelmente aprenderemos a maioria das palavras em espanhol relacionadas a vários objetos, ações e significados em nosso mundo.

Entretanto, isso não nos ajudará em nada a menos que coloquemos tudo junto e apliquemos esse conhecimento, falando de fato a língua. Conforme falamos e ouvimos espanhol em situações diferentes, com diversas pessoas, em momentos diferentes, e em vários locais, esse sistema começará a se tornar implícito. Quando pudermos falar a língua com fluência, ela estará programada implicitamente. Apenas precisamos pensar no que queremos dizer e, quando nos damos conta, ativamos de maneira automática nossa língua, dentes e músculos faciais para que se movam de certa maneira e produzam os sons certos. Quando não precisamos mais pensar conscientemente sobre que língua estamos falando, ela se tornou um sistema subconsciente, programado.

Quando as pessoas fazem algo muito bem e perguntamos a elas “Como você consegue fazer isso e ainda faz parecer fácil?”, quase todas normalmente respondem: “Não sei (não consigo declarar como eu, conscientemente, sei como fazer isso); só pratiquei tantas vezes que não penso mais em como fazer". Esse é o estado implícito, não declarativo – a pessoa fez essa ação tantas vezes que consegue realizá-la "inconscientemente". A habilidade se tornou tão automática que o corpo (que é a mente inconsciente) assume o controle.

Ao contrário de todas as formas de memórias explícitas, as memórias implícitas estão sob os cuidados do cerebelo. Se nos lembrarmos do Capítulo 4, o cerebelo regula os movimentos do corpo, coordena nossas ações e controla muitos de nossos mecanismos subconscientes. O cerebelo não tem centros conscientes; no entanto, ele tem armazenamento de memórias. Seu propósito essencial é demonstrar o que o cérebro está pensando: memorizar o plano que o neocórtex formulou e colocar esse plano em ação, sem envolver ativamente muito do neocórtex na operação em si. Quando pudermos pegar o conhecimento e colocá-lo em prática, coordená-lo, memorizá-lo e integrá-lo em nosso corpo até podermos nos lembrar dele de maneira automática, significa que o cerebelo assumiu essa memória. Nesse ponto, o neocórtex serve como um tipo de mensageiro, sinalizando ao cerebelo por meio de um pensamento para começar a atividade que o cerebelo já conhece e da qual se lembra.

Você já pegou o telefone para ligar para alguém e simplesmente não conseguiu fazer o número chegar à sua mente consciente? Você se flagra encarando o teclado, a mente em branco. Mas aí pensa na pessoa para quem quer ligar e, como mágica, seus dedos apertam os números certos. Foi a sua mente subconsciente que armazenou aquela informação na forma de uma memória processual, e seu corpo soube como discar automaticamente o número melhor do que sua mente consciente. Quando você pensou na pessoa para quem pretendia ligar, isso ativou a rede neural em seu neocórtex, que então sinalizou ao cerebelo, e a memória processual subconsciente de seu corpo assumiu o controle e fez a discagem. Podemos ver um fenômeno similar quando pedimos a alguém que soletre uma palavra para nós – com frequência, a pessoa não consegue, a menos que escreva a palavra no ar com o dedo ou em um papel com uma caneta. O corpo se lembra melhor do que a mente; o corpo *se torna* a mente.

Lembra o seu armário no ensino médio, e como você tinha tanta experiência em girar o dispositivo no cadeado de combinação que a sua mão fazia a sequência esquerda-direita-esquerda sem nenhuma intervenção do cérebro? Seu neocórtex esteve envolvido na memorização original da combinação, mas com o tempo seu corpo assumiu o controle, graças à coordenação do cerebelo. Como o cerebelo primitivo não abriga nenhuma percepção consciente, se alguém lhe perguntasse como abrir seu armário, você teria que parar e recuperar as instruções no neocórtex. Essa unidade de pensamento e ação em um estado de ser é a marca distintiva da atividade do cerebelo.

De fato, estudos com arqueiros demonstraram que, quando eles alinham sua visão com o centro do alvo, a atividade no neocórtex para e não há mais pensamento; nesse momento, o cerebelo assumiu o comando.[1]

Entramos em um estado semelhante ao transe quando o cerebelo tem espaço e tempo para se lembrar do que foi condicionado a fazer, sem interferência do neocórtex. É assim que nos tornamos peritos em qualquer ação. Confiamos nas ricas conexões dendríticas da memória cerebelar. Como o cerebelo é responsável pelos movimentos corporais, é essa parte do cérebro que assume o controle e comanda o espetáculo. É a mente subconsciente que está agora executando a ação, e o trono da mente subconsciente fica no cerebelo.[2]

Quando uma memória implícita é demonstrada e as ações ficaram fáceis, rotineiras, naturais e habituais, o neocórtex começará o processo com um pensamento consciente, e então caberá ao cerebelo continuar com a ação. Pense na mente consciente no neocórtex como o sistema que inicia os mecanismos subconscientes conduzidos pelas memórias e habilidades aprendidas no cerebelo. A mente consciente é a chave que faz o motor começar a funcionar. Assim, da mesma forma que um patinador gira na preparação para fazer um salto *toe loop* triplo, a mente consciente está no comando e é ela quem dá a partida. Depois disso, a mente consciente se retira e deixa o corpo assumir o comando. Agora o cerebelo se ocupa fazendo suas coisas, mantendo o atleta em movimento, equilibrado e orientado no espaço durante todos aqueles saltos, voltas e giros. Depois de anos de prática, esses sistemas estão agora programados no cérebro e no corpo.

Na verdade, quando usamos a palavra *programado* até este ponto do livro, estávamos realmente falando sobre as redes neurais automáticas que estão programadas na mente subconsciente no cerebelo. O cerebelo funciona como guardião do que o corpo aprende com a mente, enquanto o neocórtex armazena as memórias da mente.

Existem inúmeros exemplos de pacientes com amnésia, doença de Alzheimer ou danos ao hipocampo, que não conseguem se lembrar conscientemente de familiares e amigos ou de coisas específicas que acontecem com eles mesmos no dia a dia. Entretanto, eles ainda sabem como tocar piano ou tricotar um cachecol. Sua capacidade de recuperar antigas memórias explícitas e formar novas foi comprometida, mas a doença deles tem muito menos efeito sobre as memórias implícitas. O corpo ainda sabe o que a mente consciente, no neocórtex, esqueceu-se ou não consegue mais aprender. É o sistema cerebral abaixo da mente consciente que está executando essas tarefas.

Pensar, fazer e ser

Sei que esses termos e conceitos adicionais a respeito da memória acrescentam um fardo maior à compreensão. Eu gostaria de simplificar isso um pouco para você, e a Figura 12.2 deve servir como um guia útil conforme avançamos.

Primeiro, pense em aprender o conhecimento na forma de memória semântica como um jeito de declarar conscientemente que aprendemos aquela informação. Quando nossa percepção consciente ativa aqueles circuitos recém-formados no neocórtex, somos relembrados daquilo que aprendemos; podemos declarar que conhecemos essa informação, porque a acolhemos na forma de memória. O conhecimento envolve nosso "pensamento" ou nosso intelecto.

Também dissemos que o conhecimento pavimenta o caminho para uma nova experiência. Para aplicar o conhecimento, temos que modificar nosso comportamento habitual a fim de criar uma nova experiência. A experiência é, então, nosso segundo tipo de memória declarativa. Se aprender o conhecimento é pensar, então ter a experiência é "fazer".

Para estabelecer com firmeza uma memória de longo prazo, tudo que quisermos lembrar deve ter um alto quociente emocional, ou envolver repetidas experiências conscientes ou a recitação de uma ideia. Em sua maior parte, contudo, as experiências que nunca adotamos fornecem exatamente o ineditismo certo de informação sensorial cumulativa para criar uma descarga de circuitos recém-ativados e substâncias químicas. Um aumento no limiar de estímulos combinados recentemente oriundos da visão, olfato, paladar, audição e sentimentos é quase sempre uma sinalização suficiente para formar memórias de longo prazo, porque agora o corpo está envolvido. Fazer é o que coloca a experiência na memória de longo prazo.

A primeira vez que temos a experiência inédita de ficar em pé sobre uma prancha de surfe podemos chamar de "fazer", e essa experiência provavelmente ficará conosco como uma memória de longo prazo. Se pudermos repetir essa experiência à vontade, então estaremos "sendo" surfistas. Para formar uma memória não declarativa, temos que reproduzir ou recriar repetidamente a mesma experiência inúmeras vezes até ela fazer a transição para um sistema implícito.

Em certo sentido, quando nos tornamos especialistas em qualquer área específica – quando temos uma boa quantidade de conhecimento sobre algum assunto, recebemos uma educação considerável nessa área, e temos abundante experiência para nos fornecer o feedback necessário –, passamos de pensar para fazer, para ser. Quando temos conhecimento e experiência suficientes, quando podemos recuperar nossas memórias de curto e longo prazos em um grau considerável e com facilidade inconsciente, então progredimos ao ponto de ser. É nesse ponto que podemos dizer "eu sou ___", significando "eu sou um historiador de arte", "sou uma pessoa muito paciente", "sou rico" ou "sou surfista".

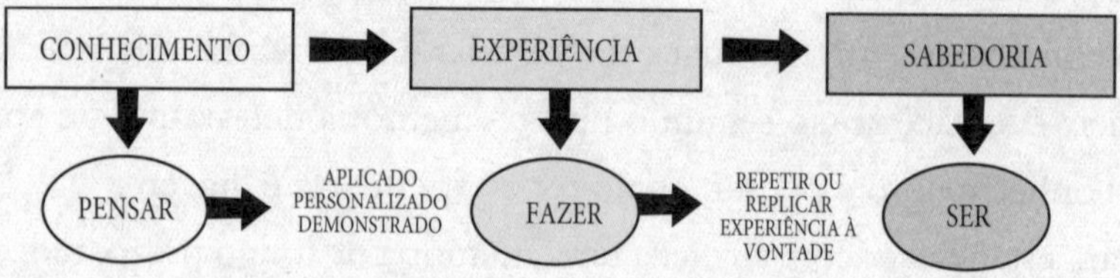

Figura 12.2 Aprender conhecimento é pensar; aplicar conhecimento é fazer e experimentar. Ser capaz de repetir atentamente a experiência é a sabedoria de ser.

Quando podemos tornar o que aprendemos intelectualmente algo tão programado que conseguimos demonstrar com facilidade ou fazer de modo físico aquilo que praticamos com tanta diligência, estamos demonstrando o que sabemos de maneira processual. Quando temos uma memória na forma implícita, estamos a caminho de nos tornar peritos naquele conhecimento. Em outras palavras, podemos demonstrar nosso conhecimento "sendo" automaticamente aquilo que aprendemos, com exatidão. Aprender com nossos erros (ou nossas vitórias) requer um nível de percepção consciente que nos permita fazer deliberadamente uma anotação mental a respeito daquilo que fizemos para gerar tal resultado, e então ficar atentos para como podemos fazer de outra forma, ou melhor, da próxima vez. Aplicando o que acabamos de aprender, vamos inevitavelmente manifestar uma nova experiência para nós mesmos. Ao mudar nosso comportamento, criamos uma nova experiência com novas emoções, e agora estamos evoluindo. Quando fazemos esse esforço, evoluímos, mas o nosso cérebro também evolui. Estaremos então usando a filosofia não apenas para vivenciar a verdade daquilo que podemos declarar, mas também para nos tornarmos o exemplo vivo daquela filosofia. Agora ela está permanentemente programada nos recessos de nossa mente subconsciente, e não requer nenhum esforço.

Pensar é o que fazemos quando estamos usando o neocórtex para aprender. Fazer é o ato de aplicar ou demonstrar uma habilidade ou ação, para podermos ter uma experiência inédita. Ambos fazem parte de nossas memórias declarativas explícitas. Ser, por outro lado, significa que agora praticamos e experimentamos algo tantas vezes que esse algo se tornou uma habilidade, um hábito ou uma condição que não requer nenhum desejo consciente para ser ativado. Esse é o estado que buscamos atingir com todas as nossas ações.

O estágio final do aprendizado é produzido quando fazemos um esforço consciente para inconscientemente *ser*, com exatidão, aquilo que aprendemos por meio dos efeitos naturais da experiência repetida. Se "temos" o conhecimento, podemos "fazer" as ações, de modo que podemos "ser" seja lá o que estivermos aprendendo. O "ser" acontece quando uma habilidade se tornou fácil, simples, natural, sem demandar esforço algum, de maneira que podemos demonstrar consistentemente o que aprendemos.

Exercícios cognitivos

Quando começamos a atenta prática mental do ensaio, estamos declarando quem queremos nos tornar e estamos tentando lembrar conscientemente aquele conceito de nossa nova identidade pessoal. O ensaio mental treina a mente para se manter consciente de si mesma e não correr desenfreada para os programas inconscientes que praticamos tanto. Inicialmente, temos que viver no reino do explícito. Conforme começamos a fabricar novos circuitos e a criar repetidamente um novo nível mental, estamos executando a vontade por meio do lobo frontal.

Os exercícios mentais são uma necessidade. Eles são a maneira de impedirmos o eu inconsciente de vagar ("ficar inconsciente") e se tornar distraído por coisas familiares em nosso ambiente, com associações que poderiam fazer com que pensássemos em termos do passado. Em certo sentido, o ensaio coloca no lugar os trilhos para que a mente tenha um caminho que o corpo possa seguir. O ensaio tem que ser feito tão bem que possamos invocar essa nova mente à vontade. A repetição deve continuar, portanto, para que possamos repetidamente nos lembrar e usar aquela nova mente a fim de modificar nossas ações e demonstrar novos comportamentos e atitudes. Mesmo uma experiência de informação aplicada começará a consolidar o conhecimento em um significado mais profundo.

Quando podemos ativar o mesmo nível mental para recriar a experiência desejada várias vezes, estamos nos estágios finais da mudança. Ao fazer algo de forma reiterada várias vezes, acabamos convencendo o corpo a se tornar a nova mente, e o corpo pode assumir o controle. Iniciar – com um mero pensamento – a ação de quem ou o que estamos demonstrando, e deixar o corpo agir como o servo da mente, é o modo como passamos para um novo eu.

O papel da memória não declarativa na mudança

Nossas memórias implícitas são a demonstração consistente de nossas memórias explícitas. Nesse estado de ser, sabemos o que sabemos sem pensar. Sem memórias implícitas, as coisas se tornam rotineiras, familiares, habituais e fáceis. Dito de forma simples, sabemos como – sabemos o que estamos fazendo. Em algum ponto, todos experimentamos essa sensação de saber. Ela é marcada mais por uma ausência de pensamentos do que por qualquer outra coisa. De certa forma, está declarando que temos um sistema não declarativo em vigor. Treinamos o corpo para ser uno com a mente, e podemos invocar aquela memória quando quisermos.

Fazer com que nossas ações combinem de maneira consistente com nossas intenções é sempre o que nos separa da média em tudo o que fazemos. Essas ações devem estar implícitas em nós antes que possamos nos chamar de peritos em qualquer coisa. Uma vez que conseguimos construir um sistema implícito, podemos repetir uma ação automática à vontade e podemos refiná-la ainda mais depois. Tenha em mente que, ao evoluir nosso cérebro, estamos sempre no processo de passar do sistema explícito para o implícito, repetidas vezes. Estamos constantemente indo e voltando da percepção consciente para a inconsciente.

Se fôssemos fazer uma autorreflexão consciente sobre alguma atitude indesejada, estaríamos observando os hábitos e comportamentos não declarativos que demonstramos de forma inconsciente todos os dias. Esse processo pega o que é não declarativo e o transforma em declarativo. Agora podemos ver e saber quem estamos sendo. Podemos dizer: "Eu sou uma vítima. Sou um reclamão. Sou uma pessoa raivosa. Sou viciado na sensação de desmerecimento". Uma vez que saibamos disso de modo consciente (nós declaramos esse fato), podemos agora remodelar um novo jeito de ser, fazendo a nós mesmos aquelas perguntas importantes que discutimos anteriormente sobre quem desejamos ser.

Enquanto construímos um novo modelo de nós mesmos nos lembrando de quem desejamos conscientemente nos tornar, podemos usar o ensaio mental para construir os circuitos a fim de facilitar um novo nível mental. Nossa prática mental é declarar quem estamos conscientemente escolhendo nos tornar, lembrando como queremos ser. Isso nos prepara para agir conscientemente segundo nossa intenção. Conforme começamos a alterar nosso comportamento, demonstramos uma nova forma de ser que produzirá uma nova experiência consciente. Quando somos capazes de demonstrar repetidamente aquela experiência à vontade, ela se torna uma memória programada, não declarativa. Depois de chegarmos a esse estado subconsciente de ser, nada em nosso ambiente deve fazer com que sejamos vítimas de nossas atitudes passadas. Estamos verdadeiramente mudados.

Certamente não estou dizendo que a mudança será fácil. Considere que, quando memorizamos implicitamente ser indivíduos odiosos, raivosos, ciumentos ou críticos, ensaiando isso de forma mental todos os dias e demonstrando-o fisicamente à vontade, momento a momento, fazendo com que pareça natural, automático e sem esforço algum, somos, mental e fisicamente, coerentes com essa atitude. Treinamos o corpo e a mente para trabalharem juntos. Portanto, quando queremos mudar para um novo estado de ser, podemos conscientemente gostar de pensar que somos sinceros e voluntariosos. Todavia, nos momentos de verdadeiro desafio, é o corpo que está conduzindo as questões da mente, e, na maior parte do tempo, ele vence. É por isso que não podemos mudar tão de repente – a mente consciente e o corpo estão em desencontro.

Por outro lado, se ensaiamos mentalmente e demonstramos de modo físico a alegria todos os dias, o mesmo fato científico se aplica. Em circunstâncias difíceis da vida, se estamos programados para sermos alegres, o ambiente não consegue mudar como somos.

Deveríamos sempre estar em evolução de nós mesmos e de nossas ações. Quando praticamos a autorreflexão, a auto-observação e nos perguntamos como podemos fazer algo melhor para refinar nossas habilidades, ações e atitudes, estamos afirmando que somos uma obra em andamento. Praticar a autocorreção regular é observar nossos pensamentos automáticos, nossas ações inconscientes e nossos hábitos. Assim que os declararmos como parte de nós, podemos começar a acrescentar um novo jeito de ser à equação de nosso modelo interno durante o ensaio. Nossa capacidade de mudar não é diferente da das pessoas que foram capazes de atingir uma remissão espontânea de uma doença. Todos têm a mesma capacidade no lobo frontal. Todos podemos fazer as perguntas do tipo "e se", formular um modelo idealizado de nós mesmos e provar para nós mesmos que podemos alcançar o que pensamos.

Mudar hábitos implícitos pode ser mais difícil do que pensamos

Por que, então, é tão difícil mudar? Porque nosso corpo se lembrou de uma ação repetida tão bem que é ele quem está no comando agora, não a mente. Lembre-se, memórias implícitas são programas vinculados que requerem pouco ou nenhum esforço consciente. O corpo segura as rédeas da mente, determinando a maioria de nossas ações programadas e inconscientes. Todos já tivemos uma intenção consciente de mudar de hábito para em seguida, rapidamente, um tipo de amnésia mental tomar conta e nos deixar "inconscientes", fazendo com que nos encontrássemos no reino do que é familiar. Recaímos em nossas cadeiras de rodas mentais e nos comportamos como juramos que nunca nos comportaríamos. Imagine o que é necessário para romper o hábito de ser nós mesmos, monitorando nossos processos de pensamento que resultam em depressão, ansiedade, julgamento, frustração ou sensação de desmerecimento. Começamos com boas intenções e resoluções claras, mas nossa mente inconsciente começa a sobrepujar nossos pensamentos conscientes e, em instantes, estamos dormindo no volante de nosso eu antigo mais uma vez.

O familiar é muito sedutor. Sejamos nós atraídos de volta aos programas inconscientes por algum pensamento enviado por nosso corpo em virtude de suas carências químicas, por algum estímulo aleatório vindo de alguma coisa ou pessoa em nosso ambiente, ou por uma ação programada em antecipação a um momento futuro com base em uma memória do passado, nós caímos vítimas da tagarelice mental que nos convence a usar a conveniência de nossa identidade e seus programas cumulativos.

Tente um experimento simples. Deite-se ou sente-se com as pernas cruzadas, a esquerda por cima da direita. Com o pé esquerdo, desenhe o símbolo do infinito: ∞. Enquanto faz isso, com a mão direita desenhe o número seis.

Teve dificuldade? Como você pode ver, mesmo tendo intenções claras e o pensamento consciente para executar essas duas ações, você provavelmente não conseguiu romper esses dois hábitos neurológicos. Alterar qualquer comportamento e modificar nossas ações programadas requer força de vontade consciente e prática consistente, tanto física quanto mental, além da capacidade de interromper ações rotineiras para anular a memória do corpo e reformar um novo conjunto de comportamentos. A maioria das pessoas precisará de uma ou duas tentativas para chegar a realizar, de fato, essa façanha. Aquelas que persistirem e continuarem com o esforço e a prática dominarão o ato, e, como com qualquer coisa que fazemos com frequência, intensidade e duração consistentes, podemos mudar neurologicamente o cérebro. Quando ele tiver mudado, esse truque parecerá simples como andar de bicicleta.

Conhecimento, instrução e feedback: a mudança requer três passos

Como mencionei anteriormente, é crucial que não paremos no estágio do ensaio mental. Temos que sair do pensar para o fazer, e daí para ser. Convenientemente, esses três estágios também têm três passos correspondentes que são necessários para avançar nesse processo.

O treinador do meu amigo, o arremessador de beisebol que ensaiava mentalmente contra a equipe adversária, aprendia algo toda vez que saía e arremessava, de fato, durante a partida. Ele não repetia irrefletidamente a mesma sequência de arremessos contra todo rebatedor, ou contra cada time, toda vez que os enfrentava. Na verdade, na vez seguinte que arremessou contra o time que era seu rival, ele usou o que aprendeu na vitória anterior contra ele para formular um novo plano de ataque. Aprendemos com o conhecimento ao qual prestamos atenção.

Ele também solicitou instrução e feedback de seu receptor, seu próprio treinador de arremessos e outro arremessador do time. Esse processo de auto-observação e autoconsciência está sob domínio do lobo frontal. Ao silenciar todos os outros centros do cérebro, o lobo frontal ajuda a aguçar as habilidades de observação. Ao autocorrigir e aprender com nossos erros, naturalmente apresentamos um desempenho melhor na próxima oportunidade. É assim que fazemos nossos pensamentos, ações e habilidades evoluírem. O que é maravilhoso em sair e demonstrar nossa habilidade, ou um aspecto recém-produzido de nossa personalidade, é que receberemos um feedback imediato. Se tivermos muita sorte, também receberemos instruções adicionais. Receber feedback e instrução é crucial para o processo de evolução de nós mesmos.

Quando decidimos fazer uma mudança em nossa vida, aprender uma nova habilidade, adotar uma nova atitude, enriquecer nossas crenças ou alterar um comportamento, fazemos uma escolha consciente. Se essa escolha reflete por completo nosso desejo inato e altruísta de ser a melhor pessoa possível ou se ela é forçada por circunstâncias negativas, não vem ao caso. O que importa é sabermos que desejamos algo maior para nós mesmos.

O mais importante é o eu idealizado que construímos. Os elementos fundamentais desse modelo consistem em informações que reunimos de várias fontes a respeito de quem queremos nos tornar, ou do que queremos mudar em nós. Considere que nada do que aprendemos veio sem o conhecimento como precursor e parte fundamental desse aprendizado. No nível mais simples, nosso desenvolvimento pessoal dependeu de nossa capacidade para aprender e ganhar conhecimento. Pense no espectro de habilidades e informação que usamos apenas para nos conduzir ao longo de um dia qualquer, e pense então naquela aquisição de conhecimento por uma perspectiva mais de longo prazo, conforme nos desenvolvemos de bebês até pessoas adultas.

Não importa se estamos aprendendo passos de dança, como emagrecer, como nos tornar alguém mais alegre, superar a insegurança ou reduzir nosso tempo final em uma corrida de cinco quilômetros, usamos um processo de três passos como nosso movimento inicial na tentativa de atingir nossas metas:

1. Conhecimento.
2. Instrução.
3. Feedback.

A INTERAÇÃO DE CONHECIMENTO E EXPERIÊNCIA

Para ilustrar como o conhecimento pode personalizar e alterar uma experiência, digamos que eu mostre a você uma pintura de nenúfares feita por Monet. Depois de analisar a tela, você talvez comente: “Esta pintura é linda”. Você teria uma experiência da obra de Monet. E se eu tirasse o quadro da parede e lhe contasse os seguintes detalhes sobre a vida, a carreira e a técnica de Monet: ele gostava de capturar diferentes luzes com cores pastel. Era interessado particularmente na luz matinal e vespertina, bem como na aparência delas na natureza. Monet esperava inspirar as pessoas que vivenciavam suas obras a olhar para a natureza e o mundo de um jeito novo. Ele trabalhou diligentemente em ver as coisas de um modo diferente daquele das pessoas comuns. Ao longo da vida, Monet buscou ver como todas as coisas estavam conectadas. Ele era famoso por fazer declarações como: "A glicínia e a ponte são uma coisa só". Eu também poderia dizer que, conforme Monet foi envelhecendo, ele desenvolveu catarata, o que começou a deixar sua visão difusa e borrada. Como ele só pintava aquilo que estava vendo, aqueles pixels ou pontinhos impressionistas que caracterizavam seus trabalhos eram realmente apenas o modo como ele estava processando as informações sensoriais.

Agora, imagine se eu lhe mostrasse a mesma pintura de Monet uma segunda vez. Você talvez a visse de outra forma, com base no conhecimento que acabou de obter sobre ele. Nada em seu ambiente teria mudado; você simplesmente adquiriu um novo conhecimento semântico, e esse conhecimento alterou sua experiência com a pintura. Você fez algumas conexões sinápticas importantes que modificaram sua percepção pessoal. Por causa da interação entre conhecimento e experiência, é provável que você se lembre tanto do conhecimento semântico quanto da memória episódica e os armazene em sua memória de longo prazo.

Esse exemplo simples demonstra o quanto nossa percepção da realidade é importante. Quando somos expostos a novas informações, acumulamos novas experiências. Elas atualizam as redes neurais do cérebro, e começamos a ver/perceber/vivenciar a realidade de outra forma, por termos criado um novo nível mental no hardware já existente em nosso cérebro.

Existe outro ponto a ser considerado sobre a percepção e o papel que ela desempenha na evolução de nosso cérebro: talvez estejamos deixando de aproveitar o que existe de verdade. Você se lembra de nossa descrição inicial do enólogo? A mesma garrafa fabulosa de vinho pode ser compartilhada por um perito e um novato. A mente mais evoluída do *connoisseur*, com seus circuitos mais enriquecidos, capacita-o a desfrutar de um nível mais elevado de realidade. Também podemos melhorar nosso cérebro. Quando o fazemos, melhoramos nossas experiências e, assim, melhoramos as percepções de nossa vida e da realidade. O conhecimento e sua aplicação nos transformam por dentro, além de mudar nosso mundo de fora para dentro.

Reunindo autoconhecimento

Nossa preocupação principal no momento é adquirir novo conhecimento com uma intenção deliberada – como meio para fazer evoluir nosso cérebro e, por extensão, nossa vida. Discutimos isso longamente no Capítulo 11, portanto, sabemos o quanto é importante garantir um patamar de conhecimento que possamos expandir. Para nos tornarmos pessoas mais pacientes, por exemplo, precisamos pensar em pessoas que exibem essa qualidade, ler livros sobre a arte da aceitação e da tolerância, ler relatos de pessoas que demonstraram uma habilidade considerável de suportar dificuldades, e assim por diante. Também temos que reunir um pouco de autoconhecimento e observar como reagimos em diversas situações, para poder nos comparar ao modelo que estamos criando.

Vamos tornar isso ainda mais concreto. Um dos desejos de mudança citados com mais frequência é a conquista do autocontrole na forma de perda de peso. O primeiro estágio de muitos programas de perda de peso é fazer com que os adotantes do programa ganhem conhecimento sobre a nutrição mais adequada, valor calórico dos alimentos, índice de massa corporal, índice hipoglicêmico de vários alimentos, controle de porções, o que fazer e o que não fazer sobre quando e como comer, e centenas de outros conceitos. Muitos programas de dietas também recomendam manter um diário alimentar, anotando tudo o que comemos ao longo do dia para mostrar a nós mesmos quanto estamos consumindo. Esse exercício revelador é projetado para nos ajudar a ganhar autoconhecimento. O conhecimento nos permite olhar para quem estamos sendo, o que estamos fazendo e como estamos pensando, além de comparar e fazer a distinção entre isso e quem desejamos nos tornar.

Buscando instrução

Depois de aprender vários conceitos, o passo seguinte é receber muitas instruções dos especialistas. Isso pode se referir ao preparo de refeições, equilíbrio da nossa ingestão de vários grupos alimentares, rotinas de exercícios, e assim por diante. Sem esse componente essencial da instrução, a maioria das dietas – ou planos de autoaprimoramento – fracassará. Buscamos conhecimento e informação por conta própria. Porém, em algum ponto, nosso progresso desacelera, e precisamos da assistência de alguém com mais entendimento do que temos para nos levar ao próximo patamar. A instrução, geralmente vinda de alguém que tem experiência com o que estamos nos empenhando em aprender, ensina-nos como aplicar o conhecimento. A instrução nos ensina como fazer o que já aprendemos intelectualmente.

Por exemplo, conheço uma pessoa (vamos chamá-la de Melissa) que aprendeu a tocar guitarra. Ela é autodidata, e sua compreensão de dedilhado, palhetada e acordes básicos era impressionante para alguém que nunca teve uma aula. Embora seu progresso inicial fosse rápido, sua curva de aprendizado alcançou um platô. Ela ficou frustrada e um pouco entediada, então procurou um professor que pudesse ajudá-la a progredir em um ritmo mais acelerado do que ela conseguiria sozinha. Um dos ingredientes-chave da instrução é que recebemos diretrizes sobre como atingir um resultado pretendido, vindas de alguém que dominou, até certo ponto, uma habilidade. A instrução é o estágio do como fazer.

Como estou me saindo? O papel do feedback na evolução do cérebro

Conforme obtemos conhecimento e recebemos instrução, obter feedback nos permite saber como estamos nos saindo. Melissa sabia que fazia algumas coisas de maneira incorreta, mas foi preciso que olhos e ouvidos de especialista a ajudassem a localizar seus pontos fracos e a auxiliassem a encontrar formas de superá-los.

O *feedback,* no sentido mais estrito, é uma resposta a uma informação. Geralmente, pode ser positivo ou negativo. Ele responde às nossas questões sobre "como estou me saindo?". Às vezes, buscamos feedback explicitamente fazendo essa pergunta para outras pessoas e para nós mesmos; outras vezes, agentes no ambiente nos oferecem feedback sem que seja solicitado. Por exemplo, se estivermos dirigindo de maneira errática, outros motoristas buzinarão para nós, ou as luzes de uma viatura policial nos ordenarão parar o carro e nos alertarão sobre como estamos executando essa tarefa.

Idealmente, temos a capacidade de nos automonitorar, mas nem sempre esse é o caso. Como acontece em todos os aspectos do comportamento humano, a maneira como reagimos ao feedback varia de pessoa para pessoa. Alguns indivíduos reagem de maneira mais favorável a um feedback negativo do que a um positivo. Trabalhei com várias pessoas que declararam, durante suas avaliações de desempenho: "É muito gentil de sua parte me elogiar, mas realmente aprendo mais com as críticas do que com os elogios. Diga-me onde preciso melhorar. Já sei o que estou fazendo bem". Em contrapartida, trabalhei com indivíduos que desmoronavam diante de críticas e precisavam receber suas avaliações negativas em uma linguagem muito suavizada. Como as pessoas respondem ao momento do feedback também varia. Algumas pessoas apreciam receber feedback imediato; outras preferem que ele seja protelado, para que não estejam mais no calor do momento. O feedback imediato com frequência é o mais benéfico, pois a natureza de causa e efeito da informação fica mais clara.

Qualquer forma de feedback, de qualquer aspecto de nosso ambiente imediato, jamais deve ser levada para o lado pessoal. Ele apenas nos ajuda a fazer a distinção entre quando estamos fazendo algo (aplicando o conhecimento) corretamente e quando não estamos.

Uma das principais razões pelas quais muitas dietas não funcionam é que a maioria das pessoas gosta de receber *feedback imediato*. Falando sobre o arremessador de beisebol, vimos que ele recebia feedback imediato em termos de seu desempenho. Para um arremessador, uma bola passando por cima de sua cabeça em uma linha reta em direção ao centro do campo envia uma mensagem bem clara: não torne a usar esse arremesso específico, nesse ponto específico, com esse rebatedor específico, naquela contagem específica.

Por outro lado, para quem faz dieta, o mecanismo de feedback não é tão imediato. Muitos programas incluem pesagens e a medição de partes do corpo para monitorar o progresso. Talvez ainda mais importante para quem faz dieta é o reconhecimento de familiares, amigos e colegas: "Você está ótimo!" e "Está se exercitando?" ou até "Você está diferente". Isso pode ter, e com frequência tem, um efeito muito maior do que ver alguns quilos a menos na balança do que havia na semana anterior.

Para qualquer pessoa comprometida que deseja mudar, o feedback também pode vir na forma dos esforços que ela faz. Por exemplo, alguém que está alterando seu estilo de vida ao longo do tempo pode marcar em uma tabela o que deveria comer diariamente nas quantidades apropriadas, em conjunto com o exercício que deseja fazer. Olhando essa tabela ao longo do tempo, veremos os frutos desses esforços disciplinados. O feedback visual de ver essa tabela ser preenchida com os registros das vitórias diárias servirá como um autorreconhecimento importante. Ele se mantém no rumo certo, encaixando sua intenção com suas ações.

Amiúde, também recebemos um feedback de nosso corpo, com base em nossas próprias respostas emocionais ou físicas às mudanças que estamos fazendo. Se estamos trabalhando para perder peso e notamos que nossa respiração não dispara quando subimos os dois lances de escadas até o escritório, aquele feedback interno e a sensação de "eu me sinto muito bem" servem como um forte motivador.

O feedback pode suplantar a paralisia

Em um experimento conduzido no Departamento de Neurologia do Bellevue Hospital, na cidade de Nova York, pesquisadores criaram um ambiente de testagem e feedback para fazer com que os membros paralisados de vítimas de AVC voltassem a funcionar.[3] Como isso é possível, baseado em nosso modelo do que sabemos sobre a capacidade do cérebro de aprender e mudar?

Os participantes primeiro aprenderam conhecimentos importantes sobre o que talvez fosse possível para pacientes de AVC, e então receberam instruções especializadas. Depois de ensaiar um novo plano mentalmente, eles estavam prontos para uma nova experiência. Usando o lobo frontal, programaram novas informações no cérebro, começando a fazer com que seus circuitos neurais se organizassem em padrões correspondentes.

Então chegou a hora de praticar, de transformar seu conhecimento em experiência. Os pacientes começaram a prestar atenção ao feedback imediato que recebiam em um monitor que mostrava a atividade de suas ondas cerebrais. Na parte inicial do experimento, foi solicitado a cada participante que movesse seu membro saudável enquanto observava na tela um padrão específico de sua atividade cerebral. Depois de repetir esse padrão à vontade por meio de prática repetitiva, em pouco tempo os pacientes podiam reproduzir com facilidade os mesmos padrões mentais na tela só com o pensamento. Cada paciente se tornou ciente do nível mental automático, inconsciente que era preciso para mover seu membro saudável.

Conforme o experimento progrediu, os participantes então se concentraram naquele padrão saudável – pensando naquele padrão e tomando uma decisão deliberada de mover o membro saudável (sem, contudo, mover o membro de fato). Eles acabaram aprendendo a transferir o padrão cerebral sadio para o membro paralisado. O resultado foi dramático: o membro paralisado conseguiu se mover novamente.

Por meio do feedback, os pacientes aprenderam a criar repetidamente o mesmo nível mental, fazendo com que seu cérebro disparasse na combinação correta de redes neurais, na mesma sequência e na mesma ordem. E, ao fazer isso várias vezes, esse novo nível mental se tornou uma atividade familiar e rotineira. Cada vez que eles recriavam o padrão cerebral na tela, essa recriação ficava mais fácil, porque o feedback que estavam recebendo lhes mostrava quando estavam executando a ação ou tarefa corretamente.

O feedback nos ajuda a distinguir quando estamos reproduzindo o nível mental correto e quando não estamos, para que possamos encontrar nosso caminho até um final específico. Quando, por meio de repetidos feedbacks, esses participantes conseguiram criar o "nível mental" de movimentos normais e saudáveis, eles começaram a transferir essa mentalidade à vontade para fazer com que o membro paralisado se movesse exatamente como o membro sadio. Foi preciso o mesmo estado mental para que esses pacientes de AVC movimentassem seus membros paralisados da maneira como moviam o sadio, e o corpo sempre segue a mente.

Esse foi um dos primeiros experimentos a validar que a mente pode influenciar o corpo por meio de feedback e instrução apropriados.

Precisa de um ajuste na atitude?

Quando saímos para o mundo e colocamos em prática nossa nova habilidade, crença ou atitude, estamos dando um passo necessário na nossa própria evolução. É importante notar que, quando demonstramos nossas habilidades e recebemos feedback, esse feedback fornece mais conhecimento e instrução que podemos usar para refinar a nós mesmos e a nossa abordagem da meta que estabelecemos. Se recebemos ótimo conhecimento e instrução especializada e conseguimos aplicar de forma apropriada essa informação para gerar ação, deveríamos esperar realizar exatamente aquilo que estabelecemos que nossa mente fizesse. Até que possamos realizar esse objetivo repetidamente e à vontade, precisamos de feedback para apurar ou aprimorar nossas ações. Por fim, alcançar o nosso intento é o feedback final que torna a experiência completa.

Suponhamos que você tenha decidido reduzir seu nível de raiva. Você exibiu por muito tempo uma resposta de pavio curto, e quer se tornar uma pessoa mais compreensiva, que não "estoura" com tanta facilidade. Para isso, cria uma nova representação interna de serenidade e passa por um processo de ensaio mental. Todo dia, você faz seu exercício de ensaio mental, disparando e vinculando novos circuitos em sua substância cinzenta ao relembrar e reafirmar quem deseja se tornar. Você sente que foi capaz de fazer o lobo frontal silenciar todas as outras áreas do cérebro, de modo a poder planejar e focar seu objetivo. O cérebro então combina e coordena várias redes neurais de filosofia e experiência para inventar um novo modelo de ser. Quando cada sessão de revisão mental termina, você está no estado mental desejado.

Após um mês seguindo esse regime, você sente que está na hora de levar essa nova atitude para fazer um teste de campo. Então visita sua mãe. Você e ela andaram se estranhando nos últimos meses. Ela tem enfrentado algumas questões menores de saúde, mas, com base em quanto ela fala a respeito, é de se pensar que ela tenha apenas mais um mês de vida e esteja sofrendo uma dor excruciante. Toda conversa se torna um recital de seus infortúnios e ansiedades. Você tentou ser compassivo, mas para tudo há limites.

Depois de um mês sem ver sua mãe, você vai à casa dela para uma visita, e é uma repetição da mesma situação antiga. Ela não pergunta sobre você, sua promoção recente ou qualquer coisa sobre sua família, seus irmãos, nem o resto do mundo. No passado, você chamaria a atenção dela para esse comportamento; dessa vez, entretanto, simplesmente fica ali e ouve, assente nos momentos certos, demonstra empatia com ela, e então vai embora depois de uma hora, ainda em bons termos com sua mãe. Sente que fez um bom trabalho produzindo um resultado diferente. No entanto, ao voltar para casa, repara que seus dentes estão cerrados e você está espremendo o volante;

quando chega em casa, uma dor de cabeça terrível o leva a se deitar. Como você se saiu, na verdade?

Quando tentamos demonstrar nossa nova habilidade ou competência, inevitavelmente confiamos no ambiente para que nos forneça pistas sobre como estamos nos saindo. Queiramos ou não, o feedback do ambiente nos dará um relato da situação. Isso é bem simples no que diz respeito a melhorar uma habilidade física. Eu sabia, com base no número de vezes que caí, que me senti fora de controle ou não consegui fazer uma curva tão fechada quanto queria, como estava me saindo quando comecei a aprender *snowboarding*. Se o número de palavras que digitamos por minuto aumenta, sabemos que estamos nos movendo para um nível mais elevado de proficiência. Mas e se o que estamos tentando fazer é reduzir nossa tendência a exibições de raiva?

Quando nossa meta é mudar um hábito neural indesejado, substituí-lo por um novo nível mental e então demonstrar nossa nova atitude de forma automática e natural, se nossa demonstração (feedback externo) não combina com o estado interno de nosso corpo, ainda não chegamos lá.

Em nosso exemplo, apesar de demonstrar paciência e controle ao visitar sua mãe, você ainda deixou a cena em um estado de raiva reprimida e frustração. Em seu ensaio mental, você praticou agir não com raiva, mas com compaixão. Ao visitá-la, você recebeu um bom feedback com o qual pode trabalhar, porque controlou seus impulsos; contudo, não completou o que pretendia. Seu estado interno não combinou com a demonstração externa, portanto, você não estava "sendo" compassivo. Quando a demonstração de nossas ações modificadas produz o feedback externo desejado *e* o nosso estado interno combina com essa intenção, estamos controlando o corpo e a mente, neurológica e quimicamente.

Como podemos avaliar com precisão nosso nível mental? Devemos praticar a autorreflexão para examinar se o que estamos fazendo é coerente com o modo como estamos nos sentindo. Se não for, então devemos inserir um novo plano em nosso ensaio mental para que, da próxima vez, melhoremos tanto nossas ações quanto nossos sentimentos.

Preparação, comportamento e memória implícita

Quando tornamos qualquer coisa implícita – dirigir com câmbio manual, tricotar, abotoar a camisa, fazer o papel de mártir –, fazemos essa coisa sem a intervenção da mente consciente. Temos esses circuitos programados no cerebelo, e tanto o cérebro quanto o corpo têm essas tarefas memorizadas quase como piscar, respirar, reparar as células e secretar enzimas digestivas.

Quando temos um pensamento consciente no neocórtex, um pensamento inconsciente/memória associativa/memória implícita dispara em resposta ao nosso ambiente e faz com que pensemos de forma equivalente àquele estímulo. Esse processo com frequência é chamado de *preparação*: temos uma resposta inconsciente a uma fonte externa que nos faz pensar e agir de certa forma, sem nem estarmos conscientes do motivo por que estamos fazendo isso. A preparação tem origens no sistema de memória não declarativa.

Você já reparou que, se pensar sobre flores e lembrar-se da imagem de uma rosa, as outras flores que você tem armazenadas no cérebro provavelmente também serão disparadas? Esse é um exemplo de preparação. Os psicólogos usam o termo preparação por causa de sua relação com o preparo de uma bomba. Para que um sistema de bombeamento funcione adequadamente, um líquido deve já estar presente no sistema, para fazer com que a bomba extraia mais líquidos.

Em termos neurológicos, a preparação envolve a ativação de grupos de redes neurais que estão cercados por – e conectados a – outros grupos de redes contendo conceitos semelhantes. Quando um grupo é ativado, as outras redes conectadas a ele têm maior probabilidade de assomar à consciência. A preparação também pode se referir a um fenômeno que todos já vivenciamos: assim que compramos um carro novo, digamos, um Nissan Sentra, começamos a notar muito mais Sentras na estrada do que víamos antes. Por causa de nossa exposição a um evento ou experiência, estamos muito mais agudamente cientes de outros estímulos relacionados.

Com a preparação, um estímulo breve e imperceptível fornece ativação suficiente para que um *esquema* (uma estrutura mental de algum aspecto do mundo) seja implementado. Os esquemas nos possibilitam funcionar no mundo sem necessidade de um pensamento intencional. Por exemplo, temos um esquema para uma porta, de modo que, não importa que tipo de porta encontremos, passaremos por ela.

Infelizmente, também temos esquemas que são estereótipos, roteiros ou mesmo visões de mundo para nos ajudar a entender o mundo. É por isso que podemos ter reações inconscientes e reflexivas a acontecimentos em nosso ambiente. Muitos homens afro-americanos, por exemplo, relatam notar que, quando entram em um elevador com pessoas caucasianas, as mulheres seguram suas bolsas com mais força, e tanto homens quanto mulheres tentam se afastar.[4] Se perguntássemos aos caucasianos por que eles exibem esses comportamentos, é improvável que eles se lembrem de ter feito isso; caso se lembrem, afirmarão que isso não significa nada, que é apenas um hábito. A preparação é uma reação implícita que ocorre além de nossa percepção consciente.

Com esse tipo de resposta a estereótipos, exibimos uma série de outros comportamentos que são implícitos, memórias físicas programadas, que podem ter sido condicionadas como parte de nossa herança genética, ou que ensinamos o corpo a reproduzir automaticamente por meio da repetição. Nosso ambiente, por exemplo, dispara respostas implícitas constantemente. Por que podemos estar em um dia agradável e então, inexplicavelmente, uma irritação (o filho de um vizinho passa de carro com um sistema de som estrondoso) dispara um efeito cascata de respostas que acabam com o humor? Nos lembramos de imediato da leve irritação que sentimos quando o mesmo vizinho convidou quase todo mundo no quarteirão para uma festa no final do ano, menos nós. Em seguida, a raiva aumenta quando a visão de nossa caixa de correio pendurada em seu poste, vítima clara de um ataque feito por um bastão de beisebol, surge diante de nossos olhos. De súbito, estamos rodando na mente todos os programas que nos dizem o quanto as pessoas nos desrespeitam. Aquele dia bacana fica sombrio, e não sabemos explicar o motivo, porque muito disso foi uma resposta reflexiva, inconsciente.

Essas funções que produzem aquilo a que nos referimos comumente como nosso humor fazem parte de nosso sistema límbico, que age como um tipo de termostato subconsciente. Como esses sistemas também são subconscientes, o corpo seguirá o comando do cérebro, porque é para isso que o treinamos tão bem. Ele não faz perguntas do tipo "tem certeza, chefe?"; ele apenas acata ordens e segue os comandos da mente. Quando mais inconscientes nossos pensamentos, mais estamos permitindo que o corpo esteja no comando. É por isso que é necessária a percepção consciente para conter esse processo.

Quanto de nossos dias se refere a permitir que o ambiente nos faça pensar? É disso que a preparação trata. Quando permitimos que o ambiente governe nossos pensamentos, ele liga todas as memórias associativas e implícitas que temos programadas e ficamos então rodando programas – fluxos de consciência inconsciente – sem nenhuma percepção consciente. Isso quer dizer que estamos inconscientes a maior parte do dia. Estamos "sendo" nossas memórias familiares, aquelas programadas por tantos hábitos inconscientes. Se não estamos recebendo as substâncias químicas às quais nos acostumamos, uma voz do passado começa a disparar no cérebro. Uma vez que tivemos aquele pensamento (que é um resultado de nosso corpo quimicamente viciado gritando para o cérebro que precisa de uma dose), a rede neural correspondente disparará. Quando nos dermos conta, estaremos inconscientes e agindo sem pensar, criando estados de raiva, depressão, ódio e insegurança.

No que talvez seja um exemplo de preparação, vários estudos sugerem uma conexão entre atos de homicídio em ambientes escolares e a exposição contínua a videogames violentos. Embora isso seja difícil de comprovar, tais jogos, em conjunto com vários outros fatores, podem contribuir para preparar certos jovens em situação de risco a cometer atos violentos, no que podem muito bem ser demonstrações inconscientes de agressão.[5]

Propaganda é um mecanismo-chave de preparação. Às vezes um pensamento inconsciente aciona um circuito que, por sua vez, dispara como resultado dos inúmeros e repetitivos comerciais de TV que vemos. Sintonizamos programas mentais que destacam doenças, ou sentimentos de privação, ou uma separação de si mesmo. Como resultado do "ensaio mental" de ver tantas propagandas e ter praticado esses sentimentos mentalmente, instruindo o corpo sobre como demonstrá-los tão bem, quando nos damos conta, pensamos que precisamos de um novo remédio para uma síndrome da qual temos certeza que estamos sofrendo, ou sentimos que nosso carro antigo está agora inadequado, e precisamos substituí-lo. Tudo isso acontece sem muito pensamento consciente. Todos reagimos de maneira inconsciente às "pistas" em nosso mundo, combinadas com nossos próprios limites sociais e pessoais. Dispomos realmente de livre-arbítrio?

O que é tão marcante nisso é que permitimos que o processo de criar condicionamento inconsciente produza o estado atual (e talvez triste) da nossa existência. Quando estamos vivendo a partir de nossas memórias inconscientes do passado, estamos preparando aquilo que é familiar em nós. Na verdade, quanto mais rotineiros formos, mais controlados somos pelo ambiente, por nossas memórias associativas e por nossas crenças sociais inconscientes. Ser preparado é estar controlado inconscientemente pelo mundo externo, e nos comportamos de acordo com isso.

Virando o jogo da preparação

Uma quebra em nossa rotina – seja uma viagem de duas semanas, seja outra alteração de nossa vida cotidiana – pode às vezes induzir esse tipo de mudança de perspectiva. A maioria das pessoas que sai de férias jura que, estando fora de seu ambiente, consegue um senso maior de perspectiva. O ensaio mental é outro tipo de fuga da escravidão da preparação feita pelo ambiente. Voltar-se para dentro para ensaiar nos fornece o tipo de alteração da perspectiva que é um precursor necessário para fazer evoluir de verdade nosso cérebro e nosso comportamento. Quando ensaiamos por tempo suficiente, geramos uma mudança mais profunda, que ocorre em um nível mais profundo da consciência.

Assim como a preparação nos permite notar mais carros como aquele que compramos recentemente, se focarmos em nos tornar uma pessoa mais grata em nosso ensaio mental, não apenas perceberemos mais coisas pelas quais devemos ser agradecidos, como também testemunharemos mais atos de gratidão que podemos assimilar em nosso ideal. Quando mudamos nossa percepção implícita, indo de uma percepção negativa (o mundo é inerentemente injusto) para uma melhor (mereço coisas boas e as tenho ao meu redor), passamos de ver as coisas de maneira inconsciente, baseados em memórias e experiências passadas, para ver as coisas de maneira consciente. Quando escolhemos conscientemente focar a atenção em explorar virtudes mais evoluídas, fomos de uma visão implícita e inconsciente do mundo para uma percepção explícita. Conforme praticamos essa nova atitude de forma consistente, transformaremos esse novo estado mental para uma memória implícita.

Podemos usar esse conceito de uma "pista" inconsciente disparando nosso sistema implícito em nosso benefício. O ensaio mental serve como um mecanismo de autopreparação. Se, por exemplo, trabalharmos para criar um modelo de nós mesmos como pessoa paciente e comedida, então, quando nos sentarmos sozinhos, aquele conceito de nós mesmos se tornará mais real do que qualquer outra coisa em nosso ambiente. Portanto, o tempo e o espaço desaparecem, e nossa identidade do passado e nossas experiências como alguém raivoso e impaciente desaparecem também. Se aquele pensamento da nova versão de nós mesmos se torna real para nós, então nos preparamos para outro tipo de efeito cascata, mais positivo. Nos preparamos para ser tolerantes, em vez de o ambiente nos fazer pensar e agir com hábitos neurais inconscientes. Como a preparação ativa circuitos que fazem com que nos comportemos de determinadas maneiras, podemos preparar nosso cérebro para funcionar segundo um ideal focado. Em vez de uma espiral descendente, podemos nos elevar e ascender. Dessa forma, demonstramos que é possível mudar, que podemos nos desconectar do ambiente e das influências coletivas que nos moldaram. Quando ensaiamos mentalmente, estamos preparando o cérebro para nos ajudar a ser causa no ambiente, em vez de sentir os efeitos dele. A autopreparação nos permite ser maiores do que o ambiente. E ser maior do que o ambiente é o fundamento da evolução.

Voltemos ao exemplo do som estrondoso do carro que provoca nossa guerra interna com os vizinhos. Nossa percepção dos eventos em si poderia ser alterada se estivéssemos fazendo o tipo de ensaio mental que discutimos e treinado nosso lobo frontal para imobilizar os centros emocionais que (em nosso exemplo) estão causando tumultos em nosso cérebro. Em vez de pensar "Essa molecada dirige para cima e para baixo pela rua só para me irritar", ignoraríamos totalmente a informação sensorial ou pensaríamos: "Mark deve estar a caminho do trabalho". Em vez de pensar "Eles derrubaram minha caixa de correio. Todo mundo está me perseguindo", pensaríamos: "Atos aleatórios de estupidez e violência estão em todo canto. Eu deveria ficar grato por não ser nada pior". Essa mudança na percepção começará como algo explícito e no final se tornará implícito.

Na realidade, ensaiamos mentalmente aqueles estados de ser negativos e os demonstramos por toda a vida. Nossos pensamentos e comportamentos inconscientes ditam em que acreditamos e como nos comportamos. Por que conseguimos nos focar em um estímulo pequeno e irritante a ponto de criar toda uma rede de infelicidade, frustração e ansiedade? Podemos estar no mercado e, bem quando estamos chegando na fila mais curta, o caixa dizer que a pessoa na nossa frente será a última a ser atendida. Todas as outras filas estão lotadas. Estamos com apenas quinze itens, e este é o caixa rápido. É evidente que a pessoa na nossa frente está muito acima do limite. Eis aquela conspiração de novo – as pessoas que obedecem às regras se dão mal no final. E agora, por causa do cretino na nossa frente, e do miserável do caixa que não sabe contar até quinze, teremos que entrar em uma das outras filas e esperar. A ladainha pode continuar, e continua, na nossa cabeça. Como diz o velho ditado, a realidade é onze décimos percepção… e, de algum jeito, a mente parece ser um fator a influenciá-la.

O que talvez não estejamos compreendendo é que o cérebro não discrimina entre os pensamentos no nível neurológico. Não é preciso mais esforço para formar um pensamento positivo do que seria exigido para um negativo. As atitudes são simplesmente um acúmulo de redes neurais relacionadas, e atitudes positivas são tão fáceis de construir quanto as negativas (uso os termos *positivo* e *negativo* para demonstrar atos, comportamentos, atitudes e pensamentos que nos servem ou não). Entretanto, poucas pessoas constroem atitudes positivas. Poucas chegam à conclusão de que, da mesma forma que podemos desenvolver o hábito de ficar deprimidos, raivosos, carrancudos, sofrendo, ou odiosos, também podemos ser felizes, contentes, alegres e realizados. Pegamos os estados mentais negativos que herdamos de nossos pais e outros ancestrais e os reproduzimos. Em seguida, reforçamos esses estados mentais com base em nossas próprias experiências prévias.

As evidências científicas demonstram que o cérebro é tão mutável quanto as palavras que escrevemos em nossos programas de processamento de texto. A ironia disso é que o caminho para sairmos da bagunça que criamos requer que usemos as mesmas ferramentas que costumamos utilizar para nos meter nela. Não precisamos de uma simples reviravolta do destino a fim de escrever um final feliz para nossa própria história de vida; considerar as coisas de uma perspectiva levemente diferente pode ser tudo de que necessitamos.

Tudo o que podemos saber é baseado naquilo que percebemos. O que percebemos é baseado naquilo que vivenciamos, em conjunto com as ferramentas de interpretação que herdamos e empregamos constantemente. Será que percebemos o mundo como um lugar cheio de negatividade porque nos treinamos para procurar por isso e, no final, ser um reflexo disso? Colin Blakemore e Grant Cooper, do Cambridge Psychology Laboratory, conduziram um experimento com gatos que lança alguma luz sobre essa questão de como e o que percebemos.[6] Os pesquisadores colocaram filhotes de gatos em dois grupos. O primeiro foi criado em uma câmara forrada de faixas horizontais. O segundo foi criado em uma câmara forrada de faixas verticais. Como os gatinhos foram colocados em seu ambiente em um momento crítico no desenvolvimento de seu aparato sensorial, e por serem expostos a apenas um tipo de linha, seus receptores visuais ficaram limitados. Aqueles chamados de "gatos horizontais" eram incapazes de perceber objetos verticais. Quando uma cadeira foi colocada em seu ambiente, os gatos se chocaram de frente com as pernas dela, como se elas simplesmente não estivessem lá. Os chamados "gatos verticais" não conseguiam perceber objetos horizontais; assim, quando foram colocados em um ambiente com um tampo de mesa, eles ou evitavam subir nele, ou simplesmente caminhavam para além de sua borda. Todos os objetos na realidade dos gatos já existiam, mas eles não conseguiam percebê-los. A lição aqui é que somos capazes de perceber apenas aquilo que nosso cérebro está organizado para nos apontar.

Seria possível, por exemplo, que nosso cérebro esteja organizado para perceber injustiças dirigidas contra nós? Isso pode ter acontecido por termos herdado de nossos pais e então ouvido, enquanto crescíamos, um reforço constante da ideia de perseguição e repetições incessantes dos eventos injustos da vida. Se foi assim, então não somos capazes de perceber a situação oposta. Faltam-nos os receptores para a justiça, e, não importa o que façamos, não perceberemos uma situação como outra coisa que não injusta. Claramente, a forma como percebemos e reagimos ao nosso ambiente está ligada de modo intrínseco a nossos hábitos de ser e nosso estado mental em um nível muito não declarativo.

Remissão revisitada

Nem todo mundo cede a vieses perceptivos autoimpostos ou interiorizados. Vimos isso ilustrado claramente no Capítulo 2, com as pessoas que vivenciaram curas de doenças. Como nos lembramos, o prognóstico para a maioria delas não era bom. Elas poderiam ter se recolhido e rodado todos os programas que foram programados em seu cérebro; em vez disso, escolheram acreditar em um conjunto de verdades diferentes daquelas em que a maioria das pessoas acreditaria na situação delas. Por exemplo, elas acreditaram que uma inteligência inata habitava em seu corpo, dando-lhes a vida e tendo o poder para curá-las. Além dessa convicção, elas se mantiveram firmes na noção de que nossos pensamentos são reais e podem ter efeito direto sobre nosso corpo. Também sustentavam que todos temos o poder de nos reinventar. No processo da atenção voltada para o interior, elas vivenciaram a habilidade de se focar tão intensamente que o tempo e o espaço pareceram desaparecer. Como resultado, conseguiram empregar a mente para realizar um trabalho muito similar ao que descrevi como ensaio mental. Elas usaram conhecimento, instrução e feedback para efetuar curas em uma ampla variedade de condições e doenças. Elas construíram um paradigma de si mesmas como alguém saudável e mantiveram essa imagem idealizada em seus lobos frontais, com uma concentração tão intensa que isso literalmente as curou.

Falamos extensamente sobre mudança no capítulo anterior, e esse modelo deve ajudá-lo a entender como a mudança é possível. Mudar é ter uma mente nova a despeito do corpo e do ambiente, bem como treinar o corpo para seguir nessa nova direção. Quando o corpo se torna treinado por nossos atos e experiências repetitivos para ser a mente, será preciso todo o nosso empenho consciente para impedir que a mente condicionada do corpo nos controle. Mudar é quebrar o condicionamento físico e mental de ser nós mesmos – ou seja, daquilo que pensamos e fazemos repetidamente. Se pudermos modificar nossas ações diárias, regulares, normais e inconscientes usando nossa mente consciente, redirecionaremos o corpo no sentido de uma nova experiência de nós mesmos e de nossa realidade. Quando aprendemos algo novo e queremos aplicar isso, devemos assumir o controle das ações habituais da mente de nosso corpo, e usar a mente consciente como uma bússola. Com o conhecimento, instrução e feedback apropriados, podemos substituir aqueles padrões antigos de pensar, fazer e ser por novos padrões, e assim fazer evoluir nosso cérebro por meio de novas conexões sinápticas e redes neurais reprogramadas. Então a mesma mente subconsciente que mantém nosso coração batendo nos conduzirá a um novo futuro.

De inábil para habilidoso

Quando aprendemos qualquer coisa nova e a levamos a determinado nível de habilidade e perícia, seguimos quatro passos básicos.

1. Primeiro, começamos *inconscientemente inábeis*. Nem sequer sabemos que não sabemos.
2. Conforme aprendemos e nos tornamos cientes daquilo que queremos, nos tornamos *conscientemente inábeis*.
3. Quando começamos a iniciar o processo de demonstração (o "fazer"), se continuarmos aplicando aquilo que aprendemos, acabamos nos tornando *conscientemente habilidosos*. Em outras palavras, podemos executar uma ação com certo grau de esforço consciente.
4. Se formos além, dedicando a percepção consciente de maneira contínua àquilo que estamos demonstrando e sendo bem-sucedidos em realizar a ação de forma repetida, nos tornaremos *inconscientemente habilidosos*. Quando começamos o processo de mudança, nosso objetivo é chegar aqui. Dê uma olhada na Figura 12.3 para examinar o fluxograma do desenvolvimento de habilidades.

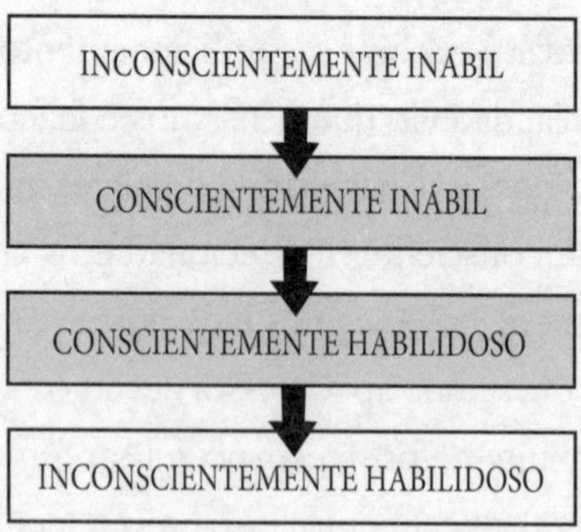

Figura 12.3 Desenvolvimento de habilidades.

Fiz aqui uma breve menção anterior ao *snowboarding* quando descrevi o aprendizado de uma nova habilidade. Alguns anos atrás, decidi aprender a praticar *snowboarding*. Eu era *inconscientemente inábil*. Quando resolvi que queria aprender a fazer esse algo novo, passei para o território de *conscientemente inábil*. Eu sabia que não sabia *snowboarding*. Pelo processo de instrução, no qual ganhei conhecimento sobre como praticar *snowboarding*, e alocação desse conhecimento em uso quando pratiquei a atividade, fiz a transição para ser *conscientemente habilidoso*. Consegui desempenhar a habilidade com percepção consciente – em outras palavras, eu tinha que pensar no que estava fazendo quase a cada segundo para poder permanecer em pé, apontando para o sopé da encosta, e no controle. Eu tinha que estar conscientemente presente a cada segundo com minha intenção, e, quando perdia a concentração, o resultado era bem doloroso. Essa fórmula se aplica a qualquer habilidade que aprendemos – seja um esporte, uma atitude, uma virtude ou uma façanha sobrenatural. Dominar algo é tornar esse algo uma memória implícita e fazer com que pareça fácil.

Com o tempo, mais prática e menos quedas, consegui descer a encosta sem ter que relembrar cada detalhe da instrução que tive sobre como praticar *snowboard*. Aí meu corpo precisava relaxar o suficiente para fazer do *snowboarding* algo natural, sem muito esforço. Comecei a pensar menos e deixei meu corpo se lembrar do que fazer. Quando cheguei ao ponto em que não precisava pensar no que estava fazendo e conseguia simplesmente fazer, eu havia chegado ao estágio de *inconscientemente habilidoso*.

De pensar para fazer a ser

Enquanto pesquisava para este livro, uma das pessoas que entrevistei me disse que havia sofrido episódios debilitantes de depressão desde sua adolescência até o final dos vinte anos. Isso me surpreendeu, pois Larry, animado, compassivo e espontâneo, parecia a última pessoa no mundo que teria um histórico de depressão.

Como ocorre com muitas pessoas funcionalmente deprimidas, ele era um bom ator: a maioria de seus colegas na firma de design em que ele trabalhava jamais adivinharia que Larry guardava um segredo. Ele com frequência ficava até mais tarde sob o pretexto de precisar trabalhar, mas na verdade temia voltar para casa e encontrar um apartamento vazio.

Durante os finais de semana, Larry deliberadamente evitava a maioria dos contatos humanos, porque intercâmbios sociais rotineiros eram um lembrete de que lhe faltavam relacionamentos importantes e emocionalmente íntimos. Assim, ele se tornou um membro daquilo que chamaremos de Patrulha da Madrugada. Nas manhãs de domingo, ele acordava antes das seis da manhã para fazer sua compra semanal. Larry desenvolvera esse hábito porque, depois da dolorosa dissolução de seu único relacionamento de longo prazo, ele caía em lágrimas enquanto caminhava pelos corredores do supermercado, atormentado pelas lembranças dos dois fazendo compras juntos. Após um casamento fracassado, ele caiu em uma espiral descendente, e acabou não aparecendo para trabalhar e ficando na cama, o apartamento cheio de lixo espalhado. Depois disso, um psiquiatra diagnosticou seu problema e sugeriu antidepressivos. Larry recusou.

Apenas alguns meses depois de seu diagnóstico, ele se sentia melhor do que nunca. Ele me disse que, quando descobriu que o que causava seu comportamento estranhamente melancólico era de natureza bioquímica, e não alguma maldição herdada de seus pais (os pais dele eram reclusos depressivos não diagnosticados, que permaneceram emocionalmente distantes de Larry e dos irmãos dele), sentiu um alívio enorme. Assim que pôde rotular o distúrbio presente em sua vida, ele conseguiu formular um plano para superá-lo.

Larry aplicou um pouco de disciplina mental à sua transformação pessoal. Ele leu sobre depressão, suas causas e curas. Até se envolveu em algumas leituras de autoajuda. Contudo, em vez de imaginar como ele podia regular a ação de seus inibidores de recaptação de serotonina, Larry começou a pensar em quem ele queria ser. Ele criou um catálogo mental das circunstâncias e eventos de seu passado e de suas observações que podia rotular como "felizes". Larry então criou um ideal de como ele queria que sua vida e sua personalidade fossem.

Foi fácil encontrar inspiração para esse "monstro de Frankenstein" que ele estava criando. Ele passou a maior parte da vida admirando a facilidade com que outras pessoas pareciam atravessar seus dias e se envolver em atividades sociais. De uma pessoa, ele "roubou" o senso de humor; de outra, a destreza social que se manifestava como ser sempre capaz de dizer a coisa certa; de uma terceira, uma autoconfiança que nunca resvalava na presunção. Quando reuniu partes de doadores reais e imaginários (ele fez muito "dever de casa" assistindo televisão e filmes, imaginando como o Larry recém-configurado se comportaria), ele especulou como aquele conglomerado de partes comporia sua nova personalidade.

Larry inseriu a si mesmo, mentalmente, em situações reais e imaginárias para ensaiar os comportamentos que precisaria mudar. Ele já tinha um conjunto forte de habilidades; sua vida profissional era uma boa plataforma de onde partir. O fato de Larry não ter conseguido transferir essas habilidades para sua vida social era um dos principais sintomas de seu tipo particular de depressão. Ele via que existiam dois Larrys. Por muito tempo, ele tinha que se perguntar, em situações sociais: "OQOLPF?" (O Que O Larry Profissional Faria?).

Depois de reunir todo esse conhecimento, em sua maioria semântico, ele se propôs a demonstrar o que havia aprendido e ensaiado mentalmente. Por intuição, Larry compreendeu que precisava mudar algumas de suas ações habituais. Uma das primeiras coisas que fez em sua jornada pela mudança foi se forçar a ir às compras depois do trabalho ou no meio do dia, no sábado. Larry também ensaiou ser "feliz" nos finais de semana. Com o tempo, conseguiu sair de seu apartamento sempre que queria, ou sempre que se sentia deslizando muito confortavelmente em sua antiga rotina. No final, quando ia ao supermercado ou saía para uma corrida ou uma volta de bicicleta pela vizinhança, notou que as pessoas sorriam para ele, e conseguia sorrir de volta.

Além de começar a praticar karatê, Larry se desafiou a ter aulas em um teatro local de improvisação. Ele não tinha nenhuma intenção de se apresentar nos palcos – embora o último projeto da aula fosse participar de um espetáculo –, mas queria ser capaz de ser mais rápido em suas reações. A princípio, ele respondia mais mentalmente do que em voz alta durante as aulas e exercícios, mas sua confiança desabrochou e ele saiu de sua casca de maneiras surpreendentes. Larry compreendeu as implicações de suas transformações no palco.

Com o tempo, ele pôde parar de se perguntar "OQOLPF?". Quando aplicava algumas daquelas habilidades sociais à sua vida pessoal, as pessoas respondiam. Uma vez que aqueles novos circuitos estavam vinculados de maneira mais firme, quando ele estava no mundo praticando ser mais aberto e se expor mais a novas experiências, acabou chegando ao ponto em que o Larry Profissional e o Larry Caseiro eram apenas Larry. Ser essa nova e modificada versão de si mesmo estava se tornando fácil.

Por fim, Larry até começou a namorar Rebecca, uma mulher intensamente vivaz que era também faixa marrom de suas aulas de karatê, alguém por quem qualquer homem se sentiria atraído. A presença dela ofereceu um novo conjunto de experiências emocionais que ele amou e desfrutou.

Ainda ocorriam sobressaltos ocasionais na estrada. Às vezes Larry sentia que estava escorregando para suas rotinas antigas, mas acabou aprendendo a não se comparar aos outros. Ele sabia que ainda tinha um longo caminho pela frente, mas, como ele mesmo disse, o próprio fato de que ele podia dizer todas essas coisas sobre si mesmo era uma ótima indicação do nível de conforto que sentia.

Ele se acostumou tanto a ser esse novo Larry que o Larry antigo parecia um personagem em algum filme que ele alugara e do qual se lembrava apenas vagamente. Em uma última observação muito arguta, Larry me disse que não queria se esquecer totalmente do outro Larry. "É como aprendi quando estava clinicamente deprimido: o fato de eu poder identificar a fonte de minha infelicidade era um grande conforto. Preciso manter em mente quem eu era e como eu era antes. Não penso nisso com frequência, mas, de quando em quando, pego aquelas imagens e olho para elas como um lembrete. O negócio é o seguinte: eu posso olhar para elas, mas não volto para lá." Larry certamente produziu um resultado diferente em sua vida, e o fato de poder revisitar aquele eu do passado e não ter que enterrá-lo por completo parecia algo notavelmente saudável.

Veja só, Larry compreendeu intelectualmente, a partir do diagnóstico de seu médico, que tinha um problema no hardware de seu cérebro. Seus neurotransmissores, circuitos e química cerebral estavam desequilibrados, e isso resultara em uma depressão. Ele também se deu conta de que um problema de software contribuíra para sua depressão: os eventos estressantes de seu divórcio e as lembranças que se seguiram haviam alterado seu comportamento. Ele precisava do conhecimento de que sofria de um problema de hardware e de software, mas apenas aquela compreensão intelectual não mudava como ele se sentia. Medicamentos e terapia poderiam ajudá-lo até certo ponto, mas depender de fármacos significava para ele que, no momento em que parasse de tomar os remédios, sua depressão voltaria. Por esses motivos, ele assumiu a responsabilidade de mudar deliberadamente tanto o hardware quanto o software em seu cérebro, usando uma progressão de pensar, fazer, e então ser.

Observemos a cura de Larry sob uma perspectiva mais neurológica. Quando ele resolveu mudar sua vida, uma das primeiras coisas que fez foi criar um novo modelo de si mesmo baseado em conhecimento semântico e memórias episódicas. Buscando inspiração em seu passado e seus comportamentos no ambiente profissional, ele montou novos circuitos baseado em conceitos previamente armazenados e vinculados. Ele acrescentou novas informações que testaria e acabaria incorporando. Larry usou o ensaio mental para desenvolver essa nova autoimagem em seu lobo frontal. Ele passou muito tempo planejando esse novo ideal, a ponto de todos esses padrões, combinações e sequências novos de informações recém-adquiridas e armazenadas poderem ser programados em seu cérebro como um novo nível mental.

Entretanto, Larry ainda tinha que modificar seu comportamento, não apenas seu modo de pensar. Alterando alguns de seus comportamentos habituais antigos no processo, ele tentou aplicar o que sabia. Embora tivesse especulado sobre as possíveis abordagens em seus encontros com outras pessoas e postulado sobre como seria sua vida se fizesse x, y e z, as possibilidades que seu lobo frontal criou ainda não eram personalizadas. Ele teve que aplicar aquilo que vinha ensaiando para criar novas experiências para si mesmo. Quando teve sua primeira experiência prazerosa, repetir essas experiências deu início ao processo de formar memórias implícitas.

Tudo o que Larry queria ia contra a continuidade química da depressão. Ele realmente não sentia vontade de fazer nada disso – o que era mais familiar e confortável para ele eram todos aqueles sentimentos que o lembravam de seu eu deprimido. O que sempre pareceu certo antes era ser infeliz, não merecedor e miserável, e foi preciso muita força de vontade para querer sentir outra coisa. No momento em que tentou fazer algo contrário a como estava acostumado a se sentir, Larry sentiu-se desequilibrado.

Como resultado, Larry a princípio se sentiu desconfortável, pois não tinha mais os mesmos pensamentos, os mesmos sentimentos, produzindo as mesmas substâncias químicas cerebrais e sendo a mesma pessoa que ele era antes. No começo, ele sentia que toda a sua personalidade estava sob ataque, e seu vício químico em depressão também estava sendo atacado. A tagarelice mental e a subvocalização que grita e faz acordos conosco chega no cérebro quando fizemos do corpo o governante.

Larry passou por tudo isso. Antes de decidir mudar, ele podia intelectualizar que seu hábito de ser deprimido não era saudável para ele, mas era difícil enxergar um futuro além de como estava se sentindo. Sua mãe telefonava todos os dias, e ele reclamava para ela sobre seu casamento fracassado. A irmã dele trazia o jantar uma vez por semana. A faxineira ouvia suas lamentações e sabia de tudo sobre sua insônia. Tudo isso era quem ele havia se tornado, então o que aconteceria se ele mudasse? Nada mais de jantar, nenhuma oferta maternal de conforto, nada para conversar com a faxineira. Toda a sua identidade girava em torno de ser deprimido.

Foi preciso aplicar essa percepção e ver o efeito que seus esforços tinham criado para personalizar esse conhecimento e gerar uma nova experiência. Larry aprendeu com seus erros e ensaiou como se comportaria de maneira diferente na próxima oportunidade. Ele revisava suas ações toda noite com autoconsciência e auto-observação. Ele conscientemente mudou seu comportamento e produziu resultados diferentes em consequência disso. Todos os dias, ele repetia esse processo e evoluía seus pensamentos, ações e atitudes.

Com o tempo, suas ações ficaram consistentes com seus pensamentos. Ele armazenou novas memórias de um Larry mais sociável e mais feliz como parte de sua rede neural em evolução. A melhor forma para nos livrarmos de memórias antigas e associações dolorosas do passado é fazer novas memórias. Podemos roubar o fator de crescimento neural que consolidava aquelas memórias antigas dolorosas e redistribuí-lo para criar novos vínculos.

O crucial a se entender é que Larry conseguia invocar esses novos padrões quando queria. Ele não estava simplesmente disparando padrões armazenados ao léu: estava conscientemente escolhendo de um cardápio de comportamentos que ele esperava combinar com cada situação social em que se encontrava. Com o tempo, o nível de consciência necessário para disparar aqueles padrões recém-formados e ainda em evolução foi se reduzindo. O Larry novo, mais socialmente equilibrado, tornou-se um processo automático, inconsciente. Ele rompeu o hábito de seu eu antigo e formou um novo hábito de ser.

O cerebelo desempenhou um papel importante nessa conversão de altamente consciente para armazenagem inconsciente. Quando Larry refez pela primeira vez seus padrões de conhecimento e experiência antigos e incorporou seu novo conhecimento e novas experiências em sua rede neural revisada, isso foi armazenado no neocórtex. Conforme a familiaridade de Larry com esses circuitos e sub-rotinas crescia, a informação se programou no cerebelo, o local que governa as funções de memória coordenada do corpo. Quando programamos alguma característica ou ação para ser implícita, o cerebelo, como se fosse um microprocessador, envia energia para a rede neural que contém aquelas funções, atitudes e crenças. É preciso apenas uma pequena quantidade de atividade cerebral para ligá-lo, e o cerebelo tem um conduíte direto para as redes neurais armazenadas no neocórtex.

Assim como Larry, nesse estágio não temos que ativar conscientemente o sistema responsável por nossa nova felicidade, nossa habilidade no *snowboarding*, nossa paciência, nossa gratidão ou qualquer refinamento de habilidades, atitudes, crenças e comportamentos que fizemos um esforço consciente para alterar. Da mesma forma que desenvolvemos memórias implícitas, podemos também treinar nosso cérebro para ter sistemas implícitos de comportamento que sejam tão subconscientes quanto todos os outros sistemas que sustentam nossa vida. Nossa meta final na evolução do cérebro é não apenas passar a um nível mais elevado de mente e consciência, mas também passar pelo processo evolucionário a ponto de não termos que manter a atenção plenamente focada nesse novo ideal.

Cultivando a natureza e cultivo natural

Só podemos fazer nosso cérebro evoluir nos tornando conscientes primeiro. Quando despertamos nossa consciência e nos tornamos alertas, podemos formar uma nova mente. Essa nova mente então cria um novo sistema cerebral, deixando os esforços de nossa mente consciente nos padrões neurais do cérebro que ela ajudou a evoluir. Se levarmos esse processo ao próximo patamar, o cérebro continuará a aprimorar seus sistemas por meio da experiência. Conforme programamos essas novas redes neurais no corpo e sinalizamos quimicamente para as células ativarem novos genes por meio de novas experiências, esses novos sistemas farão parte do legado genético agora armazenado e expresso no corpo. Quando o corpo físico foi treinado para saber o que a mente sabe, essa informação vital é repassada para a próxima geração. Ao codificar em nível neuroquímico eventos repetidos por meio do domínio do aprendizado e da experiência, geneticamente nos tornaremos aquilo que dominamos. Nós codificamos de modo inerente aquilo que se torna "natural", e esse algo se manifesta na natureza. Assim que podemos realizar algo naturalmente, essa agora é a nossa própria natureza. Então podemos passar adiante aquilo que aprendemos e vivenciamos exatamente como é, contribuindo com esse algo para a natureza e deixando nossa marca para ser cultivada por futuras gerações. Cabe a nós cultivarmos nossa própria natureza até que o que cultivamos se torne natural. Isso é evolução.

Obviamente, uma experiência não é suficiente para produzir essa cascata de efeitos permanentes. Temos que conseguir nos adaptar às circunstâncias da vida e então repetir uma experiência muitas vezes para poder passá-la adiante. Pense em qualquer espécie que tenha superado seu meio ambiente sendo capaz de consistentemente suportar condições árduas. Um organismo deve dominar seu ambiente externo, alterando seu estado químico interno até que a mudança seja incorporada como uma forma de ser natural. Reproduzir infalivelmente um novo nível mental e físico em um ambiente em transformação e não retornar a hábitos antigos inicia a evolução verdadeira. Portanto, seja qual for a adaptação específica que permita a uma espécie sobreviver a condições árduas, ela será passada adiante não apenas uma vez, mas repetidamente ao longo das gerações, até se tornar uma característica daquela espécie. No caso de animais domesticados e práticas de reprodução seletiva, escolhemos quais características específicas desejamos propagar e quais desejamos extinguir. Por meio de seleção e monitoração cuidadosas dos pares reprodutivos, somos capazes de produzir animais com os traços mais desejáveis. Embora talvez não devamos controlar as escolhas reprodutivas como parte de nossa evolução humana, deveríamos considerar os traços que desejamos repassar para as futuras gerações. Evoluir nosso cérebro pode ter um efeito de prazo mais longo do que simplesmente aprimorar a nossa própria vida.

Biofeedback e objetividade científica

Uma pergunta permanece: como sabemos quando sabemos, e quando podemos ir além do pensamento consciente para nosso objetivo final, um sistema implícito programado que aprimoramos a partir de nossa própria vontade?

Teóricos da comunicação se referem a qualquer coisa que impeça uma mensagem de ser entregue com precisão como *interferência*. Essa interferência pode ser de dois tipos.

- *Interferência externa* refere-se a qualquer coisa que tenha potencial para atrapalhar a comunicação e que surja de fora dos dois comunicadores – um rádio tocando alto, evitando que um escute o outro, por exemplo.
- *Interferência interna* refere-se a qualquer coisa que impeça uma mensagem de ser comunicada e que venha de dentro de um dos dois comunicadores – um deles estar distraído por um problema, por exemplo.

Assim como boa parte de nosso sucesso em comunicação conversacional depende do feedback (alguém cruzando os braços e revirando os olhos nos diz muito sobre o quanto estamos sendo bem-sucedidos em persuadi-lo), o mesmo se aplica a nossas tentativas de evoluir. Interferências internas ou externas podem ocorrer em qualquer situação de feedback quando tentamos demonstrar as redes neurais que evoluímos durante nosso ensaio mental. Para eliminar um pouco a interferência, podemos usar tecnologias testadas e comprovadas para reduzir o fator da instabilidade humana.

A tecnologia nos permite mensurar vários elementos da função cerebral para nos prover imagens cada vez mais precisas do que nosso cérebro está fazendo. Nos anos 1940, o conceito de feedback deu origem a um novo campo de estudo chamado *cibernética*. Essa foi uma tentativa de conectar a humanidade e a mente humana às máquinas. Segundo o modelo cibernético, humanos são como máquinas no sentido de que as entradas e saídas de informação podem ser mensuráveis, mutáveis e valiosas. A teoria sustentava que podíamos ser programados como uma máquina para operar de maneira mais eficiente.

Posteriormente, biólogos aplicaram sua própria interpretação à teoria para criar uma área de estudo chamada *biocibernética*. Esses cientistas estavam interessados prioritariamente em como o cérebro consegue regular as várias funções do corpo. Por exemplo, o nível de acidez em nosso sangue precisa se manter em uma variação bem pequena, e essa variação pode ser difícil de sustentar, considerando-se a amplitude em que a dieta e outros fatores ambientais podem influenciá-la. No final, surgiu uma questão acerca de podermos fazer alguma coisa deliberada e propositalmente para influenciar algumas dessas funções corporais, já que todas essas funções regulatórias ocorrem em um nível inconsciente.

Alguns dos primeiros experimentos a respeito do que agora chamamos de *biofeedback* envolveram participantes que aprenderam a modificar sua pressão arterial. Eles também foram capazes de alterar sua frequência cardíaca. Finalmente, foram instruídos sobre como alterar a frequência cardíaca e a pressão arterial ao mesmo tempo, mas em direções contrárias – elevando a frequência cardíaca e reduzindo a pressão arterial, e vice-versa.

O interessante aqui é que a maioria dos participantes não notou nenhuma diferença em como se sentia, e não achava ter alcançado muito impacto em como respondeu ao experimento. O cérebro não podia monitorar a si mesmo para saber o que estava realizando, mas os resultados estavam lá – os participantes conseguiram fazer o que lhes foi pedido. Uma forma de entender esse "torpor" do cérebro é considerar que, se alguém estimulasse a região cerebral que envolve nossa capacidade de mover os dedos dos pés, poderíamos sentir os dedos dos pés se movendo, mas não o estímulo que influenciou esse movimento. Como, então, podemos transformar informação do interior do corpo em algum tipo de sinal externo que o cérebro possa usar para aumentar seus poderes autorregulatórios?

Como toda atividade cerebral é eletroquímica, os cientistas tiveram que criar uma maneira de fazer o biofeedback falar a mesma língua do cérebro. Com o tempo, eles desenvolveram máquinas que podiam mensurar a atividade e traduzi-la visualmente para que eles pudessem usá-la com os participantes de seus testes. Foi assim que acabaram chegando nos primeiros estudos de visualização de cor. Barbra Brown, PhD do UCLA Medical Center, desenvolveu um aparelho que podia acender uma luz azul sempre que as ondas cerebrais dos participantes dos testes indicassem que eles estavam em estado de relaxamento (conforme mensurado por um EEG que detectava entre oito e treze ondas Alfa por segundo), e os pesquisadores observaram a luz se acender e apagar conforme os participantes entravam e saíam daquele estado relaxado.[7] Em geral, não é possível mensurar prontamente a atividade de nossas próprias ondas cerebrais. Podemos pensar que estamos relaxados e acreditar que estamos, mas essa noção de uma representação visual nos mostrando se estamos ou não em um estado verdadeiramente relaxado era um feedback definitivo de um tipo que o cérebro não é capaz de produzir.

Com base nessa noção de biofeedback, os pesquisadores esperavam que pudéssemos, de algum modo, aprender a fazer o que apenas os místicos e iogues orientais conseguiam – desacelerar, ou, em alguns casos, até mesmo parar voluntariamente o coração. Eles chamaram esse tipo de treinamento de *aprendizado visceral* e pensavam nele como um contraponto a tipos mais clássicos de condicionamento. O aprendizado visceral é voluntário, enquanto o condicionamento (pense nos cães de Pavlov) em geral ocorre independentemente de estarmos conscientes disso.

Acessando conscientemente o subconsciente

Como iogues conseguem reduzir a frequência cardíaca e a pressão arterial? Essas funções são reguladas no nível subconsciente; são funções subcorticais. Acessar o subconsciente não é uma capacidade que normalmente consideramos possível. Na verdade, entretanto, podemos acessar nosso subconsciente e controlar conscientemente essas funções.

Como você sabe, estudei e pratiquei hipnose, e isto é, em essência, o que a hipnose nos permite fazer: entrar conscientemente no reino do subconsciente para reformatar os sistemas implícitos de lá. Somos capazes de fazer isso porque passamos regularmente por quatro estados de atividade cerebral todos os dias. Oferecer instrução sobre hipnose está além do escopo deste livro; contudo, como veremos, já aprendemos uma ferramenta que podemos usar por conta própria para gerar resultados similares.

Quando o neocórtex está funcionando, os circuitos estão disparando e nossa consciência do ambiente está ativa, aquela atividade elétrica é chamada de *estado Beta*. Ele produz a frequência mais elevada de ondas enquanto estamos, é óbvio, plenamente conscientes. O estado de ondas cerebrais Beta é nosso estado de pensamento, no qual temos a percepção de nosso corpo, do ambiente e do tempo.

Quando relaxamos, respiramos fundo algumas vezes e fechamos os olhos, bloqueamos alguns dos estímulos sensoriais mensurados como atividade elétrica. Como resultado dessa absorção reduzida de dados do ambiente, o neocórtex desacelera, e, por consequência, isso ocorre também com a atividade elétrica do cérebro. Entramos no que é chamado de *estado Alfa*. Esse é um estado meditativo leve, porém, assim como acontece quando estamos no estado Beta, continuamos conscientes (mas menos conscientes do mundo externo).

O terceiro estado em que podemos entrar é o *estado Teta*. Estamos nele quando nos encontramos no meio do caminho entre despertos e adormecidos. A porta entre Alfa e Teta é como um estado semidesperto, levemente consciente, mas o corpo está relaxado e catatônico. Também podemos chegar nesse estado quando empregamos nosso lobo frontal para silenciar os outros centros no cérebro e aquietar o neocórtex. Conforme o lobo frontal sinaliza aos circuitos para que se acalmem e relaxem no neocórtex remanescente, a atividade das ondas cerebrais se reduz ali, porque a mente não está mais sendo processada naquela parte do cérebro. O pensamento diminui, e começamos a cair em regiões cerebrais subcorticais mais profundas, distantes do neocórtex.

O último é um nível subconsciente chamado de *estado Delta*. Quando vivenciamos o sono profundo e restaurador, nosso cérebro produz ondas Delta. Em sua maioria, nesse estado, estamos completamente inconscientes e catatônicos, e há pouquíssima atividade no neocórtex.

Essa capacidade de se mover entre esses quatro estados é importante porque, se pudermos permanecer conscientes e diminuir a taxa do cérebro para que produzamos ondas Teta, podemos estar conscientes no reino subconsciente. Porque a maior parte de nossas memórias associativas, hábitos, comportamentos, atitudes, crenças e condicionamentos são sistemas implícitos e, por definição, subconscientes, à medida que avançamos em níveis mais profundos de atividade de ondas cerebrais, estamos nos aproximando da raiz na qual esses elementos são mantidos no lugar. Infelizmente, nossa vontade funciona apenas no reino consciente. Se quisermos mudar os hábitos, associações e condicionamentos que são responsáveis por nossa infelicidade, temos que acessá-los de alguma forma.

Usar nossa mente consciente e o nível de consciência da onda cerebral Beta produzirá poucos resultados.

Portanto, se pudéssemos nos treinar para, assim que pegamos no sono, deixar o corpo começar a relaxar ainda mais (o corpo, que se tornou mente, não está mais no controle), poderíamos conquistar o domínio sobre mecanismos um tanto subconscientes. Estaríamos penetrando na área cerebral em que memórias não declarativas ou subconscientes são guardadas.

É aqui que o ensaio mental retorna à cena. Quando o lobo frontal acalma todos os outros centros no cérebro e conseguimos focar e manter um único pensamento na mente, passamos de um estado Beta para um Alfa, e então a um estado Teta. O motivo é o mesmo: a mente consciente foi anulada no resto do neocórtex porque o lobo frontal silencia aqueles centros para que nosso pensamento possa ser o único alvo de nossa atenção. Nossa mente não está mais preocupada com o ambiente e as necessidades do corpo. Está agora em estado criativo, sem tendência a reagir ao ambiente externo. Quando isso acontece, o pensamento desacelera, mudamos a frequência dos padrões de ondas cerebrais e agora, se pudermos nos manter pseudoconscientes de onde está nossa atenção, seremos capazes de mudar padrões indesejados, porque estamos no reino onde eles se alojam. Finalmente, se continuarmos a focar e tornar nossos pensamentos mais reais do que qualquer outra coisa em nosso ambiente, poderemos unificar nossas mentes consciente e inconsciente.

Nesse estado mental, ao ensaiar um novo jeito de ser, somos capazes de mudar nossos comportamentos, pois ganhamos acesso ao reino subconsciente, contornando nossas faculdades analíticas. Ganhamos acesso aos sistemas implícitos. A nova imagem que guardamos em nossa mente substitui a imagem antiga e altera seu padrão no cérebro como um sistema novo, implícito. Ao conseguir entrar no reino subconsciente por meio de estados cerebrais mais profundos, chegamos a um estado mental em que nossos hábitos e comportamentos são formados pela primeira vez e no qual, por fim, são mantidos profundamente no lugar. Agora estamos no reino onde acontece a mudança de verdade.

Biofeedback revisitado

Conforme o estudo de biofeedback prosseguiu, a maioria das aplicações de seus princípios envolveu o participante receber pistas visuais ou auditivas que representavam alguma função corporal. Participantes de experimentos sobre pressão arterial, por exemplo, aprendiam a associar uma cor ou som específicos à pressão mais baixa. Por meio da associação e da repetição, o cérebro aprendia que um dado visual ou auditivo correspondia ao processo regulatório pelo qual a pressão arterial podia ser reduzida. Embora os pesquisadores ainda não compreendessem como o corpo e o cérebro podiam fazer isso, sabemos que o processo gera resultados – podemos baixar voluntariamente a pressão arterial por meio do treinamento do biofeedback. Em certo sentido, isso é muito semelhante a aprender a controlar a bexiga. Ganhamos o controle consciente sobre mecanismos subconscientes em certa extensão.

Isso tem implicações gigantescas para nós em termos de evoluir nosso cérebro, e pode oferecer outra pista de como as pessoas que foram capazes de afetar a remissão espontânea conseguiram curar a si mesmas. A definição mais simples de uma doença é que ela desregulou o funcionamento normal das células de um órgão ou um sistema. O cérebro é responsável pela regulação; por conseguinte, é responsável por manter nossa saúde.

Similarmente, nossa saúde mental e emocional também depende da regulação e do que é chamado de *desregulação.* Se temos indigestão ácida debilitante e frequente, é porque nosso corpo não consegue regular apropriadamente a quantidade de ácido que nosso estômago produz. Se temos transtorno de ansiedade generalizada, isso é uma disfunção relacionada à incapacidade do cérebro de regular as substâncias químicas do estresse produzidas por nós. A esperança é que o cérebro possa ser ensinado a tomar medidas para acabar com essa desregulação no corpo e mais uma vez assumir o controle. Utilizamos uma metáfora logo no começo para descrever algumas funções regulatórias do cérebro, comparando-o a operar um termostato. Quando passamos para estados cerebrais mais profundos – desacelerando o pensamento no neocórtex –, penetramos em níveis mais profundos da mente subconsciente, onde podemos influenciar melhor nosso sistema nervoso autônomo. Esta é a esperança e a promessa do biofeedback: que podemos ensinar nosso cérebro a regular seu próprio funcionamento para nos capacitar a controlar tanto nossa saúde quanto nossas emoções.

Leva tempo

A Lei da Repetição é de importância crucial na criação de redes neurais vinculadas. "Uma vez e pronto" não nos levará aonde precisamos chegar; é fisicamente impossível vincular circuitos assim. Por mais que eu quisesse poder dizer o contrário, a verdade é que é preciso tempo e esforço para formar o tipo de mudança neurológica e comportamental que desejamos. Temos que pensar e usar nosso cérebro de maneiras novas, em vez de confiar em entretenimento, mídia ou no ambiente para nos fazer pensar de certas formas previsíveis. Pensar de formas previsíveis não requer esforço nem força de vontade, apenas reações decoradas que nos permitem ser preguiçosos. Devemos começar a reunir novos pensamentos com informações que não vivenciamos previamente. Temos que fazer um esforço consciente para planejar nossas ações e comportamentos futuros, e então ensaiar essas ações mentalmente a fim de que o corpo seja treinado para segui-las. Quando conseguirmos começar a mudar como nosso cérebro funciona diariamente, teremos forçado o cérebro a funcionar de forma diferente e, portanto, a produzir uma nova mentalidade. Quando conseguirmos praticar a autorreflexão e nos tornar mais agudamente cientes de como estamos nos saindo a cada dia, poderemos reinserir mais dados sobre como podemos ser no dia seguinte, para acrescentar ao ideal de quem estamos nos tornando.

Qualquer novo estado de ser inicialmente demandará bastante esforço consciente de nossa parte para ser alcançado. Estamos substituindo os hábitos neurais de nosso eu antigo por um ideal de nosso novo eu, para podermos nos tornar outra pessoa. O estágio seguinte de nossa evolução, a sabedoria, envolve nos tornarmos subconscientemente grandiosos, nobres, felizes e amorosos, e isso parecerá tão fácil e normal quanto escovar os dentes.

Portanto, alinhar nossas intenções com nossas ações, ou combinar nossos pensamentos com nossos comportamentos, leva à evolução pessoal. Para evoluir, devemos progredir de memórias explícitas para memórias implícitas; do conhecimento para a experiência para a sabedoria; ou da mente para o corpo para a alma. O ensaio mental prepara a mente. O ensaio físico treina o corpo. A união do ensaio mental com o físico é a união da mente e do corpo para formar um novo estado de ser. Quando a mente e o corpo são unos com qualquer coisa, alcançamos então a verdadeira sabedoria. E a sabedoria é sempre gravada na alma.

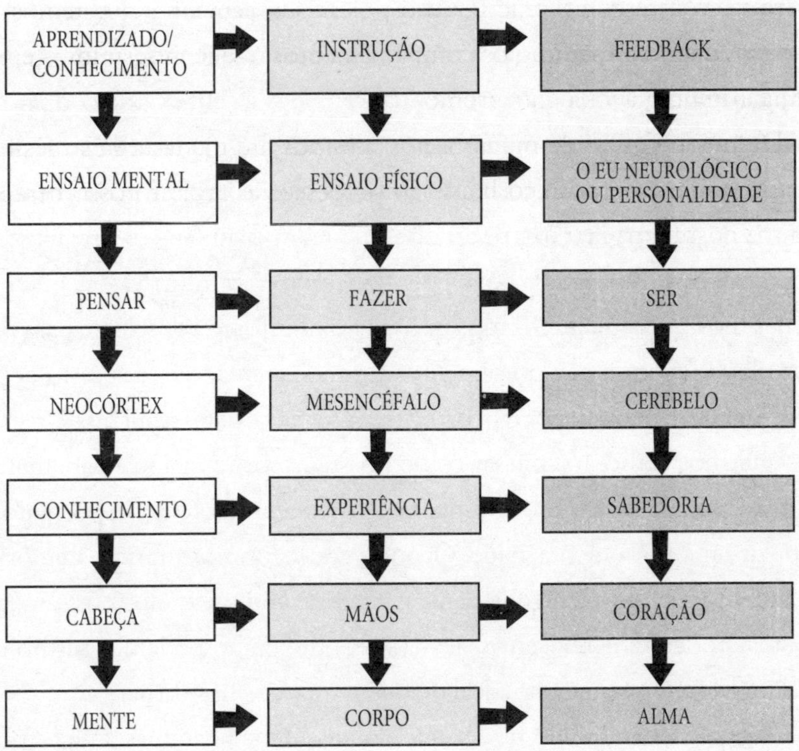

Figura 12.4 Evoluindo.

Essa metodologia pode levá-lo de inconscientemente inábil para conscientemente inábil, para conscientemente habilidoso e daí para inconscientemente habilidoso, de modo que você possa chegar ao ponto em que tem sistemas implícitos plenamente programados e aplicados. Então você terá evoluído seu cérebro a tal ponto que suas respostas, comportamentos e atitudes serão tão naturais e sem esforço algum quanto os circuitos originais que você escolheu modificar. No final desse processo, você será capaz de invocar esses novos comportamentos sempre que quiser.

Afinal, nossos pensamentos são criados a partir de nossas memórias. Nossos pensamentos sequenciais estão conectados para produzir nossas atitudes. A totalidade de nossas atitudes cria nossas crenças. Nossas crenças, quando sintetizadas, compõem nossas percepções do mundo e determinam as escolhas que fazemos, os relacionamentos que temos, as criações que manifestamos, os comportamentos que demonstramos e, em última instância, a vida que vivemos.

De nosso desejo de mudar a nós mesmos até mudar a nós mesmos quando quisermos, o único limite ao processo de evoluir nosso cérebro está em nossa imaginação.

EPÍLOGO:

UMA MUDANÇA QUÂNTICA

Existe ainda a questão de qual é a relação do pensamento com a realidade. Como a atenção cuidadosa demonstra, o pensamento em si é um processo de movimento.

— DAVID BOHM

Até agora, falamos sobre como mudar nossa mente de forma permanente tem impacto sobre nossos estados de ser físico e mental. Mas o fato de "sermos" uma nova pessoa ou criarmos uma nova atitude tem alguma consequência em nossa vida? Se acreditarmos que nossos pensamentos têm algo a ver com nosso futuro e evoluímos nosso cérebro para pensar de forma diferente, isso não deveria alterar a nossa vida de algum jeito? Em outras palavras, se modificamos nossos pensamentos, nossa realidade também muda?

Embora pioneiros nas fronteiras da ciência do cérebro estejam fornecendo novas evidências empolgantes de que isso ocorre, outra área da ciência está engajada em explorar as fundações de nossa investigação: nossos pensamentos influenciam mesmo nossa realidade? Se isso for verdade, como é possível? Em termos de evolução humana, mal começamos a considerar que tudo em nosso ambiente é apenas uma única manifestação de uma variedade infinita de possibilidades; portanto, para responder a essa pergunta, vamos começar examinando o que a teoria científica – mais especificamente, na área da física quântica – tem a dizer sobre a mente e a natureza da realidade. Depois passaremos a alguns pensamentos finais sobre como nós, como indivíduos, podemos viver a partir de um estado mental expandido.

Por centenas de anos, a explicação científica para a ordem e a natureza do universo consistia basicamente em uma visão mecanicista da realidade, ou seja, que tudo na natureza era previsível e podia ser prontamente explicado. No final dos anos 1700, René Descartes, cientista, filósofo e matemático, desenvolveu uma justificativa racional para uma compreensão universal, matemática e quantitativa da natureza. Para chegar ao entendimento de que o universo operava como um tipo de autômato cujos princípios eram cognoscíveis, ele teve que criar uma divisão intelectual importante: a separação entre mente e matéria.

Por considerar que objetos relativamente grandes no espaço seguiam princípios repetíveis, Descartes decidiu que toda matéria era controlada por leis objetivas e, portanto, caía sob a categoria de ciência. A mente humana, por outro lado, lidava com variáveis demais para darmos conta; a mente era algo pessoal e subjetivo demais para medir e calcular. Como a mente tinha tanta liberdade de escolha, Descartes relegou o conceito de mente aos auspícios da religião. Ele achava que Deus era parte daquilo que é pessoal, que reside dentro de nós; e a ciência tinha sua parte naquilo que é neutro, que reside fora de nós. Essencialmente, Descartes declarou que a mente e a matéria eram aspectos totalmente diferentes da realidade. A religião e a filosofia deveriam lidar com a mente, e a ciência podia lidar com a matéria – as duas não deveriam se misturar. Esse conceito de mente e matéria separadas (o dualismo cartesiano) foi a mentalidade dominante que governou a Europa por séculos.

Cem anos depois, surgiu Isaac Newton, com suas leis matemáticas que codificavam os fundamentos mecânicos do dualismo de Descartes, fornecendo equações e constantes científicas que fizeram da física clássica uma ciência repetível. Então as leis da matéria passaram a ser cognoscíveis, consistentes e previsíveis. A natureza era realmente apenas uma máquina, e a humanidade podia oferecer explicações racionais para seu funcionamento. A física newtoniana governou até que o século passou, e então Einstein e suas teorias chacoalharam o mundo.

A teoria de Einstein sobre a natureza da matéria e da energia se impõe como uma das maiores realizações intelectuais na história humana, pois seus novos conceitos ofereceram uma explicação sobre como a energia contribuía para a formação da matéria. Unificar matéria e energia foi um salto gigantesco adiante na compreensão da natureza da realidade. O trabalho de Einstein também abriu as portas para outras novas áreas de investigação. Ele postulou, por exemplo, que, se pegarmos corpos grandes e os acelerarmos, o mais rápido que eles conseguem se mover é na velocidade da luz.

A relatividade, com base no modelo de Einstein, deixou claro que as leis da física são essencialmente iguais para toda matéria (objetos e partículas) e energia (luz e ondas) que estejam viajando na mesma velocidade. Por exemplo, se estou dirigindo meu carro a noventa quilômetros por hora e você está em um trem ao meu lado na mesma velocidade, para nós dois parece que não estamos nos movendo, porque nossa velocidade relativa cria um tempo relativo para nós. Portanto, tempo, espaço e até massa são todos relativos à velocidade em que estamos nos movendo, onde estamos no espaço e se cada um de nós está se aproximando ou afastando de qualquer destino.

Por fim, os físicos encontraram um dilema intelectual quando consideraram a natureza de um dos elementos mais fundamentais da vida na Terra: a luz. Embora eles pensassem de início que a luz era uma onda e se comportava como uma onda em todas as instâncias, posteriormente observaram que às vezes a luz se comportava como uma onda, e outras vezes, como uma partícula. Por exemplo, como explicamos a capacidade da luz de fazer uma curva? Por meio de uma série de experimentos feitos por Maxwell Planck, Niels Bohr e outros, a comunidade física chegou à ideia de que a luz é tanto uma onda quanto uma partícula. Chegamos a um entendimento que no pensamento científico é chamado de física quântica, que nos disse que a luz se comportava de determinada maneira por causa da influência da pessoa que observava o fenômeno.

Assim, o mundo organizado da física clássica, com suas leis precisas, começou a desmoronar no começo dos anos 1900, quando físicos quânticos inovadores notaram que, quando mediam e observavam o ínfimo mundo das partículas subatômicas, elas não se comportavam como os objetos maiores faziam na natureza. Os cientistas descobriram, por exemplo, que os elétrons apareciam e desapareciam quando liberavam energia. Quando a energia atuava sobre um elétron, fazendo com que ele se movesse na direção do núcleo, em vez de se comportar de maneira contínua e sem sobressaltos (como a maçã caindo da árvore, demonstrada na física newtoniana clássica), os elétrons se comportavam de maneira mais parecida com uma bola descendo, rolando por um lance de escadas, ganhando e perdendo energia.

As leis da física clássica e da física quântica divergiram ainda mais quando os físicos perceberam que as minúsculas partículas que compõem os átomos reagiam à mente do observador. As ondas, por exemplo, transformavam-se em partículas quando eram mensuradas e observadas. E mais, o fato de haver um observador presente ou não mudava o resultado dos experimentos quânticos. A mente subjetiva, portanto, influenciava o comportamento da energia e da matéria. De súbito, o mundo objetivo da matéria e o mundo subjetivo da mente não estavam mais separados. A mente e a matéria estavam agora relacionadas, e, no mundo quântico das partículas subatômicas, a mente demonstrou ter efeito direto sobre a matéria. Essa é uma ideia poderosa e influente que simplifiquei imensamente para nossos propósitos, mas a essência dessa transformação radical em nossa compreensão de como o universo opera é o mais importante a ser entendido.

Não se engane, a maioria dos físicos quânticos nos dirá que o observador tem influência sobre o mundo infinitamente pequeno das partículas subatômicas. Eles também nos dirão que, no que se refere ao grande mundo dos objetos e da matéria, a física clássica ainda reina suprema. O observador não tem influência alguma sobre objetos grandes e o mundo objetivo da matéria, eles nos informarão educadamente. E a ideia de usar a mente para controlar um resultado em nossa vida, segundo os experimentos deles, é simplesmente impossível.

Já tive essas conversas com físicos quânticos e sempre respondo aos argumentos deles da mesma forma: se partículas básicas no nível subatômico são capazes de se transformar em energia e de volta em matéria, e estão sujeitas ao efeito do observador, então nós, humanos, temos um imenso potencial de poder para afetar a natureza da realidade. Quando eles me dizem que nossa mente subjetiva e nossa observação afetam o que é pequeníssimo, mas não o mundo muito grande de coisas "sólidas", eu afirmo que talvez sejamos apenas *maus observadores*. Talvez possamos treinar o cérebro e a mente para funcionarem melhor, a fim de que nos tornemos participantes mais atentos na observação da realidade. Ao evoluir nosso cérebro e nossa mente, poderemos possivelmente exercer uma influência maior no mundo objetivo.

A teoria é simples: a mente e o observador são cruciais na compreensão da natureza da realidade. Existe um campo infinito de energia que está além de nosso conceito atual de espaço e tempo e que une todos nós. A realidade não é um fluxo contínuo e consistente; em vez disso, é um campo de infinitas possibilidades sobre as quais podemos exercer uma influência enorme – isto é, desde que nos sintonizemos nos níveis mentais apropriados. Quanto mais poderosa a mente subjetiva, mais influência ela terá sobre o mundo objetivo.

Aprendemos neste livro que temos a capacidade de mudar a mente e o cérebro. Vimos como monges budistas, por meio do uso do lobo frontal, produzem uma mente mais coordenada ao praticar o foco interno. Sabemos que aprender apenas o conhecimento programará o cérebro para ver as coisas de formas novas e incomuns. Lembre-se do exemplo da pintura de Monet no Capítulo 12 – algumas poucas informações já nos ajudaram a enxergar a mesma pintura da realidade sob uma nova percepção. Também compreendemos que a experiência molda ainda mais o cérebro. Pense no enólogo que, com momentos repetidos de estar presente com o sabor e o aroma, percebe aquilo que outros nem sabem que existe. Talvez o mesmo se aplique, em uma escala maior, a como percebemos nossa vida. Quando mudamos nossa mente de verdade, mudamos nossa vida.

Parece que continuamos vendo as mesmas coisas do mesmo jeito em nossa vida porque fomos *condicionados* a procurar sempre pelo mesmo. Será que o cérebro vê ou são os olhos que veem? Se o cérebro vê, então só podemos perceber a realidade com base naquilo que temos programado em nosso cérebro. Em um experimento simples vários anos atrás, os participantes receberam óculos com lentes coloridas para usar durante duas semanas.[1] Cada lente era dividida ao meio. Metade era amarela e a outra metade era azul, de modo que, quando os participantes olhavam para a esquerda, o mundo parecia azul; quando olhavam para a direita, as coisas pareciam amarelas. Conforme usavam os óculos diariamente, enquanto desempenhavam suas atividades rotineiras, ao longo do tempo os participantes não viam mais as cores do mundo de maneira diferente do que enxergavam antes de começar a usar as lentes especiais. O estudo demonstrou que é o cérebro que enxerga, não os olhos, sugerindo que os objetos estão preenchendo a realidade com base na memória que temos deles, e que o comportamento é determinado por aquilo que é percebido. Diariamente, percebemos mesmo a realidade com base em nossa memória? Será que também enxergamos habitualmente a partir de nossas experiências passadas, em vez de nossas possibilidades futuras?

Conforme melhoramos em prestar atenção e aplicar a intenção deliberada, nossos pensamentos podem afetar nossa vida. Ao longo da história da humanidade, grandes pessoas que alinharam suas intenções e ações moveram montanhas e transformaram o futuro com o mesmo aparato cerebral que você e eu temos. Estudos usando geradores de eventos aleatórios já provaram que a mente muda o resultado de uma jogada típica e objetiva de moeda em um cara ou coroa.[2] Muitos outros estudos estão acontecendo para explorar o território que mal foi mapeado da interação entre a mente e a matéria.

Como falei no Capítulo 1: os pensamentos importam, e eles se tornam a matéria. Não podemos separar as duas coisas, como fez Descartes. Nossos pensamentos influenciam fenômenos físicos; eles interagem com toda a matéria no universo. Na verdade, nossa realidade pessoal é apenas um reflexo de nossa personalidade.

As implicações de evoluir nosso cérebro são extraordinárias: se pensamos de maneiras novas e diferentes, estamos alterando nosso futuro. Se pudermos passar do pensar para fazer para *ser,* implementando os processos que descrevi nos últimos dois capítulos – focando a atenção, usando o ensaio mental e empregando as ferramentas do conhecimento, instrução e feedback –, e se pudermos demonstrar nossa intenção e colocá-la em ação, não estaremos mais nos levantando sobre os ombros de gigantes. *Seremos* os gigantes.

Não precisamos esperar que a ciência nos dê permissão para fazer o que é incomum ou ir além do que nos disseram ser possível. Se o fizermos, transformaremos a ciência em outra forma de religião. Deveríamos ser dissidentes; deveríamos praticar fazer o extraordinário. Quando nos tornamos consistentes em nossas habilidades, estamos literalmente criando uma nova ciência. Quando nossa mente subjetiva tem controle sobre o mundo objetivo, estamos adiante das leis e dos teoremas científicos atuais. E quando repetimos inúmeras vezes o processo da observação intencional, *sendo* um ideal mais evoluído de nós mesmos, nos tornamos programados para ser maiores do que nosso ambiente.

Saber que nossos pensamentos estão controlando o ambiente, em vez de o ambiente repetidamente criar nosso pensamento, nos coloca, finalmente, como causa em vez de efeito. Não viveremos mais estressados, porque não existe perda de controle, nem ansiedade sobre o que pode acontecer em um momento futuro com base em nossa memória de uma experiência passada. Não existe nada com que nos estressar quando sabemos o resultado final de nossos pensamentos – quando conhecemos nosso futuro. Quando podemos confiar em nós mesmos, em nossa mente e no campo quântico de potenciais infinitos, somos libertados de nosso estado mental primitivo de "sobrevivência". Não haverá medo do desconhecido ou do imprevisível, porque nossa mente já criou o resultado em nosso ambiente. E o ambiente é agora um produto ou reflexo de nossa mente, que já vivenciou e registrou os eventos que virão.

Aprendemos que, durante o ensaio mental, o cérebro não sabe a diferença entre o que ele está pensando (interno) e o que ele vivencia (externo). Aplicar esses princípios fará com que o cérebro esteja à frente do ambiente. Em outras palavras, por meio do ensaio mental, mudamos nosso cérebro antes que a experiência externa aconteça, e o cérebro deixa de ser um registro do passado, passando a ser do futuro.

Também aprendemos que sentimentos e emoções são apenas os resultados finais de experiências passadas. Se acreditarmos que nossos pensamentos têm qualquer ligação com nosso futuro, então viver segundo sentimentos familiares e emoções do passado é viver por memórias passadas. Essas memórias são processadas no cérebro como sentimentos. Quando memórias do passado são filtradas em sentimentos segundo os quais o corpo vive, estamos inconscientemente produzindo pensamentos conectados apenas ao passado. Assim, pois, sentir é pensar no passado. Isso pode explicar por que tantos de nós recriamos os mesmos relacionamentos difíceis, empregos com as mesmas dinâmicas e outras circunstâncias recorrentes em nossas vidas. Quando sentimos inconscientemente os mesmos sentimentos todos os dias, criamos mais daquilo que é familiar.

Ascender para além daquilo que é familiar e rotineiro e tornar-se inspirado é a verdadeira energia da criação. Pensar além de como nos sentimos é um grande empreendimento para qualquer ser humano. Se não pudermos executar um nível mental maior do que como nos sentimos emocionalmente, jamais nos relacionaremos a nada desconhecido ou imprevisível. A mente vive no corpo quando vivemos pelos sentimentos. Elevar a mente para fora do corpo e colocá-la de volta a seu lugar correto, no cérebro, é um verdadeiro ato de força de vontade. Quando finalmente superamos o ato de pensar com o corpo em vez de com a mente, estamos na aventura de experiências novas e ilimitadas.

Um dos fatores que influenciam nossa habilidade de imaginar e criar um ideal para nós mesmos é nossa percepção limitada da ordem e da natureza do universo. Não importa se somos céticos ou pessoas de fé. O que precisamos entender é que o universo oferece mais possibilidades do que fomos treinados e condicionados a aceitar.

Devemos relembrar que somos mais do que a soma total de nossos processos biológicos. Somos a essência imaterial e autoconsciente chamada consciência que anima um corpo físico. Ao mesmo tempo, também estamos unificados a uma consciência maior que dá vida e forma a toda matéria. Os dois níveis de consciência são inseparáveis, estão dentro de nós e, de fato, são quem somos de verdade. Em última instância, em um nível mais profundo de consciência (a dimensão antes de a matéria ter qualquer substância), estamos conectados a tudo no universo. A energia que mantém o universo e todos os seus componentes unidos pode ser influenciada por nossas interações conscientes na vida, porque somos feitos da mesma energia. Portanto, não podemos mudar o que pensamos, como agimos e quem estamos sendo sem alterar a infinita rede de energia. Quando mudamos verdadeiramente, o campo de potenciais em nossa vida pessoal deve mudar também. O resultado desses esforços nos traz circunstâncias de vida novas e diferentes, equivalentes a quem nos tornamos.

Se existem inúmeros eventos nos infinitos universos possíveis da física quântica, certamente podemos antecipar novas experiências em nosso próprio horizonte. Não podemos sequer imaginar que novas ocorrências nos esperam. Com uma experiência nova, vem uma emoção nova. Novas emoções, que podemos criar e recriar até elas se tornarem nossa própria natureza, evoluindo-nos para além de nossos programas animais primitivos. Tudo de que precisamos é um novo paradigma de conhecimento que possamos aplicar, para podermos embarcar em uma experiência melhorada da realidade.

Alguns podem dizer que isso é difícil demais de imaginar, quanto mais de ser verdade. Entretanto, por que temos uma propensão natural a orar para algum poder ou inteligência maior quando as condições ficam difíceis demais para aguentar? Rezar é manter um único pensamento ou ideia de um resultado na mente e torná-lo mais real do que nossas circunstâncias presentes. É o pensamento intencional, que nos permite a oportunidade de fazer contato com uma mente maior. Quando podemos invocar aquela inteligência inata que reside dentro de nós, fazendo de nosso desejo nossa única intenção real, ela atenderá ao chamado. Quando nossa força de vontade for comparável à vontade dessa mente, quando nossa mente se equiparar à consciência dessa mente, e quando nosso amor por um ideal equivaler ao amor dela por nós, ela invariavelmente se apresentará. É uma mente deliberada e inflexível que inicia uma ideia maior do que o que conhecemos intelectualmente. Quando pudermos tornar nossos pensamentos mais reais para nós do que o ambiente externo e quando perdermos a noção da percepção sensorial de nosso corpo, do ambiente e do tempo, literalmente entraremos nesse campo ilimitado de possibilidades. Nosso cérebro já é programado para ser assim, por meio de nosso lobo frontal ampliado.

Podemos desenvolver uma relação com essa ordem e mente inatas? Eu afirmo que sim. Como essa mente superior pode saber tudo o que sabe e coexistir com nossa mente consciente, mas não ser inteligente o bastante para responder às nossas intenções? Todavia, precisamos, sim, exercitar nosso livre-arbítrio subjetivo e fazer o esforço para contatar nossa mente superior. Quando dedicamos um tempo para interagir com ela, devemos ter a ousadia de buscar por uma resposta na forma de feedback em nosso mundo. Agora estamos agindo como os cientistas de nossa própria vida. Quando conseguimos ver e mensurar o quanto nossos pensamentos e intenções se desdobram a partir de nossos esforços internos, estamos acompanhando nosso próprio experimento pessoal, chamado vida. Segundo minha experiência, conforme a mente do invisível começa a responder, nossas criações nos chegam não em nossos termos familiares, mas em termos que são novos, empolgantes, imprevisíveis e surpreendentes. As emoções de alegria e assombro então nos inspirarão a iniciar o processo várias vezes. Agora estamos desenvolvendo uma rede neural para saber que um poder maior realmente existe dentro de nós, e podemos aceitar seus presentes.

Devemos nos inspirar a tentar esse experimento pessoal na criação. Senão, continuaremos trancados no estágio do pensamento intelectual das memórias declarativas, sem jamais vivenciar a maravilha e a alegria que a mudança pode oferecer. Temos que transformar a nós mesmos, de pensadores intelectuais para apaixonados fazedores, até que possamos "ser" o que colocamos na cabeça que nos tornaríamos. E quando podemos ser qualquer coisa, podemos observar a realidade a partir de um estado mental expandido, em vez dos estados mentais desesperados que tanto atormentam a humanidade. Alinhar nossos pensamentos, ações e intenções traz esse campo de possibilidades até nós. Quando vivemos em um futuro que ainda não experimentamos com nossos sentidos, mas que vivemos em nossa mente, vivemos segundo o que pode ser a demonstração mais perfeita da lei quântica.

Não basta dedicar pouco tempo e esforço a mudar sua mente. Devemos *nos tornar* aquela mente até que seja natural e fácil para expressarmos o novo eu. É aí que as portas se abrem para possibilidades novas e inexplicáveis.

Para evoluir nosso cérebro, temos que transformar pensamentos e memórias de explícitas para implícitas, de modo que todos os sistemas sejam agora influenciados pela mente. Ao se unificar com qualquer conceito, sabemos como criar aquele estado mental específico. E, segundo nossa compreensão das memórias implícitas, talvez a iluminação seja simplesmente saber que sabemos.

Ainda que não possamos aceitar esse novo paradigma, devemos admitir que, mudando nossa mente e nosso estado mental, faremos várias escolhas diferentes, que jamais teríamos feito vivendo como nosso eu antigo. Quando demonstrarmos uma nova expressão do eu, pensaremos e agiremos de maneiras novas. Ao ser um aspecto mais evoluído do eu, conforme uma escolha conduz então a outra, com o tempo nos encontraremos em uma nova vida, com novas circunstâncias. Essa é uma nova realidade. É a evolução humana em seu sentido mais verdadeiro.

NOTAS

Capítulo 1

1. *Ramtha: The White Book* (1999). JZK Publishing Inc. ISBN 1578730171.

Capítulo 2

1. Schiefelbein S (1986). The powerful river. In: R Poole (Ed). *The Incredible Machine* (99–156). Washington DC: The National Geographic Society. ISBN 0870446207.
Childre D, Martin H (1999). *The HeartMath Solution: The Institute of HeartMath's revolutionary program for engaging the power of the heart's intelligence.* HarperCollins. ISBN 006251605.
2. Popp F (1998 Fall). Biophotons and their regulatory role in cells. *Frontier Perspectives.* Philadelphia: The Center for Frontier Sciences at Temple University 7(2):13–22.
3. Medina J (2000). *The Genetic Inferno: Inside the seven deadly sins.* Cambridge University Press. ISBN 0521640644.
4. A concept taught at Ramtha's School of Enlightenment. Para uma ampla lista de materiais de leitura e informações, visite JZK Publishing, uma divisão da JZK, Inc., a editora de Ramtha's School of Enlightenment, no site http://jzkpublishing.com/ ou http://www.ramtha.com.
5. RSE (ver referência 4, Capítulo 2).
6. Pascual-Leone D, et al (1995). Modulation of muscle responses evoked by transcranial magnetic stimulation during the acquisition of new fine motor skills. *Journal of Neurophysiology.* 74(3):1037–45.
7. Hebb DO (1949). *The Organization of Behavior: A neuropsychological theory.* Wiley. ISBN 0805843000.
8. Robertson I (2000). *Mind Sculpture: Unlocking your brain's untapped potential.* Bantam Press. ISBN 0880642211.
Begley S (2001 May 7). God and the brain: How we're wired for spirituality. *Newsweek.* Pp 51–7.
Newburg A, D'Aquilla E, Rause V (2001). *Why God Won't Go Away: Brain science and the biology of belief.* Ballantine Books. ISBN 034544034X.

9. LeDoux J (2001). *The Synaptic Self: How our brains become who we are.* Penguin Books. ISBN 0670030287.
10. Yue G, Cole K J (1992). Strength increases from the motor program-comparison of training with maximal voluntary and imagined muscle contractions. *Journal of Neurophysiology.* 67(5):1114–23.
11. Elbert T, et al (1995) Increased cortical representation of the fingers of the left hand string players. *Science.* 270(5234):305–7.
12. Ericsson PS, et al (1998). Neurogenesis in the adult hippocampus. *Nature Medicine.* 4(11):1313–7.
13. Draganski B, et al (2004 22 Jan). Changes in grey matter induced by training. *Nature* (London). 427(6872):311–2.
14. Lazar SW, et al (2005 November 28). Meditation experience is associated with increased cortical thickness. *Neuroreport.* 16(17):1893–7.
15. van Praag H, Kempermann G, Gage FH (1999). Running increases cell proliferation and neurogenesis in the adult mouse dentate gyrus. *Nature Neuroscience.* 2(3):266–70.
Kempermann G, Gage FH (1999 May). New nerve cells for the adult brain. *Scientific American.* 280(5):48–53.
16. Restak RM (1979). *The Brain: The last frontier.* Warner Books. ISBN 0446355402.
Basmajian JV, Regenes EM, Baker MP (1977 Jul). Rehabilitating stroke patients with biofeedback. *Geriatrics.* 32(7):85–8.
Olson RP (1988 Dec). A long-term single-group follow-up study of biofeedback therapy with chronic medical and psychiatric patients. *Biofeedback and Self-Regulation.* 13(4):331–46.
Wolf SL, Baker MP, Kelly JL (1979). EMG biofeedback in stroke: Effect of patient characteristics. *Archives of Physical Medicine and Rehabilitation.* 60:96–102.
17. Huxley J (1959). Introduction in *The Phenomenon of Man* by Pierre Teilhard de Chardin. Translation by Bernard Wall. NY: Harper.
18. Lutz A, et al (2004 16 Nov). Long-term meditators self-induce high-amplitude gamma synchrony during mental practice. *Proceedings of the National Academy of Science.* 101(46):16369–73.
19. Kaufman M (2005 03 Jan). Meditation gives brain a charge study finds. *Washington Post* (A05). http://www.washingtonpost.com/wp-dyn/articles/A43006-2005Jan2.html. Acesso em: 08/09/06.
20. Ramtha (2005 Sept). *A Beginner's Guide to Creating Reality.* Yelm, WA: JZK Publishing. ISBN 1578730279.
21. Stevenson R (1948). Chiropractic Text Book. Davenport Iowa: The Palmer School of Chiropractic.
22. Ramtha (2005 Sept). *A Beginner's Guide to Creating Reality.* Yelm, WA: JZK Publishing. ISBN 1578730279.

Capítulo 3

Guyton A (1991). *Textbook of Medical Physiology 8th*. London: WB Saunders and Co. ISBN 0721630871.
Snell RS (1992). *Clinical Neuroanatomy for Medical Students*. Little Brown. ISBN 0316802241.
Ornstein R, Thompson R (1984). *The Amazing Brain*. Houghton Mifflin. ISBN 0395354862.

Capítulo 4

1. Restak R (1979). *The Brain: The last frontier*. Warner Books. ISBN 0446355402.
2. MacLean PD (1990). *The Triune Brain in Evolution: Role in paleocerebral functions*. NY: Plenum Press. ISBN 0306431688.
3. Glover S (2004). Separate visual representations in the planning and control of action. *Behavioral and Brain Sciences*. 27:3–24.
Grafman J, et al (1992). Cognitive planning deficit in patients with cerebellar atrophy. *Neurology*. 42(8):1493–6.
Leiner HC, Leiner AL, Dow RS (1989). Reappraising the cerebellum: What does the hindbrain contribute to the forebrain? *Behavioral Neuroscience*. 103(5):998–1008.
4. Heath R (1997 Nov). Modulation of emotion with a brain pacemaker: Treatment for intractable psychiatric illness. *Journal of Nervous and Mental Disease*. 165(5):300–17.
Prescott JW (1969 Sep). Early somatosensory deprivation as an ontogenetic process in abnormal development of the brain and behavior. In: IE Goldsmith & J Moor-Jankowski (Eds). *Medical Primatology 1970: Selected papers 2nd conference on experimental medicine and surgery in primates*. New York NY: Karger. Pp. 357–375.
5. Amen D (2003 Dec). *Healing Anxiety, Depression and ADD: The latest information on subtyping these disorders to optimize diagnosis and treatment*. Continuing Education Seminar, Seattle, WA.
6. Tulving E (1972). Episodic and semantic memory. In: E Tulving & W Donaldson (Eds). *Organization of Memory*. NY: Academic Press. Pp. 381–403. ISBN 0127036504.
RSE (ver referência 4, Capítulo 2).
7. Vinogradova OS (2001). Hippocampus as comparator: Role of the two input and two output systems of the hippocampus in selection and registration of information. *Hippocampus*. 11:578–98.
8. Pegna AJ, et al (2005 Jan). Discriminating emotional faces without primary visual cortices involves the right amygdala. *Nature Neuroscience*. 8(1):24–25.
9. BBC News: UK Version: Wales (2004 12 Dec). *Blind man 'sees' emotions*. http://news.bbc.com/uk/1/hi/wales/4090155.stm. Acesso em: 08/09/2005.
10. Amen DG (2000). *Change Your Brain Change Your Life: The breakthrough program for conquering anxiety depression obsessiveness anger and impulsiveness*. NY: Three Rivers Press. ISBN 0812929985.
11. Allen JS, Bruss J, Damasio H (2004 May-June). The structure of the human brain: Precise studies of the size and shape of the brain have yielded fresh insights into neural development differences between the sexes and human evolution. *American Scientist*. 92(3):246–254.

Peters M, et al (1998). Unsolved problems in comparing brain sizes in Homo sapiens. *Brain and Cognition.* 37(2):254–285.
12. Fields, RD (2004 Apr). The Other Half of the Brain. *Scientific American.* 290(4):54–61.
13. Penfield W, Jasper H. (1954). *Epilepsy and the Functional Anatomy of the Human Brain.* Boston: Little Brown.
14. Schwartz JM, Begley S (2002). *The Mind & the Brain: Neuroplasticity and power of mental force.* Regan Books. ISBN 0060393556.
15. Weiskrantz L (1986). *Blindsight: A case study and its implications.* Oxford Psychology Series. ISBN 0198521928.

Capítulo 5

1. Lipton BH (2005). *The Biology of Belief: Unleashing the power of consciousness matter and miracles.* Santa Rosa CA: Mountain of Love/Elite Books. ISBN 0975881477.
Davis EP, Sandman CA (2006 Jul-Sep). Prenatal exposure to stress and stress hormones influences child development. *Infants & Young Children: An Interdisciplinary Journal of Special Care Practices.* 19(3):246–59.
Carsten O, et al (2003). Stressful life events in pregnancy and head circumference at birth. *Developmental Medicine & Child Neurology.* 45(12):802–6.
2. Endelman GM (1987). *Neural Darwinism: The theory of neuronal group selection.* NY: Basic Books. ISBN 0192850895.
3. Winggert P, Brant M (2005 15 Aug). Reading your baby's mind. *Newsweek.* CXLVI(7):32–9.
4. Shreve J (2005 Mar). The mind is what the brain does. *National Geographic.* 207(3):2–31.
5. Shreve J (2005 Mar). The mind is what the brain does. *National Geographic.* 207(3):2–31.
6. RSE (ver referência 4, Capítulo 2).
7. Agnes S, Chan Y, Mei-Chun C (1998 12 Nov). Music training improves verbal memory. *Nature* (London). 396(6707):128.
8. LeDoux J (2002). *The Synaptic Self: How our brains become who we are.* Penguin Books. ISBN 0670030287.
9. Sadato N, et al (1996). Activation by the primary visual cortex by Braille reading in blind subjects. *Nature.* 380:526–8.
10. Pascual-Leone A, Hamilton R (2001). The metamodal organization of the brain. Chapter 27. In: C Casanova & M Ptito (Eds). *Vision: From Neurons to Cognition: Progress in Brain Research 134.* San Diego CA: Elsevier Science. ISBN 0444505865.
11. Pascual-Leone A, Hamilton R (2001). The metamodal organization of the brain. Capítulo 27. In: C Casanova & M Ptito (Eds). *Vision: From Neurons to Cognition: Progress in Brain Research 134.* San Diego CA: Elsevier Science. ISBN 0444505865.
12. Pascual-Leone A, Torres F. (1993). Plasticity of the sensorimotor cortex representations of the reading finger in Braille readers. *Brain.* 116:39–52.
13. Sterr A, et al (1998 08 Jan). Changed perceptions in Braille readers. *Nature* 391(6663):134–5.
14. Schiebel AB, et al (1990). A quantitative study of dendrite complexity in selected areas of the human cerebral cortex. *Brain and Cognition.* 12(116):85–101.

15. Jacobs B, Scheibel AB (1993 Jan). A quantitative dendritic analysis of Wernicke's area in humans. I. Lifespan changes. *Journal of Comparative Neurology*. 327(1):83–96.
16. Mogilmer A, et al (1993 April). Somatosensory cortical plasticity in adult humans revealed by magnetoencephalography. *Proceedings of the National Academy of Sciences*. 90:3593–7.

Capítulo 6

1. Krebs C, Huttman K, Steinhauser C (2005 26 Jan). The forgotten brain emerges. *Scientific American*. 14(5):40–3.
2. Ullian EM, et al (2001 Jan). Control of synapse number by glia. *Science*. 291(5504):657–61.
3. Abrams M (2003 June). Can you see with your tongue? *Discover*. 24(6):52–6.
4. Tulving E (1972). Episodic and semantic memory. In: E Tulving & W Donaldson (Eds). *Organization of Memory*. NY: Academic Press. Pp. 381–403. ISBN 0127036504.
5. Goleman D (1994 11 Oct). Peak performance: Why records fall. *New York Times* (Late Edition) (East Coast) C1 NY.
Chase WG, Ericsson KA (1981) Skilled memory. In: J R Anderson (Ed). *Cognitive Skills and Their Acquisition: Symposium on cognition (16) 1980 Carnegie-Mellon University*. Hillsdale NJ: Erlbaum.
6. Merzenich MM, Syka J (2005). *Plasticity and Signal Representation in the Auditory System*. Springer. ISBN 0387231544.
Robertson 1 (2000). *Mind Sculpture: Unlocking Your Brain's Untapped Potential*. ISBN 0880642211.
Steinmetz PN, Roy A, Fitzgerald PJ, Hsiao SS, Johnson KO, Niebur E (2002 9 Mar). Attention modulates synchronized neuronal firing in primate somatosensory cortex. *Nature* (London). 404(6774):187–90.
7. Richards JM, Gross JJ (2000 Sept). Emotion regulation and memory: The cognitive costs of keeping one's cool. *Journal of Personality and Social Psychology*. 79(3):410–424.
8. Rosenzweig MR, Bennett EL (1996 Jun). Psychobiology of plasticity: effects of training and experience on brain and behavior. *Behavioural Brain Research*. 78(1):57–65.
Bennett EL, Diamond MC, Krech D, Rosenzweig MR (1964). Chemical and anatomical plasticity of brain. *Science*. 146:610–9.
9. Goldberg E (2001). *The Executive Brain: Frontal lobes and the civilized mind*. NY: Oxford University Press. ISBN 0195156307.
Goldberg E, Costa LD (1981). Hemisphere differences in the acquisition and use of descriptive systems. *Brain Language*. 14(1):144–73.
10. Martin A, Wiggs CL, Weisberg J (1997). Modulation of human medial temporal lobe activity by form meaning and experience. *Hippocampus*. 7(6):587–93.
11. Shadmehr R, Holcomb HH (1997). Neural correlates of motor memory consolidation. *Science*. 227(5327):821–5.
Haier RJ, et al (1992) Regional glucose metabolic changes after learning a complex visuospatial/motor task: a positron emission tomographic study. *Brain Research*. 570(1–2):134–43.
12. Bever TG, Chiarello RJ (1974) Cerebral dominance in musicians and nonmusicians. *Science*. 185(4150):537–9.

Capítulo 7

1. Lomo T (2003 3 Mar). The discovery of long-term potentiation. *Philosophical Transactions of the Royal Society London.* 358:617–20.
Bliss TVP, Lomo T (1973). Long-lasting potentiation of synaptic transmission in the dentate area of the anesthetized rabbit following stimulation of the perforant path. *Journal of Physiology.* 232:331–56.
2. LeDoux J (2001). *The Synaptic Self: How our brains become who we are.* Penguin Books. ISBN 0670030287.
3. LeDoux J (2001). *The Synaptic Self: How our brains become who we are.* Penguin Books. ISBN 0670030287.
4. RSE (ver referência 4, Capítulo 2).

Capítulo 8

1. RSE (ver referência 4, Capítulo 2).
2. Ramtha (2005 Sept). *Beginners Guide to Creating Reality.* Yelm, WA: JZK Publishing. ISBN 1578730279.
3. Schwartz GE, Weinberger DA, Singer JA (1981 Aug). Cardiovascular differentiation of happiness sadness anger and fear following imagery and exercise. *Psychosomatic Medicine.* 43(4):343–64.
4. Rosch P (1992 May). Job stress: America's leading adult health problem. *USA Today.* Pp 42–4.
American Institute of Stress. *America's #1 health problem.* http://www.stress.org/problem.htm. Acesso em: 11/03/06.
5. Cohen S, Herbert T (1996). Health psychology: Psychological factors and physical disease from the perspective of human psychoneuroimmunology. *Annual Review of Psychology.* 47:113–42.
6. Thakore JH, Dian TG (1994). Growth hormone secretion: The role of glucocorticoids. *Life Sciences.* 55(14):1083–99.
Murison R (2000). Gastrointestinal effects. In: G Fink (Ed). *Encyclopedia of Stress.* 2:191. San Diego: Academic Press. ISBN 1578730279.
Flier JS (1983 Feb). Insulin receptors and insulin resistance. *Annual Review of Medicine.* 34:145–60.
Ohman A (2001). Anxiety. In: G Fink (Ed). *Encyclopedia of Stress.* 1:226. San Diego: Academic Press. ISBN 0122267362.
7. Ader R, Cohen N (1975 July-Aug). Behaviorally conditioned immunosuppression. *Psychosomatic Medicine.* 37(4):333–40.
8. American Heart Association: *Risk Factors and Coronary Heart Disease.* http://www.americanheart.org/presenter.jhtml?identifier=500. Acesso em: 11/10/06.
9. Arnsten, AFT (2000). The Biology of Being Frazzled. *Science.* 280:1711–2.
Wooley C, Gould E, McEwen B (1990 29 Oct). Exposure to excess glucocorticoids alters dendritic morphology of adult hippocampal pyramidal neurons. *Brain Research.* 531(1–2):225–31.

10. Restak R (1979). *The Brain: The last frontier.* Warner Books. ISBN 0446355402.
Lupien SJ, et al (1998 01 May). Cortisol levels during human aging predict hippocampal atrophy and memory deficits. *Nature Neuroscience.* 1:69–73.
11. Sheline Y, et al (1996 30 April). Atrophy in recurrent major depression. *Proceedings of the National Academy of Sciences: Medical Sciences.* 93(9):3908–13.
12. Eriksson PS, et al (1998 Nov). Neurogenesis in the adult hippocampus. *Nature Medicine.* 4(11):1313–7.
13. Santarelli L, et al (2003 8 Aug). Requirement of hippocampal neurogenesis for the behavioral effects of antidepressants. *Science.* 301(5634):805–9.
14. RSE (ver referência 4, Capítulo 2).
15. Sapolsky RM (2004). *Why Zebras Don't Get Ulcers: The acclaimed guide to stress, stress-related diseases and coping.* Henry Holt and Company LLC. ISBN 0-8050-7369-8.
16. Pert C (1997). *Molecules of Emotion: Why you feel the way you feel.* NY: Scribner. ISBN 0684831872.

<u>Capítulo 9</u>

1. RSE (ver referência 4, Capítulo 2).
2. Pert C (1997). *Molecules of Emotion: Why you feel the way you feel.* NY: Scribner. ISBN 0684831872.
3. Plutchik R (2002). *Emotions and Life: Perspectives from psychology, biology, and evolution.* American Psychological Association. ISBN 1557989494.
4. Guyton A (1991). *Textbook of Medical Physiology 8th.* London: WB Saunders and Co. ISBN 0721630871.
5. RSE (ver referência 4, Capítulo 2).
6. Beck A (1976). *Cognitive Therapy and Emotional Disorders.* NY: International Universities Press. ISBN 0823610055.
7. Dispenza J (2000). *The Brain: Where science and spirit meet: A scientific lecture.* (Video). Yelm, WA: Ramtha's School of Enlightenment.
RSE (ver referência 4, Capítulo 2).
8. Dispenza J (2000). *The Brain: Where science and spirit meet: A scientific lecture.* (Video). Yelm, WA: Ramtha's School of Enlightenment.
RSE (ver referência 4, Capítulo 2).
9. National Institute of Mental Health (2006). *The Numbers Count: Mental disorders in America: A fact sheet describing the prevalence of mental disorders in America.* NIH Publication No. 06-4584. http://www.nimh.nih.gov/publicat/numbers.cfm#readNow. Acesso em: 11/01/06.
Kessler RC, Chiu WT, Demler O, Walters EE (2005 Jun). Prevalence, severity, and comorbidity of twelve-month DSM-IV disorders in the National Comorbidity Survey Replication (NCS-R). *Archives of General Psychiatry.* 62(6):617–27.
10. RSE (ver referência 4, Capítulo 2).
11. Ibid.
12. Rosenwald M (2006 May). The spotless mind. *Popular Science.* 268(5):36–7.

Capítulo 10

1. Macmillan M (2002). *An Odd Kind of Fame: Stories of Phineas Gage.* MIT Press. ISBN 0262632594.
2. Damasio H, et al (1994 20 May). The return of Phineas Gage: The skull of a famous patient reveals clues about the human brain. *Science.* 264(5162):1102–4.
3. Fulton JF, Jacobsen CF (1935). The functions of the frontal lobes, a comparative study in monkeys, chimpanzees and man. *Advances in Modern Biology (Moscow).* 4:113–23.
4. Tierney AJ (2000). Egas Moniz and the origins of psychosurgery: A review commemorating the 50th anniversary of Moniz's Nobel Prize. *Journal of the History of the Neurosciences.* 9(1):22–36.
Kucharski A (1984 June). History of frontal lobotomy in the United States, 1935–1955. *Neurosurgery.* 14(6):765–72.
5. Amen DG (2001). *Healing ADD: The breakthrough program that allows you to see and heal the 6 types of ADD.* Berkley Books. ISBN 039914644X.
6. Lemonick M (2005 17 Jan). The biology of joy: Scientists know plenty about depression, now they are starting to understand the roots of positive emotions. *Time* (US Edition):12–A25.
7. Fuster J (1997). *The Prefrontal Cortex: Anatomy physiology and neuropsychology of the frontal lobe.* Philadelphia: Lippincott-Raven. ISBN 0397518498.
8. RSE (ver referência 4, Capítulo 2).
9. Nauta WJ (1972). Neural associations of the frontal cortex. *Acta Neurobiologiae Experimentalis* (Warsaw). 32:125–40.
10. Raichle ME, et al (1994). Practice-related changes in human brain functional anatomy during nonmotor learning. *Cerebral Cortex.* 4(1):8–26.
11. Gold JM, et al (1996). PET validation of a novel prefrontal task: Delayed response alternation (DRA). *Neuropsychology.* 10:3–10.
12. Walker EH (2000). *The Physics of Consciousness: Quantum minds and the meaning of life.* Cambridge MA: Perseus. ISBN 0738202347.
13. Giedd JN, et al (1999 01 Oct). Brain development during childhood and adolescence: A longitudinal MRI study. *Nature Neuroscience.* 2:861–3.
14. Amen DG (2000). *Change Your Brain Change Your Life: The breakthrough program for conquering anxiety depression obsessiveness anger and impulsiveness.* NY: Three Rivers Press. ISBN 0812929985.
15. Begley S (2001 7 May). God and the Brain: How we're wired for spirituality. *Newsweek.* Religion and the Brain. 51–57.
Newberg AM, D'Aquili EG. Rause V (2002). *Why God Won't Go Away: Brain science and the biology of belief.* Ballantine Books. ISBN 034544034X.
16. RSE (ver referência 4, Capítulo 2).
17. Amen DG (2001). *Healing ADD: The breakthrough program that allows you to see and heal the 6 types of ADD.* Berkley Books. ISBN 039914644X.
18. Goldberg E (2001). *The Executive Brain: Frontal lobes and the civilized mind.* NY: Oxford Press. ISBN 0195156307.

Goldberg E, Harner R, Lovell M, Podell K, Riggio S (1994 Summer). Cognitive bias, functional cortical geometry, and the frontal lobes; laterality, sex, and handedness. *Journal of Cognitive Neuroscience*. 6(3):276–96.

Capítulo 11

1. Yue G, Cole KJ (1992). Strength increases from the motor program-comparison of training with maximal voluntary and imagined muscle contractions. *Journal of Neurophysiology*. 67(5):1114–23.
2. RSE (ver referência 4, Capítulo 2).
Gupta S (2002 18 Feb). The chemistry of love: Do pheromones and smelly T shirts really have the power to trigger sexual attraction? Here's a primer. *Time*. 159:78.

Capítulo 12

1. Singer RN (2000 Oct). Performance and human factors: Considerations about cognition and attention for self-paced and externally paced events. *Ergonomics*. 43(10):1661–80.
Salazar W et al (1990). Hemispheric asymmetry, cardiac response, and performance in elite archers. *Research Quarterly for Exercise and Sport*. 61:351–9.
Hatfield BD, Landers DL, Ray WJ (1984). Cognitive processes during selfpaced motor performance: an electroencephalographic profile of skilled marksmen. *Journal of Sport Psychology*. 6:42–59.
Landers DM et al (1991). The influence of electrocortical biofeedback on performance in pre-elite archers. *Medicine and Science in Sports and Exercise*. 23:123–9.
2. Ramtha (2005 Sept). *A Beginner's Guide to Creating Reality*. Yelm, WA: JZK Publishing. ISBN 1578730279.
3. Restak RM (1979). *The Brain: The last frontier*. Warner Books. ISBN 0446355402.
4. McCall N (1995). *Makes Me Wanna Holler: A young black man in America*. Vintage Books. ISBN 0615004962.
Elder L (2001). *The Ten Things You Can't Say In America*. St. Martin's Griffin. ISBN 0312284659.
5. Anderson CA, Bushman BJ (2001 Sept). The effects of violent videogames on aggressive behavior, aggressive cognition, aggressive affect, psychological arousal and prosocial behavior: A meta-analytic review of scientific literature. *Psychological Sciences*. 12(5):353–9. http://www.psychology.iastate.edu/faculty/caa/abstracts/2000-2004/01AB.pdf. Acesso em: 16/11/06.
6. Blakemore C, Cooper GF (1970 31 Oct). Development of the brain depends on the visual environment. *Nature* (Letters to Editor). 228:477–8.
Ranpura A (2006). Weightlifting for the mind: Enriched environments and cortical plasticity. *Brain Connection*. http://www.brainconnection.com/topics/?main=fa/cortical-plasticity. Acesso em: 16/11/06.
Hubel DH, Wiesel TN (1962 Jan). Receptive fields, binocular interaction and functional architecture in the cat's visual cortex. *Journal of Physiology*. 160:106–54.

Hubel DH, Wiesel TN (1963 Mar). Shape and arrangement of columns in cat's striate cortex. *Journal of Physiology.* 165(3):559–65.
7. Brown BB (1970 Jan). Recognition of aspects of consciousness through association with EEG alpha activity represented by a light signal. *Psychophysiology.* 6(4):442–52.

Epílogo

1. Kohler I (1964). The Formation and Transformation of the Perceptual World. Translated by H. Fiss. *Psychological Issues 3.* International Universities. ISBN 082362000X.
Restak RM (1979). *The Brain: The last frontier.* Warner Books. ISBN 0446355402.
2. Radin D (1997). *The Conscious Universe: The scientific truth of psychic phenomena.* HarperSanFrancisco. ISBN 0062515020.
McTaggart L (2003). *The Field: The quest for the secret force of the universe.* Harper Paperbacks. ISBN 0060931175.
Jahn RG, Dunne BJ, Nelson RD, Dobyns YH, Bradish GJ (1997). Correlations of random binary sequences with pre-stated operator intention: A review of a 12-year program. Reprint. *Journal of Scientific Exploration.* 11(3):345-67. http://freeweb.supereva.com/lucideimaestri/correlations.pdf. Acesso em: 16/11/06.

SOBRE O AUTOR

Joe Dispenza estudou bioquímica na Rutgers University, em New Brunswick, Nova Jersey. Ele é bacharel em Ciência, com ênfase em Neurociência, formado no Evergreen State College, em Olympia, Washington. O Dr. Dispenza também recebeu doutorado em Quiropraxia na Life University, em Atlanta, Geórgia, sendo reconhecido com *magna cum laude*.

Seus estudos de pós-doutorado e educação continuada foram em neurologia, neurofisiologia, função e química cerebrais, biologia celular, formação de memórias e envelhecimento e longevidade. Ele é membro convidado do Who's Who in America, membro honorário do National Board of Chiropractic Examiners, recebeu uma Clinical Proficiency Citation por excelência clínica em relacionamentos entre paciente e médico da Life University, e é integrante da Pi Tau Delta – International Chiropractic Honor Society.

Ao longo dos últimos dez anos, o Dr. Dispenza palestrou em mais de dezessete países em seis continentes, educando as pessoas sobre o papel e a função do cérebro humano. Ele ensinou a milhares de pessoas como reprogramar seu pensamento por meio de princípios neurofisiológicos cientificamente comprovados. Como resultado, essa informação ensinou muitos indivíduos a alcançarem seus objetivos e visões específicos, eliminando hábitos autodestrutivos. Sua abordagem, ensinada em um método muito simples, cria uma ponte entre o verdadeiro potencial humano e as teorias científicas mais recentes de neuroplasticidade. Ele explica como pensar de novas maneiras, assim como alterar suas crenças, pode literalmente reprogramar o cérebro de alguém. A premissa desse trabalho é fundamentada em sua total convicção de que todas as pessoas neste planeta têm dentro delas o potencial latente da grandeza e habilidades verdadeiramente ilimitadas.

Como aumentar a capacidade do seu cérebro conecta os assuntos do pensamento e da consciência com o cérebro, a mente e o corpo. O livro explora a "biologia da mudança". Ou seja, quando mudamos realmente nossa mente, há uma evidência física de mudança no cérebro. Como autor de diversos artigos científicos sobre a relação próxima entre o cérebro e o corpo, o Dr. Dispenza conecta as informações para explicar os papéis que essas funções desempenham na saúde física e na doença. Sua série de DVD, *Your Immortal Brain* [Seu Cérebro Imortal], examina as maneiras pelas quais o cérebro humano pode ser utilizado para afetar a realidade por meio do domínio sobre o pensamento. Ele também é consultor editorial convidado da *Explore Magazine*.

Em sua pesquisa sobre remissões espontâneas, o Dr. Dispenza descobriu similaridades entre as pessoas que vivenciaram curas chamadas de milagrosas, mostrando que elas mudaram realmente sua mente, o que então mudou sua saúde.

Um dos cientistas, pesquisadores e professores participantes do premiado filme *What the BLEEP do we know!? (Quem somos nós?)*, o Dr. Dispenza com frequência é lembrado por seus comentários sobre como uma pessoa pode criar seu dia, que é o que ele discutiu no filme. Ele também fez participações especiais na versão dos diretores de *What the BLEEP down the rabbit hole*, além da edição Quantum do DVD de *What the BLEEP down the rabbit hole*.

Quando não está viajando e escrevendo, ele está ocupado recebendo pacientes em sua clínica de quiropraxia perto de Olympia, em Washington.